全国中医药行业高等教育"十四五"创新教材

中医合方学

（供中医学、针灸推拿学、中西医临床医学、中药学等专业用）

主　编　许二平

全国百佳图书出版单位
中国中医药出版社
·北京·

图书在版编目（CIP）数据

中医合方学 / 许二平主编 . —— 北京：中国中医药
出版社 , 2023.12
全国中医药行业高等教育"十四五"创新教材
ISBN 978-7-5132-8567-4

Ⅰ . ①中… Ⅱ . ①许… Ⅲ . ①经方—中医学院—教材
Ⅳ . ① R289.2

中国国家版本馆 CIP 数据核字 (2023) 第 223438 号

中国中医药出版社出版

北京经济技术开发区科创十三街 31 号院二区 8 号楼
邮政编码　100176
传真　010-64405721
廊坊市佳艺印务有限公司印刷
各地新华书店经销

开本 787×1092　1/16　印张 20　　字数 447 千字
2023 年 12 月第 1 版　2023 年 12 月第 1 次印刷
书号　ISBN 978-7-5132-8567-4

定价　86.00 元
网址　www.cptcm.com

服 务 热 线　010-64405510
购 书 热 线　010-89535836
维 权 打 假　010-64405753

微信服务号　**zgzyycbs**
微商城网址　**https://kdt.im/LIdUGr**
官 方 微 博　**http://e.weibo.com/cptcm**
淘宝天猫网址　**https://zgzyycbs.tmall.com**

如有印装质量问题请与本社出版部联系（010-64405510）

全国中医药行业高等教育"十四五"创新教材

《中医合方学》编委会

主　　编　许二平（河南中医药大学）

副 主 编　曹　珊（河南中医药大学）

　　　　　龙旭阳（河南中医药大学）

　　　　　李伟峰（河南中医药大学）

　　　　　张　楠（河南中医药大学）

　　　　　许菲斐（河南中医药大学）

　　　　　关庆亚（河南中医药大学）

编　　委　（以姓氏笔画为序）

　　　　　马　征（河南中医药大学）

　　　　　王晓鸽（河南中医药大学第一附属医院）

　　　　　王晨琳（河南中医药大学）

　　　　　龙天键（河南中医药大学）

　　　　　刘　宾（河南中医药大学）

　　　　　刘二委（濮阳市中医院）

　　　　　刘学伟（河南中医药大学）

　　　　　许晓娜（河南中医药大学）

　　　　　孙志刚（河南中医药大学）

　　　　　李亚南（河南中医药大学）

　　　　　宋一婵（河南中医药大学）

　　　　　张　业（河南中医药大学）

　　　　　张延武（河南中医药大学）

　　　　　张明远（河南中医药大学）

　　　　　郑　攀（河南中医药大学）

　　　　　姚明鹤（河南中医药大学）

　　　　　高　鹏（河南中医药大学第三附属医院）

　　　　　程传浩（河南中医药大学）

前　言

中医药是中华民族的瑰宝，是打开中华文明宝库的钥匙，是我国独特的卫生资源、潜力巨大的经济资源、具有原创优势的科技资源、优秀的文化资源和重要的生态资源。党的十八大以来，以习近平同志为核心的党中央把发展中医药提升到国家战略高度，中医药发展取得了显著成绩。为深入贯彻《中共中央　国务院关于促进中医药传承创新发展的意见》《中医药发展战略规划纲要》《推进中医药高质量融入共建"一带一路"发展规划（2021—2025年）》《"十四五"中医药发展规划》《关于加强新时代中医药人才工作的意见》《国务院办公厅关于加快医学教育创新发展的指导意见》等文件精神，主动对接新医科建设，传承、创新与发展中医药，我们在系统总结前人研究的基础上，结合自身长期从事中医教学、临床实践心悟，组织编写了《中医合方学》。

合方之说源于《黄帝内经》之"重方"，即"奇之不去则偶之，是谓重方"。重方即合方之意。张仲景秉"重方"理论，将方剂灵活化裁、相合为用、形成新方，如《伤寒论》中"桂枝二麻黄一汤""桂枝二越婢一汤""柴胡桂枝汤"等，当为合方应用之首见。合方形式有效解决了合病、并病及复杂病证等单方所不能应对的临床病证，临床实用价值高，时至今日，仍被医家广泛应用。因此，中医合方是在辨证论治思想指导下，以病机变化为依据，将两首或两首以上方剂相合为用，以达增强临床疗效，拓展治疗范围的目的，是对方剂临床应用的再凝练、再提升。

本书在系统梳理全国高等中医药院校规划教材《中医基础理论》《方剂学》《中医内科学》和国家中医药管理局、中华中医药学会各专业委员会发布的中医常见病诊疗规范、指南等的基础上，将编写内容分为总论、各论两部分。总论部分明确提出了中医合方和中医合方学的现代概念，并从中医合方在中医哲学思维体现、五行学说应用、六经辨证、卫气营血辨证和气血津液辨证等方面阐释中医合方的理论基础，同时总结凝练了合方的方证与辨证特点、构成原则、临床优势和现代研究进展；各论部分立足五脏病机变化，依据脏腑兼证分十四章论述了临床常见兼证的经方与经方、经方与时方和时方与时方组合，契合了中医辨证思维，对实践教学、临证遣药用方具有重要指导意义。

本书以编写质量为要，突出对中医药的传承创新发展。在编写形式上，突破了现有中医教材、论著编写范式，形成了以合方理论为牵引，以脏腑兼证为纲目的新体例；在编写内容上，坚持与时俱进、力求创新，紧紧把握新时代中医高等医学教育改革发展的新形势、新业态。

本书可供从事中医学、针灸推拿学、中西医临床医学和中药学领域的临床、教学及科研人员使用，是高等中医药院校中医学、中西医临床医学、针灸推拿学等专业高年级本科生、研究生学习的重要书目。

"十四五"是我国全面开启社会主义现代化强国建设新征程的重要机遇期，是振兴中医药事业的黄金期，希望通过这部教材的出版，能为高等中医药院校教育教学改革以及培养高素质中医药人才贡献力量。

在编写过程中，我们查阅参考了大量书籍和文献，由衷地向对本书所涉文献、书籍的作者及其出版单位表示感谢！鉴于编写人员水平有限，本书难免存在遗漏和错误之处，敬请各位同仁和广大读者在使用过程中提出宝贵意见。

许二平

2023 年 8 月

编写说明

中医合方学是以脏腑辨证理论和方剂学体系为基础，研究临床疾病的复杂病机、证治规律及遣方合用的一门学科。本书以《中医临床诊疗术语第 2 部分：证候》（修订版）"脏腑相兼证类"、全国中医药行业高等教育"十四五"规划教材和国家中医药管理局、中华中医药学会各相关专业委员会发布的最新版中医常见病诊疗规范、指南以及《中国药典》（2020 版）为依据编写。

本书分为上、下两篇。上篇总论，重点介绍中医合方学概述、合方的源流与发展、合方的理论基础、合方的构成原则、合方的临床优势、合方的现代研究；下篇各论，依据脏腑辨证理论和依法统方的原则，将脏腑兼证合方分为心肺兼证合方、心脾兼证合方、心肝兼证合方、心肾兼证合方、脾肺兼证合方、肝肺兼证合方、肺肾兼证合方、肝脾兼证合方、脾肾兼证合方、肝肾兼证合方、脾胃兼证合方、肝胃兼证合方等共计十四章，设置合方运用及加减化裁，分为经方与经方、经方与时方、时方与时方，共选证型 97 个、合方正方 553 个。书后附有常用方剂和主要参考书籍目录。以中医理法方药等诸多教材为基石，立足临床病机复杂特点，传承经方合方精髓，融汇古今机巧用方，圆机活法撰集成书。

下篇各论每章首辑概述，简述本章合方的概念、理论基础、用方特征、方证关联、理法方药等相关内容。每节合方分论名下列出方证引言、临床表现、辨证要点、治法、合方选择、适用范围、合方禁忌、备选附方、古籍摘录等。其中理论引用有依据，方剂来源有出处，组成剂量保留原书风貌。合方方解及随证加减的中药名按临床常用名称规范。本书方解根据合方理法原则，结合方药配伍特点，简述合方正方的配伍特征、证机变化、兼顾药性、随证化裁，力求忠实原文、言简意赅。以便指导教学、辅助临床。

本书"经方"的范围借鉴王琦院士团队认识，取其广义内涵，泛指唐宋以前的方书、效验方。包括但不限于《黄帝内经》十三方及《五十二病方》《伤寒杂病论》《脉经》《辅行诀》《诸病源候论》《千金方》《外台秘要》等。合方方药剂量参考相关教材与指南、北京大学中文核心期刊及其以上统计源收录的统计文献，以业界认可度高、文献数量多的方剂用量为准。尊重原方原量，推选文献统一放置章后。

主编许二平教授为本书撰写核心指导。上篇总论，第一章至第三章由张楠、宋一婵编写；第四章至第六章由张业、龙天键编写。下篇各论，第七章、第八章由李伟峰、姚明鹤编写；第九章、第十章由刘学伟、孙志刚编写；第十一章、第十三章由张延武、马征编写；第十二章、第十五章由关庆亚、许晓娜编写；第十四章、第二十章由郑攀、刘二委、高鹏编写；第十六章由李亚南编写；第十七章、第十八章由王晓鸽、张明远、王晨琳编写；第十九章由程传浩、刘宾编写。统稿由曹珊、龙旭阳、许菲斐完成。

在业内诸多专家、学者的指导下，在编写人员不懈努力下，本书历时一年最终付梓。囿于时间所制，本书不免有不成熟与疏漏之处，恳请读者多提宝贵意见，以便再版时修订完善。

《中医合方学》编委会
2023 年 8 月

目　录

下篇　各论

上篇　总论

第一章　中医合方学概述 ▷▷▷

一、合方的概念

合方是在中医学整体观念和辨证论治思想指导下，以证候特征、病机特点为主要依据，结合方剂功用、脏腑特性，确立具体治法，将两首或两首以上方剂相合为用，以契合临床复杂病情，是方剂应用的特殊形式。

合，即结合、聚合，《庄子·达生》曰"合则成体"，有合并之意。方，即方剂，是在治法指导下，按照组方理论配伍而成的药物组合。合方，即将两首或两首以上方剂按照组方原则相合为用。"合方"的提出最早源于宋代·林亿等人校注《伤寒论》的按语中，如《伤寒论》第23条："太阳病，得之八九日，如疟状……宜桂枝麻黄各半汤。"尤在泾对此条注释道："夫既不得汗出，则非桂枝（汤）所能解，而邪气又微，亦非麻黄（汤）所可发，故合两方为一方（桂枝麻黄各半汤）。"由此可见，合方构成的特点不是重新筛选药物进行组方，而是将已有方剂相合，即由原来方剂的组成"药药相合"，变成合方的"方方相合"。

二、中医合方学

中医合方学是研究兼证治法与合方组方原理、配伍规律（特点）及其临床运用的一门学科。中医合方学是方剂学的外延，是方剂学研究与运用的成果，是方剂学的分支学科，丰富了方剂学的内涵。中医合方学是在历代医药学家广泛实践的基础上发展成形的，是介于中医药理论与中医药临床应用之间的桥梁课，重在引导学生掌握合方运用的组方原理与配伍法则，培养学生辨证分析、据证组成合方、运用方剂的能力。

三、学习目的与学习方法

（一）学习目的

中医合方学既有基础理论内容，又具有临床学科的属性，以脏腑辨证为主要分类原则，脏腑为纲，病机为目，结合方剂学、伤寒论、金匮要略、中医内科学、中医外科学、中医妇科学、中医儿科学等中医学内容，从理、法、方、药角度，分析经方与经方、经方与时方、时方与时方的组方依据，对拓展临床思路、提高综合分析能力和诊疗疾病具有重要指导价值。

中医合方学的学习目的，是通过学习合方的理论基础，以及研习一定数量的临床常见兼证的合方，从而掌握合方配伍之理法原则，并能根据临证之需，圆机活法地变化应用合方，从而拓宽临床思路，提高综合诊治能力。

（二）学习方法

要学习好中医合方学这门课程，并真正掌握中医合方学的学术内涵，需要注意以下三点：第一，谨守病机，旨在因机立法，因法施方；第二，旁参各家，重在灵活变通，兼收并蓄；第三，结合临床，贵在加深理解，学以致用。

第二章　中医合方的源流与发展 ▷▷▷▷

一、合方的来源

"合方"一词，始见于宋代林亿等校注《伤寒论》的按语，然而追溯其源，其最早阐述见于《黄帝内经》(以下简称《内经》)，称之为"重方"。《素问·至真要大论》曰："奇之不去则偶之，是谓重方。"重方即合方之意。但《内经》所载 13 方，并无以方剂相合应用的形式出现的重方，故而书中只有重方之名，而无重方之用。合方的应用首见于张仲景的《伤寒杂病论》，仲景上承《内经》重方的理论，在辨证论治思想指导下，创制并应用多首合方，如桂枝麻黄各半汤、桂枝二麻黄一汤、桂枝二越婢一汤、柴胡桂枝汤等，皆为两方相合而成的新方，开后世合方应用的先河，将单方衍化为合方，而功用主治也发生相应变化，反映了仲景辨证论治、随证用方的精神内涵。

成无己在《伤寒明理药方论·序》中将"重"改为"复"，首次提出了"七方"，即"大、小、缓、急、奇、偶、复"，因此有了后世复方之称。金元医家张从正在《儒门事亲·七方十剂绳墨订一》中阐明了中医学制方的法则，他认为七方是根据疾病的远、近、上、下、轻、重及其复杂性来决定的，如"近者奇之，远者偶之"，"补上治上制以缓，补下治下制以急"，"奇之不去则偶之，是谓重(复)方"。唐容川在《中西汇通医经精义》中指出："复方，重复之义，两证并见，则两方合用，数证相杂，则化合数方而为一方也。"又言："岐伯言奇之不去，则偶之。是复方，乃大剂，期于去病矣。"其所指复方即为合方，以两个或两个以上之方剂相合，组成一个新的方剂，目的是为拓展方剂之治疗范围，扩展用于多种病证并存的复杂病情，使疗效得到进一步增强，即"病之繁重者，药亦繁重也"之意。

目前，《中国医学大辞典》对"复方"的定义有三：其一，是指两方或数方合用者；其二，是本方之外复加他味者；其三，是分两均齐而无参差者。此三者皆治痼疾之法。由上可知，尽管有"重方""偶方""复方""合方"等不同的称谓，但都蕴含着"两首或两首以上方剂相合为用"的核心意义。

二、合方的发展

(一)秦汉时期

东汉张仲景为应对复杂的病情变化及寻求更好的临床疗效，结合自身丰富的临床经验，遵循辨证论治的治疗原则，将方剂相合为用，在《伤寒杂病论》的方证体系中首次创立"合方"，如桂枝麻黄各半汤、桂枝二麻黄一汤、桂枝二越婢一汤皆可用于治疗表郁轻证，柴胡桂枝汤（即小柴胡汤合桂枝汤各半量）治疗太阳、少阳并病，厚朴七物汤（即桂枝去芍药汤合厚朴三物汤）治疗腹满而表未解之证等。合方作为仲景组方的一大特色，对启迪经方现代临床应用的思路具有重要的指导意义。

（二）隋唐时期

唐代孙思邈编撰的《备急千金要方》和《千金翼方》在继承前人的基础上，进一步扩大了方剂的运用范围，其中也体现了合方的临床运用。如桃仁汤为桃核承气汤和抵当汤合用，以治疗妇人月水不通；温脾汤为大黄甘草汤与四逆加人参汤合用，以治疗寒积腹痛等。唐代敦煌遗书《辅行诀脏腑用药法要》中记载的大玄武汤是由真武汤与理中丸相合而成，亦是隋唐之际运用合方的佐证。

（三）宋金元时期

宋代《太平惠民和剂局方》中收录的如附子理中丸、十全饮等诸多合方沿用至今，影响广泛。金元医家刘完素以火热立论，认为伤寒即是热病，针对表证兼内热型，治以表里双解之法，并创制两解表里之剂防风通圣散（凉膈散合益元散），扩大了方剂的适用范围。金元医家李东垣强调对于合方的运用亦可以汤、丸，或汤、散，或丸、丸相结合的形式，如《内外伤辨惑论·随时用药》中载以煎五苓散送服半夏枳术丸治伤食兼伤冷饮，《脾胃论·随时加减用药法》以消痞丸合滋肾丸治阴火上逆证等。金元医家朱震亨在《丹溪心法·泄泻》中载以五苓散合香连丸治热泄，以除湿汤送服戊己丸治湿泄，以理中汤加干葛、吞服酒煮黄连丸治伤酒泄等。这些均体现了对于合方的传承与发展。

（四）明清时期

明代秦景明所著《症因脉治》中收录大量合方，如枳朴平胃散、半苓平胃散、枳桔平胃散、香连平胃散、二陈平胃散等平胃散合方。清代吴鞠通的《温病条辨》在《伤寒论》三承气汤的基础上，根据温病临床错综复杂的特殊情况，结合温热之邪所伤脏腑部位的差异，将宣肺、清热、滋阴等法与下法有机结合，创制宣白承气汤（麻杏甘石汤合承气汤）、导赤承气汤（导赤散合调胃承气汤）、增液承气汤（增液汤合调胃承气汤）等，合方中各个方剂的功用相互累加，扩大了承气汤的适用范围，避免了滥用承气汤攻下的危害，使下法的运用趋于完善。清代余霖所著《疫疹一得》所创制的清瘟败毒饮由白虎汤、犀角地黄汤、黄连解毒汤、清营汤四方相合，已成为治疗瘟疫热毒，气血两燔证之传世名方。此外，清代俞根初的《重订通俗伤寒论》记载诸多合方，如柴胡陷胸汤、葱豉桔梗汤、麻附五皮饮、柴平汤、柴胡四物汤、陷胸承气汤、白虎承气汤、桃仁承气汤、蠲饮万灵汤等；清代吴谦在《医宗金鉴》中收录凉膈白虎汤、麻黄四物汤、桂枝四物汤、桂枝合白虎汤、黄连平胃散等合方；清代徐大椿的《医略六书》中收有吴茱萸四逆汤、二地二冬汤等合方。明清医家所创制合方的来源多以《伤寒论》经方和其他经典传世方剂为主，虽然学术源流各有侧重，但皆体现了活用古方灵活变通的特色。

（五）近现代时期

近现代，随着疾病病机的愈加复杂多变，医家对合方的临床应用更为广泛。刘渡舟提出"古今接轨论"，即古方（经方）与今方（时方）相合而用的理论。刘渡舟认为"古今接轨"是通过对张仲景"合方"思想的传承，从临床实际出发，把时方与经方进行巧妙的结合，用"古方"补"时方"之纤弱，以"时方"补"古方"之不全，以适应病机复杂的内伤杂病治疗。如三仁汤与栀子豉汤合用，治疗湿热内蕴、气火郁结所致的湿温病，既能清热除烦、开郁理气，而又清利湿热邪气，有利而无害，充分发挥了合方的优势。刘渡舟还强调合方的临床运用需要把握四个原则：方证相应，应对复杂病情；方机相应，注意病机契合；病证结合，不忘专病专方；体证相合，重视体质从化。此外，蒲辅周以理中丸合五苓散治疗中虚脾弱之泄泻；杨锦堂以五皮饮合猪苓汤治疗臌胀，小柴胡汤合竹叶石膏汤治疗发热不退，银翘散合犀角地黄汤、二妙散治疗湿疹；黄文东、王永炎、何绍奇等医家在其著作中亦记载大量合方应用的典型案例。在新冠疫情的防控过程中，被推广应用的清肺排毒汤、化湿败毒方、宣肺败毒方均为多首方剂相合为用，取得了卓越的临床疗效，成为防治新冠疫情的重要手段，如清肺排毒汤是由《伤寒杂病论》中的麻黄杏仁甘草石膏汤、射干麻黄汤、小柴胡汤、五苓散合方化裁而成，体现了合方的辨证精准性、临床有效性。

合方之用源于张仲景，历经唐宋元明清等历代医家的传承与发展，凭借其独有的治疗作用，在面对纷繁复杂的病机变化时，日益受到重视。历代医家对合方思想的理解、阐释与运用，可谓仁者见仁，智者见智。诸医家皆以取得更好的临床疗效为前提，同时结合自己的辨证思维方法创制、应用合方。历代方书专著和医家经验的积累，极大地丰富了合方的内涵。随着现代科学技术与方法正在被广泛应用于合方的研究领域，合方应用的范围逐渐明晰，其病机、治法理论不断完善，使古方今用更具生命力，对中医合方学的发展具有重要的意义。

【参考文献】

［1］贾春华，王永炎，黄启福，等.张仲景合方理论研究［J］.北京中医药大学学报，2006（10）：653-657.

［2］任国峰.仲景合方理论研究与应用［D］.济南：山东中医药大学，2012.

［3］贾春华，王庆国.合方源流论［J］.北京中医药大学学报，2003（1）：16-17.

［4］申子龙，张正媚，赵文景.以刘渡舟"古今接轨论"经方时方合用经验二则［J］.环球中医药，2022，15（3）：494-496.

［5］王进.中医学与汉方医学的合方源流诠解及其临证思维比较［J］.北京中医药大学学报，2017，40（10）：813-816.

第三章 中医合方的理论基础 ▷▷▷

第一节 合方学的哲学思维

中华文化沃土蕴藏的丰富哲学思想，为中医学理论的形成奠定了深厚的哲学基础，并长期指导着中医临床实践。中医哲学思维主要表现为整体思维、中和思维、变易思维、象数思维、功用思维和直觉思维。合方作为方剂应用的特殊形式，是在中医哲学思维指导下产生的，也是中医哲学思维在中医临床应用中的具体体现。

一、整体思维

整体思维是指在观察分析和研究处理问题时，注重事物本身固有的完整性和联系性，以普遍联系的观点看待宇宙及万事万物的思维方式。在中医学中整体思维既表现在将人体本身看作一个有机联系的整体，也表现为从人与自然、社会环境的整体联系中考察人体的生理病理过程，并提出相应的治疗方法。中医学注重整体观念，辨证论治更重视把握人体作为整体的、紧密相关的各脏腑之间的功能关系。疾病是正邪之间此消彼长的过程，病机既有正虚的一面，又有邪实之处，单方用之恐难以两全，合方而用可两者兼顾。当多脏腑相兼为病时，合方而用亦可兼顾诸脏、气血同调。例如柴胡桂枝汤中，桂枝汤既有调和脾胃之功，又有通阳活血之妙；小柴胡汤既可疏利肝胆以助脾胃升降、又能理气解郁。故此方可谓肝脾兼顾、气血同治，完美地阐释了肝脾之间、气血之间的紧密关联。

二、中和思维

中和思维是指在研究事物发展过程及分析处理问题时，注重调节各种矛盾关系的协调平衡状态。如在疾病的认识上，中医学侧重于"阴阳失调"的关系性因素，提出以关系失调为核心的病因病机理论。在疾病的治疗上不是简单地消除病源，而是注重调和人的阴阳状态，提出调和致中的防病养生学说，这集中体现在中医学治法的"和法"上。周学海《读医随笔》中提出和解剂多是合方："和解之方，多是偶方、复方，即或间有奇方，亦方之大者也。何者？以其有相反而相用者也；相反者，寒与热也，燥与湿也，升与降也，敛与散也。"即合方的应用，往往是针对这种融对立属性为一体的错综复杂之病机，多方齐用，集数法于一身，或寒热并用，或气血同治，或升降同调，或攻补兼施，务必使人体内部的对立因素达到相反相济的平衡状态，故最能反映出中医学调和阴阳、平治权衡的思想。何廉臣在《重订广温热论》中亦有类似论述："凡属表里双解、温凉并用、苦辛分消、补泻兼施、平其复遗、调其气血等方，皆谓之和解法。和法者，双方并治，分解其兼症夹症之复方，及调理复症遗症之小方缓方也。"

三、变易思维

变易思维是指在认识事物和分析处理问题的过程中，注重事物的运动变化规律，在两极对立中把握事物辩证统一的思维方法。中医学将生命、健康和疾病看作是普遍联系和永恒运动变化着的过程，不仅重视疾病的传变、转化，而且重视治疗的应变而动。疾病的病机具有动态变化的特点，欲使方药与病机之间丝丝入扣，则需方随证变。在治疗上通过合方的形式，将方剂调整成与病机高度契合的最佳匹配方，以针对错综复杂、变化繁多之复合病证。麻桂合剂即是范例，随着病机的动态演变，张仲景将二方合用各取其效，互用互制，使方与证高度契合。太阳病迁延日久，外邪已微，此时不宜投麻黄汤峻汗伤正，而邪郁不得宣泄，又非桂枝汤解肌所能胜任，故取桂枝汤与麻黄汤各1/3，两方按1:1的比例合方，名桂枝麻黄各半汤，刚柔相济，轻发其汗；又有发汗后，表郁与余邪程度较麻桂各半汤证为轻者，此时进一步减方中药物剂量，使桂枝汤与麻黄汤按2:1的比例组方，名桂枝二麻黄一汤，微发其汗，轻散其邪。因此，合方而用可调整方剂功能，既可满足疾病的动态演变，同时又可兼顾复杂病情、紧扣病机，反映了方剂运用时随"机"应变的灵活性，这就是中医学变易思维的体现。

四、象数思维

象数思维是指运用带有直观、形象的图像、符号等象数工具，通过类比、象征等手段来揭示认知世界的本质规律。中医学应用象数思维体现在辨证时采集脉象、声音、形体、色泽等症状表现，分析推断其内在的病机和变化规律，通过外在的"物象"认识内在的"事物规律"，即中医学"司外揣内""以象测脏"方法的具体运用。《伤寒杂病论》云："虽未能尽愈诸病，庶可以见病知源。若能寻余所集，思过半矣。"指明临证的关键为见"病"而知其"源"。合方辨证时，医者要具备"由表知里"的能力，通过合理的思考与分析，判断隐藏于临床症状与相应方剂背后的病机、治法及遣方用药的规律，选用与病情高度契合的方剂相合，做到方为证立，方随证转。

五、功用思维

功用思维是指在观察、分析和研究处理问题时，注重从事物的功能、属性、效用出发考虑问题的思维方法。中医学理论注重从功用上把握人体藏象结构、认知病因病机、调节阴阳气血偏颇，以解决实际问题为首要，而不过度分析、验证其作用机理。在辨治组方过程中，衡量一首方剂优劣的标准便是其临床疗效，决定于功用。方无至方、方以效论，合方的形成亦遵此理。以辨方证为方法，将已有成方按病情的需要相合而用，更注重于成方的功用，有些合方的功用甚至超过原本相合方剂的功用总和，从而发挥更强的临床作用。此外，医者所用之方剂，往往历经年代和临床的考验，其理法严谨、配伍精当，是方剂中的典范。这种直接使用前人的有效成方合用，可以更加快捷、高效地达到治疗目的，这是中医学功用思维的具体体现。

六、直觉思维

直觉思维又称为"心悟""心法"，是指在思考过程中，摒弃内心妄想和外界干扰，集中所有的思维能力，在已知的认知基础上，充分发挥思维潜力与思维能动性，从而对事物的本质及其规律作出迅速识别、敏锐洞察、直接领悟的思维方法，具有逻辑思维无法替代的功能。在合方使用中，该思维方式的体现是先知已有方剂，后通过辨识患者的证候特征及其内蕴病机，迅速作出判断，选择与之契合度最高的方剂，合而用之。这种省略了自己组方过程的辨治思维，无疑是一种跳跃性直觉思维的体现，虽是应用前人已有之成果，但要求医者具有对病机的精准判断、丰富的方剂储备量、对方义的深刻理解及长期的临床经验积累。

第二节　五行学说理论

五行学说是中医基础理论的重要组成部分，是研究木、火、土、金、水五行的内涵、特性和生克规律，并以五行特性为依据归纳事物和现象，以生克制化规律阐释宇宙万物之间的相互关系。根据五行特性，肝、心、脾、肺、肾分别归属五行，脏腑之间存在相互联系、相互协调、相互制约的生克制化规律，对于发现疾病的演变规律、明确疾病的治则治法、指导疾病的养生防治等方面具有重要的指导意义。五行五脏的生克关系是确立合方的组方原理、功用、临床主治的重要理论基础。其中，属于相生关系的有滋水涵木、益火补土、培土生金、金水相生，属于相克关系的有抑木扶土、培土制水、佐金平木、泻南补北。临床常根据以上关系进行合方。

一、相生关系

（一）滋水涵木法

滋水涵木法是指滋肾阴以养肝阴的治法，又称滋肾养肝、滋补肝肾法。此法适用于肾阴亏损而肝阴不足，甚或肝阳上亢之证。《素问·五运行大论》云："北方生寒，寒生水，水生咸，咸生肾，肾生骨髓，髓生肝。"肾水为肝木之母，肾阴充足能滋补肝阴，肝阴充盛亦可滋养肾阴；且肾藏精，肝藏血，肾精可以化肝血，肝血能化生为肾精，即肝肾同源。滋水涵木法指导下的合方主要适用于肾阴亏虚导致的肝阴亏损或肝阳上亢证，单独应用滋养肾阴的方剂力量不够，需要佐助滋养肝阴或平抑肝阳之方加强治疗作用。如钱乙《小儿药证直诀》中应用泻青丸合地黄丸，原文："因潮热，寅、卯、辰时身体壮热，目上视，手足动摇，口内生热涎，项颈急。此肝旺，当补肾治肝也。补肾，地黄丸；治肝，泻青丸主之。"此虽未言合方二字，但明言此肝旺肾虚之证需用地黄丸与泻青丸合方而治。又如，本书各论的肝肾兼证中四逆散合肾气丸、小柴胡汤合六味地黄丸、逍遥散合杞菊地黄丸等皆是以滋水涵木法为指导的合方应用。

（二）益火补土法

益火补土法是指温肾阳（火）以补脾（土）阳的治法，又称温肾健脾法、温补脾肾法。此法适用于肾阳衰微而致脾阳不振之证。"土"有太阴湿土与阳明燥土之分，包括脾的运化、胃的腐熟及小肠的进一步消化吸收功能，命门火乃中焦脾土的生化之源、滋养之要。赵献可《医贯·补中益气汤》云："饮食入胃，犹水谷在釜中，非火不熟。脾能化食，全藉少阳相火之无形者在下焦蒸腐，始能运化也。"若肾阳不足，则易导致脾阳不振，因此欲补太阴脾土，亦应补肾中少阴相火。益火补土的合方可被定义为温补肾阳与温补脾阳的方剂相合，如《太平惠民和剂局方》首载附子理中丸，可看作是理中丸与四逆汤的合方，主要治疗"脾胃冷弱，心腹绞痛，呕吐泄利……饮食不进，及一切沉寒痼冷"之脾胃虚寒较甚或脾肾阳虚证。又如，本书各论的脾肾兼证中真武汤合桃花汤、右归丸合当归建中汤、温脾汤合吴茱萸汤、实脾饮合济生肾气丸等合方均有益火扶土、脾肾兼顾之意。

（三）培土生金法

培土生金法是指通过培补脾土以补益肺气的治法，又称补土生金法。此法适用于脾气虚衰，生气无源，以致肺气虚弱之证。脾属土，肺属金，根据"虚者补其母"（《难经·六十九难》）的原则，肺病可从脾而治。《石室秘录·正医法》曰："治肺之法，正治甚难，当转治以脾，脾气有养，则土自生金。"《临证指南医案·咳嗽》亦曰："至于内因为病……若土虚而不生金，真气无所禀摄者，有甘凉、甘温二法。"中医学理论认为脾主运化，肺司呼吸。脾传输饮食水谷之精气，上输于肺，与肺吸入之清气结合，变化而成宗气，两者相辅相成，彼此影响；另一方面，脾运化水湿的功能又依赖肺气的肃降，如果脾气虚弱，运化失常，就会导致肺气不足，故本法亦适用于脾肺两虚之证。合方中体现培土生金法如四君子汤合玉屏风散，培补脾土之虚，俾使脾气充旺，敷布精微，滋养肺金；黄芪建中汤合桔梗甘草汤，二方协同形成经方与经方的合方，以奏健脾益肺补气之功。

（四）金水相生法

金水相生法是指滋养肺肾之阴的治法，又称补肺滋肾法、滋养肺肾法。此法适用于肺肾阴虚证。肺金与肾水为母子关系。肺为水之上源，主通调水道；肾为水脏，为水之下源。二脏相互配合，共同调节人体水液代谢。因此临床上多见肺虚不能输布津液以滋肾，或肾阴不足，精气不能上滋于肺，而致肺肾两虚的证候。治疗时则应肺肾同治，以合方形式逐层深入，既要以治疗肾病、肺病为前提，又要恢复肺肾相互联系的功能，在治法上称为"金水相生"法。《时病论》曰："金能生水，水能润金之妙。"秦景明《症因脉治》载都气丸，即六味地黄丸合五味子散而成，应用于肺肾气虚所致咳嗽、腰痛、遗精，制方使肺率诸气入肾，肾受五脏六腑之精而藏之，含以金生水之意。

二、相克关系

（一）抑木扶土法

抑木扶土法是通过疏肝健脾或平肝和胃以治疗肝脾不和或肝气犯胃病证的治法，又称疏肝健脾法、调理肝脾法（或平肝和胃法）。此法适用于木旺乘土或土虚木乘之证。肝木能制约脾土，肝气条达，脾司运化而不致壅滞；若肝木过亢或脾土虚弱，木旺乘脾，则脾失运化使饮食水谷壅滞于内，又致胃气不降、浊阴不能下行而成脾胃不和之证。依据此治法的原则，将抑木扶土之合方定义为将调肝与理脾和胃之方剂共同应用的合方，目的是疏肝以防木旺乘土或扶土以防土虚木乘。如和解少阳之小柴胡汤合健脾消滞之枳术丸，既能贯通表里、疏利气机，又可行气化滞、健脾和中。两方合用，以调理气机升降为法则，一可扶正以祛邪，二可实脾防肝传变。诸药合用，有驱邪、调和、防传之效，兼具抑木扶土之意。其他常用以抑木扶土法指导的合方有四逆散合半夏泻心汤、柴胡疏肝散合平胃散治疗肝脾气滞证，小柴胡汤合甘草泻心汤、柴胡桂枝干姜汤合七味白术散、逍遥散合补中益气汤治疗肝郁脾虚证等。

（二）培土制水法

培土制水法是通过健脾利水以治疗水湿停聚病证的治疗方法，又称敦土利水法。此法适用于脾虚不运，水湿泛滥而致水肿胀满之证。脾主运化水湿，脾虚失运，聚湿为水，则为肿为胀。此处"水"一指水湿，又指五脏之肾，脾土制约肾水。肾属于水，而制于脾土，故脾为肾之主。因此体内水液代谢与脾、肾关系密切。《古今名医方论》曰："水之所制者脾，水之所行者肾也。"若肾阳虚衰，不能温煦脾阳，以致脾肾之阳均衰，肾阳虚不能主水，脾阳虚不能制水，而见水湿泛溢，证属肾水反克脾土之象。合方时应遵循"虚则补之""湿则化之"的治疗原则，兼顾温肾与健脾。如临床治疗脾肾阳虚，水湿泛溢之病证，常用附子理中丸合五苓散，温肾助阳以化气行水，健脾抑阴以温运水湿；二方合用，表里通治，标本兼顾，有培土制水、温肾健脾之功。

（三）佐金平木法

佐金平木法是通过滋肺阴清肝火以治疗肝火犯肺病证的治法，又称滋肺清肝法。此法适用于肺阴不足，清肃不及的肝火犯肺证。若属肝火偏盛，升动太过，上炎侮肺，耗伤肺阴，亦可造成所谓"左升太过，右降不及"之肝火犯肺证，称作"木火刑金"。将佐金平木合方的定义引申为治肝之方与治肺之方合并使用，以达到疏肝理肺或调肺治肝的效果，其合方目的是加强或弥补单一方剂治疗的不足。如肝肺兼证中应用泻白散合黛蛤散治肝火犯肺之咳嗽出血，以黛蛤散清肝泻火、凉血止血，合泻白散清泄肺热、止咳平喘，乃为传统定义之佐金平木法的合方代表。亦有医家以四逆散合旋覆花汤治疗顽固性胁痛，此法乃是因柴胡疏肝散加疏肝活血药不效，而另求之法。四逆散本为疏解肝脾气机郁滞，乃治疗胁痛之基础方，但对顽固性胁痛而言，加大活血、行气药的用量和味数往往无效，选用旋覆花汤合之，主要取其肃降肺气以平肝气，则肝气自疏，实为佐金克木之意。

（四）泻南补北法

泻南补北法是通过泻心火补肾水以治疗心肾不交病证的治法，又称泻火补水法、滋阴泻火法。此法适用于肾阴不足，心火偏旺，水火不济，心肾不交之证。因心主火、属南方，肾主水、属北方，故称泻南补北法。《素问·六微旨大论》云："相火之下，水气承之""君火之下，阴精承之"。孙思邈《备急千金要方》中提出："夫心者火也，肾者水也，水火相济。"即心肾相交系指心火与肾水互相制约平衡的一种生理状态；而心肾不交则是指该平衡关系被打破的病理表现，现在通常指肾水不足或心火偏旺，水火不相既济而导致失眠健忘、心悸怔忡等症。根据泻南补北法所创制的合方应用甚广，如本书各论的心肾兼证中泻心汤合六味地黄丸治心肾火旺证，以泻心汤清上焦之火的同时，合六味地黄丸滋阴补肾，如此降火而滋阴，使心肾相交，水火既济。

第三节　六经辨证理论

东汉张仲景《伤寒论》以六经作为辨证纲领，全面分析外感热病发生、发展过程，其主要辨证方法为六经辨证。六经辨证是张仲景在《素问·热论》六经分证的基础上，根据外感病的发生、发展、证候特点和传变规律总结而创立的辨证方法，在中医学发展史上发挥了重要作用，为后世各种辨证方法的形成奠定了基础。

六经，即太阳、阳明、少阳、太阴、少阴、厥阴，指手足三阴三阳经及其所连属脏腑、经络、气、血、津液的生理功能。六经辨证，是以六经所系的脏腑、经络、气、血、津液的生理功能与病理变化为基础，结合人体正气的强弱，病因的属性，病势的进退、缓急等因素，对外感疾病发生、发展过程中的各种症状进行分析、综合、归纳，借以判断病变的部位、证候的性质与特点、邪正消长的趋向，并以此为前提确立治法、处方的基本法则。

六经病是人体脏腑经络病理变化的综合反映，由于脏腑经络相互联系，密不可分，因此某一经的病变常常涉及另一经，从而出现六经间的相互传变，以及两经或三经合并为病，有合病、并病、两感三种形式。合病，是指两经或三经同时发病，无先后之分者，如太阳少阳合病的黄芩汤证、黄芩加半夏生姜汤证，太阳阳明合病的葛根汤证、葛根加半夏汤证等。并病，是指一经病证未罢，而另一经病证又起，有先后次第之分者，如太阳少阳并病的柴胡桂枝汤证，少阳阳明并病的大柴胡汤证、柴胡加芒硝汤证等。两感，是合病的一种，是指互为表里的阴阳两经同时发病，如太少两感的麻黄附子细辛汤证、麻黄附子甘草汤证等。

合方有不同的形式，一般遵循方证合方，即按"有是证、用是方"的原则，以二方或数方相合，如既有桂枝汤证，又有小柴胡汤证，就用二者合方组成柴胡桂枝汤。按症状合方是较为简捷有效的方式，但在症状表现复杂时，则不易做到准确合方；而病机是疾病发生发展变化的根本，如按病机进行合方，则较易达到方证对应的目的。方证对应的实质也是强调辨证的整体观，若有兼证，合方也要合理对应。如小柴胡汤证兼见咽痛、胸痛、痰热，用小柴胡汤时可合用小陷胸汤，此时合方与复合证也是方证对应。又如半夏厚朴汤治疗梅核气，若除主证之外，兼见咽痛、黄痰、口干欲饮等阳明里热之证，或恶寒、微热、汗出等太阳病表证，或腹痛、腹泻等太阴病兼证，而仅仅用半夏厚朴汤是不行的，需兼顾兼证用药，亦需体现方证相应。

第四节　气血津液辨证理论

气、血、津液是构成和维持人体生命活动的基本物质。《素问·调经论》云："人之所有者，血与气耳。"《灵枢·痈疽》说："津液和调，变化而赤为血。"这说明机体是离不开气血津液的，气血津液流行于全身，既是一切脏腑组织器官功能活动的物质基础，同时又是脏腑功能活动的产物。气血津液辨证即是运用气、血、津液理论，根据病体的不同表现，分析、判断疾病中有无气、血、津液的亏损或运行、代谢障碍的一种辨证方法，是八纲辨证在气、血、津液层面的具体和深化。

气血关系的病机主要以气虚、气陷、气逆、气滞、气闭、气脱六种气病病机和血虚、血瘀、血热、血寒、出血、血脱六种血病病机为基础，在此基础上有气血两虚、气虚血瘀、气滞血瘀、气不摄血、气随血脱、血随气逆等多种合并病机，依据这些病机进行合方治疗。临床虽探讨气血合方者不多，但实际应用较为广泛。常见气血两虚证，方用八珍汤或十全大补汤（四物汤合四君子汤加黄芪、肉桂）；气虚血瘀证，方用四君子汤合血府逐瘀汤；气滞血瘀证，方用逍遥散合血府逐瘀汤；气不摄血证，方用归脾汤合方；气随血脱证，方用玉屏风散合四物汤。

津液失调之病证主要有津液不足与水液停滞两大类别。津液不足多属虚证，因肺阴虚、胃阴虚或肾阴虚使津液的来源不足所致，临床应用增液汤合方、益胃汤合方、清燥救肺汤合方等；若水液停滞，湿邪为患，治应利水，具体用方应结合水饮的类型、累及的脏腑及阳气虚损之程度而选择合适的方药，临床多选用导痰汤合方、小青龙汤合方、百合固金汤合方、贝母瓜蒌散合方、清气化痰汤合方、三子养亲汤合方等。若火热伤津，应清热泻火，或泻下以保存津液，可用增液承气汤合方、生脉饮合方。

中医学以整体观念、辨证论治为核心思想，以五行学说、脏腑学说、气血津液学说等理论作为主要依据，强调辨证求因，审因论治，因证立法，依法选方，形成理、法、方、药的有机结合。合方根据病情轻重、病势缓急、患者体质等方面，针对疾病所呈现的复杂证型或兼杂病机，以证候特征、病机特点为主要依据，结合方剂功用、脏腑特性等要素，以成方与成方的形式配伍相合，以契合临床复杂病情，达到更加全面、准确、理想的治疗效果。

【参考文献】

[1] 张其成.中医哲学基础[M].北京：中国中医药出版社，2004.

[2] 姜璇，袁红霞，司国民.合方应用中的中医哲学思维阐释[J].中国中医基础

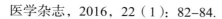

医学杂志，2016，22（1）：82-84.

［3］邱春华.五行视域下的合方研究［D］.北京：北京中医药大学，2017.

［4］刘南阳，李振华，史彬，等.合病、并病研究述要［J］.中国中医基础医学杂志，2019，25（11）：1490-1491，1495.

［5］马思思.气血理论视域下的合方研究［D］.北京：北京中医药大学，2017.

第四章　中医合方的构成原则 ▷▷▷▷

第一节　合方原则

"方从法出，以法统方"，治法是组成方剂的依据，合方也需要在一定的原则指导下进行。合方用药旨在扬长避短，合而治病，药有个性之专长，方有合群之妙用，每首方剂皆有其擅长。一般来说，凡两方或多方相合使用能更好地发挥方剂的功效或更好地针对疾病的复杂病机，即可合而用之；但合方需要组方严谨，并非简单地将两首或多首方剂随意组合。正如清代医家徐大椿在《医学源流论·用药如用兵论》所言："若夫虚邪之体攻不可过，本和平之药而以峻药补之，衰敝之日不可穷民力也；实邪之伤攻不可缓，用峻厉之药而以常药和之，富强之国可以振威武也。"因此，临床运用合方时必须把握所合方剂的功用、主治与疾病的病因病机，并在中医学辨证论治思想指导下，遵循疾病内在病机变化和证候演变规律，掌握方剂的主次与配伍禁忌进行化裁运用，按照证候特征、病机特点、方剂功效、脏腑特性等原则进行合方。

一、根据证候特征合方

需要运用合方治疗的疾病，证候多是复杂多样的，单一方剂不能完全针对复杂证候。因此，我们应辨证审因，遵循理法方药之步骤，通过比较临床表现出的证候特征与方证的相关程度来进行合方。此种方法不必拘于症状表现的完全相同，但求其主证一致即可。如仲景的柴胡桂枝汤的创制，在于抓住了桂枝汤治疗"发热，微恶寒，支节烦痛"，把握了小柴胡汤能治"微呕，心下支结"，因而将小柴胡汤与桂枝汤相合，共同起到和解少阳，兼以解表的作用。又如仲景之大柴胡汤为小柴胡汤与小承气汤合方而成。症见"往来寒热，胸胁苦满"，说明病变部位仍未离少阳，又见"心下痞硬或满痛，便秘或下利"说明病邪已入阳明，此少阳阳明合病也。故去小柴胡之人参、甘草，加小承气之大黄、枳实，表里兼顾，合方而治，共同起到既和解少阳、消除痞满，又清泻阳明、通便止利的作用。

二、根据病机特点合方

病机是疾病发生、发展、变化及其结局的机制，是证候的内在根本，可以通过对临床证候的分析，得到其内在病机之间的联系，一些疾病虽在证候上看起来大相径庭，但分析其病机则有内在联系，所以可针对其病机进行合方治疗。如仲景之桂枝去芍药加麻黄细辛附子汤，是桂枝去芍药汤与麻黄细辛附子汤合方，桂枝去芍药汤主治"太阳病，下之后，脉促胸满者"，而麻黄细辛附子汤主治"少阴病，始得之，反发热，脉沉者"，二者证候虽无相近，但分析后其病机却恰有相似，皆有阴盛阳虚之病机特点，病证以"心下坚，大如盘而恶寒"为辨证要点，故合而用之。共同起到温通阳气、散寒化饮的作用。

三、根据方剂功用合方

合方不是简单地将单首方剂进行加减化裁，而是将已有方剂进行组合，由"药药相合"变为"方方相合"。方剂的功效已明确，从功用入手，简洁明了，合而用方。如熊继柏运用温胆汤合方治疗疾病。温胆汤本为理气化痰、和胃利胆之方，用于治疗胆郁痰扰之证；但在治疗痰热失眠证时，合用养血安神、清热除烦之酸枣仁汤，共同起到理气化痰、除烦安神的作用；在治疗口苦口干、心烦便秘等症时，合用清心泻火的大黄黄连泻心汤，共同起到和胃利胆、泻火通便的作用；在治疗胸胁疼痛甚者时，合用清热化痰、宽胸散结之小陷胸汤，共同起到理气宽胸、化痰散结的作用。以上合方，疗效皆显著。(《国医大师熊继柏临床组方用方的思路与经验》)

四、根据脏腑特性合方

脏腑各有其生理特点，采用合方辨治脏腑病证时，需结合脏腑的生理特点进行组合。如仲景的桂枝二越婢一汤，乃桂枝汤与越婢汤合方，主治太阳之邪未解，兼内生郁热的病证。该方采用桂枝汤解表的同时，根据中焦"脾主为胃行其津液"(《素问·厥论》)的脏腑特征，结合越婢汤"是汤所以谓之越婢者，以发越脾气，通行津液"(《注解伤寒论》)的特点，方中既有石膏清解郁热，又有麻黄、甘草、生姜、大枣以发越脾气、润燥解热，与桂枝汤合用，共同起到解表清里的作用。又如肝脾两脏，生理上联系紧密，病理上互相影响，"见肝之病，知肝传脾，当先实脾"(《金匮要略·脏腑经络先后病脉证》)。肝为刚脏，体阴而用阳，主藏血，主疏泄，五行属木；脾主运化，主统血，五行属土。肝与脾生理功能的正常与否有着重要的联系，肝失疏泄，则脾胃升降失度；脾失健运，则气血生化无源，无以养肝。在治疗肝或脾之疾病时，鲜有使用单纯地使用疏肝或健脾之剂，大多是将柔肝疏肝与健脾养脾同时运用，即补脾必以疏肝，疏肝即以补脾。

以上四种合方原则，各有其运用的优势：根据证候特征与方剂功用合方，优势在于直接、明了，病证与方剂功效主治相合即可；根据病机特点及脏腑生理特性合方则弥补了证候不显著时的欠缺，它需要对表面证候进行更深层次的分析，不拘于症状、功效的相合，宜于更大范围中选择应用合方。四种方法各有优劣，究其本质，依旧离不开中医临证的真正法诀：辨证审因，确定治法，选择药物与方剂，妥善配伍。

第二节　合方形式

确定合方的形式，首先要明确"经方"与"时方"的定义。"经方"有狭义和广义之分，狭义的"经方"是指东汉末年著名医学家张仲景所著《伤寒论》和《金匮要略》中收载的300多首医方；广义的"经方"是指唐及唐以前的方书收录的医方，包括但不限于《内经》《五十二病方》《伤寒杂病论》《脉经》《辅行诀》《诸病源候论》《千金方》《外台秘要》中所记载的方剂，以及《方剂学》《中医内科学》等相关教材、指南中高频出现、应用广泛，或为中医界熟知的方剂，其理法方药体系多涵盖有仲景学术思想；"时方"一般是指宋及宋以后的医家所创制的方剂，它在经方的基础上有很大的发展，"唐宋以后始有通行之时方"（《时方歌括》）。经方与时方是一种互补、传承的关系，不能够重此轻彼，可以互相结合使用。

一、经方与经方

经方虽药味简而效不简，力专而效宏，无论是仲景还是后世医家皆常根据临床病证的复杂性，采用经方与经方合方治疗。如仲景《伤寒论》中运用桂枝麻黄各半汤、桂枝二麻黄一汤、桂枝二越婢一汤三方治疗太阳表郁轻证，此三方皆为麻黄汤与桂枝汤的合方；又如运用柴胡桂枝汤治疗少阳病兼表证，此方为小柴胡汤与桂枝汤合方而成，取小柴胡汤之半，和解少阳，以治微呕，取桂枝汤之半，调和营卫，以解太阳之邪；再如桂枝去芍药加麻黄细辛附子汤，此方为桂枝去芍药汤与麻黄附子细辛汤等量相合而成，两方合用，使阴凝得散，水饮自消。后世医家亦常用仲景之经方合方，如刘河间将仲景大、小、调胃承气汤合而为一，名三一承气汤，具有泄内热、开郁结的作用，治疗里热壅盛病证；《普济方》中收录了五苓散合小半夏汤治疗小儿吐泻抽搐；《医宗金鉴》中载有桂枝合白虎汤，具有养阴清热解表的作用，治疗风温之壮热多汗病证；《医略六书》中有吴茱四逆汤，具有温中散寒的作用，治疗寒中厥阴、吐利厥冷病证；吴鞠通在《温病条辨》中所创的承气合小陷胸汤，是将小承气汤与小陷胸汤相合，具有清热化痰、泻下通腑的作用，治疗温病三焦俱急，大热大渴病证。如此皆是后世医家对于经方合方的运用，此类例证不胜枚举。

二、经方与时方

时方在经方的基础上有很大的发展，是对经方的继承与发扬。经方与时方的合方也备受医家推崇。刘渡舟教授倡导经方与时方相合，认为"从临床出发，用实事求是的态度，把时方与经方进行巧妙的结合，用'古方'以补'时方'之纤弱，用'时方'以补'古方'之不全，既对经方有深刻的认识，又对时方有扎实的功夫，古方、今方、古今接轨方成为当今的三足鼎立，这是中医药学创新的一个举措。'古今接轨'不是标新立异，亦非哗众取宠，而是一个顺应自然发展的科学构思。所以说，经方与时方相合，须投入大量的智力，才能达到'炉火纯青'的境地。"如宋代《太平惠民和剂局方》中的附子理中丸，实为理中丸与干姜附子汤合方，具有温阳祛寒、补气健脾的作用，治疗脾肾阳虚病证；玉烛散为四物汤与大承气汤合方，具有养血清热、泻积通便的作用，治疗血虚发热、大便秘结病证。刘完素《素问病机气宜保命集》记载的柴胡四物汤，是小柴胡汤与四物汤合方，具有和解少阳、补气养血的作用，治疗血虚阴亏、微有寒热病证。张景岳《景岳全书》中的柴平汤，是小柴胡汤与平胃散合方，具和畅气机、祛湿和胃之功，主治湿疟，症见一身尽痛，手足沉重。吴谦《医宗金鉴》所载的凉膈白虎汤，是白虎汤与凉膈散合方，具有清胃热、泻肺火的作用，治肺胃热盛、喘急、口干舌燥作渴、面赤唇红等症。经方与时方相合，取两者之长，疗众多痼疾，为解疑难重证开辟新径。

三、时方与时方

后世医家受仲景合方思路的影响，也常将时方与时方进行合方以治疗疾病。如明代薛己在《正体类要》中将健脾益气之四君子汤与补血调血之四物汤合方而成的气血双补之八珍汤，具有益气补血的作用，治疗气血两虚证；刘完素受仲景小汗三方影响，将凉膈散与天水散合为天水凉膈各半汤与天水一凉膈半汤，具有解表清里的作用，治疗外有表邪、内有郁热之病证；《奇效良方》中使用芎辛散与导痰汤合方，具有祛风化痰的作用，治疗痰厥头痛；《医学入门》则载有由四物、四君、二陈汤合方，具有健脾化痰、理气活血的作用，用于治疗劳发痰火；《症因脉治》中收录了大量平胃散合方，如平胃六一散、平胃四苓散等。对于现代某些疑难杂症及慢性病患者，运用时方合时方之灵机变化，可强化、拓展方剂的使用范围。

第三节 合方构成

单首方剂的组成并不是简单地将药物堆砌在一起，而是在辨证立法的基础之上，选择合适的药物，以"君臣佐使"的方式组成。合方同样不是简单地将两首及以上方剂堆砌起来，还要做到主次分明、全面兼顾、扬长避短、提高疗效。

一、主辅相合

合方中源方剂对疾病证候的治疗有主辅之分，即为主辅相合的构成。如仲景之桂枝二麻黄一汤，本方证为服桂枝汤后，大汗出，不得法，伤及营卫，但营卫间仍郁有小邪，治宜以调和营卫为主，小散表邪为辅，故该方以桂枝汤为主，麻黄汤为辅合而为方；再如《兰室秘藏》中枳实消痞丸，本方为枳术汤、半夏泻心汤、四君子汤合方而来，主治脾虚气滞、寒热互结证，且以寒热互结为主，脾胃气虚为辅，故以半夏泻心汤、枳术汤平寒热、畅气机为主，四君子汤健脾益气为辅，亦是主辅相合的构成。

二、平等相合

合方中源方剂对疾病证候的治疗不分主次，地位平等，即为平等相合的构成。如仲景之桂枝麻黄各半汤，该方用于治疗太阳表郁轻证，调和营卫与发散表邪同等重要，无轻重缓急之分，故桂枝汤与麻黄汤平等相合；又如刘完素之天水凉膈各半汤，该方用于治疗外感表邪、内有郁热之病证，外解表邪与内清里热作用同等重要，故天水散与凉膈散平等相合，与仲景合方法则异曲同工；再如《瑞竹堂经验方》中八珍汤，用于治疗气血两虚，无轻重缓急之分，故将四君子汤与四物汤平等相合，共同起到益气补血的作用。

第四节　合方禁忌

合方为方剂与方剂之间的配伍，必须遵循中药的七情配伍，合方构成中的主辅相合与平等相合相当于方药配伍中的"相须"与"相使"。若两方或三方相合后，所合方剂的功能衰减，或相合之方不能产生功效的累加、协同，或治疗范围不能扩大（如将源方剂相合后，使源方剂的功能减弱，不能达到取长补短、拓展功效的目的），则不应合而用之。正如我们难以见到将发汗解表的麻黄汤与固表止汗的牡蛎散相合而用者，也难以想象将白虎汤与通脉四逆汤相合后的效果，因为此类合方难以从理论上进行阐述，也难以从临床中得到验证，因此就不能合而用之，这就是合方中方剂之间的"相恶"（《张仲景合方理论研究》）。另外，我们同样应当遵循"十八反"与"十九畏"，相合方剂中有属于中药七情配伍关系中"相反"的药物配伍禁忌者，应避免使用。此外，合方禁忌亦应遵循中药配伍中的证候禁忌、妊娠用药禁忌及服药饮食禁忌。

第五章　中医合方的临床优势 ▷▷▷▷

在临床中临证选方用药远比理论学习复杂，临证所见疾病常有症状繁多、病机复杂、病因多样、病情多变等特点，当单一方剂的功用、主治病证不能有效地针对疾病，或单一方剂毒副作用明显时，中医合方就体现出临床优势。方剂合方是在原有单方无法全面照顾病情，达不到综合治疗目的的情况下应运而生的，是应对复杂病情的一个重要手段。针对复杂病证合方后，可能会产生叠加、协同、化合、优化等新效应。

一、叠加效应

叠加效应即合方之后增强临床疗效。合方不是简单的方剂与方剂间的合并，更要考虑到方剂与方剂之间的配伍组合，使两方结合后，群药联结成一个有机整体，更好地增强和发挥方剂的疗效。合方的功效是组成合方各源方剂功效的叠加，也就是说合方能增强临床疗效。这亦是合方运用的初衷。如柯琴所言"两汤相合……犹水陆之师，各有节制，两军相为表里，异道夹攻之义也"（《伤寒来苏集·伤寒附翼》），正说明合方功效累加的意义。如小建中汤合当归补血汤，小建中汤具温中补虚、和里缓急功效，当归补血汤具补气生血功效，两方合用，共成温中补虚、和里缓急、补气生血之效，使虚劳里急诸症自除。又如经方芍药甘草汤平肝养血、缓急解痉，可治疗"脚挛急"，"而用之不效者，病重药轻也。今用时方之羚角钩藤汤与之接轨，羚羊角与钩藤入足厥阴肝经，有清肝祛风，舒筋凉血之专功，所以治疗脚挛急能与芍药甘草汤相互为用。从病理看两方之治有其统一性，从药味分析羚羊角与钩藤能加强芍药甘草汤之力，故取显效。"（《古今接轨论》）

二、协同效应

协同效应即拓展合方之后的治疗范围。合方是在单方不能全面照顾病情而无效或乏效的情况下应运而生的，是针对错综复杂的病情而设。如表里同病、虚实互见、二阳并病等，仅用单方治疗则顾此失彼，无法全面照顾病情，此时需应用合方合而治之。而方剂相合后，较相合方剂中的任何一首方剂而言，合方的应用范围已被拓宽，单一方剂之不足得到弥补，毒副反应得以制约；合方更适应患者的体质与病证，体现了中医学因人制宜、随证论治的精髓。如柴胡桂枝汤，为小柴胡汤与桂枝汤的合方，治疗太阳表证未除，而邪入少阳，证见发热、微恶寒、支节烦疼、微呕、心下支结之少阳太阳并病。此时，单用解表或和解之法均非所宜，故用柴胡汤和桂枝汤合方，一则调和营卫，以散未尽之表；一则和解枢机，而祛少阳之邪（《张仲景合方理论研究》）。又如仲景之大柴胡汤为小柴胡汤与小承气汤合方而成，治疗少阳阳明合病，证见呕不止、心下急、郁郁微烦。此时，单用泻下或和解之法均非所宜，故用小柴胡汤和小承气汤合方，共同起到和解少阳、清泻阳明的作用。

三、化合效应

化合效应即合方后衍生新的功效。合方除对所合方剂功效的累加、协同外，尚应诞生一种新功效。因合方毕竟是方剂加减变化的特殊形式，通过合方药物之间产生新的配伍关系，可使原有的功效范围向纵深发展，产生任一单方所不具备的功效。如《金匮要略·水气病脉证并治》桂枝去芍药加麻黄细辛附子汤用于阳虚阴凝之水饮，其主治证为"心下坚，大如盘，边如旋杯，水饮所作"。西医学可用来治疗肝硬化腹水、肝肾综合征、各类水肿等。单看合方组成之桂枝去芍药汤与麻黄细辛附子汤，前者用于太阳表证未解，气上冲胸，胸满微闷，用其扶阳解表；后者用于素体阳虚，外感寒邪，太阳少阴两感证。两方单用均无治水饮之效，但组合后经过药物重新配伍，方中形成治疗皮水的甘草麻黄汤和治疗正水的麻黄附子汤，所以既产生协同作用，又增加新的疗效。可见合方应用深入发展了方剂的功效，为进一步研究合方的适应证开拓了新的思路（《论"合方"应用之理法》）。

四、优化效应

优化效应即减少合方后的不良反应。合方的应用是为了更好适应患者的体质与病证，体现中医学因人制宜、随证论治的精髓。合方后拓宽了相合方剂的使用范围，较相合方剂中的任何一首方剂而言，合方的应用范围已被拓宽，单一方剂不足得到了弥补，毒副作用得以制约，合方运用还可产生制约效果。合方应用是辨证论治的结果，体现了方证对应的优化关系。其论治效果既可集所合方剂功效之长，又可避所合单方疗效之短，正是突出表现了合方法则的优势。如桂枝麻黄各半汤，麻黄汤用半量既施展发汗的长处，又可防止峻汗伤正的缺点；桂枝汤发挥调和营卫的优点，再合用麻黄汤避免难发表郁之短处，此二方组合为一方并增减其用量，可在病久邪郁正伤的情形下，共成发汗祛邪且不伤正之效。（《桂麻合方发汗作用实验研究》）

综上，合方的最大优势在于它在最大限度地保持中医辨证论治特色的基础上，以经方与经方、经方与时方、时方与时方，或成方与药对、药组配伍的形式，根据病情、患者的个人情况等进行随证用药，把一个成方（经方或时方）或药组、药对作为一个独立的配伍单位，参与因人、因地、因时论治；可针对疾病所表现的多个证型或病机复杂的不同情况，灵活辨证，动态调方，以增强临床疗效。（《合方对中药方剂应用的启示》）

第六章　中医合方的现代研究 ▷▷▷▷

中医合方的现代研究主要包括理论研究、实验研究、临床研究三方面。

一、理论研究

近现代以来，诸多医家将研究的目光聚集在合方的应用，合方的配伍理论研究受到现代学者的重视。北京中医药大学贾春华教授及其团队是国内较早开始系统研究合方的。他们的研究涉及合方理论、源流、临床用药分析、合方制法，以及实验室动物模型研究等方面。《合方源流论》一文对合方的渊源进行了全面分析，提出"合方，这一首创于张仲景，复经刘河间、李东垣、朱丹溪等大家的提倡，始得流传于今"。《合方散论》一文对合方的动机与目的、依据、原则、种类、功效、特点、禁忌等进行了分析。贾春华认为合方的目的和动机是为了寻求更好的临床疗效，且对原有经方、验方的合方要比随机加减药味其疗效更为可信或直接；合方的依据是治法及先于治法而存在的患者的证候和病机；合方的原则有主辅关系和对等关系两种，主辅关系即是以一首方剂为主而其他方剂为辅的关系，对等关系则是组成合方的方剂是难分主次的，以一种平等的关系出现。他认为合方的种类众多，临床上常用的种类有补益类、和解类、祛湿类、化痰类、温阳类、清热类、泻下类、解表类等。对于合方的功效，他认为主要有 3 种，即功效的累加、功效的协同、产生新的功效。他还分析了合方的特点：①主要来源为经方、局方等名方；②相合方剂多药味精简；③合方的制法不拘一途；④合方后拓宽了相合方剂的应用范围。对于合方的禁忌，他认为如相合后不能发生功效的累加、协同或产生新功效，则不应合用；若相合方剂中有"相反"药物者，应慎用。有学者在《论"合方"应用之理法》一文中指出，合方应以契合病机为前提和基础，认为合方的作用有相加、相乘、相反相成 3 种。另有学者认为"合方"的涵义就是以基本方的功效为依据，将两首或两首以上方剂相合为用，目的是增加疗效，扩大治疗范围；并认为合方的运用利用了方剂配伍的药群经验，运用的原则是"随证治之"（《合方的配伍意义与应用举隅》）。还有学者提出"合方"虽源于《内经》，但成形于《伤寒杂病论》，认为"合方"的意义在于具有单方所不具备的优势和疗效，如治疗面广、作用强、产生新疗效、调整作用功能等（《〈伤寒杂病论〉合方运用探讨》）。有学者认为，从方法而论，合方有先合后煎与先煎后合两种用法。先合后煎法是指将原有方剂的药物按一定原则和剂量混合成一方同煎；先煎后合法是指将两方分别煎煮，各取一定比例药液相合而成。对于合方的条件，认为若单一方剂的功效不能完全适合病情，或单一方剂不能取得更佳疗效，则采用合方法则组成新方，以适应辨证论治的需要，故方剂的功效必须与病机病证相对应，这是合方论治的基本条件。总之，合方法则的依据，必须是辨证与论治相对应，即病机病证与方药功效相合拍，故合方法则创出了方剂组方的一种新途径（《论〈伤寒杂病论〉"合方"法则的优势》）。《张仲景合方理论研究》一文指出，合方中方与方之间在药效上可能存在相须、相使、相杀、相畏、相恶、相反的"七情"关系。

二、临床研究

合方临床应用研究，既可通过总结某一疾病的病机演变规律，确定其最基本的证型，在辨证论治原则的指导下，根据临床每个患者所表现的不同证型及所处的不同病理发展阶段，动态地调整方与方之间相合应用的关系，做到证依人定、方随证变；又可以针对疾病某一阶段所呈现的几个证或病机兼杂的状态，随着证或病机的变化而调整处方，做到方证对应，最大限度地保持和发挥中医学辨证论治与个体化治疗的优势。

近年来，有关方剂合方的临床研究主要集中在对传统方剂的验证性研究与创新性研究，并且多采用方-病-证相关的临床研究方法，使之对疾病的治疗更为全面。现代合方临床应用是多方位的，有用一类合方（在药物组成上具有一定相似性方剂的集合，如麻黄类方、桂枝类方、四逆类方）治疗一类病证的，如用四逆散合方辨治肝胆病证；有用一类合方治疗多种病证的临床观察，如黄连阿胶汤合方的临床应用；又有用多类合方治疗一类病证的临床研究，如临床合方治疗痛经等。其他合方临床研究多集中在内科、妇科等相关疾病的研究，如补肺健脾方合六君子汤对慢性阻塞性肺疾病有较好的治疗作用，且可改善患者的肺功能；四逆散与酸枣仁汤合方可有效治疗肝郁血虚所致失眠；月经先后不定期患者服用二三四合方（二至丸、焦三仙及四物汤三方合用）后，月经周期、月经量、颜色均有改善；阳和汤合二陈汤合宫外孕1号方可有效治疗卵巢囊肿；六二五合方（六味地黄丸合二至丸合五子衍宗丸）可提高不孕患者的排卵率，涉及呼吸系统、消化系统、循环系统、神经系统、内分泌系统、运动系统和生殖系统等病证。现代合方的临床运用，不仅可以拓宽合方的应用范围，提高临床疗效，更能深化对方剂的理论认识。

根据大量的临床研究报告，合方在许多疾病治疗中应用较多、疗效较好，包括：肝系、心系、脾胃系、肺系、肾系等脏腑相关内科病证，例如咳嗽、喘证、心悸、胸痹、头痛、眩晕、中风、不寐、胃痛、痞满、呃逆、胁痛、水肿、淋证、郁病、消渴、痹证；妇科病证，例如痛经、闭经、月经不调、绝经前后诸证；儿科病证，例如小儿肺炎、小儿泄泻；外科病证，例如乳腺增生病、肠梗阻、胆石症等。合方临床运用多从脏腑辨证考虑，涉及心肺兼证、心脾兼证、心肝兼证、心肾兼证、脾肺兼证、肝肺兼证、肺肾兼证、肝脾兼证、脾肾兼证、肝肾兼证、脾胃兼证、肝胃兼证及其他兼证类疾病。合方的使用在临床上应用广泛且疗效显著，不仅在各个系统疾病都有所涉及，针对疑难杂症也有其独特的优势。

三、实验研究

现代医药学研究中实验研究占有极其重要的位置，与临床经验相比，它可以比较可靠地证实方药的治疗效果，预测药物毒副作用，验证和发展中医理论，为中医理论提供科学依据。目前合方的实验研究主要集中在两个方面：第一，以发现合方新功效为目的的实验研究，选取古籍载录的著名合方或已经临床初步验证的合方进行研究；第二，以揭示合方作用机理为目的的实验研究，选取临床疗效确切、历史悠久的合方为宜，应在大样本多中心的临床研究之后展开。

合方的动物实验研究方面，北京中医药大学贾春华团队和张秋华团队从合方的组方、制法等方面对动物模型进行了实验研究，并得出了可靠的结论：①通过药理药效实验研究，观察了桂麻合方的发汗作用、解热作用、解热镇痛作用及桂麻合方中方与方之间的镇痛关系，首次明确提出合方中方与方之间存在主辅、对等关系，并存在协同、拮抗作用；并以经典药理学的方法证明了协同、拮抗关系的存在。②首次以薄层法、高效液相、气－质联用法对合方与相合方剂的代表成分进行研究，发现合方与相合方剂、合方"先合后煎"与"先煎后合"代表成分存在差异。③在合方的研究中首次发现桂枝汤的降糖作用，并发现桂枝汤、麻黄汤的降糖作用随方剂煎煮时间的变化而呈现出降糖作用的增强或减弱。

合方中包含的化学成分极其复杂，既包括各种小分子有机化合物（挥发油、生物碱、皂苷类、黄酮类、香豆素类等）及生物大分子（肽、蛋白、糖肽及多糖等），也包括各种无机微量元素，甚至一些配合物和络合物等。方剂合方的化学成分是方剂发挥疗效的根本，方剂的化学成分研究是方剂合方现代研究的基础。

针对方剂煎煮过程中产生的新成分进行深入研究，是阐明方剂配伍机理的一个重要途径。单味中药本身就是一个多成分体系，是一个"小复方"，有时多达上百种成分；而方剂是由多味中药组成的一个更为复杂的混合多成分体系。因此，方剂的化学分离与结构鉴定研究可以借鉴单味中药的研究模式，将方剂整体作为一个单味药进行化学成分研究。将方剂分为不同的组分，如生物碱类、黄酮类、香豆素类、蒽醌类等，各组分是化学性质相近的化合物群。选用合适的动物模型进行药效学筛选研究，确定药效组分，然后采用各种色谱联用技术对药效组分进行分析，建立方剂药效组分的指纹图谱，并对主要成分进行定性鉴定和定量分析，从而形成方剂的谱效关系，明确方剂的药效物质基础。这也是中医合方未来研究的主要发展方向。

目前对于合方研究已基本形成规律、构成体系，许多疾病通过实验与临床被证实使用合方治疗其疗效优于单一方剂。但是，中医合方的现代研究仍存在着不足。如合方研究中对于合方叠加、协同作用的研究较多，而对于合方化合作用（即衍生新的功效）的研究较少，大部分研究重点在于验证、研究中医合方已有之功效，而鲜有将中医合方功效拓宽的研究；又如合方研究对于经方合方的研究多，而对于时方合方的研究少。随着时间的推移、理论的完善、技术的提升，合方研究定会进一步为创制新方提供参考与依据，使理论、实验、临床相互紧密结合，优势互补，共同发展。

【参考文献】

[1] 吴清荣，贾春华. 合方研究 [J]. 世界科学技术 – 中医药现代化，2015，17（3）：633–637.

[2] 刘渡舟，刘条华. 古今接轨论 [J]. 北京中医药大学学报，1995（3）：10.

[3] 贾春华，王永炎，黄启福，等. 张仲景合方理论研究 [J]. 北京中医药大学学报，2006（10）：653–657.

[4] 刘公望，祁向争. 论"合方"应用之理法 [J]. 天津中医，2005，22（1）：40–44.

[5] 贾春华，庞宗然，魏晓芬，等. 桂麻合方发汗作用实验研究 [J]. 中国中医基础医学杂志，2004（12）：19–21.

[6] 蒋永光，金桂花，李认书，等. 合方对中药方剂应用的启示 [J]. 中医杂志，2002（3）：229–230.

[7] 贾春华. 合方研究 [M]. 长春：长春出版社，2003.

[8] 贾春华，王永炎，黄启福，等. 合方临床应用研究述评 [J]. 北京中医药大学学报，2005，28（5）：9–12.

[9] 贾春华，王庆国. 合方源流论 [J]. 北京中医药大学学报，2003，26（1）：16.

[10] 贾春华. 合方散论 [J]. 辽宁中医杂志，2003，30（8）：266.

[11] 刘志队. 麻黄细辛附子汤与桂枝去芍药汤合方的理论与实验研究 [D]. 济南：山东中医药大学，2005：4–6.

[12] 许爱英，谢宏涛. 合方的配伍意义与应用举隅 [J]. 陕西中医学院学报，2005，28（6）：45–46.

[13] 耿建国.《伤寒杂病论》合方运用探讨 [J]. 南京中医药大学学报（自然科学版），2000，16（2）：71.

[14] 聂惠民. 论《伤寒杂病论》"合方"法则的优势 [J]. 北京中医药大学学报，1998，21（2）：10.

[15] 贾春华，战志华. 张仲景"合方"论 [J]. 北京中医药大学学报，1996，19（6）：7.

[16] 王付，谢新年. 四逆散合方辨治肝胆病证 [J]. 中国实验方剂学杂志，2011，17（19）：300–301.

[17] 王付. 黄连阿胶汤合方临床运用札记 [J]. 中医药通报，2012，11（3）：24–27.

[18] 姚洁琼，王玉英. 王玉英教授运用合方治疗痛经经验 [J]. 中华中医药杂志，2013，28（2）：431–433.

[19] 邱春华. 五行视域下的合方研究 [D]. 北京：北京中医药大学，2017.

[20] 贾春华，庞宗然，杨鹤梅，等. 桂麻合方解热镇痛作用的药效学研究 [J]. 中国中医基础医学杂志，2004，10（8）：32–34.

[21] 郭玉成，李静华，贾春华，等. 桂麻合方对实验性疼痛家兔血浆中环磷酸腺

苷及前列腺素 E_2 的影响［J］.四川中医，2005，23（6）：26-27.

［22］李静华，贾春华，郭玉成，等．桂麻合方解热作用的实验研究［J］.江苏中医药，2006，27（7）：54-55.

［23］郭玉成，贾春华，李静华，等．桂麻合方中方与方间镇痛关系的药效研究［J］.中国中医基础医学杂志，2005，11（3）：64-66.

下篇 **各论**

第七章 心肺兼证合方 ▷▷▷▷

心肺兼证合方的运用，即治疗由心病及肺，或同时出现心、肺相关征象等证候时，根据合方原则进行合方。

依据中医基础理论，心与肺同在上焦；心为君主之官，肺为相傅之官；心主血脉，肺主气；心主行血，肺司呼吸。二者的关系主要体现在气血的生化、运行与呼吸运动的异常。

心肺兼证合方遵循《素问·阴阳应象大论》所言"其高者，因而越之……其有邪者，渍形以为汗"，以及《素问·至真要大论》所言"寒者热之，热者寒之，微者逆之，甚者从之，坚者削之，客者除之，劳者温之，结者散之，留者攻之，燥者濡之，急者缓之，散者收之，损者温之，逸者行之"，属于"八法"中的汗法、消法、温法、补法。心肺兼证方剂遵循合方证候病机的复杂性、扩展性、实用性，符合合方构成的主辅、平等等原则。

心肺兼证的合方治疗应逐层深入，既要以治疗心病、肺病的基本证型为前提，又要通过合方的运用恢复心肺脏腑表里、五脏生克制化等脏与脏之间的关系。首先，针对心肺兼证的证型病机，采取常法治疗，如心肺气虚证、心肺气阴两虚证、心肺阳虚证等需要用补益心肺方，血瘀证应当用活血化瘀方，郁热证需要用清热解郁方等进行合方治疗。其次，根据心肺兼证的内在联系，用方注意主辅、平等等原则。如心病引起的肺病所形成的心肺兼证，合方需要注意以治疗心病为主、肺病为辅；气虚证引起的阴虚证所形成的气阴两虚证，合方需要注意以治疗气虚为主、阴虚为辅；久病所形成的心肺气阴两虚证，合方应当注意心肺并治、益气养阴。再者，心肺兼证病程日久，病机复杂，合方治疗时亦当注意兼顾相表里的小肠、大肠的气化功能，又当注意五脏之间的密切联系。如心肺与肝脾、肾阴阳精气存在着有序的资生、助长和促进的作用，合方治疗心肺兼证时，又要注重协调功能相关联脏腑的气机运行。

心肺兼证合方主要以协同增效、扩展适用为主要目的，合方理论是以三焦之上焦辨证为主，中焦、下焦辨证为辅，涉及解表剂、和解剂、温里剂、补益剂、固涩剂、安神剂、理气剂、理血剂、治燥剂、祛痰剂等方剂学内容。心肺兼证合方可分为心肺两虚合方、心肺实热合方等。

第一节　心肺两虚合方

心肺两虚合方是治疗心肺兼证虚证为主的合方。由于心与肺同属上焦，为君相二脏，其协同功能体现在气血的生化、运行与呼吸运动。一方面，心病可累及肺病，导致心肺俱病；另一方面，由于气血的紧密联系、阴阳的互根互用，若气虚病程日久可导致阴虚、血虚、血瘀，进而形成心肺兼证、气血同病、本虚标实，反之亦然。

心肺两虚合方包括心肺气虚方、心肺气阴两虚方、心肺阴虚方及心肺阴虚血瘀方、心肺阳虚方等。其合方的理论基础以三焦之上焦辨证为主，涉及补益剂、固涩剂、理血剂、治燥剂、祛痰剂等方剂学内容。

一、心肺气虚方

心肺气虚证的治法以"虚则补之""损者益之"及"形不足者，温之以气"为核心思想，又根据证候特征，气虚者补气，气虚较重者可稍佐以温阳药，因"壮火之气衰，少火之气壮；壮火食气，气食少火；壮火散气，少火生气"（《素问·阴阳应象大论》）。气虚较重又或可稍佐以补益阴血药。气属阳，"善补阳者，必于阴中求阳，则阳得阴助而生化无穷"（《景岳全书·新方八阵》）；气为血之帅，气与血相互为用，互相依存，气得血则补有所归。病位在心肺，直接补心肺之气为常法。

【临床表现】胸闷，咳嗽，气短而喘，心悸，动则尤甚，吐痰清稀，神疲乏力，声低懒言，自汗，面色淡白；舌淡苔白，唇舌淡紫，脉弱或结、代。

【辨证要点】

1. 主症　咳喘，心悸，胸闷，兼气虚证。

2. 次症　气短，乏力，身疲，自汗，易感冒。

【治法】补益心肺，调和气血。

【合方选择】

1. 经方与经方　炙甘草汤合人参蛤蚧散加减。

炙甘草汤（《金匮要略》）：甘草四两（炙），生姜三两（切），人参二两，生地黄一斤，桂枝三两（去皮），阿胶二两，麦门冬半升（去心），麻仁半升，大枣三十枚（擘）。上九味，以清酒七升，水八升，先煮八味，取三升，去滓，内胶烊消尽，温服一升，日三服。

人参蛤蚧散（《博济方》）：蛤蚧（新好者，用汤洗十遍，慢火内炙令香，研细末，一对），人参、茯苓、知母、贝母（去心，煨过，汤洗）、桑白皮各二两，甘草五两（炙），大杏仁六两（汤洗，去皮尖，烂煮令香，取出，研）。上为细末，入杏仁拌匀研细。每服半钱，加生姜二片，酥少许，水八分，煎沸热服。如以汤点频服亦妙。

方解 本合方体现主辅的合方原则。心气虚选用炙甘草汤，肺气虚主方为炙甘草汤，辅方为人参蛤蚧散，二方协同形成心肺气虚经方与经方合方，以行补益心肺、温养血气之功效。方中炙甘草、人参、桂枝、生姜、白酒以辛甘化阳之力，补养心肺阳气；气虚则血无所归，血弱则气失所化，干地黄、麦冬、胡麻仁甘润缓补，阿胶为血肉有情之品，补血以助心肺之气生化。蛤蚧为血肉有情之品，甘咸微温，入肺肾，为补肺肾、定喘嗽之品。蛤蚧合人参大补肺脾之气，补虚定喘。杏仁降肺气以平喘。茯苓健脾渗湿。桑白皮、知母、贝母清肺润燥，化痰止咳。桑白皮、杏仁能宣肃肺气，通调水道。若心阳虚甚，可加桂枝甘草龙骨牡蛎汤以潜镇心阳之气；若肺脾气虚甚，可加桂枝人参汤以补太阴之气；若痰盛气虚重者，可加葶苈大枣泻肺汤、桂枝去芍药加皂荚汤、桔梗白散或苇茎汤以祛邪扶正；若瘀血重者，可加血府逐瘀汤。

2. 经方与时方 甘草干姜汤合保元汤加减。

甘草干姜汤（《金匮要略》）：甘草四两（炙），干姜二两。上二味，以水三升，煮取一升五合，去滓，分温再服。

保元汤（《博爱心鉴》）：黄芪三钱，人参一钱，炙甘草一钱，肉桂五分（原书无用量，今据《景岳全书》补）。上加生姜一片，水煎，不拘时服。

方解 本合方体现主辅的合方原则。心气虚选用保元汤，肺气虚选用甘草干姜汤，二方协同形成心肺气虚经方与时方合方，以滋心肺之气。黄芪、人参安肺气兼以养心气；肉桂、炙甘草主补心阳之气；干姜以温中，使心肺之气得脾胃中气之资。若肺气虚甚者，可重用黄芪、人参，或加蛤蚧、杏仁、五味子等以益肺敛降；若心气虚甚者，可加淮小麦、大枣、紫石英等；若痰重者，可加枳实薤白桂枝汤或葶苈大枣泻肺汤；若血瘀甚者，可加补阳还五汤或血府逐瘀汤。

3. 时方与时方 养心汤合补肺汤加减。

养心汤（《证治准绳》）：黄芪（炙）、茯神（去木）、白茯苓（去皮）、半夏曲、当归、川芎各一钱半，远志（去心，姜汁淹，焙）、酸枣仁（去皮，隔纸炒香）、辣桂、柏子仁、五味子、人参各一钱，甘草半钱（炙）。上水二盏，生姜五片，红枣二枚。煎一盏，食前服。

补肺汤（《永类钤方》）：桑白皮、熟地黄各二两，人参、紫菀、黄芪、五味子各一两。细末，每二钱，水一盏，入蜜少许，食后温服。

方解 本合方体现平等的合方原则。心气虚选用养心汤，肺气虚选用补肺汤，二方协同形成心肺气虚时方与时方合方，以行补益心肺、调和气血之功效。方中黄芪、人参、肉桂、炙甘草补益心肺之气；气虚日久进而导致阴血亦虚，方中当归、川芎、熟地黄、柏子仁、酸枣仁、五味子以养阴补血，使气得所使，血能生气；气虚则津液运化不及，容易生痰化湿，或从热化或从寒化，疾病迁延所致寒热错杂，方中茯神、远志、半夏曲、桑白皮、紫菀燥湿化痰，祛邪以扶心肺之气。若咳嗽痰多、舌苔白腻者，加法半夏、厚朴、苦杏仁；动则喘甚者，加蛤蚧粉；面目虚浮，畏风寒者，加淫羊藿、泽泻、车前子；心悸怔忡、自汗出者，加煅龙骨、煅牡蛎、浮小麦；肢体浮肿者，加车前子、泽泻。血瘀较甚者，可选择补阳还五汤化裁治疗。

【适用范围】中医证型为心肺气虚证，病名为哮证、喘证、肺痿、心悸、胸痹等。西医学的肺源性心脏病、心源性哮喘、慢性阻塞性肺疾病、肺结核、心律失常、冠心病、风湿性心脏病、病毒性心肌炎、低血压等，符合中医心肺气虚证者可参考论治。

【合方禁忌】痰湿郁热、邪气壅盛者忌用，或根据临床病证辨证运用。

【备选附方】

1. 经方与经方　真武汤合五苓散。

真武汤（《伤寒论》）：茯苓三两，芍药三两，白术二两，生姜三两（切），附子一枚（炮，去皮，破八片）。上五味，以水八升，煮取三升，去滓，温服七合，日三服。

五苓散（《伤寒论》）：猪苓十八铢（去皮），泽泻一两六铢，白术十八铢，茯苓十八铢，桂枝半两（去皮）。上五味，捣为散，以白饮和服方寸匕，日三服。多饮暖水，汗出愈。如法将息。

2. 经方与时方　桂枝甘草龙骨牡蛎汤合养心汤。

桂枝甘草龙骨牡蛎汤（《伤寒论》）：桂枝一两（去皮），甘草二两（炙），牡蛎二两（熬），龙骨二两。上四味，以水五升，煮取二升半，去滓，温服八合，日三服。

养心汤（《证治准绳》）：黄芪（炙）、茯神（去木）、白茯苓（去皮）、半夏曲、当归、川芎各一钱半，远志（去心，姜汁淹，焙）、酸枣仁（去皮，隔纸炒香）、辣桂、柏子仁、五味子、人参各一钱，甘草半钱（炙）。上水二盏，生姜五片，红枣二枚，煎一盏，食前服。

3. 时方与时方　人参补肺汤合生脉散。

人参补肺汤（《证治准绳》）：人参、黄芪（炒）、白术、茯苓、陈皮、当归各一钱，山茱萸（去核）、山药各二钱，五味子（杵）、麦门冬（去心）、甘草（炙）各七分，熟地黄一钱五分（自制），牡丹皮一钱。姜水煎服。

生脉散（《内外伤辨惑论》）：人参、麦冬、五味子。上锉，水煎服。

【古籍摘录】

1.《证治准绳·惊》　养心汤：治心虚血少，惊惕不宁。黄芪（炙）、茯神（去木）、白茯苓（去皮）、半夏曲、当归、川芎各一钱半，远志（去心，姜汁淹，焙）、酸枣仁（去皮，隔纸炒香）、柏子仁、辣桂、五味子、人参各一钱，甘草半钱（炙）。上水二盏，生姜五片，红枣二枚，煎一盏，食前服。加槟榔、赤茯苓，治停水、怔悸。

2.《永类钤方》　桑白皮、熟地黄各二两，人参、紫菀、黄芪、五味子各一两。细末，每二钱，水一盏，入蜜少许，食后温服。又四君子汤加秦艽、黄蜡，煎服尤妙。以上诸方，辰阳李传，屡救人甚效。服药止，可食淡煮猪蹄肉，仍须煮熟肉去原汁，再以白汤熟煮。仍忌房劳、生冷、鱼腥、咸腌藏等。修合煎药，忌生人男女、猫犬鸡畜见。仍不令病人知药味，大有效。

3.《古今医统大全·服药次序》　病在胸膈以上者，先食后服药；病在心腹以下者，先服药而后食；病在四肢血脉及下部，宜空腹而在旦；病在头目骨髓，宜饱满而在夜。虽食前食后，亦停少顷，然后服药。食不宜与药并行，则药力稍为混滞故也。

【文献推选】

1. 郑洪新，杨柱 . 中医基础理论［M］.5 版 . 北京：中国中医药出版社，2021.
2. 李冀，左铮云 . 方剂学［M］.5 版 . 北京：中国中医药出版社，2021.
3. 吴勉华，石岩 . 中医内科学［M］.5 版 . 北京：中国中医药出版社，2021.

二、心肺气阴两虚方

气阴两虚证，又称气阴两伤证，是指气虚和阴虚同时并见。常见于热性病过程中，热在气分，汗出不彻，久而伤及气阴；或热盛耗伤津液，气随液脱；或温热病后期及内伤杂病，真阴亏损，元气大伤。也可见于某些慢性代谢性、消耗性疾病，如糖尿病、结核病、肿瘤等。症见神疲乏力，气短懒言，汗出，咽干口燥，烦渴欲饮，午后发热，两颧潮红，五心烦热，小便短少，大便干结，舌红少苔而干，脉细数无力。心肺气阴两虚的治法以"虚则补之""损者益之"及"壮水之主，以制阳光"为核心思想。再根据证候特点，气虚较重者补气兼顾养阴，阴虚较重者滋阴为主，兼顾补气。因不足而引发的疾病，张景岳《景岳全书·新方八略引》曰："善补阳者，必于阴中求阳，则阳得阴助而生化无穷；善补阴者，必于阳中求阴，则阴得阳升而泉源不竭。"治疗时既要注重病情变化，又要注意阴阳互济互制。

【临床表现】心悸乏力，气短懒言，颧红，手足心热，咳嗽少痰，神倦消瘦；舌红苔薄，脉细弱。

【辨证要点】

1. 主症 心悸，咳嗽，盗汗，气短乏力。

2. 次症 五心烦热，夜热尤甚，咽干便结，咽喉干涩。

【治法】益气养阴，宁心敛肺。

【合方选择】

1. 经方与经方 炙甘草汤合百合知母汤加减。

炙甘草汤（《金匮要略》）：甘草四两（炙），生姜三两（切），人参二两，生地黄一斤，桂枝三两（去皮），阿胶二两，麦门冬半升（去心），麻仁半升，大枣三十枚（擘）。上九味，以清酒七升，水八升，先煮八味，取三升，去滓，内胶烊消尽，温服一升，日三服。

百合知母汤（《金匮要略》）：百合七枚（擘），知母三两（切）。上以水洗百合，渍一宿，当白沫出，去其水，更以泉水二升，煎取一升，去滓，别以泉水二升，煎知母，取一升，去滓，后合和，煎取一升五合，分温再服。

方解 本合方体现主辅的合方原则。心肺气阴两虚选用炙甘草汤，肺阴虚选用百合知母汤，二方协同形成心肺气阴两虚经方与经方合方，以行益气养阴、宁心敛肺之功效。方中重用炙甘草补气生血，养心益脾，有益气补心之效；配伍人参、大枣，补心气，益脾气，资气血生化之源，以复脉之本。百合养肺阴而清气分之热。生地黄、知母滋阴补血，充脉养心，与阿胶、麦冬、麻仁相伍，滋心阴，养心血，充血脉。桂枝、生姜辛温走散，温心阳，通血脉，使气血流畅以助脉气续接。原方煎煮时加入清酒，以酒性辛热，温通血脉，以行药力。若心烦者，可加栀子、竹叶、麦冬；若阴虚内热盛者，易人参为南沙参，减去桂、姜、枣、酒，加黄柏。

2. 经方与时方　百合地黄汤合生脉散加减。

百合地黄汤（《金匮要略》）：百合七枚（擘），生地黄汁一升。上以水洗百合，渍一宿，当白沫出，去其水，更以泉水二升，煎取一升，去滓，内地黄汁，煎取一升五合，分温再服。中病，勿更服。大便当如漆。

生脉散（《医学启源》）：麦冬、五味子、人参。

方解　本合方体现主辅的合方原则。心肺气阴两虚选用生脉散，心肺阴虚选用百合地黄汤，二方协同形成心肺气阴两虚经方与时方合方，以益心肺之气阴。方中人参大补元气，益肺生津，固卫止汗。配伍麦冬、百合、地黄养阴生津，补充因汗出过多而耗损之阴津，解除咽干口渴之症，且可润肺止咳而治呛咳少痰，与人参相合，气阴双补，相得益彰。五味子益气生津，敛阴止汗，既可固气津之外泄，又能收敛耗散之肺气，与参、麦相伍，补、润、敛三法同用，标本兼顾。若阴虚有热者，西洋参代替人参；盗汗烦热者，可加浮小麦、煅牡蛎；心烦失眠者，可加酸枣仁、柏子仁。

3. 时方与时方　沙参麦冬汤合补心汤加减。

沙参麦冬汤（《温病条辨》）：沙参三钱，玉竹二钱，生甘草一钱，冬桑叶一钱五分，麦冬三钱，生扁豆一钱五分，花粉一钱五分。水五杯，煮取二杯，日再服。

补心汤（《鸡峰普济方》）：人参半两，白术半两，茯苓半两，茯神半两，菖蒲半两，远志四钱，甘草三钱，桂三钱。上为细末，每服二钱，水一盏，加生姜三片，大枣一枚（擘破），同煎至七分，食后温服。

方解　本合方体现平等的合方原则。心肺气阴两虚选用沙参麦冬汤，心肺气虚选用补心汤，二方协同形成心肺气阴两虚时方与时方合方，以行益气养阴、宁心敛肺之功效。方中沙参、麦冬有甘寒养阴、清热润燥之功，滋养心肺阴液，以治心肺有热，阴亏液枯的干咳、咽燥及心烦、口渴；玉竹养阴润燥，天花粉清热生津，以助沙参、麦冬增强润心肺之阴；人参补心肺之气，益肺生津；扁豆、白术、甘草益气和胃，培土生金；茯苓、茯神健脾，宁心安神；远志开心气而宁心安神；菖蒲开心窍、益心智、安心神；少量加入肉桂，有鼓舞气血生长之效；桑叶疏达肺络，清肺止咳；甘草调和诸药。诸药合用，有益气滋阴、清心润肺之效。久热、久咳者，加地骨皮；咳嗽较重、痰多者，加贝母、杏仁；咯血，加侧柏叶、仙鹤草、藕节、白及、阿胶、参三七以止血；午后潮热、颧红，加银柴胡、地骨皮等；胃火偏盛者，加山栀、黄连；大便燥结甚者，加火麻仁、全瓜蒌。

【适用范围】中医证型为心肺气阴两虚证，病名为肺痨、哮证、喘证、胸痹、心悸等。西医学的肺结核、慢性支气管炎、胸膜炎、慢性咽炎、肺源性心脏病、心源性哮喘、慢性阻塞性肺疾病等，符合中医心肺气阴两虚证者可参考论治。

【合方禁忌】痰热证、瘀血证、虚寒证慎用；外邪未清者不宜使用。

【备选附方】

1. 经方与经方　麦门冬汤合竹叶石膏汤。

麦门冬汤（《金匮要略》）：麦门冬七升，半夏一升，人参三两，甘草二两，粳米三合，大枣十二枚。上六味，以水一斗二升，煮取六升，温服一升，日三、夜一服。

竹叶石膏汤（《伤寒论》）：竹叶二把，石膏一斤，半夏半升（洗），麦门冬一升（去心），人参二两，甘草二两（炙），粳米半升。上七味，以水一斗，煮取六升，去滓，内粳米，煮米熟，汤去成米，温服一升，日三服。

2. 经方与时方　百合知母汤合九仙散加减。

百合知母汤（《金匮要略》）：百合七枚（擘），知母三两（切）。上以水洗百合，渍一宿，当白沫出，去其水，更以泉水二升，煎取一升，去滓，别以泉水二升，煎知母，取一升，去滓，后合和，煎取一升五合，分温再服。

九仙散（《卫生宝鉴》）：人参、款冬花、桑白皮、桔梗、五味子、阿胶、乌梅各一两，罂粟壳八两（去顶，蜜炒黄）。上为细末，每服三钱，白汤点服，嗽住止后服。

3. 时方与时方　增液汤合人参乌梅汤加减。

增液汤（《温病条辨》）：玄参一两，麦冬八钱（连心），细生地八钱。原方以水八杯，煮取三杯，口干则与饮令尽。不便，再作服。

人参乌梅汤（《温病条辨》）：人参、莲子（炒）、炙甘草、乌梅、木瓜、山药。水煎服。

【古籍摘录】

1.《伤寒论·辨太阳病脉证并治法下》　伤寒，脉结代，心动悸，炙甘草汤主之。甘草四两（炙），生姜三两（切），人参二两，生地黄一斤，桂枝三两（去皮），阿胶二两，麦门冬半升（去心），麻仁半升，大枣三十枚（擘）。上九味，以清酒七升，水八升，先煮八味，取三升，去滓，内胶烊消尽，温服一升，日三服。一名复脉汤。

2.《金匮要略·百合狐惑阴阳毒病脉证治》　百合病，发汗后者，百合知母汤主之。百合七枚（擘），知母三两（切）。上以水洗百合，渍一宿，当白沫出，去其水，更以泉水二升，煎取一升，去滓，别以泉水二升，煎知母，取一升，去滓，后合和，煎取一升五合，分温再服。

3.《金匮要略·百合狐惑阴阳毒病脉证治》　百合病，不经吐、下、发汗，病形如初者，百合地黄汤主之。百合地黄汤方：百合七枚（擘），生地黄汁一升。上以水洗百合，渍一宿，当白沫出，去其水，更以泉水二升，煎取一升，去滓，内地黄汁，煎取一升五合，分温再服。中病，勿更服。大便当如漆。

4.《伤寒论·辨阴阳易差后劳复病脉证并治》　伤寒解后，虚羸少气，气逆欲吐，竹叶石膏汤主之。竹叶二把，石膏一斤，半夏半升（洗），麦门冬一升（去心），人参二两，甘草二两（炙），粳米半升。上七味，以水一斗，煮取六升，去滓，内粳米，煮米熟，汤成，去米。温服一升，日三服。

5.《卫生宝鉴》　九仙散，治一切咳嗽。太医王子昭传，甚效。此方得之于河中府姜管勾。

【文献推选】

1.（金）张元素.医学启源［M］.北京：人民卫生出版社，1978.

2.（元）罗天益.卫生宝鉴［M］.北京：中国医药科技出版社，2011.

3.（朝鲜）金礼蒙.医方类聚［M］.上海：上海科学技术文献出版社，2022.

4.（清）吴鞠通.温病条辨［M］.北京：中国医药科技出版社，2011.

三、心肺阴虚方

心肺阴虚证，属于脏腑兼证辨证论治的范畴，在《金匮要略》中被称为百合病。心主血与神明，肺朝会百脉、司呼吸，所以心肺阴虚证有诸多病证表现。"百合病，见于阴者，以阳法救之；见于阳者，以阴法救之。见阳攻阴，复发其汗，此为逆；见阴攻阳，乃复下之，此亦为逆。"心肺阴虚的治法以"虚则补之""阳病治阴""壮水之主，以制阳光"为核心思想。"善补阴者，必于阳中求阴，则阴得阳升而泉源不竭"（《景岳全书·新方八阵》）。心肺虚热以虚为主者，当重在滋阴，适当配伍温阳药；以热为主者，重在清虚热，在清虚热时可配伍滋阴药。治疗阴虚时，适当佐以补阳药，加之"肺者五脏六腑之盖也"（《灵枢·九针论》），应用中可配伍宣降肺气、化痰止咳之药。

【临床表现】心烦怔忡，潮热盗汗，两颧潮红，手足心热，干咳少痰；舌质红，脉细数。

【辨证要点】

1.主症　心烦，咳嗽，五心烦热。

2.次症　失眠，口干，咽燥，音哑。

【治法】滋阴润肺，清心除烦。

【合方选择】

1.经方与经方　百合知母汤合黄连阿胶汤加减。

百合知母汤（《金匮要略》）：百合七枚（擘），知母三两（切）。上以水洗百合，渍一宿，当白沫出，去其水，更以泉水二升，煎取一升，去滓，别以泉水二升，煎知母，取一升，去滓，后合和，煎取一升五合，分温再服。

黄连阿胶汤（《伤寒论》）：黄连四两，黄芩二两，芍药二两，鸡子黄二枚，阿胶三两。上五味，以水六升，先煮三物，取二升，去滓，内胶烊尽，小冷，内鸡子黄，搅令相得，温服七合，日三服。

方解　本合方体现主辅的合方原则。心肺阴虚选用百合知母汤，辅方为黄连阿胶汤，二方协同形成心肺阴虚经方与经方合方，以行滋阴润肺、清心除烦之功效。方中知母苦寒而润，清热滋阴之力卓著；百合润肺止咳，清心安神。二药都有润肺清热作用，但百合甘寒清润不腻，知母苦寒降火不燥，相配则补虚清热效力更强。黄连、黄芩味苦，清热泻火而不损心气，使心火得以下降；阿胶、鸡子黄为血肉有情之品，可以滋补心肾之阴；芍药补泻一体，双效其功，酸敛阴气而泻邪；芍药配黄芩、黄连，酸苦泄热、清热除瘀，清解气分和血分之热结；芍药配阿胶、鸡子黄，酸甘化阴，清润清滋清补。若伴恶心欲呕者，加法半夏、陈皮；口干渴者加天花粉；烦热者加滑石；失眠者加酸枣仁、牡蛎。

2.经方与时方　百合地黄汤合琼玉膏加减。

百合地黄汤（《金匮要略》）：百合七枚（擘），生地黄汁一升。上以水洗百合，渍一宿，当白沫出，去其水，更以泉水二升，煎取一升，去滓，内地黄汁，煎取一升五合，分温再服。中病，勿更服。大便当如漆。

琼玉膏（《洪氏集验方》）：新罗人参二十四两（春一千下，为末），生地黄一秤十六斤（九月采，捣），雪白茯苓四十九两（木春千下，为末），白沙蜜十斤。

方解　本合方体现主辅的合方原则。心肺阴虚选用百合地黄汤，肺阴虚选用琼玉膏，二方协同形成心肺阴虚经方与时方合方，以滋心肺之阴。方中百合色白入肺，养肺阴而清气热；重用生地黄滋阴壮水以制虚火，生津养液而能凉血；白蜜补中润肺，生地黄白蜜相伍，金水相生，能滋肾阴、润肺燥。人参、茯苓益气健脾，培土生金，且茯苓能渗湿化痰，使全方补而不滞，滋而不腻。诸药合用，心肺同治，阴复热退，共奏滋阴润肺、益气补脾之功。治疗肺结核，可加白及；若潮热者，可加地骨皮、银柴胡、鳖甲；若热甚、口苦咽干者，加黄芩、天花粉；盗汗可加牡蛎、浮小麦；大便秘结可加瓜蒌、火麻仁。

3. 时方与时方　天王补心丹合百合固金汤加减。

天王补心丹（《校注妇人良方》）：人参（去芦）、茯苓、玄参、丹参、桔梗、远志各五钱，当归（酒浸）、五味子、麦门冬（去心）、天门冬、柏子仁、酸枣仁（炒）各一两，生地黄四两。上为末，炼蜜为丸，如梧桐子大，用朱砂为衣，每服二三十丸，临卧，竹叶煎汤送下。

百合固金汤（《慎斋遗书》）：百合一钱半，熟地黄、生地黄、当归身各三钱，白芍、甘草各一钱，桔梗、玄参各八分，贝母、麦冬各一钱半。水煎服。

方解　本合方体现平等的合方原则。心阴虚选用天王补心丹，肺阴虚选用百合固金汤，二方协同形成心肺阴虚时方与时方合方，以行清肺滋心、除烦润燥之功效。方中重用甘寒之生地黄，入心能养血，入肾能滋阴，故能滋阴养血，壮水以制虚火。天冬、麦冬、百合滋阴清热，酸枣仁、柏子仁养心安神，当归补血润燥，共助生地滋阴补血，并养心安神，生、熟地黄并用，滋肾壮水，其中生地黄兼能凉血止血。玄参咸寒，助二地滋阴壮水，以清虚火，兼利咽喉；茯苓、远志养心安神；当归、白芍以养血和血；人参补气以生血，并能安神益智；五味子之酸以敛心气，安心神；丹参清心活血，合补血药使补而不滞，则心血易生；朱砂镇心安神，以治其标。贝母清热润肺，化痰止咳；桔梗宣肺利咽，化痰散结，并载药上行。生甘草清热泻火，调和诸药。本方配伍，滋阴补血以治本，养心安神以治标，标本兼治，心肾两顾，但以补心治本为主，共奏养阴清热、补心安神、润肺止咳之功。若烦热而渴，加知母、石膏；虚热明显者，加黄柏、知母。

【适用范围】中医证型为心肺阴虚证，病名为肺痨、咳嗽、喉痹、心悸等。西医学的肺结核、慢性支气管炎、支气管扩张、慢性咽炎、慢性喉炎、心律失常等，符合中医心肺气阴两虚证者可参考论治。

【合方禁忌】瘀血证、痰热证慎用，脾虚食少便溏者慎用；兼夹外感者不宜使用。

【备选附方】

1. 经方与经方　百合鸡子汤合栝楼牡蛎散。

百合鸡子汤（《金匮要略》）：百合七枚（擘），鸡子黄一枚。上先以水洗百合，渍一宿，当白沫出，去其水，更以泉水二升，煎取一升，去滓，内鸡子黄，搅匀，煎五分，温服。

栝楼牡蛎散（《金匮要略》）：栝楼根、牡蛎（熬）等分。上为细末，饮服方寸匕，日三服。

2. 经方与时方　百合滑石散合月华丸。

百合滑石散（《金匮要略》）：百合一两（炙），滑石三两。上为散，饮服方寸匕，日三服。当微利者，止服，热则除。

月华丸（《医学心悟》）：天门冬、麦门冬、生地黄、熟地黄、山药、百部、沙参、川贝母、阿胶各一两，茯苓、獭肝、三七各半两。用白菊花，桑叶二两熬膏，将阿胶化入膏内，和诸药末，炼蜜为丸，每服 5～10g，每日 2～3 次，嚼化，吞服。

3. 时方与时方　柏子养心丸合补肺阿胶汤。

柏子养心丸（《体仁汇编》）：柏子仁四两，枸杞子三两，麦门冬、当归、石菖蒲、茯神各一两，玄参、熟地黄各二两，甘草五钱。用法：蜜丸，梧桐子大，每服四五十丸。

阿胶补肺汤（《小儿药证直诀》）：阿胶一两五钱（麸炒），黍粘子（炒香）、甘草（炙）各二钱五分，马兜铃五钱（焙），杏仁七个（去皮尖炒），糯米一两（炒）。上为末，每服一、二钱，水一盏，煎至六分，食后温服。

【古籍摘录】

1.《灵枢·本神》　五脏主藏精者也，不可伤，伤则失守而阴虚；阴虚则无气，无气则死矣。

2.《金匮要略·百合狐惑阴阳毒病脉证治》　百合病，发汗后者，百合知母汤主之。百合知母汤方：百合七枚（擘），知母三两（切）。上先以水洗百合，渍一宿，当白沫出，去其水，更以泉水二升，煎取一升，去滓；别以泉水二升，煎知母，取一升，去滓，后合和，煎取一升五合，分温再服。

3.《洪氏集验方》　琼玉膏：新罗人参二十四两（舂一千下，为末），生地黄一秤十六斤（九月采，捣），雪白茯苓四十九两（木舂千下，为末），白沙蜜十斤。上件，人参、茯苓为细末，蜜用生绢滤过，地黄取自然汁，捣时不得用铁器，取汁尽滓用。药一处拌，和匀，入银石器或好瓷器内封用，如器物小，分两处物盛。用净纸二三十重封闭，入汤内，以桑木柴火煮六日，如连夜火即三日夜。取出用蜡纸数重包瓶口，入井内，去火毒一伏时。取出再入旧汤内，煮一日，出水气。取出开封，取三匙，作三盏，祭天地百神，焚香设拜，至诚端心。每晨朝，以二匙温酒化服，不饮者，白汤化之。此膏填精补髓，肠化为筋，万神具足，五脏盈溢，髓实血满，发白变黑，返老还童，行如奔马，日进数食，或终日不食亦不饥，关通强记，日诵万言，神识高迈，夜无梦想。人年二十七岁以前，服此一料，可寿三百六十岁；四十五岁以前服者，可寿二百四十岁；六十三岁以前服者，可寿百廿岁；六十四岁以上服之，可寿至百岁。服之十剂，绝嗜欲，修阴功，成地仙矣。一料分五处，可救五人痈疾；分十处，可救十人劳瘵。修合之时，沐浴志诚，勿轻示人。

4.《校注妇人良方》 天王补心丹：主妇人热劳，心经血虚，心神烦躁，颊赤头痛，眼涩唇干，口舌生疮，神思昏倦，四肢壮热，食饮无味，肢体酸疼，心忪盗汗，肌肤日瘦，或寒热往来。人参（去芦）、茯苓、玄参、丹参、桔梗、远志各五钱，当归（酒浸）、五味子、麦门冬（去心）、天门冬、柏子仁、酸枣仁（炒）各一两，生地黄四两。上为末，炼蜜为丸，如梧桐子大，用朱砂为衣，每服二三十丸，临卧，竹叶煎汤送下。

5.《慎斋遗书》 手太阴肺病，有因悲哀伤肺，患背心、前胸肺募间热，咳嗽咽痛，咯血，恶寒，手大拇指循白肉际间上肩背，至胸前如火烙，宜百合固金汤。

【文献推选】

1.（明）周慎斋.慎斋遗书［M］.南京：江苏科学技术出版社，1987.

2.（清）程国彭.医学心悟［M］.北京：人民卫生出版社，2006.

附：心肺阴虚血瘀方

【临床表现】 干咳，咳少量黏痰，或痰中带血丝，心悸不安，失眠，五心烦热，口干盗汗，胸闷不舒，胸部刺痛，唇甲青紫；舌质紫暗或有瘀斑，脉细数。

【辨证要点】

1.主症 干咳，心悸，胸部刺痛，兼阴虚证。

2.次症 失眠，五心烦热，唇甲青紫。

【治法】 滋阴润肺，活血通络。

【合方选择】

1.经方与经方 百合知母汤合胶艾汤。

百合知母汤（《金匮要略》）：百合七枚（擘），知母三两（切）。上以水洗百合，渍一宿，当白沫出，去其水，更以泉水二升，煎取一升，去滓，别以泉水二升，煎知母，取一升，去滓，后合和，煎取一升五合，分温再服。

胶艾汤（《金匮要略》）：川芎、阿胶、甘草各二两，艾叶、当归各三两，芍药四两，干地黄六两。上七味，以水五升，清酒三升，合煮，取三升，去滓，内胶，令消尽，温服一升，日三服，不差更作。

2.经方与时方 百合地黄汤合血府逐瘀汤。

百合地黄汤（《金匮要略》）：百合七枚（擘），生地黄汁一升。上以水洗百合，渍一宿，当白沫出，去其水，更以泉水二升，煎取一升，去滓，内地黄汁，煎取一升五合，分温再服。中病，勿更服。大便当如漆。

血府逐瘀汤（《医林改错》）：当归三钱，生地黄三钱，桃仁四钱，红花三钱，枳壳二钱，赤芍二钱，柴胡一钱，甘草二钱，桔梗一钱半，川芎一钱半，牛膝三钱。水煎服。

3.时方与时方 百合固金汤合桃仁红花煎。

百合固金汤（《慎斋遗书》）：百合一钱半，熟地黄、生地黄、当归身各三钱，白芍、甘草各一钱，桔梗、玄参各八分，贝母、麦冬各一钱半。水煎服。

桃仁红花煎（《素庵医案》）：桃仁、红花、丹参、赤芍、川芎、延胡索、香附、青皮、生地黄、当归。原书未注用量。水煎服。

四、心肺阳虚方

根据"虚则补之""损者益之"的理论立法，心肺阳虚证的治法以"虚则补之"及"阴中求阳"为核心思想，心肺阳虚证治宜补肺益心、温补阳气，属于"八法"中的补法。心肺阳虚证的形成，或由先天禀赋不足，或由后天调养失宜所致。《素问·生气通天论》王冰注："无阴则阳无以生，无阳则阴无以化。"故在补阳方温补心肺之时，加滋阴、渗利行血之品，意在阴阳调和，使补而不滞。即张景岳所云："善补阳者，必于阴中求阳，则阳得阴助而生化无穷；善补阴者，必于阳中求阴，则阴得阳升而泉源不竭。"

【临床表现】心悸怔忡，咳嗽气短，胸闷，声低懒言，畏寒肢冷；舌质淡胖或紫暗，苔白滑，脉弱或结或代。

【辨证要点】

1. 主症 心悸怔忡，咳嗽气短，兼虚寒证。

2. 次症 自汗，畏寒肢冷，神疲乏力，声低懒言，易感受风寒。

【治法】补肺益心，温补阳气。

【合方选择】

1. 经方与经方 桂枝加附子汤合甘草干姜汤加减。

桂枝加附子汤（《伤寒论》）：桂枝三两（去皮），芍药三两，甘草三两（炙），生姜三两（切），大枣十二枚（擘），附子一枚（炮，去皮，破八片）。上六味，以水七升，煮取三升，去滓，温取一升。本云（《玉函经》作本方）：桂枝汤，今加附子。将息如前法。

甘草干姜汤（《金匮要略》）：甘草四两（炙），干姜二两。上二味，以水三升，煮取一升五合，去滓，分温再服。

方解 本合方体现平等的合方原则。心阳虚选用桂枝加附子汤，肺阳虚选用甘草干姜汤，二方协同形成心肺阳虚经方与经方合方，以行补肺益心、温补阳气之功效。方中桂枝、附子温振心阳，芍药益营助卫，干姜、甘草、大枣益气助阳。全方共奏补肺益心、温补阳气之功。若气虚者，加人参、黄芪益气温阳；若营血虚者，加当归、白芍和营补血；若胸闷者，加香附、薤白开胸理气；若胸痛者，加郁金、川芎活血行血。

2. 经方与时方 桂枝甘草汤合温肺汤加减。

桂枝甘草汤（《伤寒论》）：桂枝四两（去皮），甘草二两（炙）。上二味，以水三升，温服一升，去滓，顿服。

温肺汤（《证治准绳》）：人参、钟乳石、半夏、肉桂、橘红、炮姜、木香、甘草、生姜。水煎服。

方解 本合方体现平等的合方原则。心阳虚选用桂枝甘草汤，肺阳虚选用温肺汤，二方协同形成心肺阳虚经方与时方合方，以温心肺之阳。本方中桂枝辛甘性温，入心助阳；炙甘草甘平，益气和中，二药相伍，有辛甘化阳，具有温通心阳之功；炮姜、生姜温肺化饮；钟乳石甘温入肺，上能温肺化痰而治肺虚劳嗽，又能入肾壮阳、纳气平喘而治阳虚冷哮；半夏、橘红化痰燥湿，蠲饮降浊；肉桂纳气平喘，温肾祛寒。全方共奏补肺益心、温补阳气之功效。兼风寒表证，则去肉桂，加麻黄；喘咳痰多，加苏子、白芥子、莱菔子；偏寒痰多清稀者，与半夏、干姜等味配合；偏热吐痰黄稠不利者，与浙贝母、黄芩等味同用；久咳肺虚，寒热皆不明显，而咳嗽缠绵者，可与百合、五味子等味配合。以上均可起到祛痰止咳作用，为肺虚久咳的常用之品。

3. 时方与时方　理饮汤合参附汤加减。

理饮汤（《医学衷中参西录》）：白术四钱，干姜五钱，桂枝尖二钱，炙甘草二钱，茯苓片二钱，生杭芍二钱，橘红钱半，川厚朴钱半。服数剂后，饮虽开通，而气分若不足者，酌加生黄芪数钱。

参附汤（《正体类要》）：人参四钱，附子三钱（炮，去皮脐）。用水煎服，阳气脱陷者，倍用之。

方解　本合方体现平等的合方原则。心肺阳虚选用理饮汤，肺阳虚选用补肺汤，二方协同形成心肺阳虚时方与时方合方，以行补肺益心、温补阳气之功效。方中用桂枝、干姜、附子助心肺之阳，而宣通之。人参益气助阳。白术、茯苓、甘草理脾胃之湿，而淡渗之。用浓朴者，如叶天士所谓"浓朴多用则破气，少用则通阳"，欲借温通之性，使胃中阳通气降，运水谷速于下行也。用橘红者，助白术、茯苓、甘草以利痰饮也。用白芍，若取其苦平之性，可防热药之上僭（平者主降）；若取其酸敛之性，可制虚火之浮游（《神农本草经》谓芍药苦平，后世谓芍药酸敛，其味实苦而微酸）。且药之热者，宜于脾胃，恐不宜于肝胆，又取其凉润之性，善滋肝胆之阴，即预防肝胆之热也。况其善利小便，小便利而痰饮自减乎。若痰多欲呕者，加半夏化痰降逆止呕；若咳嗽明显者，加麻黄、苏子宣降肺气；若冲气上逆者，加桂枝温中降冲；水饮内停者，加葶苈子、五加皮、车前子、泽泻等利水化饮。

【适用范围】中医证型为心肺阳虚证，病名为咳嗽、喘证、心悸、胸痹、虚劳等。西医学的慢性支气管炎、支气管扩张症、慢性咽炎、喘息性支气管炎、肺间质纤维化、肺结核、肺源性心脏病、心力衰竭、心律失常、心肌梗死、冠状动脉粥样硬化性心脏病等，符合中医心肺阳虚证者可参考论治。

【合方禁忌】凡病属实热，阴虚火旺所致的发汗、口渴、汗出、便秘等病证不适宜使用；忌用寒凉药物，以免损伤人体的阳气。

【备选附方】

1. 经方与经方　桂枝甘草龙骨牡蛎汤合苓甘五味姜辛汤。

桂枝甘草龙骨牡蛎汤（《伤寒论》）：桂枝一两（去皮），甘草二两（炙），牡蛎二两（熬），龙骨二两。上四味，以水五升，煮取二升半，去滓。温服八合，日三服。

苓甘五味姜辛汤（《金匮要略》）：茯苓四两，甘草三两，干姜三两，细辛三两，五味子半升。上五味，以水八升，煮取三升，去滓。温服半升，日三服。

2. 经方与时方　桂枝去芍药加蜀漆牡蛎龙骨救逆汤合参附汤。

桂枝去芍药加蜀漆牡蛎龙骨救逆汤（《伤寒论》）：桂枝三两（去皮），甘草二两

（炙），生姜三两（切），大枣十二枚（擘），牡蛎五两（熬），龙骨四两，蜀漆三两（洗去腥）。上七味，以水一斗二升，先煮蜀漆减二升，内诸药，煮取三升，去滓。温服一升。本云：桂枝汤，去芍药，加蜀漆、牡蛎、龙骨。

参附汤（《正体类要》）：人参四钱，附子三钱（炮，去皮脐）。用水煎服，阳气脱陷者，倍用之。

3. 时方与时方 补肺汤合保元汤。

补肺汤（《永类钤方》）：桑白皮、熟地黄各二两，人参、紫菀、黄芪、五味子各一两。细末，每二钱，水一盏，入蜜少许，食后温服。

保元汤（《博爱心鉴》）：黄芪三钱，人参一钱，炙甘草一钱，肉桂五分（原书无用量，今据《景岳全书》补）。上加生姜一片，水煎，不拘时服。

【古籍摘录】

1.《仁斋直指方论》 有气虚夹寒，阴阳不相为守，营气虚散，血亦错行，所谓阳虚阴必走耳。

2.《证治准绳》 卫气失守，寒邪客于头面，鼻亦受之不能为用，是不闻香臭矣。故经曰：心肺有病，鼻为之不利。治法宜先散寒邪，后补卫气，使心肺之气得交通，则鼻利而闻香臭矣。丽泽通气汤主之。眼多眵泪，温肺汤。咳嗽上喘，御寒汤……人参汤、辛夷散、增损通圣散、辛夷汤、醍醐散、通关散、防风汤、排风散、荜澄茄丸，皆治鼻塞之剂，宜审表里寒热而用之。

3.《医学衷中参西录》 治因心肺阳虚，致脾湿不升，胃郁不降，饮食不能运化精微，亦为饮邪。停于胃口为满闷，溢于膈上为短气，渍满肺窍为喘促，滞腻咽喉为咳吐黏涎。甚或阴霾布满上焦，心肺之阳不能畅舒，转郁而作热。或阴气逼阳外出为身热，迫阳气上浮为耳聋。然必诊其脉，确乎弦迟细弱者，方能投以此汤。理饮汤：于术四钱，干姜五钱，桂枝尖二钱，炙甘草二钱，茯苓片二钱，生杭芍二钱，橘红钱半，川厚朴钱半。服数剂后，饮虽开通，而气分若不足者，酌加生黄芪数钱。

【文献推选】

1.（明）薛己.正体类要［M］.北京：人民卫生出版社，2006.
2. 郑洪新，杨柱.中医基础理论［M］.5 版.北京：中国中医药出版社，2021.

第二节　心肺实热合方

心肺实热合方是治疗心肺实热证为主的合方，适用于邪热偏盛于心肺所致之热证，以清热药为主组成，具有清心肺热、凉血解毒等功效。心肺实热剂主要包括心肺郁热方。其合方的理论基础以六经辨证、卫气营血辨证、三焦辨证为主，涉及清气分热剂、清营凉血剂、气血两清剂、清热解毒剂、清脏腑热剂等方剂学内容。

心肺郁热方

根据《素问·至真要大论》"热者寒之""温者清之"的原则立法，心肺郁热证的治法以"实则泻之""其实者，散而泻之"为核心思想，心肺郁热证治宜清心肺热、解毒养阴，属于"八法"中的清法。屡用心肺实热剂而热不退者，即如王冰所云"寒之不寒，是无水也"，当用甘寒滋阴壮水之法，使阴复则其热自退。心肺郁热兼有表证，宜配伍解表药；里热已成腑实，宜配伍攻下药；热邪炽盛，清热剂入口即吐者，可少佐温热药，或采用凉药热服法，即《素问·五常政大论》所说"治热以寒，温而行之"之反佐法。心肺郁热的治法以清热泻火为主，但因清热药多寒凉，易伤脾胃，因此在使用中多配伍健脾和胃之品以顾护脾胃。

【临床表现】咳嗽，咳痰，痰色黄黏稠，发热，心烦，失眠口苦，咽干，口舌生疮，小便发黄；舌红苔黄，脉数。

【辨证要点】

1. 主症　发热，口渴，心烦失眠，咳嗽，气粗而喘，甚则鼻翼扇动，鼻息灼热，胸痛，面红，小便短黄，灼热涩痛，大便秘结。

2. 次症　咽喉红肿热痛，口舌生疮，溃烂疼痛，狂躁谵语，神志不清。

【治法】清心肺热，解毒养阴。

【合方选择】

1. 经方与经方　泻心汤合麻黄杏仁石膏甘草汤加减。

泻心汤（《金匮要略》）：大黄二两，黄连、黄芩各一两。上三味，以水三升，煮取一升，顿服之。

麻黄杏仁石膏甘草汤（《伤寒论》）：麻黄四两（去节），杏仁五十个（去皮尖），石膏半斤（碎，绵裹），甘草二两（炙）。上四味，以水七升，煮麻黄，减二升，去上沫，内诸药，煮取二升，去滓，温服一升。

方解　本合方体现平等的合方原则。心热证选用泻心汤，肺热证选用麻黄杏仁石膏甘草汤，二方协同形成心肺郁热经方与经方合方，以行清心肺热、解毒养阴之功效。方中麻黄宣肺散邪，使肺中邪热从外而解。石膏用量倍于麻黄，一则制约麻黄性温宣肺而不助热，二可清泄肺中邪热从外而散，相互为用。杏仁肃降肺气，与麻黄相合，一宣一降，调理肺气，职司升降；与石膏相用，降泄肺气以止逆。甘草益肺气，使宣降药不伤肺气，与石膏相用，以生津和肺，并能调和诸药。大黄、黄连、黄芩清泻三焦火毒。诸药合用，共奏清心肺热、解毒养阴之功效。若血热盛者，加生地黄、牡丹皮；神魂不清者，加石菖蒲、郁金；大便秘结者，加芒硝。

2. 经方与时方　葶苈大枣泻肺汤合清营汤加减。

葶苈大枣泻肺汤（《金匮要略》）：葶苈子二十枚（熬令黄色，捣丸如弹子大），大枣十二枚。上先以水三升，煮枣取二升，去枣，内葶苈，煮取一升，顿服。

清营汤（《温病条辨》）：犀角三钱，生地黄五钱，元参三钱，竹叶心一钱，麦冬三钱，丹参二钱，黄连一钱五分，银花三钱，连翘二钱（连心用）。上药，水八杯，煮取三杯，日三服。

方解　本合方体现平等的合方原则。心热证选用清营汤，肺热证选用葶苈大枣泻肺汤，二方协同形成心肺郁热经方与时方合方，以清心肺之热。方中犀角（水牛角代）清心热，解心毒，凉心血。黄连清心热，竹叶除心烦，与水牛角相用，则明显增强清泄心热之功。金银花、连翘清热解毒，与水牛角相用，以增强清热解毒之功。生地黄、玄参清热凉血，与水牛角相用，以增清心热、凉心血之功。麦冬清热养阴，和调于心。丹参清热、安神，并能活血化瘀，以使血运行于经脉之中。葶苈子苦辛寒，清邪热，涤痰饮，泻肺启闭，降逆平喘，利水消肿；配大枣安中，固护脾胃。诸药相合，共奏清心肺热、解毒养阴之功效。若肺热盛者，加石膏、知母清泄肺热；若痰多气急者，加鱼腥草、桑白皮泻肺止逆；若热结便秘者，可加芒硝、大黄清泄热结；若高热不解者，加板蓝根、栀子泻火解毒；若舌红少津甚者，加牡丹皮、赤芍凉血活血生津。

3. 时方与时方　导赤散合泻白散加减。

导赤散（《小儿药证直诀》）：生地黄、木通、生甘草梢各等分。上药为末，每服三钱，水一盏，入竹叶同煎至五分，食后温服。

泻白散（《小儿药证直诀》）：地骨皮、桑白皮各一两（炒），甘草一钱（炙）。上药锉散，入粳米一撮，水二小盏，煎七分，食前服。

方解　本合方体现平等的合方原则。心热证选用导赤散，肺热证选用泻白散，二方协同形成心肺郁热时方与时方合方，以行清心肺热、解毒养阴之功效。方中生地黄归心经，能清心热凉血，同时有养阴作用；木通入心经、小肠经，清热利水，使心经之热从小便排出。竹叶既能清心除烦，又能利水。生甘草能清热，生甘草梢擅长于止小便赤涩刺痛。桑白皮既能降肺气、止咳平喘，又因其有滋润的特点，可清肺热而不燥。地骨皮可以养阴，针对肺热伤阴有补充阴液的作用。粳米、甘草可养胃气，补充津液，且可培土生金以养肺金。全方清中有润，泻中有补，共奏清心利水养阴、清肺止咳之功。若心火较甚，口糜烦渴者，加灯心草、玄参、连翘；热盛不宁者，加栀子、黄芩、黄连、知母清泄气分之热；若大便秘结、咽痛、口气酸臭者，多加大黄、枳实或合升降散；若夜惊重甚则睡行、咬牙明显者，加生龙骨、生牡蛎、钩藤、青龙齿；若肾水不足、心肾失交明显者，生地黄易为熟地黄，或两者同用，加枸杞子、女贞子、菟丝子、益智仁或合六味地黄丸；若肝热风动明显者，加钩藤、天麻、谷精草、石决明；若肝气不舒、情志失畅者，加柴胡、黄芩或合甘麦大枣汤。

【**适用范围**】中医证型为心肺郁热证，病名为哮证、喘证、咳嗽、心悸等。西医学的心肌炎、肺炎、急性支气管炎、支气管哮喘、支气管扩张、间质性肺炎、肺结核等，符合中医心肺郁热证者可参考论治。

【**合方禁忌**】大便溏者慎用；无实邪者不宜用；风寒咳嗽或肺虚喘咳者中病即止，不可多服久服，以免伤阳。

【**备选附方**】

1. 经方与经方　防己地黄汤合桔梗汤。

防己地黄汤（《金匮要略》）：防己一钱，桂枝三钱，防风三钱，甘草二钱。上四味，以酒一杯，浸之一宿，绞取汁，生地黄二斤，㕮咀，蒸之如斗米饭久，以铜器盛其汁，更绞地黄汁，和，分再服。

桔梗汤（《伤寒论》）：桔梗一两，甘草二两。上二味，以水三升，煮取一升，去滓。

温分再服。（又《金匮要略》云：上二味，以水三升，煮取一升，分温再服，则吐脓血也。）

2. 经方与时方　泽漆汤合清宫汤。

泽漆汤（《金匮要略》）：半夏半升，紫参五两（一作紫菀），泽漆三斤（以东流水五斗，煮取一斗五升），生姜五两，白前五两，甘草、黄芩、人参、桂枝各三两。上九味，咬咀，内泽漆汁中，煮取五升，温服五合，至夜尽。

清宫汤（《温病条辨》）：元参心三钱，莲子心五分，竹叶卷心二钱，连翘心二钱，犀角尖二钱（磨冲），连心麦冬三钱。用法：水八杯，煮取二杯，日三服。

3. 时方与时方　泻心导赤汤合苇茎汤。

泻心导赤汤（《医宗金鉴》）：木通、生地黄、黄连、甘草、灯心草。水煎服。

苇茎汤（《备急千金要方》）：苇茎二升（切），薏苡仁半升，瓜瓣半升，桃仁三十枚。上四味，咬咀，以水一斗，先煮苇令得五升，去滓，悉内诸药，煮取二升，分再服，当吐如脓。

【古籍摘录】

1.《素问·至真要大论》　热淫于内，治以咸寒，佐以甘苦。

2.《金匮要略·肺痿肺痈咳嗽上气病脉证治》　肺痈，喘不得卧，葶苈大枣泻肺汤主之。葶苈大枣泻肺汤方：葶苈如弹子大（熬令黄色，捣丸），大枣十二枚。上先以水三升，煮枣取二升，去燥，内葶苈，煮取一升，顿服。

3.《金匮要略·中风历节病脉证并治》　防己地黄汤：治病如狂状，妄行，独语不休，天寒热，其脉浮。防己一钱，桂枝三钱，防风三钱，甘草二钱。上四味，以酒一杯，浸之一宿，绞取汁，生地黄二斤，咬咀，蒸之如斗米饭久，以铜器盛其汁，更绞地黄汁，和，分再服。

4.《温病条辨·中焦》　阳明温病，舌黄燥，肉色绛，不渴者，邪在血分，清营汤主之。

5.《小儿药证直诀》　泻白散（又名泻肺散）：治小儿肺盛气急喘嗽。地骨皮（洗去土，焙）、桑白皮（细锉，炒黄）各一两，甘草一钱（炙）。上锉散，入粳米一撮，水二小盏，煎七分，食前服。

6.《内外伤辨惑论》　苟饮食失节，寒温不适，则脾胃乃伤；喜怒忧恐，劳役过度，而损耗元气。既脾胃虚衰，元气不足，而心火独盛。心火者，阴火也，起于下焦，其系系于心，心不主令，相火代之。相火，下焦胞络之火，元气之贼也。火与元气不能两立，一胜则一负。脾胃气虚，则下流于肾肝，阴火得以乘其土位。

【文献推选】

1.（宋）钱乙 . 小儿药证直诀［M］. 北京：人民卫生出版社，2006.

2.（清）吴谦 . 医宗金鉴［M］. 北京：人民卫生出版社，2006.

3.（清）吴鞠通 . 温病条辨［M］. 北京：中国医药科技出版社，2011.

第八章　心脾兼证合方 ▷▷▷▷

心脾兼证合方的运用，即治疗由心病及脾、脾病及心，或同时出现心脾相关征象等证候时，根据合方原则进行合方。

依据中医基础理论，心主血而脾生血，心主行血，而脾主统血。心与脾的关系主要表现在血液生成方面的相互为用及血液运行方面的相互协同。心居于上焦，为五脏六腑之大主，君主之官；脾位于中焦，后天之本，仓廪之官。五行学说中，心五行属火，脾五行属土，二者为母子关系。心的生理功能为主血（推动血液运行及心生血的作用）、主脉（心气推动和调控心脏的搏动和脉的收缩）、藏神；脾主运化（运化水谷精微及水液）、主统血（统摄血液行于脉内不外溢），为气血生化之源。二者之间的关系主要体现在生理上血液生成方面的相互为用，血液运行方面的相互协调；病理上亦相互影响，可出现心病及脾、脾病犯心、心脾俱病。

心脾兼证的治疗依其出现的证型病机进行相应的合方治疗。如心脾兼证出现以实证为主的心脾风热、心脾湿热、心脾火毒，以虚为主的心脾两虚证包含心脾气虚证、心脾气血两虚证、心脾血虚及心脾阳虚证等，治疗应以两脏的生理特性为基础对其临床上出现的证型进行辨证分析。心脾兼证方剂应遵循合方证候病机的复杂性、扩展性、实用性，符合合方构成的主辅、平等等原则，通过合方保证心脾两脏在生理功能上的协同运行、气血阴阳的相互协调，同时恢复心脾脏腑表里、五脏生克制化等脏与脏之间的联系及与其他脏腑之间的沟通联系。

心脾兼证合方主要以协同增效、扩展适用为主要目的，合方理论是以脏腑辨证为主，以六经辨证、卫气营血辨证、三焦辨证为辅，涉及解表剂、清热剂、祛湿剂、消食剂、补益剂、温里剂、固涩剂、安神剂、理血剂等方剂学内容。心脾兼证合方可分为心脾积热合方、心脾两虚合方等。

第一节　心脾积热合方

心脾积热主因机体感受秽毒之邪，循经上沿而发。心脾积热剂是治疗心脾兼证热证为主的合方。心居于上焦，主神明；脾主思虑，思虑过度，脾气凝滞，郁而化热。舌为心之苗，口为脾之窍，因此心脾积热多为瘀热瘀阻在心和脾，并顺着经络循经上炎，导致口唇和舌出现内热上炎的表现。

心脾积热证合方包括心脾风热方、心脾湿热方、心脾火毒方等。其合方的理论基础以脏腑辨证、六经辨证、卫气营血辨证、三焦辨证为主，涉及解表剂、清热剂、祛湿剂、消食剂等方剂学内容。

一、心脾风热方

心脾风热证是因外感风热邪毒侵袭心脾，内引心脾之热所致。心脾风热的治法以疏风散火、清热解毒为核心，根据《素问·阴阳应象大论》之"其在皮者，汗而发之"的原则立法，属于"八法"中的汗法。若表邪未尽而又见里证者，一般原则应先解表后治里；表里并重者，则当表里双解。应注意禁食生冷、油腻之品，以免影响药物的吸收和药效的发挥。

【临床表现】发热，微恶风寒，头痛，心悸，或咽喉肿痛，烦躁，脘腹胀满，口干，口臭，大便秘结，小便短赤；舌质红，苔薄黄，脉浮数。

【辨证要点】

1. 主症　发热恶风，心悸，脘腹胀满，纳呆。

2. 次症　咽喉肿痛，烦躁，口臭。

【治法】疏风散火，清热解毒。

【合方选择】

1. 经方与经方　栀子豉汤合厚朴七物汤加减。

栀子豉汤（《伤寒论》）：栀子十四个（擘），香豉四合（绵裹）。上二味，以水四升，先煮栀子得二升半，内豉，煮取一升半，去滓。分为二服，温进一服。得吐者，止后服。

厚朴七物汤（《金匮要略》）：厚朴半斤，甘草三两，大黄三两，大枣十枚，枳实五枚，桂枝二两，生姜五两。上七味，以水一斗，煮取四升，温服八合，日三服。呕者加半夏五合，下利去大黄，寒多者加生姜至半斤。

方解　本合方体现平等的合方原则。心经风热主方为栀子豉汤，脾经风热主方为厚朴七物汤，二方协同形成心脾风热经方与经方合方，以行疏风散火、清热解毒之功效。方中栀子清透郁热，解郁除烦，泄上焦之热从小便而去；香豉气味清轻，宣散郁热从表而散，和中益胃，防止清泄伤中；厚朴行气消满，导滞下气；大黄泄热通便，通降浊气；桂枝解肌理脾和胃；枳实泄热消痞，通畅气机；生姜宣理中气，降逆和胃；甘草、大枣益气和中。心悸重者，加珍珠母、石决明、磁石重镇安神；兼见脾虚者，加党参、白术、麦芽、砂仁益气醒脾。

2. 经方与时方　栀子厚朴汤合犀角消毒饮加减。

栀子厚朴汤（《伤寒论》）：栀子十四个（擘），厚朴四两（炙，去皮），枳实四枚（水浸，炙令黄）。上三味，以水三升半，煮取一升半，去滓。分二服，温进一服。得吐者，止后服。

犀角消毒饮（《痘疹传心录》）：犀角、生地黄、当归、赤芍、荆芥、防风、连翘、牛蒡、牡丹皮、黄芩、甘草、薄荷。水煎服。

方解　本合方体现主辅的合方原则。心脾风热证选用犀角消毒饮为主方，栀子厚朴汤为辅方，二方协同形成心脾风热经方与时方合方，以疏散心肺之风热。方中栀子清泄郁热，降泄结气；枳实破结气，消胀满，和胃气；厚朴消胀除满，行气下气；金银花、水牛角、甘草清解热毒；荆芥、防风、牛蒡子疏风散邪；黄连、连翘、蒲公英清热解毒。大便秘结、舌苔黄燥者，加大黄通腑泄热；心烦明显者，加知母、竹叶清心除烦；口苦者，加黄芩、栀子清泄郁热。

3. 时方与时方 宣毒发表汤合银翘散加减。

宣毒发表汤（《痘疹仁端录》）：升麻、葛根、牛蒡子、连翘、前胡、杏仁、木通、竹叶、防风、荆芥、桔梗、薄荷、甘草。水煎服。

银翘散（《温病条辨》）：连翘一两，金银花一两，苦桔梗六钱，薄荷六钱，竹叶四钱，生甘草五钱，荆芥穗四钱，淡豆豉五钱，牛蒡子六钱，上为散。每服六钱，鲜苇根汤煎，香气大出，即取服，勿过煮。肺药取轻清，过煮则味厚入中焦矣。病重者，约二时一服，日三服，夜一服；轻者，三时一服，日二服，夜一服；病不解者，作再服。

方解 本合方体现主辅的合方原则。心脾风热选用宣毒发表汤，风热乘脾选用银翘散，二方协同形成心脾风热时方与时方合方，以行疏风散火、清热解毒之功效。方中升麻解肌；葛根解肌生津；荆芥、防风、薄荷疏风解表；前胡、牛蒡子、桔梗、甘草宣肺利咽；金银花、连翘、板蓝根清热解毒；薄荷、牛蒡子疏风散火；竹叶、芦根清心除烦；甘草解毒，调和诸药。发热不退者，加柴胡、栀子清热泻火；咽喉红肿疼痛者，加贯众、射干解毒利咽；口臭便秘者，加大黄槟榔通腑泻火。

【适用范围】 中医证型为心脾风热证，病名为口疮、鹅口疮、麻疹、心悸、痞满等。西医学的溃疡性口炎、疱疹性口炎、口角炎、心律不齐、功能性消化不良等，符合中医心脾风热证者可参考论治。

【合方禁忌】 无表证者慎用，大便溏者慎用；脾胃虚寒、风寒表证、阴虚有热、湿邪偏盛者禁用。

【备选附方】

1. 经方与经方 越婢汤合泻心汤。

越婢汤（《金匮要略》）：麻黄六两，石膏半斤，生姜三两，甘草二两，大枣十五枚。上五味，以水六升，先煮麻黄，去上沫，内诸药，煮取三升，分温三服。恶风者，加附子一枚，炮；风水加术四两。

泻心汤（《金匮要略》）：大黄二两，黄连、黄芩各一两。上三味，以水三升，煮取一升。顿服之。

2. 经方与时方 栝楼桂枝汤合柴胡葛根汤。

栝楼桂枝汤（《金匮要略》）：栝楼根二两，桂枝三两，芍药三两，甘草二两，生姜三两，大枣十二枚。上六味，以水九升，煮取三升，分温三服，取微汗。汗不出，食顷，啜热粥发之。

柴胡葛根汤（《医宗金鉴》）：柴胡一钱，葛根三钱，生石膏三钱，花粉二钱，升麻八分，黄芩一钱半，甘草一钱，牛蒡子二钱，连翘二钱，桔梗一钱。水二碗，煎至八分，分三次服。

3. 时方与时方 桑菊饮合普济消毒饮。

桑菊饮（《温病条辨》）：桑叶二钱五分，菊花一钱，杏仁二钱，连翘一钱五分，薄荷八分，苦桔梗二钱，生甘草八分，苇根二钱。水二杯，煮取一杯，日二服。

普济消毒饮（《东垣试效方》）：黄芩（酒炒）、黄连（酒炒）各五钱，陈皮（去白）、甘草（生用）、玄参、柴胡、桔梗各二钱，连翘、板蓝根、马勃、牛蒡子、薄荷各一钱，僵蚕、升麻各七分。上药为末，汤调，时时服之，或蜜拌为丸，嚼化。

【古籍摘录】

1.《伤寒论·辨太阳病脉证并治》 发汗后，水药不得入口，为逆，若更发汗，必吐下不止……发汗吐下后，虚烦不得眠，若剧者，必反复颠倒，心中懊恼，栀子豉汤主之。

2.《金匮要略·腹满寒疝宿食病脉证治》 病腹满，发热十日，脉浮而数，饮食如故，厚朴七物汤主之。

3.《温病条辨·上焦》 太阴风温、温热、温疫、冬温，初起恶风寒者，桂枝汤主之；但热不恶寒而咳者，辛凉平剂银翘散主之。太阴温病，恶风寒，服桂枝汤已，恶寒解，余病不解者，银翘散主之，余症悉减者，减其制。

4.《金匮要略·水气病脉证并治》 风水，恶风，一身悉肿，脉浮不渴，续自汗出，无大热，越婢汤主之。

5.《金匮要略·惊悸吐衄下血胸满瘀血病脉证治》 心气不足，吐血、衄血，泻心汤主之。

6.《温病条辨》 太阴风温，但咳，身不甚热，微渴者，辛凉轻剂桑菊饮主之。

【文献推选】

1.（清）吴谦.医宗金鉴［M］.北京：人民卫生出版社，2006.

2.（清）吴鞠通.温病条辨［M］.北京：中国医药科技出版社，2011.

3.郑洪新，杨柱.中医基础理论［M］.5版.北京：中国中医药出版社，2021.

二、心脾湿热方

心脾湿热证的治法以"清热利湿、泻脾宁心"为核心。心脾湿热剂适用于外感湿热或湿热内蕴所致的湿温、黄疸、霍乱、痢疾、泄泻等病证。常以清热利湿或清热燥湿方剂合方使用。

【临床表现】心悸，脘腹胀闷，纳呆，恶心欲呕，口中黏腻，渴不多饮，心烦失眠，便溏不爽，小便短黄，肢体困重，或身热不扬，汗出热不解；舌质红，苔黄腻，脉濡数或滑数。

【辨证要点】

1.主症 心悸胸闷，脘腹痞满，肢倦乏力，腹胀便溏，兼湿热证。

2.次症 恶心欲呕，渴不多饮，心烦失眠。

【治法】清热利湿，泻脾宁心。

【合方选择】

1.经方与经方 葛根黄芩黄连汤合茵陈蒿汤加减。

葛根黄芩黄连汤（《伤寒论》）：葛根半斤，甘草二两（炙），黄芩三两，黄连三两。上四味，以水八升，先煮葛根，减二升，内诸药，煮取二升，去滓，分温再服。

茵陈蒿汤（《金匮要略》）：茵陈蒿六两，栀子十四枚（擘），大黄二两（去皮）。上三味，以水一斗二升，先煮茵陈减六升，内二味，煮取三升，去滓，分温三服。小便当利，尿如皂荚汁状，色正赤，一宿腹减，黄从小便去也。

方解　本合方体现主辅的合方原则。心脾湿热主方为葛根黄芩黄连汤，辅方为茵陈蒿汤，二方协同形成心脾湿热经方与经方合方，以行清热利湿、泻脾宁心之功效。方中葛根甘辛而凉，入脾胃经，既能退热，又能升发脾胃清阳之气而治下利。苦寒之黄连、黄芩清热燥湿，厚肠止利。茵陈苦泄下降，善能清热利湿；栀子清热降火，通利三焦，助茵陈引湿热从小便而去。大黄泄热逐瘀，通利大便，导瘀热从大便而下。甘草甘缓和中，调和诸药。全方利湿与泄热并进，通利二便，前后分消，湿邪得除，瘀热得去。腹痛者，加炒白芍柔肝止痛；热痢里急后重者，加木香、槟榔行气而除后重；兼呕吐者，加半夏降逆止呕；夹食滞者，加山楂消食。

2. 经方与时方　泻心汤合清中汤加减。

泻心汤（《金匮要略》）：大黄二两，黄连、黄芩各一两。上三味，以水三升，煮取一升。顿服之。

清中汤（《医宗金鉴》）：陈皮、半夏、茯苓、甘草、黄连、栀子、白豆蔻。水煎服。

方解　本合方体现主辅的合方原则。心脾湿热选用泻心汤为主方，中焦脾经湿热以清中汤为辅方，二方协同形成心脾湿热经方与时方合方，以清心脾之湿热。黄芩、黄连、栀子清热燥湿，大黄清泄瘀热；半夏、茯苓、草豆蔻祛湿健脾；陈皮、甘草理气和中。湿偏重者，加苍术、藿香燥湿醒脾；热偏重者，加蒲公英、黄芩清胃泄热；恶心呕吐者，加竹茹、橘皮清胃降逆；大便秘结者，加大黄通下；导致气滞腹胀者，加厚朴、枳实理气消胀；纳呆食少者，加神曲、谷芽、麦芽消食导滞。

3. 时方与时方　泻黄散合枳实导滞丸加减。

泻黄散（《小儿药证直诀》）：藿香叶七钱，山栀子仁一钱，石膏五钱，甘草三两，防风四两。上锉，同蜜酒微炒香，为细末，每服一钱至二钱，水一盏，煎至五分，温服清汁，无时。

枳实导滞丸（《内外伤辨惑论》）：大黄一两，枳实（麸炒，去瓤）、神曲（炒）各五钱，茯苓（去皮）、黄芩（去腐）、黄连（拣净）、白术各三钱，泽泻二钱。上为细末，汤浸蒸饼为丸，如梧桐子大，每服五十丸至七十丸，温水送下，食远，量虚实加减服之。

方解　本合方体现主辅的合方原则。心脾湿热选用泻黄散为主方，脾经湿热选用枳实导滞丸为主方，二方协同形成心脾湿热时方与时方合方，以行清热利湿、泻脾宁心之功效。方中生石膏大寒，善清脾胃伏火；栀子苦寒泻火，并引热从小便出；二药相伍，清上泻下。辅以防风重用，以升散脾胃伏火。佐以藿香之辛温芳香，以振复脾胃气机；苦寒之大黄攻积泄热，使积热从大便而下；以苦辛微寒之枳实行气消积，除脘腹之胀满；苦寒之黄连、黄芩可清热燥湿，又可厚肠止痢；甘淡之茯苓、泽泻渗利水湿而止泻；白术甘苦性温，健脾燥湿，使攻积而不伤正；神曲甘辛性温，消食化滞，使食消则脾胃和。使以甘草和中泻火。烦躁不宁，加灯心草、赤茯苓清心降火；小便黄赤者，加滑石清热利尿，增强引火下行之功。

【适用范围】 中医证型为心脾湿热证，病名为心悸、不寐、痞满、痢疾、泄泻、黄疸等。西医学的心律失常、失眠、功能性消化不良、感染性腹泻、细菌性痢疾、溃疡性结肠炎、肠易激综合征、新生儿黄疸等，符合中医心脾湿热证者可参考论治。

【合方禁忌】 下利而不发热、脉沉迟或微弱者禁用，虚寒痢疾禁用；脾虚便溏者慎用；寒湿患者不宜用，兼胃阴虚或脾气虚者不宜用，虚火上炎者不宜用。

【备选附方】

1. 经方与经方 黄连粉方合白头翁汤。

黄连粉方（《金匮要略》）：黄连。原方无剂量。

白头翁汤（《金匮要略》）：白头翁二两，黄柏三两，黄连三两，秦皮三两。上四味，以水七升，煮取二升，去滓。温服一升，不愈，更服一升。

2. 经方与时方 栀子厚朴汤合五味消毒饮。

栀子厚朴汤（《伤寒论》）：栀子十四个（擘），厚朴四两（炙，去皮），枳实四枚（水浸，炙令黄）。上三味，以水三升半，煮取一升半，去滓。分二服，温进一服。得吐者，止后服。

五味消毒饮（《医宗金鉴》）：金银花三钱，野菊花、蒲公英、紫花地丁、紫背天葵子各一钱二分。水二盅，煎八分，加无灰酒半盅，再滚二三沸时热服。渣，如法再煎服，被盖出汗为度。

3. 时方与时方 清胃解毒汤合甘露消毒丹。

清胃解毒汤（《痘疹传心录》）：当归、黄连、生地黄、天花粉、连翘、升麻、牡丹皮、赤芍。水煎服。

甘露消毒丹（《医效秘传》）：飞滑石十五两，淡黄芩十两，绵茵陈十一两，石菖蒲六两，川贝母、木通各五两，藿香、连翘、白蔻仁、薄荷、射干各四两。生晒研末，每服三钱，开水调下，或神曲糊丸，如弹子大，开水化服亦可。

【古籍摘录】

1.《小儿药证直诀》 泻黄散，又名泻脾散，治脾热弄舌。藿香叶七钱，山栀子仁一钱，石膏五钱，甘草三两，防风四两。上锉，同蜜酒微炒香，为细末，每服一钱至二钱，水一盏，煎至五分，温服清汁，无时。

2.《伤寒论·辨太阳病脉证并治中》 太阳病，桂枝证，医反下之，利遂不止。脉促者，表未解也；喘而汗出者，葛根黄芩黄连汤主之。

3.《金匮要略·惊悸吐衄下血胸满瘀血病脉证治》 心气不足，吐血、衄血，泻心汤主之。

4.《内外伤辨惑论》 治伤湿热之物，不得施化，而作痞满，闷乱不安。

【文献推选】

1.（宋）钱乙.小儿药证直诀［M］.北京：人民卫生出版社，2006.

2.（清）吴谦.医宗金鉴［M］.北京：人民卫生出版社，2006.

3.郑洪新，杨柱.中医基础理论［M］.5版.北京：中国中医药出版社，2021.

4.李冀，左铮云.方剂学［M］.5版.北京：中国中医药出版社，2021.

三、心脾火毒方

心脾火毒证的治法以"清心泻脾，凉血解毒"为核心思想。心脾火毒剂适用于温疫、温毒、火毒及疮疡疔毒等证，常以清热解毒剂为主合方使用。

【临床表现】心悸，脘腹胀满，发热，口渴，心烦，失眠，口舌生疮，面红，小便短赤，灼热涩痛，便秘；舌尖红绛，苔黄，脉数有力。

【辨证要点】

1.主症 心悸，心烦失眠，烦躁，脘腹胀满，兼有实火症状。

2.次症 口舌生疮，吐血衄血，狂躁。

【治法】清心泻脾，凉血解毒。

【合方选择】

1.经方与经方 防己地黄汤合白虎汤加减。

防己地黄汤（《金匮要略》）：防己一钱，桂枝三钱，防风三钱，甘草二钱。上四味，以酒一杯，浸之一宿，绞取汁，生地黄二斤，咬咀，蒸之如斗米饭久，以铜器盛其汁，更绞地黄汁，和，分再服。

白虎汤（《伤寒论》）：知母六两，石膏一斤（碎），甘草二两（炙），粳米六合。上四味，以水一斗，煮米熟，汤成，去滓。温服一升，日三服。

方解 本合方体现主辅的合方原则。心脾火毒证主方为白虎汤，辅方为防己地黄汤，二方协同形成心脾火毒证经方与经方合方，以行清心泻脾、凉血解毒之功效。方中生石膏辛甘大寒，功善清解，透热出表，以除阳明气分之热。知母苦寒质润，一以助石膏清热，一以滋阴润燥，救已伤之阴津。石膏与知母相须为用，可增强清热生津之功。粳米、炙甘草益胃生津，亦可防止大寒伤中之弊。生地黄滋补真阴，凉血养血。防己苦寒，能泄血中实热；轻用防风、桂枝疏风祛邪，以驱血中之风外出；炙甘草调和诸药。若兼阳明腑实，见神昏谵语、大便秘结、小便赤涩者，加大黄、芒硝以泄热攻积；消渴病而见烦渴引饮，属胃热者，可加天花粉、芦根、麦门冬等增强清热生津之力。

2.经方与时方 栀子豉汤合犀角地黄汤加减。

栀子豉汤（《伤寒论》）：栀子十四个（擘），香豉四合（绵裹）。上二味，以水四升，先煮栀子得二升半，内豉，煮取一升半，去滓。分为二服，温进一服。得吐者，止后服。

犀角地黄汤（《外台秘要》）：犀角（水牛角代）一两，生地黄半斤，芍药三分，牡丹皮一两。上药四味，咬咀，以水九升，煮取三升，分三服。

方解 本合方体现主辅的合方原则。心脾火毒证选用犀角地黄汤为主方，心经火毒选用栀子豉汤为辅方，二方协同形成心脾火毒经方与时方合方，以清心脾之火毒。水牛角清热凉血，地黄凉血养阴，牡丹皮、赤芍活血散瘀，紫草、玄参凉血止血，黄芩、甘草清热解毒。栀子清热除烦，泻上焦之热从小便而去；香豉气味清轻，宣散郁热从表而散，和中益胃，防止清泻伤中。胃气上逆者，加生姜和胃降逆；若口渴者，加石膏、知母清热生津；若心烦者，加黄连、竹叶清热除烦。

3. 时方与时方　导赤散合黄连解毒汤加减。

导赤散（《小儿药证直诀》）：生地黄、木通、生甘草梢各等分。上药为末，每服三钱，水一盏，入竹叶同煎至五分，食后温服。

黄连解毒汤（《外台秘要》）：黄连三两，黄芩、黄柏各二两，栀子十四枚（擘）。上四味切，以水六升，煮取二升，分二服。

方解　本合方体现主辅的合方原则。心脾火毒证选用黄连解毒汤为主方，心经火毒选用导赤散，二方协同形成心脾火毒时方与时方合方，以行清心泻脾、凉血解毒之功效。方中生地黄归心经，能清心热凉血，同时有养阴作用；木通入心经、小肠经，清热利水，使心经之热从小便排出。二药配伍，清心、利水、养阴兼顾。竹叶既能清心除烦，又能利水。生甘草能清热，生甘草梢擅长于止小便赤涩刺痛。黄连入上焦清泻心火，入中焦泻中焦之火；黄芩清上焦之火；黄柏泻下焦之火；栀子清泻三焦之火，导热下行。诸药相伍，共奏泻火解毒之效。

【适用范围】中医证型为心脾火毒证，病名为心悸、不寐、癫狂、泄泻、痢疾、便秘等。西医学的心律失常、失眠、急性肠炎、急性细菌性痢疾、败血症、脓毒血症等，符合中医心脾火毒证者可参考论治。

【合方禁忌】脾虚便溏者慎用；适用于体壮邪实者，但不宜长期服用。

【备选附方】

1. 经方与经方　栀子甘草豉汤合大黄黄连泻心汤。

栀子甘草豉汤（《伤寒论》）：栀子十四个（擘），香豉四合（绵裹），甘草二两（炙）。上三味，以水四升，先煮栀子、甘草得二升半，内豉，煮取一升半，去滓。分二服，温进一服。得吐者，止后服。

大黄黄连泻心汤（《伤寒论》）：大黄二两，黄连一两。上二味，以麻沸汤二升，渍之，须臾，绞去滓，分温再服。

2. 经方与时方　竹叶石膏汤合凉膈散。

竹叶石膏汤（《伤寒论》）：竹叶二把，石膏一斤，半夏半升（洗），麦门冬一升（去心），人参二两，甘草二两（炙），粳米半升。上七味，以水一斗，煮取六升，去滓，内粳米，煮米熟，汤去成米，温服一升，日三服。

凉膈散（《太平惠民和剂局方》）：川大黄、朴硝、甘草各二十两，山栀子仁、薄荷叶（去梗），黄芩各十两，连翘二斤半。上药为粗末，每服二钱，水一盏，入竹叶七片，蜜少许，煎至七分，去滓，食后温服。小儿可服半钱，更随岁数加减服之。得利下，住服。

3. 时方与时方　泻心导赤散合清热泻脾散。

泻心导赤散（《医宗金鉴》）：生地黄、木通、黄连、甘草梢。滚汤淬服。

清热泻脾散（《医宗金鉴》）：栀子、生地黄、黄芩、茯苓各三钱，煅石膏半两，黄连、灯心草各一钱。上药共研为末，水煎服。也可用饮片作汤剂水煎服。

【古籍摘录】

1.《金匮要略·中风历节病脉证并治》 防己地黄汤，治病如狂状，妄行，独语不休，无寒热，其脉浮。

2.《外台秘要方·论伤寒日数病源并方·崔氏方》 前军督护刘车者，得时疾三日已汗解，因饮酒复剧，苦烦闷干呕，口燥呻吟，错语不得卧，余思作此黄连解毒汤方……余以疗凡大热盛，烦呕呻吟，错语不得眠，皆佳。传语诸人，用之亦效。此直解热毒，除酷热，不必饮酒剧者。此汤疗五日中神效。

3.《伤寒论·辨太阳病脉证并治中》 发汗吐下后，虚烦不得眠，若剧者，必反复颠倒，心中懊憹，栀子豉汤主之。若少气者，栀子甘草豉汤主之；若呕者，栀子生姜豉汤主之。

4.《医宗金鉴·删补名医方论》 （清胃散）阳明胃多气多血，又两阳合明为热盛，是以邪入而为病常实。若大渴、舌苔、烦躁，此伤气分，热聚胃腑，燥其津液，白虎汤主之。若醇饮肥厚炙煿过用，以致湿热壅于胃腑，逆于经络，而为是病，此伤血分，治宜清胃。方中以生地益阴凉血为君，佐之以丹皮，去蒸而疏其滞；以黄连清热燥湿为臣，佐之以当归，入血而循其经。仍用升麻之辛凉，为本经捷使，引诸药直达血所，则咽喉不清、齿龈肿痛等症，廓然俱清矣。

5.《成方便读》 （黄连解毒汤）治一切火邪，表里俱盛，狂躁烦心，口燥咽干，大热干呕，错语不眠，吐血衄血，热盛发斑等证。汪切庵曰：毒者，即火邪之盛也。邪入于阳则狂，心为热所扰则烦，躁则烦之盛也。口燥咽干，火盛津枯也。干呕者，热毒上冲也。错语者，热毒其神也。不眠者，热盛而阴不静也。至于吐、衄、发斑等证，热攻入胃，逼血妄行也。此皆六淫火邪充斥上下表里，有实无虚之证，故治法非缓剂可以了事者。黄芩清上焦之火，黄连清中焦之火，黄柏清下焦之火，栀子泻三焦之火，从心肺之分屈曲下行，由小肠、膀胱而出。盖四味皆大苦大寒之药，清其亢甚之火而救其欲绝之水也，然非实热，不可轻投耳。

【文献推选】

1.（汉）张仲景.伤寒论［M］.北京：人民卫生出版社，2005.

2.（汉）张仲景.金匮要略［M］.北京：人民卫生出版社，2005.

3.（清）吴谦.医宗金鉴［M］.北京：人民卫生出版社，2006.

4.郑洪新，杨柱.中医基础理论［M］.5 版.北京：中国中医药出版社，2021.

第二节　心脾两虚合方

心脾两虚合方是治疗以心脾兼证虚证为主的合方。心脾两虚重点在心悸、气短、失眠，兼有脾虚证，主要表现为不易入睡，多梦易醒，心悸健忘，神疲食少，四肢倦怠，腹胀便溏，面色少华，舌淡苔薄。治疗当以"八法"中的温法、补法为主进行治疗。心与脾五行归属于母子关系，二者之间主要在于血液的生成相互为用与血液运行方面的相互协同。心居于上焦，脾居于中焦，脾为气血生化之源，通过运化而化生水谷精微，上输于心，由心化赤为血；脾主统血，协同心主行血功能，调控血液在脉道运行，且运输于全身滋养脏腑。中医理论认为，阴阳的归属分类中气属阳，血属阴。《难经·二十二难》说："气主煦之，血主濡之。"《血证论·阴阳水火血气论》说："守气者，即是血""运血者，即是气。"机体的阴阳、气血相互补充、协调、制约，生理上相互为用，病理上则一荣俱荣、一损俱损。

心脾两虚合方以其证型侧重的不同而应给予不同的方剂进行治疗，主要包括心脾气虚剂、心脾气血两虚剂、心脾血虚剂及心脾阳虚剂。其合方的理论基础以脏腑辨证为主，涉及补益剂、温里剂、固涩剂、安神剂、理血剂等方剂学内容。

一、心脾气虚方

心脾气虚证是指因体质素弱，或饮食失节，或劳倦思虑过度，损伤脾气，脾伤则中气虚弱，脾为心之子，脾久虚则心气亦伤，致心脾气虚之证。心脾气虚证的治法以"虚则补之""损者益之"及"形不足者，温之以气"为核心思想，属于"八法"中的补法。气与血相互为用，互相依存，气为血之帅，血为气之母。气虚较重者，又应适当补血，使气有所归。五脏之间有其相生之规律，除直接补其虚脏外，亦可采取"虚者补其母"的治疗方法。补益剂多有壅滞之弊，常少佐行气活血之品，使其补而不滞。

【临床表现】心悸，胸闷，气短，精神倦怠，或有自汗，活动后诸症加重，面色淡白，不欲食，纳少，脘腹胀满，食后胀甚，大便溏稀，肢体倦怠，身体乏力，少气懒言，形体消瘦，或肥胖浮肿，面色淡黄或萎黄；舌淡，苔白，脉缓或弱。

【辨证要点】

1. 主症 心悸，神疲，食少，腹胀，便溏，兼有气虚症状。

2. 次症 胸闷气短，形体消瘦，面色萎黄。

【治法】益气，健脾，养心。

【合方选择】

1. 经方与经方 炙甘草汤合厚朴生姜半夏甘草人参汤加减。

炙甘草汤（《伤寒论》）：甘草四两（炙），生姜三两（切），人参二两，生地黄一斤，桂枝三两（去皮），阿胶二两，麦门冬半升（去心），麻仁半升，大枣三十枚（擘）。上九味，以清酒七升，水八升，先煮八味，取三升，去滓，内胶烊消尽，温服一升，日三服。

厚朴生姜半夏甘草人参汤（《伤寒论》）：厚朴半斤（炙，去皮），生姜半斤（切），半夏半升（洗），甘草二两（炙），人参一两。上五味，以水一斗，煮取三升，去滓，温服一升，日三服。

方解 本合方体现平等的合方原则。心气虚选用炙甘草汤为主方，脾气虚主方为厚朴生姜半夏甘草人参汤，二方协同形成心脾气虚经方与经方合方，以行益气、健脾、养心之功效。方中炙甘草、人参、大枣甘温补中，化生气血，益气养心；生地黄、阿胶、麦冬、麻仁甘润滋养心阴，补益心血；桂枝辛温兴阳通脉，煎时加酒以助药力而通血脉；厚朴下气除满，行气消胀；生姜宣散滞气，降逆消食；半夏醒脾降浊，开结行滞，行气除满；甘草补中气，和脾胃。诸药合用，共奏益气、健脾、养心之功。若少气者，加黄芪、白术益气健脾；若腹痛者，加白芍、木香行气止痛；若便溏者，加茯苓、山药渗湿止泻；若脾湿者，加薏苡仁、扁豆利湿健脾。

2. 经方与时方　桂枝人参汤合四君子汤加减。

桂枝人参汤（《伤寒论》）：桂枝四两（别切），甘草四两（炙），白术三两，人参三两，干姜三两。上五味，以水九升，先煮四味，取五升，内桂，更煮取三升，去滓，温服一升，日再夜一服。

四君子汤（《太平惠民和剂局方》）：人参（去芦）、白术、茯苓（去皮）、甘草（炙）。上为细末，每服二钱，水一盏，煎至七分，通口服，不拘时候；入盐少许，白汤点亦得。

方解　本合方体现主辅的合方原则。心脾气虚证选用桂枝人参汤为主方，脾气虚选用四君子汤，二方协同形成心脾气虚经方与时方合方，以补心脾之气。方中以人参大补脾胃之气；白术燥湿健脾；茯苓淡渗利湿，使从小便出，则脾不为湿邪所困；干姜温中散寒；桂枝解太阳之邪，炙甘草甘温益气，并可调和诸药。全方共奏益气、健脾、养心之功。胸膈痞满者，加枳壳、陈皮；食滞者加麦芽、山楂、神曲；心悸失眠者，加酸枣仁。

3. 时方与时方　保元汤合参苓白术散加减。

保元汤（《博爱心鉴》）：黄芪三钱，人参一钱，炙甘草一钱，肉桂五分（原书无用量，今据《景岳全书》补）。上加生姜一片，水煎，不拘时服。

参苓白术散（《太平惠民和剂局方》）：莲子肉一斤（去皮），薏苡仁一斤，缩砂仁一斤，桔梗一斤（炒令深黄色），白扁豆一斤半（姜汁浸，去皮，微炒），白茯苓二斤，人参二斤（去芦），甘草二斤（炒），白术二斤，山药二斤。上为细末，每服二钱，枣汤调下，小儿量岁数加减。

方解　本合方体现平等的合方原则。心气虚选用保元汤，脾气虚选用参苓白术散，二方协同形成心脾气虚时方与时方合方，以行益气、健脾、养心之功效。保元汤中黄芪、人参补心气及脾胃之气；肉桂温阳，推动气血运行；甘草调和诸药。参苓白术散以四君子汤（人参、茯苓、白术、炙甘草）为基础，甘温补脾益气；山药益气补脾，莲子肉补脾涩肠，二药协助人参、白术健脾益气，厚肠止泻；扁豆健脾化湿，薏苡仁健脾渗湿，二药协助茯苓、白术健脾助运，渗湿止泻。脾胃喜通而恶滞，脾胃气虚，运化功能薄弱，而补气之品易于碍胃，故配伍砂仁芳香行气，化湿和胃，寓行气于补益之中，使诸甘温补益之品补而不滞。桔梗开宣肺气，通利水道，并载诸药上行，与补脾诸药合用，有"培土生金"之意。大枣煎汤，助补益脾胃之功。全方诸药配伍，共奏益气、健脾、养心之功。

【适用范围】中医证型为心脾气虚证，病名为心悸、痞满、鼻衄、月经先期等。西医学的心律失常、慢性胃炎、厌食症、消化性溃疡、功能性消化不良、溃疡性结肠炎、月经失调等，符合中医心脾气虚证者可参考论治。

【合方禁忌】阴虚火旺、实证发热者禁用；瘀血证、痰湿证慎用。

【备选附方】

1. 经方与经方 桂枝人参汤合枳术汤。

桂枝人参汤（《伤寒论》）：桂枝四两（别切），甘草四两（炙），白术三两，人参三两，干姜三两。上五味，以水九升，先煮四味，取五升，内桂，更煮取三升，去滓。温服一升，日再夜一服。

枳术汤（《金匮要略》）：枳实七枚，白术二两。上二味，以水五升，煮取三升，分温三服。腹中软，即当散也。

2. 经方与时方 炙甘草汤合异功散。

炙甘草汤（《伤寒论》）：甘草四两（炙），生姜三两（切），人参二两，生地黄一斤，桂枝三两（去皮），阿胶二两，麦门冬半升（去心），麻仁半升，大枣三十枚（擘）。上九味，以清酒七升，水八升，先煮八味，取三升，去滓，内胶烊消尽，温服一升，日三服。

异功散（《小儿药证直诀》）：人参（切，去顶）、茯苓（去皮）、白术、陈皮（锉）、甘草（炒）各等分。上为细末，每服二钱，水一盏，生姜五片，枣两个，同煎至七分，食前温服，量多少与之。

3. 时方与时方 养心汤合香砂六君子汤。

养心汤（《证治准绳》）：黄芪（炙）、茯神（去木）、白茯苓（去皮）、半夏曲、当归、川芎各一钱半，远志（去心，姜汁淹，焙）、酸枣仁（去皮，隔纸炒香）、辣桂、柏子仁、五味子、人参各一钱，甘草半钱（炙）。上水二盏，生姜五片，红枣二枚，煎一盏，食前服。

香砂六君子汤（《古今名医方论》）：人参一钱，白术二钱，茯苓二钱，甘草七分，陈皮八分，半夏一钱，砂仁八分，木香七分。上加生姜二钱，水煎服。

【古籍摘录】

1.《小儿药证直诀》 异功散：温中和气，治吐泻，不思乳食。凡小儿虚冷病，先与数服，以助其气。人参（切，去顶）、茯苓（去皮）、白术、陈皮（锉）、甘草各等分。上为细末，每服二钱，水一盏，生姜五片，枣两个，同煎至七分，食前，温、量多少与之。

2.《金匮要略·水气病脉证并治》 心下坚大如盘，边如旋盘，水饮所作，枳术汤主之。枳术汤方：枳实七枚，白术二两。上二味，以水五升，煮取三升，分温三服，腹中软，即当散也。

3.《伤寒论·辨太阳病脉证并治中》 发汗后，腹胀满者，厚朴生姜甘草半夏人参汤主之。

4.《太平惠民和剂局方》 四君子汤：治荣卫气虚，脏腑怯弱，心腹胀满，全不思食，肠鸣泄泻，呕哕吐逆，大宜服之。

5.《博爱心鉴》 保元汤：人参一钱，黄芪三钱，甘草一钱。用水一升半，生姜一片，煎至五分，不拘时服。用以治小儿元气亏虚、不能发起灌浆之痘疹。

6.《太平惠民和剂局方》 参苓白术散，治脾胃虚弱，饮食不进，多困少力，中满痞噎，心忪气喘，呕吐泄泻及伤寒咳噫。此药中和不热，久服养气育神，醒脾悦色，顺正辟邪。人参、山药（炒）、白扁豆（去皮，姜汁炒）、莲肉（去心）各一斤半，白术（米泔浸炒）二斤，桔梗（炒黄色）、砂仁、薏仁（炒）、白茯苓（去皮）、炙甘草各一斤。

【文献推选】

1. 郑洪新，杨柱．中医基础理论［M］.5 版．北京：中国中医药出版社，2021.
2. 李冀，左铮云．方剂学［M］.5 版．北京：中国中医药出版社，2021.
3. 吴勉华，石岩．中医内科学［M］.5 版．北京：中国中医药出版社，2021.

二、心脾气血两虚方

心脾气血虚证多因久病失调，思虑过度，或因饮食不节，损伤脾胃，生化不足，或因慢性失血，血亏气耗，渐致心脾气血两虚。脾虚气弱，运化失职，水谷不化，故食欲不振，而食少、腹胀、便溏；脾气亏损，气血生化不足，心失所养，心神不宁，则心悸怔忡、失眠多梦、头晕健忘；脾虚不能摄血，血不归经，则皮下出血而见紫斑，女子月经量少、色淡、淋沥不尽，面色萎黄，倦怠乏力，舌质淡嫩，脉弱。

【临床表现】心悸怔忡，失眠多梦，食欲不振，腹胀便溏，神疲乏力，面色萎黄或淡白，或见皮下出血，妇女月经量少色淡，淋沥不尽；舌质淡，脉细弱。

【辨证要点】

1. 主症 心悸，神疲，头晕，食少，腹胀，便溏。

2. 次症 多梦，健忘，皮下紫斑，月经量少。

【治法】益气健脾，补血养心。

【合方选择】

1. 经方与经方 甘麦大枣汤合黄芪桂枝五物汤加减。

甘麦大枣汤（《金匮要略》）：甘草三两，小麦一升，大枣十枚。上三味，以水六升，煮取三升。温分三服，亦补脾气。

黄芪桂枝五物汤（《金匮要略》）：黄芪三两，芍药三两，桂枝三两，生姜六两，大枣十二枚。上五味，以水六升，煮取二升。温服七合，日三服。

方解 本合方体现主辅的合方原则。心脾气血虚主方为黄芪桂枝五物汤，心气血虚选用甘麦大枣汤，二方协同形成心脾气血两虚证经方与经方合方，以行益气健脾、补血养心之功效。方中小麦养心阴，益心气，安心神，除烦热；黄芪补气，桂枝通阳，阳气通行，则营卫协和调畅，因阳气得温则通，营血得气则行，此配伍取气为血帅，气行则血行之理；芍药养血活血；甘草补益心气，和中缓急；大枣益气补中，生化气血，并调和诸药。诸药相互为用，以奏益气健脾、补血养心之效。若气虚甚者，重用黄芪，加人参；若阳虚甚者，重用桂枝，加附子；若血虚甚者，可重用白芍，加当归；若瘀血甚者，可重用赤芍，加红花、丹参、鸡血藤；若麻木伴走痛者，加防风、秦艽、地龙、僵蚕。

2. 经方与时方 当归散合归脾汤加减。

当归散（《金匮要略》）：当归一斤，黄芩一斤，芍药一斤，川芎一斤，白术半斤。上五味，杵为散，酒饮服方寸匕，日三服。妊娠常服即易产，胎无苦疾。产后百病悉主之。

归脾汤（《重订严氏济生方》）：白术、茯神、黄芪、龙眼肉、酸枣仁（炒）各一两，人参、木香各半两，炙甘草二钱半，当归、远志各一钱。上咬咀，每服四钱，水一盏半，生姜五片，枣一枚，煎至七分，去滓，温服，不拘时候。

方解 本合方体现主辅的合方原则。心脾气血两虚选用归脾汤为主方，心脾血虚选用当归散为辅方，二方协同形成心脾气血两虚证经方与时方合方，以补心脾之气血。方中用人参、黄芪、白术、炙甘草等甘温补脾益气，其中，参芪大补脾气；白术苦温，健脾燥湿；炙甘草甘温调中，益气健脾，脾胃运化功能振奋，则气血生化旺盛，心血充足，其神可安。当归甘辛温，补血养血；芍药养血敛阴和营。茯神、枣仁、龙眼肉、远志养心安神定志。木香理气醒脾，以防益气补血药滋腻滞气，有碍脾胃运化功能。佐以生姜、大枣和胃健脾，调和营卫，以资生化。本方为益脾与养心并进之方，具有益气补血、健脾养心、定志安神的作用。食滞者，加山楂、麦芽、神曲；脘胀、纳呆者，加砂仁、枳壳、陈皮；盗汗者，加龙骨、牡蛎、浮小麦；劳神过度眩晕者，加半夏、天麻。

3. 时方与时方 人参养荣汤合八珍汤加减。

人参养荣汤（《三因极一病证方论》）：黄芪、当归、桂心、甘草（炙）、橘皮、白术、人参各一两，白芍三两，熟地黄、五味子、茯苓各三分，远志半两（去心，炒）。上锉为散，每服四大钱，用水一盏半，加生姜三片，大枣二枚，煎至七分，去滓，空腹服。

八珍汤（《正体类要》）：人参、白术、白茯苓、当归、川芎、白芍、熟地黄各一钱，甘草五分（炙）。上姜枣水煎服。

方解 本合方体现平等的合方原则。心脾气血两虚选用人参养荣汤，心脾气血两虚选用八珍汤，二方协同形成心脾气血两虚证时方与时方合方，以行益气补血、健脾养心之功效。方中用人参大补元气，与熟地黄相配，益气养血；白芍补血敛阴，与人参相合，益气补血。黄芪助人参补脾益肺，且又固表止汗；白术助人参健脾益气，且又可燥湿，使脾健则气血生化有源。当归、熟地黄助白芍补血。川芎活血行气，使地、归、芍补而不滞。陈皮理气健脾，使补血不滞，补气不壅；茯苓健脾渗湿，且又宁心安神；五味子敛阴止汗，配合参、芪可益气固表，加强补肺养心的作用；远志养心安神；桂心补阳活血，与方中补气、补血药相伍，可温化阳气，鼓舞气血生长；生姜、大枣调补脾胃。炙甘草益气健脾，且调和诸药。诸药合用，共奏益气健脾、补血养心之效。

【**适用范围**】中医证型为心脾气血两虚证，病名为心悸、眩晕、失眠、痞满、月经后期、血证等。西医学的心律失常、功能性消化不良、月经失调、血小板减少性紫癜、注意缺陷障碍等，符合中医心脾气血两虚证者可参考论治。

【**合方禁忌**】湿热内蕴证、阴虚内热者、痰热证、瘀血证慎用。

【备选附方】

1. 经方与经方 桂枝新加汤合薯蓣丸。

桂枝新加汤（《伤寒论》）：桂枝三两（去皮），芍药四两，生姜四两（切），甘草二两（炙），人参三两，大枣十二枚（擘）。上六味，以水一斗二升，煮取三升，去滓。温服一升。本云：桂枝汤，今加芍药、生姜、人参。

薯蓣丸（《金匮要略》）：薯蓣三十分，当归、桂枝、曲、干地黄、豆黄卷各十分，甘草二十八分，人参七分，川芎、芍药、白术、麦门冬、杏仁各六分，柴胡、桔梗、茯苓各五分，阿胶七分，干姜三分，白蔹二分，防风六分，大枣（百枚，为膏）。上二十一味，末之，炼蜜为丸，如弹子大，空腹酒服一丸，一百丸为剂。

2. 经方与时方 桂枝去桂加茯苓白术汤合圣愈汤。

桂枝去桂加茯苓白术汤（《伤寒论》）：芍药三两，甘草二两（炙），生姜三两（切），白术、茯苓各三两，大枣十二枚（擘）。上六味，以水八升，煮取三升，去滓。温服一升，小便利则愈。本云：桂枝汤，今去桂枝，加茯苓、白术。

圣愈汤（《医宗金鉴》）：熟地黄七钱五分，白芍七钱五分（酒拌），川芎七钱五分，人参七钱五分，当归五钱（酒洗），黄芪五钱（炙）。水煎服。

3. 时方与时方 养心汤合泰山磐石散。

养心汤（《证治准绳》）：黄芪（炙）、茯神（去木）、白茯苓（去皮）、半夏曲、当归、川芎各一钱半，远志（去心，姜汁淹，焙）、酸枣仁（去皮，隔纸炒香）、辣桂、柏子仁、五味子、人参各一钱，甘草半钱（炙）。上水二盅，生姜五片，红枣二枚，煎一盅，食前服。

泰山磐石散（《古今医统大全》）：人参一钱，黄芪一钱，白术二钱，炙甘草五分，当归二钱，川芎八分，白芍药八分，熟地黄八分，川续断一钱，糯米一撮，黄芩一钱，砂仁五分。上用水一盅半，煎至七分，食远服。但觉有孕，三五日常用一服，四月之后，方无虑也。

【古籍摘录】

1.《金匮要略·妇人杂病脉证并治》 妇人脏躁，喜悲伤欲哭，象如神灵所作，数欠伸，甘麦大枣汤主之。甘草三两，小麦一升，大枣十枚。上三味，以水六升，煮取三升，温分三服。亦补脾气。

2.《金匮要略·血痹虚劳病脉证并治》 血痹，阴阳俱微，寸口关上微，尺中小紧，外证身体不仁，如风痹状，黄芪桂枝五物汤主之。

3.《金匮要略·妇人妊娠病脉证并治》 妇人妊娠，宜常服当归散主之。妊娠常服即易产，胎无苦疾。产后百病悉主之。

4.《正体类要》 八珍汤治伤损等症，失血过多，或因克伐血气，耗损恶寒，发热烦躁等症。

5.《医宗金鉴》 圣愈汤，即四物汤加人参、黄芪，治一切失血过多，阴亏气弱，烦热作渴，睡卧不宁。

【文献推选】

1.（汉）张仲景.伤寒论［M］.北京：人民卫生出版社，2005.

2.（汉）张仲景.金匮要略［M］.北京：人民卫生出版社，2005.

3.郑洪新，杨柱.中医基础理论［M］.5版.北京：中国中医药出版社，2021.

4.吴勉华，石岩.中医内科学［M］.5版.北京：中国中医药出版社，2021.

三、心脾血虚方

心脾血虚证的治法以"虚则补之""损者益之"及"形不足者，温之以气"为核心思想。气与血相互为用，互相依存。气为血之帅，血为气之母，血虚较重者，亦应适当补气，使气旺血生。《医方考》云："有形之血不能自生，生于无形之气故也。"血虚急症与大失血而致血虚者，尤当着重补气，此即《医学心悟》所云"有形之血不能速生，无形之气所当急固"之理。补益剂多为滋腻之品，易碍胃气，且需多服久服，故在应用时需时时注意脾胃功能，必要时酌加健脾和胃、消导化滞之品，以资运化。

【临床表现】心悸，头晕眼花，失眠，多梦，健忘，食少便溏，神疲乏力，气短懒言，面色淡白或萎黄；唇舌色淡，脉细无力。

【辨证要点】

1.主症 心悸，失眠，多梦，食少便溏，与血虚症状共见。

2.次症 气短乏力，健忘，头晕眼花。

【治法】健脾，补血，养心。

【合方选择】

1.经方与经方 胶艾汤合黄芪桂枝五物汤加减。

胶艾汤（《金匮要略》）：川芎、阿胶、甘草各二两，艾叶、当归各三两，芍药四两，干地黄六两。上七味，以水五升，清酒三升，合煮，取三升，去滓，内胶，令消尽，温服一升，日三服，不差更作。

黄芪桂枝五物汤（《金匮要略》）：黄芪三两，芍药三两，桂枝三两，生姜六两，大枣十二枚。上五味，以水六升，煮取二升，温服七合，日三服。

方解 本合方体现主辅的合方原则。心脾血虚选用胶艾汤为主方，选用黄芪桂枝五物汤为辅方，二方协同形成心脾血虚经方与经方合方，以行健脾、补血、养心之功效。方中阿胶补血止血，艾叶温经止血，两药均能安胎。干地黄、芍药、当归、川芎养血和血，清酒助行药力。黄芪甘温益气，倍生姜助桂枝以通阳行痹，芍药和营理血，生姜、大枣调和营卫。甘草调和诸药。诸药相配，共奏健脾、补血、养心之功。

2.经方与时方 当归散合四物汤加减。

当归散（《金匮要略》）：当归一斤，黄芩一斤，芍药一斤，川芎一斤，白术半斤。上五味，杵为散，酒饮服方寸匕，日三服。妊娠常服即易产，胎无苦疾。产后百病悉主之。

四物汤（《仙授理伤续断秘方》）：当归（去芦，酒浸，炒）、川芎、白芍、熟干地黄（酒蒸，熟地黄已有成品，干地黄即生地黄晒干）各等分。上为粗末。每服三钱，水一盏半，煎至八分，去渣，空心食前热服。

方解　本合方体现主辅的合方原则。心脾血虚选用四物汤为主方，选用当归散为辅方，二方协同形成心脾血虚经方与时方合方，以补心脾之血。方中用熟地黄，味厚滋腻，为养阴补血之要药。当归补血养肝，和血调经，既可助熟地黄补血之力，又能行经隧脉道之滞。白芍酸甘质柔，养血敛阴，与地、归相伍，则滋阴养血之功益著，并可缓急止腹痛。川芎辛散温通，活血行滞，畅通气血，与当归配伍则行气活血之力益彰。白术健脾益气。全方共奏健脾、补血、养心之功。眩晕耳鸣者，加女贞子、磁石、牡蛎；惊悸不安者，加酸枣仁、龙齿、远志；胁痛者，加木瓜、丝瓜络；产后乳少者，加天花粉、王不留行、川木通。

3. 时方与时方　圣愈汤合桃红四物汤加减。

圣愈汤（《医宗金鉴》）：熟地七钱五分，白芍酒拌七钱五分，川芎七钱五分，人参七钱五分，当归酒洗五钱，黄芪五钱（炙）。水煎服。

桃红四物汤（《玉机微义》）：白芍、川当归、熟地黄、川芎、桃仁、红花。水煎服。

方解　本合方体现平等的合方原则。心脾血虚选用圣愈汤和桃红四物汤，二方协同形成心脾血虚时方与时方合方，以行健脾、补血、养心之功效。方中川芎、当归补血活血，行血中之气；熟地黄、白芍养血滋阴；桃仁、红花活血化瘀；黄芪、人参大补元气，以气统血。全方合用，共奏健脾、补血、养心之效。腹部冷者，加乌药、吴茱萸；月经量多者，加荆芥炭；偏头痛加全蝎；失眠者，加酸枣仁、龙眼肉、柏子仁；少气懒言者，加黄芪。

【适用范围】中医证型为心脾血虚证，病名为心悸、眩晕、失眠、血证、头痛等。西医学的心律失常、睡眠障碍、过敏性紫癜、偏头痛、荨麻疹、功能失调性子宫出血、疱疹性口炎等，符合中医心脾血虚证者可参考论治。

【合方禁忌】瘀血证、湿热证、阴虚证慎用；血崩气脱者忌用。

【备选附方】

1. 经方与经方　黄芪桂枝五物汤合酸枣仁汤。

黄芪桂枝五物汤（《金匮要略》）：黄芪三两，芍药三两，桂枝三两，生姜六两，大枣十二枚。上五味，以水六升，煮取二升。温服七合，日三服。

酸枣仁汤（《金匮要略》）：酸枣仁二升，甘草一两，知母二两，茯苓二两，川芎二两。上五味，以水八升，煮酸枣仁，得六升，内诸药，煮取三升，分温三服。

2. 经方与时方　当归芍药散合泰山磐石散。

当归芍药散（《金匮要略》）：当归三两，芍药一斤，川芎半斤，茯苓四两，白术四两，泽泻半斤。上六味，杵为散，取方寸匕，酒服。日三服。

泰山磐石散（《古今医统大全》）：人参一钱，黄芪一钱，白术二钱，炙甘草五分，当归二钱，川芎八分，白芍药八分，熟地黄八分，川续断一钱，糯米一撮，黄芩一钱，砂仁五分。上用水一盅半，煎至七分，食远服。但觉有孕，三五日常用一服，四月之后，方无虑也。

3. 时方与时方　当归补血汤合十全大补汤。

当归补血汤（《内外伤辨惑论》）：黄芪一两，当归二钱（酒洗）。上咬咀，以水二盏，煎至一盏，去滓温服，空心食前。

十全大补汤（《太平惠民和剂局方》）：人参（去芦）、肉桂（去皮）、川芎、干熟地黄、茯苓、白术、甘草（炒）、黄芪、当归（去芦）、白芍药各等分。上为细末，每服二大钱，用水一盏，加生姜三片，枣子二枚，同煎至七分，不拘时候温服。

【古籍摘录】

1.《金匮要略·妇人妊娠病脉证并治》 师曰：妇人有漏下者，有半产后因续下血都不绝者，有妊娠下血者，假令妊娠腹中痛，为胞阻，胶艾汤主之。

2.《金匮要略·血痹虚劳病脉证并治》 血痹阴阳俱微，寸口关上微，尺中小紧，外证身体不仁，如风痹状，黄芪桂枝五物汤主之。

3.《金匮要略·妇人妊娠病脉证并治》 妇人妊娠，宜常服当归散主之。妊娠常服即易产，胎无苦疾。产后百病悉主之。

4.《金匮要略·血痹虚劳病脉证并治》 虚劳虚烦不得眠，酸枣仁汤主之。

5.《金匮要略·妇人妊娠病脉证并治》 妇人怀娠，腹中疠痛，当归芍药散主之……妇人腹中诸疾痛，当归芍药散主之。

【文献推选】

1. 郑洪新，杨柱. 中医基础理论［M］.5 版. 北京：中国中医药出版社，2021.

2. 李冀，左铮云. 方剂学［M］.5 版. 北京：中国中医药出版社，2021.

3. 吴勉华，石岩. 中医内科学［M］.5 版. 北京：中国中医药出版社，2021.

四、心脾阳虚方

心脾阳虚证的治法以"虚则补之""损者益之"及"形不足者，温之以气"为核心思想。无阴则阳无以生，无阳则阴无以化。在补阳方中，每配补阴之味。此即张景岳所云："善补阳者，必于阴中求阳，则阳得阴助而生化无穷。"

【临床表现】心悸怔忡，心胸憋闷或痛，气短自汗，食少腹胀，腹痛绵绵，喜温喜按，畏寒怕冷，四肢不温，神疲乏力，面白少华或虚浮，口淡不渴，大便稀溏，甚至完谷不化，或肢体浮肿，小便短少，或白带清稀，量多；舌质淡胖或有齿痕，舌苔白滑，脉沉迟无力。

【辨证要点】

1. 主症 心悸怔忡，心胸憋闷，食少腹胀，腹痛便溏。与阳虚症状共见。

2. 次症 气短自汗，神疲乏力，面白少华或虚浮。

【治法】温补心阳，益气健脾。

【合方选择】

1. 经方与经方 小建中汤合桂枝甘草汤加减。

小建中汤（《伤寒论》）：桂枝三两（去皮），甘草二两（炙），芍药六两，生姜三两（切），大枣十二枚（擘），胶饴一升。上六味，以水七升，煮取三升，去滓，内饴，更上微火消解。温服一升，日三服。呕家不可与建中汤，以甜故也。

桂枝甘草汤（《伤寒论》）：桂枝四两（去皮），甘草二两（炙）。上二味，以水三升，温服一升，去滓，顿服。

方解 本合方体现主辅的合方原则。心脾阳虚选用小建中汤为主方，心阳虚选用桂枝甘草汤为辅方，二方协同形成心脾阳虚经方与经方合方，以行温补心阳、益气健脾之功效。方中重用甘温质润之饴糖，温补中焦，生化气血，缓急止痛。芍药补血敛阴，缓急止痛止悸，助胶饴补血；大枣补脾益气，滋荣气血，助胶饴益气。辛温之桂枝温阳气，酸甘之白芍养营阴；生姜温胃散寒。炙甘草益气和中，调和诸药。全方共奏温补心阳、益气健脾之效。腹胀者，加木香；大便溏者，加白术；面色萎黄、精神倦怠，去饴糖，加黄芪、人参、当归。

2. 经方与时方 桂枝加附子汤合丁萸理中汤加减。

桂枝加附子汤（《伤寒论》）：桂枝三两（去皮），芍药三两，甘草二两（炙），生姜三两（切），大枣十二枚（擘），附子一枚（炮，去皮，破八片）。上六味，以水七升，煮取三升，去滓，温服一升。本云：桂枝汤，今加附子，将息如前法。

丁萸理中汤（《医宗金鉴》）：丁香、吴茱萸、党参、白术、干姜、炙甘草。煎汤服。

方解 本合方体现平等的合方原则。心阳虚选用桂枝加附子汤，脾阳虚选用丁萸理中汤，二方协同形成心脾阳虚经方与时方合方，以温心脾之阳气。方中桂枝解肌散寒，通达阳气；芍药益营助卫；附子温补阳气；生姜温补中焦；甘草、大枣益气助阳，和调内外；党参、白术健脾益胃，补养中气；干姜、丁香、吴茱萸温中散寒，降逆止呕。全方共奏温补心阳、益气健脾之效。呕吐清水、大便溏稀、四肢欠温者，加附子、高良姜、肉桂温阳祛寒；腹痛绵绵者，加香附、陈皮、柿蒂温胃理气。

3. 时方与时方 参附汤合附子理中丸加减。

参附汤（《正体类要》）：人参四钱，附子三钱（炮，去皮脐）。用水煎服，阳气脱陷者，倍用之。

附子理中丸（《太平惠民和剂局方》）：附子（炮，去皮脐）、人参（去芦）、干姜（炮）、甘草（炙）、白术各三两。上为细末，用炼蜜和为丸，每两作一十丸。每服一丸，以水一盏化破，煎至七分，稍热服之，空心食前。

方解 本合方体现主辅的合方原则。心脾阳虚选用参附汤，脾阳虚选用附子理中丸，二方协同形成心脾阳虚时方与时方合方，以行温补心阳、益气健脾之功效。方中人参益气助阳，附子温振心阳；白术、甘草甘温益气，干姜温中散寒。全方共奏温补心阳、益气健脾之效。嗳腐吞酸、有食滞者，加神曲、麦芽；脾虚气滞，脘腹胀满者，加半夏、陈皮；大便清稀或完谷不化者，加补骨脂、肉豆蔻、五味子、吴茱萸；久泻不止者，加赤石脂、禹余粮、诃子；脱肛者，加黄芪、升麻；大便秘结者，加大黄。

【**适用范围**】中医证型为心脾阳虚证，病名为心悸、胸痹、痞满、腹痛、泄泻、痢疾等。西医学的心律失常、慢性胃炎、消化性溃疡、功能性消化不良、慢性腹泻、溃疡性结肠炎等。符合中医心脾阳虚证者可参考论治。

【**合方禁忌**】阴虚火旺证、脾胃湿热证慎用。

【备选附方】

1. 经方与经方 甘草附子汤合黄芪建中汤。

甘草附子汤（《伤寒论》）：甘草二两（炙），附子二枚（炮，去皮，破），白术二两，桂枝四两（去皮）。上四味，以水六升，煮取三升，去滓。温服一升，日三服。初服，得微汗则解，能食，汗止，复烦者，将服五合，恐一升多者，宜服六七合为始。

黄芪建中汤（《伤寒论》）：桂枝三两（去皮），甘草二两（炙），芍药六两，生姜三两（切），大枣十二枚（擘），胶饴一升，黄芪一两半。上七味，以水七升，煮取三升，去滓，内饴，更上微火消解，温服一升，日三服。呕家，不可用建中汤，以甜故也。气短，胸满者，加生姜；腹满者，去枣，加茯苓一两半；及疗肺虚损不足，补气加半夏三两。

2. 经方与时方 桂枝加附子汤合真人养脏汤。

桂枝加附子汤（《伤寒论》）：桂枝三两（去皮），芍药三两，甘草二两（炙），生姜三两（切），大枣十二枚（擘），附子一枚（炮，去皮，破八片）。上六味，以水七升，煮取三升，去滓。温服一升。本云：桂枝汤，今加附子，将息如前法。

真人养脏汤（《太平惠民和剂局方》）：人参、当归（去芦）、白术（焙）各六钱，肉豆蔻半两（面裹，煨），肉桂（去粗皮）、甘草（炙）各八钱，白芍药一两六钱，木香（不见火）一两四钱，诃子一两二钱（去核），罂粟壳三两六钱（去蒂萼，蜜炙）。上锉为粗末。每服二大钱，水一盏半，煎至八分，去滓，食前温服。忌酒、面、生、冷、鱼腥、油腻。

3. 时方与时方 参附汤合补气运脾汤。

参附汤（《正体类要》）：人参四钱，附子三钱（炮，去皮脐）。用水煎服，阳气脱陷者，倍用之。

补气运脾汤（《统旨方》）：人参二钱，白术三钱，橘红、茯苓各一钱半，炙黄芪一钱，砂仁八分，炙甘草四分。水二盅，加生姜一片，大枣一枚，煎八分，空腹服。有痰，加半夏曲一钱。

【古籍摘录】

1.《太平惠民和剂局方》 附子理中丸：治脾胃冷弱，心腹绞痛，呕吐泄利，霍乱转筋，体冷微汗，手足厥寒，心下逆满，腹中雷鸣，呕哕不止，饮食不进，及一切沉寒痼冷，并皆治之。附子（炮，去皮脐）、人参（去芦）、干姜（炮）、甘草（炙）、白术各三两。上为细末，用炼蜜和为丸，每两作一十丸。每服一丸，以水一盏化破，煎至七分，稍热服之，空心食前。

2.《伤寒论·辨太阳病脉证并治上》 太阳病，发汗，遂漏不止，其人恶风，小便难，四肢微急，难以屈伸者，桂枝加附子汤主之。

3.《金匮要略·血痹虚劳病脉证并治》 虚劳里急，悸，衄，腹中痛，梦失精，四肢酸疼，手足烦热，咽干口燥，小建中汤主之。

4.《伤寒论·辨太阳病脉证并治下》 风湿相搏，骨节疼烦，掣痛不得屈伸，近之则痛剧，汗出短气，小便不利，恶风不欲去衣，或身微肿者，甘草附子汤主之。

5.《金匮要略·血痹虚劳病脉证并治》　虚劳里急，诸不足，黄芪建中汤主之。

【文献推选】

1.（汉）张仲景.伤寒论［M］.北京：人民卫生出版社，2005.

2.（汉）张仲景.金匮要略［M］.北京：人民卫生出版社，2005.

3.李冀，左铮云.方剂学［M］.5版.北京：中国中医药出版社，2021.

4.吴勉华，石岩.中医内科学［M］.5版.北京：中国中医药出版社，2021.

第九章　心肝兼证合方 ▷▷▷

　　心肝兼证合方的运用，即治疗由心病及肝，或同时出现心、肝相关征象等证候时，根据合方原则进行合方。

　　依据中医基础理论，心属火，肝属木，二者母子相生；心为君主之官，肝为将军之官；心主行血，肝主藏血；心主藏神，肝主疏泄。二者的关系主要体现在血液运行与精神情志的异常，即主血和藏血、主神明与调节精神情志之间的相互关系。

　　心肝兼证合方遵循《素问·阴阳应象大论》所言"其高者，因而越之……其有邪者，渍形以为汗"，以及《素问·至真要大论》所曰"寒者热之，热者寒之，温者清之，清者温之，散者收之，抑者散之，燥者润之，急者缓之，坚者耎之，脆者坚之，衰者补之，强者泻之"，属于"八法"中的清法、消法、温法、补法。心肝兼证方剂遵循合方证候病机的复杂性、关联性，符合合方构成的主辅、平等等原则。

　　心肝兼证合方的治疗逐层深入，既要以治疗心病、肝病的基本证型为前提，又要通过合方的运用恢复脏腑表里关系和五脏生克制化的平衡。首先，针对心肝兼证的证型病机，采取常法治疗，如心肝热炽证需要用泻肝清心方，肝风内动证应用平肝息风方，心肝气虚、心肝血虚、心肝气血两虚、心肝阴虚等需要用补益心肝方，血瘀证需要用活血化瘀方等进行合方治疗。其次，根据心肝兼证的内在联系，用方注意主辅、平等等原则。如肝病引起的心病所形成的心肝兼证，合方需要注意以治疗肝病为主、心病为辅；气虚证引起的血瘀证所形成的气虚血瘀证，合方需要注意以治疗气虚为主、血瘀为辅；久病所形成的心肝兼证、气血两虚证，合方应当注意心肝并治、补气养血。再者，心肝兼证病程日久，病机复杂，合方治疗时亦当注意兼顾相表里的小肠、胆的功能，又当注意五脏之间的密切联系。此外，合方治疗心肝兼证时，还需注重协调功能相关联脏腑的气机运行。

　　心肝兼证合方主要以协同增效、扩展适用为主要目的，合方理论是以脏腑辨证为主，涉及清热剂、补益剂、安神剂、理气剂、理血剂、治风剂等方剂学内容。心肝兼证合方可分为心肝火旺合方、心肝血瘀合方、心肝两虚合方等。

第一节　心肝火旺合方

　　心肝火旺合方是治疗心肝兼证热证为主的合方。心为君主之官，肝为将军之官，其协同功能体现在血液运行与精神情志的异常。在病理情况下，心病可累及肝病，反之亦然。具体体现在两方面：一方面，肝火亢盛引动心火，导致心肝俱病；另一方面，由于心火炽盛，邪热入肝致化风生动，进而形成心肝兼证、本虚标实之证。

心肝火旺合方包括心肝热炽方、心肝风火方等。其合方的理论基础以脏腑辨证为主，涉及清热剂、补益剂、安神剂、治风剂等方剂学内容。

一、心肝热炽方

心肝热炽证的治法以"热者寒之""温者清之"为核心思想。凡热盛证，勿论热在气、在营、在血，热邪炽盛者均可使用本法。根据热邪之浅深层次，以及所犯脏腑的不同，又具体可分为泻火、解毒、凉血、滋阴，以及清解脏腑诸热用药的不同。若表邪未解，里热已盛，宜合解表法；气分热盛，热结胃肠，宜合清、下法；热邪已经离表尚未入里，邪在胸胁，宜合和法；痰热互结，宜合化痰法；湿热内盛，宜合利湿法；热邪劫阴伤液，宜合养阴法；热扰神昏，宜合开窍法；热盛动风，宜合息风法等。故清热法常与解表、泻下、和解、化痰、利湿、养阴、开窍、息风等诸法配合。

【临床表现】心烦心悸，甚则胸痛，头目胀痛，眩晕，口干口苦，急躁易怒，失眠多梦，发热口渴，面红目赤，小便短赤，灼热涩痛，大便秘结；舌红苔黄，脉弦数有力。

【辨证要点】

1. 主症　心烦失眠，眩晕，口干口苦，兼实热证。

2. 次症　发热，恶热，面赤，烦躁不宁，口渴欲饮。

【治法】泻肝降火，清心安神。

【合方选择】

1. 经方与经方　栀子豉汤合大柴胡汤加减。

栀子豉汤（《伤寒论》）：栀子十四个（擘），香豉四合（绵裹）。上二味，以水四升，先煮栀子得二升半，内豉，煮取一升半，去滓。分为二服，温进一服。得吐者，止后服。

大柴胡汤（《金匮要略》）：柴胡半斤，黄芩三两，芍药三两，半夏半升，枳实四枚，大黄二两，大枣十二枚，生姜五两。上八味，以水一斗二升，煮取六升，去滓，再煮，温服一升，日三服。

方解　本合方体现平等的合方原则。心火旺选用栀子豉汤，肝火旺选择大柴胡汤，二方协同形成心肝热炽经方与经方合方，以行泻肝降火、清心安神之功效。方中柴胡、栀子、黄芩清热泻火，解郁除烦，平心肝之热；大黄、枳实泄下热结，行滞消痞；芍药缓急止痛，与大黄、枳实相伍除心下、胸腹满痛；豆豉、半夏、生姜解表宣散，和胃降气，使气机升降自调；大枣和中益气。若兼见少气者，热伤气也，加炙甘草以益气，名栀子甘草豉汤；若胸胁痛剧者，可加川楝子、延胡索、郁金行气止痛；伴黄疸，加茵陈、龙胆草清热利湿退黄；胆结石，可加金钱草、海金沙等。

2. 经方与时方　泻心汤合龙胆泻肝汤加减。

泻心汤（《金匮要略》）：大黄二两，黄连一两，黄芩一两。上三味，以水三升，煮取一升，顿服之。

龙胆泻肝汤（《医方集解》）：龙胆草（酒炒）、黄芩（炒）、栀子（酒炒）、泽泻、木通、车前子、当归（酒洗）、生地黄（酒炒）、柴胡、甘草（生用）。水煎服。

方解 本合方体现平等的合方原则。心火旺选用泻心汤，肝火旺选择龙胆泻肝汤，二方协同形成心肝热炽经方与时方合方，以清心肝之热。龙胆草善泻肝胆之实火；黄连、黄芩泻心火，清邪热，除邪以安正；大黄、栀子、柴胡苦寒泻火；车前子、木通、泽泻清利湿热；肝为藏血之脏，肝经有热则易伤阴血，故佐以生地黄、当归养血益阴；甘草调和诸药。若口舌生疮，可加竹叶；若生疮疡，可酌加金银花、紫花地丁、蒲公英、连翘等；若热盛，伴有高烧者，加生玳瑁二至四钱，或加羚羊角、水牛角一至二分，或用生石膏二至三两，煎水煮药，效果更佳；若内有湿滞、食滞者，加枳壳二钱，以行气消导，使滞从内解。

3. 时方与时方 导赤散合当归龙荟丸加减。

导赤散（《小儿药证直诀》）：生地黄、木通、生甘草梢各等分。上药为末，每服三钱，水一盏，入竹叶同煎至五分，食后温服。

当归龙荟丸（《黄帝素问宣明论方》）：当归一两，龙胆草一两，栀子一两，黄连一两，黄芩一两，黄柏一两，大黄半两，芦荟半两，青黛半两，木香一分，麝香五分。上为末，炼蜜为丸，如小豆大，小儿如麻子大，每服二十丸，生姜汤下。

方解 本合方体现平等的合方原则。心火旺选用导赤散，肝火旺选择当归龙荟丸，二方协同形成心肝热炽时方与时方合方，以行泻肝降火、清心安神之功效。方中生地黄凉血滋阴降火；木通、竹叶入心与小肠经，上清心经之火，下导小肠之热，导心火下行；龙胆草、芦荟、青黛、栀子清泻肝经实火；黄芩清上焦燥火；黄柏清下焦湿火；大黄通腑泄热；加木香、当归调气行滞，养血和血，气畅则肝疏，血能生气；生甘草清热解毒，调和诸药，还可防木通、生地黄之寒凉伤胃。若心热移于小肠，小便不通，可加车前子、赤茯苓增强清热利水之功；阴虚较甚，加麦冬增强清心养阴之力；小便淋涩明显，加瞿麦、滑石之属，增强利尿通淋之效；出现头痛眩晕、目赤易怒，可加菊花、桑叶、夏枯草清肝疏风。

【适用范围】中医证型为心肝热炽证，病名为不寐、瘿病、郁证等。西医学的失眠、甲状腺疾病、焦虑症、抑郁障碍等，符合中医心肝热炽证者可参考论治。

【合方禁忌】凡属脾胃虚寒、大便溏薄者，慎用；服药期间忌发热诸物。

【备选附方】

1. 经方与经方 栀子厚朴汤合柴胡加龙骨牡蛎汤加减。

栀子厚朴汤（《伤寒论》）：栀子十四个（擘），厚朴四两（炙，去皮），枳实四枚（水浸，炙令黄）。上三味，以水三升半，煮取一升半，去滓。分二服，温进一服。得吐者，止后服。

柴胡加龙骨牡蛎汤（《伤寒论》）：柴胡四两，龙骨一两半，黄芩一两半，生姜一两半（切），铅丹一两半，人参一两半，桂枝一两半（去皮），茯苓一两半，半夏二合半（洗），大黄二两，牡蛎一两半（熬），大枣六枚（擘）。上十二味，以水八升，煮取四升，内大黄，切如棋子，更煮一两沸，去滓，温服一升。

2. 经方与时方　黄连解毒汤合柴胡疏肝散加减。

黄连解毒汤（《外台秘要》）：黄连三两，黄芩二两，黄柏二两，栀子十四枚。上四味，切，以水六升，煮取两升，分二服。

柴胡疏肝散（《医学统旨》）：陈皮（醋炒）、柴胡各二钱，川芎、香附、枳壳（麸炒）、芍药各一钱半，甘草五分（炙）。水二盅，煎八分，食前服。

3. 时方与时方　朱砂安神丸合逍遥散加减。

朱砂安神丸（《内外伤辨惑论》）：朱砂五钱（另研，水飞为衣），黄连六钱，甘草五钱五分，生地黄一钱五分，当归二钱五分。上四味，为细末，另研朱砂，水飞如尘，阴干，为衣，汤浸蒸饼为丸，如黍米大，每服十五丸，津唾咽之，食后服。

逍遥散（《太平惠民和剂局方》）：甘草半两（微炙赤）、当归（去苗，锉，微炒）、茯苓（去皮白者）、芍药（白）、白术、柴胡（去苗）各一两。上为粗末，每服二钱，水一大盏，烧生姜一块切破，薄荷少许，同煎至七分，去滓热服，不拘时候。

【古籍摘录】

1.《伤寒论·辨太阳病脉证并治中》　发汗吐下后，虚烦不得眠，若剧者，必反复颠倒，心中懊侬，栀子豉汤主之。栀子十四个（擘），香豉四合（绵裹）。上二味，以水四升，先煮栀子，得二升半，内豉，煮取一升半，去滓，分为二服，温进一服，得吐者，止后服。

2.《金匮要略·腹满寒疝宿食病脉证治》　按之心下满痛者，此为实也，当下之，宜大柴胡汤。柴胡半斤，黄芩三两，芍药三两，半夏半升（洗），枳实四枚（炙），大黄二两，大枣十二枚，生姜五两。上八味，以水一斗二升，煮取六升，去滓，再煎，温服一升，日三服。

3.《小儿药证直诀》　导赤散，治小儿心热，视其睡，口中气温，或合面睡，及上窜咬牙，皆心热也。心气热则心胸亦热，欲言不能，而有就冷之意，故合面睡。生地黄、甘草（生）、木通各等分，上同为末，每服三钱，水一盏，入竹叶同煎至五分，食后温服。一本不用甘草，用黄芩。

4.《医宗金鉴·删补名医方论》　龙胆泻肝汤，治胁痛口苦，耳聋耳肿，筋痿阴湿，热痒阴肿，白浊溲血。龙胆草（酒炒）、黄芩（炒）、栀子（酒炒）、泽泻、木通、车前子、当归（酒洗）、柴胡、甘草、生地（酒炒），水煎服。

5.《伤寒论·辨太阳病脉证并治中》　伤寒下后，心烦腹满，卧起不安者，栀子厚朴汤主之。栀子十四个（擘），厚朴四两（炙，去皮），枳实四枚（水浸，炙令黄）。上三味，以水三升半，煮取一升半，去滓，分二服，温进一服。得吐者，止后服。

【文献推选】

1. 周仲瑛 . 中医内科学［M］. 北京：中国中医药出版社，2007.
2. 郑洪新，杨柱 . 中医基础理论［M］. 5 版 . 北京：中国中医药出版社，2021.
3. 谢鸣 . 方剂学［M］. 3 版 . 北京：人民卫生出版社，2016.

二、心肝风火方

心肝风火证的治法以"虚则补之""损者益之"及"治风先治血，血行风自灭"为核心思想。《圣济总录·诸风门》指出："肌肉瞤动，命曰微风，盖邪搏分肉，卫气不通，阳气内鼓，故肌肉瞤动，然风之入脉，善行数变，亦为口眼瞤动偏喎之病也。"探究其病机均由经络空虚，或血少，或阴虚，或积热，或阻滞，以致或风阳上扰，或虚风内动。其治重在理肝，病位在心肝，清心泻火、平肝疏肝为常法。

【临床表现】心悸心慌，胸痛，眩晕头痛，眼睛干涩，甚则不能张目，失眠多梦，烦躁易怒，五心烦热；舌红少苔，脉细数。

【辨证要点】

1. 主症 心悸，胸痛，眩晕，兼阴虚证。

2. 次症 烦躁易怒，五心烦热，盗汗，腰膝酸软。

【治法】清心平肝，滋阴息风。

【合方选择】

1. 经方与经方 酸枣仁汤合柴胡加龙骨牡蛎汤加减。

酸枣仁汤（《金匮要略》）：酸枣仁二升，甘草一两，知母二两，茯苓二两，川芎二两。上五味，以水八升，煮酸枣仁得六升，内诸药，煮取三升，分温三服。

柴胡加龙骨牡蛎汤（《伤寒论》）：柴胡四两，龙骨一两半，黄芩一两半，生姜一两半（切），铅丹一两半，人参一两半，桂枝一两半（去皮），茯苓一两半，半夏二合半（洗），大黄二两，牡蛎一两半（熬），大枣六枚（擘）。上十二味，以水八升，煮取四升，内大黄，切如棋子，更煮一两沸，去滓，温服一升。

方解 本合方体现平等的合方原则。心火旺选用酸枣仁汤，肝风盛选用柴胡加龙骨牡蛎汤，二方协同形成心肝风火经方与经方合方，以行清心平肝、滋阴息风之功效。方中重用酸枣仁性平味甘酸，入心肝之经，能养血补肝，宁心安神；柴胡、桂枝、黄芩清热和里解外；龙骨、牡蛎、铅丹重镇安神，平肝潜阳；半夏、生姜和胃降逆；大黄泄里热，和胃气；茯苓宁心安神；知母滋阴清热；川芎疏达肝气；人参、甘草、大枣益气养营，扶正祛邪。阴虚热扰而见盗汗者，可加浮小麦、五味子；虚火内扰甚者，加生地黄、栀子；阳亢化风，眩晕较甚者，可加羚羊角、代赭石镇肝潜阳息风。

2. 经方与时方 朱砂安神丸合黄连阿胶汤加减。

朱砂安神丸（《内外伤辨惑论》）：朱砂五钱（另研，水飞为衣），黄连六钱，甘草五钱五分，生地黄一钱五分，当归二钱五分。上四味，为细末，另研朱砂，水飞如尘，阴干，为衣，汤浸蒸饼为丸，如黍米大，每服十五丸，津唾咽之，食后服。

黄连阿胶汤（《伤寒论》）：黄连四两，黄芩二两，芍药二两，鸡子黄二枚，阿胶三两。上五味，以水六升，先煮三物，取二升，去滓，纳胶烊尽，小冷，纳鸡子黄，搅令相得。温服七合，日三服。

方解 本合方体现主辅的合方原则。心肝风火选用朱砂安神丸，辅以黄连阿胶汤，二方协同形成心肝风火经方与时方合方，以行清心平肝、滋阴息风之功效。方中朱砂甘寒质重，专入心经，既能镇心定惊，又能清降心火，镇潜浮阳；黄连、黄芩苦寒，入心经，清心泻火；当归、生地黄滋阴养血，以补火热灼伤之阴血，使阴血充而心火不亢，肝阳得潜；芍药、阿胶、鸡子黄滋肾阴，使肾水上济于心，正所谓"阴不足，以甘补之"；甘草调药和中，以防黄连之苦寒及朱砂之质重碍胃。若心火较重，加栀子、莲子心；若神乱魂魄不宁，兼有惊恐、易惊者，加龙骨、牡蛎、磁石。

3. 时方与时方　天王补心丹合天麻钩藤饮加减。

天王补心丹（《校注妇人良方》）：人参（去芦）、茯苓、玄参、丹参、桔梗、远志各五钱，当归（酒浸）、五味子、麦门冬（去心）、天门冬、柏子仁、酸枣仁（炒）各一两，生地黄四两。上为末，炼蜜为丸，如梧桐子大，用朱砂为衣，每服二三十丸，临卧，竹叶煎汤送下。

天麻钩藤饮（《中医内科杂病证治新义》）：天麻 9g，川牛膝 12g，钩藤 12g（后下），石决明 18g（先煎），栀子 9g，杜仲 9g，黄芩 9g，益母草 9g，桑寄生 9g，夜交藤 9g，朱茯神 9g。水煎，分 2～3 次服。

方解　本合方体现平等的合方原则。心火旺选用天王补心丹，肝风盛选用天麻钩藤饮，二方协同形成心肝风火时方与时方合方，以行清心平肝、滋阴息风之功效。方中栀子、黄芩清泻心肝之实火；生地黄、天冬、麦冬、玄参滋阴清热，清心虚火；天麻、钩藤平肝息风，清肝热；远志、当归、白芍养血和血，养心安神；人参、五味子敛心气，补心血，安心神；丹参清心活血，合补血药使补而不滞，则心血易生；朱砂镇心安神，以治其标；桔梗载药上行；石决明咸寒质重，平肝潜阳，清肝明目；益母草、川牛膝、茯苓活血利水，有利于肝阳平降，取"血行风自灭"之意，兼益肝肾；杜仲、桑寄生补益肝肾以治本；夜交藤、朱茯神、酸枣仁、柏子仁宁心安神。肝火偏盛，头痛较剧者，可加夏枯草、龙胆草清肝泻火；胃肠燥热，大便干结者，可加大黄、火麻仁泄热通腑；肝肾阴虚明显者，可加女贞子、枸杞子、白芍等滋水涵木。

【适用范围】中医证型为心肝风火证，病名为中风、卒厥、眩晕等。西医学的高血压、急性脑血管病、神经性眩晕等，符合中医心肝风火证者可参考论治。

【合方禁忌】金石、介类药碍胃，脾胃虚弱者慎用；脾胃虚寒及湿痰留滞者不宜。

【备选附方】

1. 经方与经方　泻心汤合风引汤加减。

泻心汤（《金匮要略》）：大黄二两，黄连一两，黄芩一两。上三味，以水三升，煮取一升，顿服之。

风引汤（《金匮要略》）：大黄、干姜、龙骨各四两，桂枝三两，甘草、牡蛎各二两，寒水石、滑石、赤石脂、白石脂、紫石英、石膏各六两。上十二味，杵，粗筛，以韦囊盛之，取三指撮，井花水三升，煮三沸，温服一升。

2. 经方与时方　甘麦大枣汤合镇肝熄风汤加减。

甘麦大枣汤（《金匮要略》）：甘草三两，小麦一斤，大枣十枚。上三味，以水六升，煮取三升，温分三服。

镇肝熄风汤（《医学衷中参西录》）：怀牛膝一两，生赭石一两（轧细），生龙骨五钱（捣碎），生牡蛎五钱（捣碎），生龟板五钱（捣碎），生杭芍五钱，玄参五钱，天冬五钱，川楝子二钱，生麦芽二钱，茵陈二钱，甘草一钱半。水煎服。

3. 时方与时方　牛黄清心丸合羚角钩藤汤加减。

牛黄清心丸（《景岳全书》）：黄连五钱，黄芩三钱，山栀仁三钱，郁金二钱，辰砂一钱半，牛黄二分半。上为细末，腊雪调面糊为丸，如黍米大。每服七八丸，灯心汤送下。

羚角钩藤汤（《重订通俗伤寒论》）：羚角片一钱半，双钩藤三钱（后入），霜桑叶二钱，滁菊花三钱，鲜生地五钱，生白芍三钱，京川贝四钱（去心），淡竹茹五钱（鲜刮，与羚羊角先煎代水），茯神木三钱，生甘草八分。水煎服。

【古籍摘录】

1.《内外伤辨惑论》 如气浮心乱，以朱砂安神丸镇固之则愈。朱砂五钱，黄连六钱，甘草五钱五分，生地黄一钱五分，当归二钱五分。上四味为细末，另研朱砂，水飞如尘，阴干，为衣，汤浸蒸饼为丸，如黍米大，每服十五丸，津唾咽之，食后服。

2.《伤寒论·辨少阴病脉证并治》 少阴病，得之二三日以上，心中烦，不得卧，黄连阿胶汤主之。黄连四两，黄芩二两，芍药二两，鸡子黄二枚，阿胶三两。上五味，以水六升，先煮三物，取二升，去滓，纳胶烊尽，小冷，纳鸡子黄，搅令相得。温服七合，日三服。

3.《金匮要略·血痹虚劳病脉证并治》 虚劳虚烦不得眠，酸枣仁汤主之。酸枣仁二升，甘草一两，知母二两，茯苓二两，川芎二两。上五味，以水八升，煮酸枣仁，得六升，内诸药，煮取三升，分温三服。

【文献推选】

1. 周仲瑛. 中医内科学［M］. 北京：中国中医药出版社，2017.
2. 谢鸣. 方剂学［M］.3 版. 北京：人民卫生出版社，2016.
3.（汉）张仲景. 伤寒论［M］. 北京：人民卫生出版社，2017.
4.（汉）张仲景. 金匮要略［M］. 北京：人民卫生出版社，2017.

第二节　心肝血瘀合方

心肝血瘀合方是治疗心肝兼证血瘀证为主的合方。心主血，是全身血液循环的枢机；肝藏血，是全身血量调节的关键。《灵枢·刺节真邪》指出："宗气不下，脉中之血，凝而留止。"说明心的气血不足，血液运行受阻，肝不藏血，肝体失养，可以引起肝血瘀滞。此外，肝不藏血，血液亏少，心肝失养，气血运行失调，血脉凝涩亦成瘀。

心肝血瘀合方包括心肝气虚血瘀方、心肝血虚夹瘀方等。其合方的理论基础以脏腑辨证为主，涉及补益剂、理气剂、理血剂等方剂学内容。

一、心肝气虚血瘀方

心肝气虚血瘀治法以"虚则补之""损者益之"为主。心气虚较重或可稍佐以温阳药，因"壮火之气衰，少火之气壮；壮火食气，气食少火；壮火散气，少火生气"（《素问·阴阳应象大论》）。气虚较重又或可稍佐以补益阴血药。气属阳，"善补阳者，必于阴中求阳，则阳得阴助而生化无穷"。肝气虚者，以补肝气为宜，若辨证失误，误将肝气虚的情绪改变认为是肝郁气滞，反以疏肝理气治之，则更加耗散肝气，证愈加重。所谓肝体阴而用阳，阴即肝的藏血功能，阳即肝气的疏化温运功能，二者相辅相成，互根互用。《医林改错·论抽风不是风》云："元气既虚，必不能达于血管，血管无气，必停留而瘀。"心肝气虚血瘀病位在心肝，可以补心肝之气以活血化瘀通脉。

【临床表现】心悸气短，胸闷心痛，精神疲倦，面色淡白或暗滞，肢体乏力，倦怠乏力，少气懒言，胁肋或其他部位疼痛如刺，痛处固定不移、拒按；舌淡暗或有紫斑、紫点，脉涩。

【辨证要点】

1. 主症　心悸气短，胸闷心痛，面色紫暗，兼气虚证。

2. 次症　气短，乏力，身疲，自汗。

【治法】调肝补心，益气活血。

【合方选择】

1. 经方与经方　炙甘草汤合旋覆花汤加减。

炙甘草汤（《金匮要略》）：甘草四两（炙），生姜三两（切），人参二两，生地黄一斤，桂枝三两（去皮），阿胶二两，麦门冬半升（去心），麻仁半升，大枣三十枚（擘）。上九味，以清酒七升，水八升，先煮八味，取三升，去滓，内胶烊消尽，温服一升，日三服。

旋覆花汤（《金匮要略》）：旋覆花三两，葱十四茎，新绛少许。上三味，以水三升，煮取一升，顿服之。

方解　本合方体现平等的合方原则。心气虚选用炙甘草汤，活血调肝选旋覆花汤，二方协同形成心肝气虚血瘀经方与经方合方，以行调肝补心、益气活血之功效。方中炙甘草、人参、大枣益心气，补脾气，以资气血生化之源；生地黄、麦冬、胡麻仁、阿胶滋心阴，养心血，充血脉以助心气生化；旋覆花咸温，能理气解郁，宽胸开结，擅长通肝络而行气血；新绛（即茜草）苦寒入肝，活血化瘀通络；桂枝、葱白、生姜辛行温通，温心阳，通血脉。若心悸怔忡较甚，加酸枣仁、柏子仁等助养心定悸之效；若胸中瘀痛甚者，可加乳香、没药活血止痛；胁下有血瘀痞块，可加郁金、丹参活血化积。

2. 经方与时方　桂枝甘草龙骨牡蛎汤合桃仁红花煎加减。

桂枝甘草龙骨牡蛎汤（《伤寒论》）：桂枝一两，甘草二两（炙），牡蛎二两（熬），龙骨二两。上四味，以水五升，煮取二升半，去滓，温服八合，日三服。

桃仁红花煎（《陈素庵妇科补解》）：红花、乳香、青皮、桃仁、川芎、当归、延胡索、香附、生地黄、赤芍、丹参。水煎服。

方解　本合方体现平等的合方原则。心气虚选用桂枝甘草龙骨牡蛎汤，血瘀选用桃仁红花煎，二方协同形成心肝气虚血瘀经方与时方合方。方以桂枝辛甘而温，既温振心阳，为温心通阳之要药，又温通血脉以畅血行；红花、桃仁、赤芍、丹参、川芎行血散瘀；香附、青皮理气解郁；延胡索、乳香行气散瘀止痛；生地黄、当归养血滋阴，补养冲任，且防理气活血药伤及阴血之弊。甘草一则补心气，合桂枝辛甘化阳，温补并行；二则健脾气，资中焦，使气血生化有源。龙骨、牡蛎重镇潜敛，安神定悸，令神志安静而烦躁可解，心神得安，血行得畅。

3. 时方与时方　保元汤合血府逐瘀汤加减。

保元汤（《博爱心鉴》）：黄芪三钱，人参一钱，炙甘草一钱，肉桂五分（原书无用量，今据《景岳全书》补）。上加生姜一片，水煎，不拘时服。

血府逐瘀汤（《医林改错》）：桃仁四钱，红花三钱，当归三钱，生地黄三钱，牛膝三钱，川芎一钱半，桔梗一钱半，赤芍二钱，枳壳二钱，甘草二钱，柴胡一钱。水煎服。

方解　本合方体现平等的合方原则。心气虚选用保元汤，血瘀选用血府逐瘀汤，二方协同形成心肝气虚血瘀时方与时方合方。方中黄芪、人参补元气；肉桂、炙甘草补火助阳、益气补中，生姜温中，使心阳之气得后天之资；桃仁破血行滞而润燥，红花活血祛瘀以止痛；赤芍、川芎助君药活血祛瘀；牛膝活血通经，祛瘀止痛，引血下行；生地黄、当归养血益阴，清热活血；桔梗、枳壳一升一降，宽胸行气；柴胡疏肝解郁，升达清阳，与桔梗、枳壳同用，尤善理气行滞，使气行则血行；桔梗并能载药上行；甘草调和诸药。合而用之，使血活瘀化气行。若心气虚甚者，可加淮小麦、大枣、紫石英等；若血瘀热甚者，可重用生地黄、赤芍、杜丹皮凉血活血退热。

【适用范围】中医证型为心肝气虚血瘀证，病名为胸痹、真心痛、胁痛等。西医学的冠心病、心绞痛、肋间神经炎等，符合中医心肝气虚血瘀证者可参考论治。

【合方禁忌】孕妇忌用；体虚者慎用；中虚湿阻者不宜。

【备选附方】

1. 经方与经方　黄芪建中汤合桂枝茯苓丸加减。

黄芪建中汤（《金匮要略》）：黄芪一两半，桂枝三两，芍药六两（酒炒），甘草二两（炙），生姜三两，大枣十二枚，饴糖一升。上七味，以水七升，先煮六味，去滓，内饴糖，更上微火消解。温服一升，日三服。

桂枝茯苓丸（《金匮要略》）：桂枝、茯苓、牡丹、芍药、桃仁各等分。上五味，末之，炼蜜和丸，如兔屎大，每日食前服一丸，不知，加至三丸。

2. 经方与时方　四君子汤合桃核承气汤加减。

四君子汤（《太平惠民和剂局方》）：人参（去芦）、白术、茯苓（去皮）、甘草（炙）各等分。上为细末，每服两钱，水一盏，煎至七分，通口服，不拘时；入盐少许，白汤点亦得。

桃核承气汤（《伤寒论》）：桃仁五十个（去皮尖），大黄四两，桂枝二两（去皮），甘草二两（炙），芒硝二两。上四味，以水七升，煮取二升半，去滓，内芒硝，更上火，微沸，下火。先食，温服五合，日三服，当微利。

3. 时方与时方　补中益气汤合桃红四物汤加减。

补中益气汤（《内外伤辨惑论》）：黄芪（劳役病热甚者一钱）、甘草（炙），以上各五分；人参（去芦）、升麻、柴胡、橘皮、当归身（酒洗）、白术，以上各三分。上件咬咀，都作一服，水二盏，煎至一盏，去渣，早饭后温服。如伤之重者，二服而愈，量轻重治之。

桃红四物汤（《医垒元戎》）：熟地黄、当归、白芍、川芎、桃仁、红花。水煎服。

【古籍摘录】

1.《金匮要略·肺痿肺痈咳嗽上气病脉证治》《外台》炙甘草汤，治肺痿涎唾多，心中温温液液者。甘草四两（炙），生姜三两（切），人参二两，生地黄一斤，桂枝三两（去皮），阿胶二两，麦门冬半升（去心），麻仁半升，大枣三十枚（擘）。上九味，以清酒七升，水八升，先煮八味，取三升，去滓，内胶烊消尽，温服一升，日三服。一名复脉汤。

2.《伤寒论·辨太阳病脉证并治中》 火逆下之，因烧针烦躁者，桂枝甘草龙骨牡蛎汤主之。桂枝一两（去皮），甘草二两（炙），牡蛎二两（熬），龙骨二两。上四味，以水五升，煮取二升半，去滓，温服八合，日三服。

3.《陈素庵妇科补解》 桃仁红花煎，妇人月水不通，属瘀血者，小腹时时作痛，或少腹板急，或心脉痹阻证。红花、乳香、青皮、桃仁、川芎、当归、延胡索、香附、生地、赤芍、丹参，水煎服。

4.《医林改错》 血府逐瘀汤，头痛，胸痛，胸不任物，胸任重物，天亮出汗，食自胸右下，心里热（名曰灯笼病），瞀闷，急躁，夜睡梦多，呃逆，饮水即呛，不眠，小儿夜啼，心跳心忙，夜不安，俗言肝气病，干呕，晚发一阵热。桃仁四钱，红花三钱，当归三钱，生地黄三钱，牛膝三钱，川芎一钱半，桔梗一钱半，赤芍二钱，枳壳二钱，甘草二钱，柴胡一钱。

5.《金匮要略·血痹虚劳病脉证并治》 虚劳里急，诸不足，黄芪建中汤主之。黄芪一两半，桂枝三两（去皮），芍药六两，甘草二两（炙），生姜三两，大枣十二枚，饴糖一升。上七味，以水七升，先煮六味，去滓，内饴糖，更上微火消解，温服一升，日三服。

6.《太平惠民和剂局方》 四君子汤，治荣卫气虚，脏腑怯弱，心腹胀满，全不思食，肠鸣泄泻，呕哕吐逆，大宜服之。人参（去芦）、白术、茯苓（去皮）、甘草（炙）。上为细末，每服两钱，水一盏，煎至七分，通口服，不拘时；入盐少许，白汤点亦得。

【文献推选】

1. 周仲瑛. 中医内科学［M］. 北京：中国中医药出版社，2017.

2. 郑洪新，杨柱. 中医基础理论［M］. 5 版. 北京：中国中医药出版社，2021.

3. 谢鸣. 方剂学［M］. 3 版. 北京：人民卫生出版社，2016.

二、心肝血虚夹瘀方

心肝血虚夹瘀的本质是"虚实夹杂"。《灵枢·天年》曰："血气虚，脉不通。"由于气为血帅，血为气母，气行则血行，故血虚则脉道不充，血气不旺。正如张景岳所云："血盈则经脉自至……血既枯矣，而复通之，则枯者愈枯。"此外，瘀血阻滞脉道也会影响新血的形成。《血证论》曰："盖瘀血去则新血已生，新血生而瘀血自去。"张景岳谓："血有虚而滞者，宜补之活之。"血虚血瘀者，若一味补益，会进一步加重瘀的程度，甚至在瘀的基础上进一步化火；若一味活血，则可能耗气伤血。故在治疗心肝血虚夹瘀证时，应当根据虚实的不同程度及导致血虚、血瘀的病因，适当调整活血药和补血药的比例，对证、对症、对病治疗。

【临床表现】胸闷痛、刺痛，心悸，乏力，失眠多梦，健忘，眩晕，视物模糊，肌肤甲错，爪甲不荣，肢体麻木甚则震颤、拘挛，面白无华或晦暗，妇女月经量少色淡，甚则闭经；舌淡暗，苔白少，脉细或弦细。

【辨证要点】

1. 主症　胸闷痛、刺痛，心悸，面白晦暗，兼血虚证。

2. 次症　乏力，多梦，头晕，眼花。

【治法】补血养血，活血化瘀。

【合方选择】

1. 经方与经方　酸枣仁汤合桂枝茯苓丸加减。

酸枣仁汤（《金匮要略》）：酸枣仁二升，甘草一两，知母二两，茯苓二两，川芎二两。上五味，以水八升，煮酸枣仁，得六升，内诸药，煮取三升，分温三服。

桂枝茯苓丸（《金匮要略》）：桂枝、茯苓、牡丹皮、芍药、桃仁各等分。上五味，末之，炼蜜和丸，如兔屎大，每日食前服一丸，不知，加至三丸。

方解　本合方体现平等的合方原则。血虚选用酸枣仁汤，血瘀选用桂枝茯苓丸，二方协同形成心肝血虚夹瘀经方与经方合方，以行补血养血、活血化瘀之功效。方中桃仁、牡丹皮活血化瘀；芍药祛瘀和血养血；桂枝温通经脉而行瘀滞；酸枣仁补血调肝，清心安神；茯苓宁心安神，益气健脾；知母养阴清热除烦；川芎辛散，活血行气，调肝疏肝，与酸枣仁相伍，酸收辛散并用，补血行血，共奏调肝、养血、安神之功；甘草和中缓急，调和诸药，与茯苓相伍健脾和中，与酸枣仁相伍滋养肝阴。若兼头痛者，可加菊花、蔓荆子；若兼气虚者，症见神疲乏力，气短懒言，可加人参、黄芪、白术等；若兼失眠者，可加何首乌、珍珠母等。

2. 经方与时方　四物汤合失笑散加减。

四物汤（《仙授理伤续断秘方》）：当归（去芦，酒浸，炒）、川芎、白芍、熟干地黄（酒蒸，熟地黄已有成品，干地黄即生地黄晒干）各等分。上为粗末。每服三钱，水一盏半，煎至八分，去渣，空心食前热服。

失笑散（《太平惠民和剂局方》）：蒲黄（炒香）、五灵脂（酒研，淘去沙土）各等分。上先用酽醋调二钱，熬成膏，入水一盏，煎七分，食前热服。

方解　本合方体现平等的合方原则。血虚选用四物汤，血瘀选用失笑散，二方协同形成心肝血虚夹瘀经方与时方合方。方中熟地黄、白芍养血调肝，滋阴润燥。五灵脂入肝经血分，有通利血脉、散瘀止痛之功；蒲黄炒用能止血；当归、川芎活血祛瘀，养血调经；四者相须为用，化瘀散结止痛。瘀血重者，加丹参、三七等；伴阴虚者，治以养阴生津，可用黄精、枸杞子；伴气虚者，加用黄芪、人参等。

3. 时方与时方　归脾汤合血府逐瘀汤加减。

归脾汤（《济生方》）：白术、茯神（去木）、黄芪（去芦）、龙眼肉、酸枣仁（炒，去壳）各一两，人参、木香（不见火）各半两，甘草（炙）二钱半，当归一钱，远志（蜜炙）一钱（当归、远志从《内科摘要》补入）。上㕮咀，每服四钱，水一盏半，加生姜五片，枣一枚，煎至七分，去滓温服，不拘时候。

血府逐瘀汤（《医林改错》）：桃仁四钱，红花三钱，当归三钱，生地黄三钱，牛膝三钱，川芎一钱半，桔梗一钱半，赤芍二钱，枳壳二钱，甘草二钱，柴胡一钱。水煎服。

方解　本合方体现平等的合方原则。血虚选用养归脾汤，血瘀选用血府逐瘀汤，二方协同形成心肝血虚夹瘀时方与时方合方，以行补血养血、活血化瘀之功效。方中人参、黄芪、白术、甘草甘温之品补脾益气以生血，使气旺而血生；当归、龙眼肉、生地黄养血益阴以养心；茯苓（多用茯神）、酸枣仁、远志宁心安神；桃仁、红花、赤芍、川芎活血祛瘀止痛；牛膝活血通经，祛瘀止痛，引血下行；桔梗、枳壳、柴胡疏肝解郁，理气行滞，使气行则血行；甘草调和诸药。若瘀痛入络，可加全蝎、地龙、三棱、莪术等破血通络止痛；气机郁滞较重，加川楝子、香附、青皮等疏肝理气止痛；血虚血瘀经闭、痛经者，可用本方去桔梗，加香附、益母草、泽兰等活血调经止痛。

【适用范围】中医证型为心肝血虚夹瘀证，病名为心衰、胸痹、心悸等。西医学的内源性心脏病、心肌梗死、缩窄性心包炎等，符合中医心肝血虚夹瘀证者可参考论治。

【合方禁忌】辨证施治应重视整体与局部的关系，治病求本，标本兼治，不可一味投以猛药；上方中活血祛瘀药较多，故孕妇忌用。

【备选附方】

1. 经方与经方　胶艾汤合下瘀血汤加减。

胶艾汤（《金匮要略》）：川芎、阿胶、甘草各二两，艾叶、当归各三两，芍药四两，干地黄六两。上七味，以水五升，清酒三升，合煮，取三升，去滓，内胶，令消尽，温服一升，日三服，不差更作。

下瘀血汤（《金匮要略》）：大黄二两，桃仁二十枚，䗪虫（熬，去足）二十枚。上三味末之，炼蜜和为四丸，以酒一升，煎一丸，取八合，顿服之，新血下如豚肝。

2. 经方与时方　当归芍药散合桃红四物汤加减。

当归芍药散（《金匮要略》）：当归三两，芍药一斤，茯苓四两，白术四两，泽泻半斤，川芎半斤。上六味，杵为散，取方寸匕，酒和，日三服。

桃红四物汤（《医垒元戎》）：熟地黄、当归、白芍、川芎、桃仁、红花。水煎服。

3. 时方与时方　养心汤合调肝汤加减。

养心汤（《证治准绳》）：黄芪（炙）、茯神（去木）、白茯苓（去皮）、半夏曲、当归、川芎各一钱半，远志（去心，姜汁淹，焙）、酸枣仁（去皮，隔纸炒香）、辣桂、柏子仁、五味子、人参各一钱，甘草半钱（炙）。上水二盏，生姜五片，红枣二枚，煎一盏，食前服。

调肝汤（《傅青主女科》）：山药五钱，阿胶三钱（白面炒），当归三钱（酒洗），白芍三钱（酒炒），山萸肉三钱（蒸熟），巴戟一钱，甘草一钱。水煎服。

【古籍摘录】

1.《金匮要略·血痹虚劳病脉证并治》　虚劳虚烦不得眠，酸枣仁汤主之。酸枣仁二升，甘草一两，知母二两，茯苓二两，川芎二两。上五味，以水八升，煮酸枣仁，得六升，内诸药，煮取三升，分温三服。

2.《金匮要略·妇人妊娠病脉证并治》 妇人怀娠，腹中㽲痛，当归芍药散主之……妇人腹中诸疾痛，当归芍药散主之。

3.《证治准绳·惊》 养心汤，治心虚血少，惊惕不宁。黄芪（炙）、茯神（去木）、白茯苓（去皮）、半夏曲、当归、川芎各一钱半，远志（去心，姜汁淹，焙）、酸枣仁（去皮，隔纸炒香）、柏子仁、辣桂、五味子、人参各一钱，甘草半钱（炙）。上水二盏，生姜五片，红枣二枚，煎一盏，食前服。加槟榔、赤茯苓，治停水、怔悸。

4.《傅青主女科·行经后少腹疼痛》 妇人有少腹疼于行经之后者，人以为气血之虚也，谁知是肾气之涸乎！夫经水者，乃天一之真水也，满则溢而虚则闭，亦其常耳，何以虚能作疼哉？盖肾水一虚则水不能生木，而肝木必克脾土，木土相争，则气必逆，故尔作疼。治法必须以舒肝气为主，而益之以补肾之味，则水足而肝气益安，肝气安而逆气自顺，又何疼痛之有哉！方用调肝汤。山药五钱（炒），阿胶三钱（白面炒），当归三钱（酒洗），白芍三钱（酒炒），山萸肉三钱（蒸熟），巴戟一钱（盐水浸），甘草一钱。水煎服。

5.《金匮要略·妇人妊娠病脉证并治》 师曰：妇人有漏下者，有半产后因续下血都不绝者，有妊娠下血者，假令妊娠腹中痛，为胞阻，胶艾汤主之。

【文献推选】

1. 周仲瑛.中医内科学［M］.北京：中国中医药出版社，2017.
2. 郑洪新，杨柱.中医基础理论［M］.5版.北京：中国中医药出版社，2021.
3. 谢鸣.方剂学［M］.3版.北京：人民卫生出版社，2016.
4.（汉）张仲景.伤寒论［M］.北京：人民卫生出版社，2017.
5.（汉）张仲景.金匮要略［M］.北京：人民卫生出版社，2017.

第三节 心肝两虚合方

心肝两虚合方是治疗心肝兼证虚证为主的合方。心主血，肝藏血，二者互相配合，共同维持血液的正常运行。心与肝二者在生理功能上相辅相成。王冰注《素问·五脏生成》曰："肝藏血，心行之。"心血充盈，心气旺盛，则血行正常，肝有所藏，才能得以滋养肝阴，疏泄条达；肝藏血充足，调节血量的功能正常，心行血功能才能正常进行。

心肝两虚合方包括心肝血虚方、心肝阴虚方、心肝气血两虚方及心肝阳虚方等。其合方的理论基础以脏腑辨证为主，涉及补益剂、安神剂、温里剂等方剂学内容。

一、心肝血虚方

心肝血虚方是治疗心肝血虚证的方剂。心主血，心血不足可导致肝血亏损，即心血不足，血脉空虚，肝无所藏，肝血亏虚。肝藏血，肝血不足，肝不藏血，则心失所养，心血亦虚。心血不足则子盗母气，肝血不足可母病及子，最终发展为心肝血虚。本证因病种不同，表现各异。

《难经·六十九难》曰："经言：虚者补之，实者泻之，不虚不实，以经取之。何谓也？然。虚者补其母，实者泻其子，当先补之，然后泻之。不虚不实，以经取之者，是正经自生病，不中他邪也，当自取其经，故言以经取之。"《备急千金要方》论曰："凡肝劳病者，补心气以益之，心旺则感于肝矣。人逆春气则足少阳不生，而肝气内变。顺之则生，逆之则死。顺之则治，逆之则乱。反顺为逆，是谓关格，病则生矣。"心肝血虚的治法以"虚则补之""损者益之"为核心思想。

【临床表现】头晕、眼花，面色苍白，爪甲不荣，心慌、惊悸，手足麻木，少寐、多梦，或两胁不舒，月经量少、色淡；舌质淡，舌苔薄白，脉细。

【辨证要点】

1. 主症 心悸健忘，失眠多梦，眩晕耳鸣，面白无华，两目干涩，视物模糊。

2. 次症 爪甲不荣，肢体麻木，震颤拘挛，妇女月经量少、色淡，甚则经闭。

【治法】补血养肝，宁心安神。

【合方选择】

1. 经方与经方 酸枣仁汤合甘麦大枣汤加减。

酸枣仁汤（《金匮要略》）：酸枣仁二升，甘草一两，知母二两，茯苓二两，川芎二两。上五味，以水八升，煮酸枣仁，得六升，内诸药，煮取三升，分温三服。

甘草大枣汤（《金匮要略》）：甘草三两，小麦一升，大枣十枚。上三味，以水六升，煮取三升，温分三服。

方解 本合方体现主辅的合方原则。酸枣仁汤为主方，甘麦大枣汤为辅方。肝藏血，血舍魂；心藏神，血养心。肝血不足，则魂不守舍；心失所养，加之阴虚生内热，虚热内扰，故虚烦失眠、心悸不安。血虚无以荣润于上，每多伴见头目眩晕、咽干口燥。舌红，脉弦细乃血虚肝旺之征。方中酸枣仁、小麦养血安神，补心养肝；甘草、人枣益气和中，润燥缓急；知母、茯苓滋阴清热，除烦安神。二方合用，共奏补血养肝、宁心安神之功效。血虚甚而头目眩晕重者，加当归、白芍、枸杞子增强养血补肝之效；虚火重而咽干口燥甚者，加麦冬、生地黄养阴清热；若寐而易惊，加龙齿、珍珠母镇惊安神；兼见盗汗者，加五味子、牡蛎安神敛汗。

2. 经方与时方 归脾汤合酸枣仁汤加减。

归脾汤（《正体类要》）：白术、当归、白茯苓、黄芪（炒）、远志、龙眼肉、酸枣仁（炒）各一钱，人参一钱，木香五分，甘草三分（炙）。加生姜、大枣，水煎服。

酸枣仁汤（《金匮要略》）：酸枣仁二升，甘草一两，知母二两，茯苓二两，川芎二两。上五味，以水八升，煮酸枣仁，得六升，内诸药，煮取三升，分温三服。

方解 本合方体现主辅的合方原则。心血虚选用归脾汤，肝血虚选用酸枣仁汤。脾胃为气血生化之源，方中以参、芪、术、草大队甘温之品补脾益气以生血，使气旺而血生，血足则心有所养、肝有所藏；当归、龙眼肉甘温补血养心；酸枣仁、茯苓（多用茯神）、远志宁心安神；川芎辛散，调肝血而疏肝气；知母苦寒质润，滋阴润燥，清热除烦；木香辛香而散，理气醒脾，与大量益气健脾药配伍，复中焦运化之功，又能防大量益气补血药滋腻碍胃，使补而不滞，滋而不腻。全方心、肝、脾同治，调后天之本以益气补血、补心养肝。崩漏下血者,加艾叶炭、炮姜炭温经止血;偏热者,加生地炭、阿胶珠、棕榈炭清热止血。

3. 时方与时方　圣愈汤合补肝汤加减。

圣愈汤(《医宗金鉴》):熟地黄七钱五分,白芍七钱五分(酒拌),川芎七钱五分,人参七钱五分(一般用潞党参20g),当归五钱(酒洗),黄芪五钱(炙)。水煎服。

补肝汤(《医宗金鉴》):即当归、川芎、白芍、熟地黄、酸枣仁、炙草、木瓜也(原书未著剂量)。

方解　圣愈汤、补肝汤均为四物汤加减化裁而成。四物汤方中熟地黄甘温味厚质润,入肝、肾经,长于滋养阴血、补肾填精,为补血要药,故为君药。当归甘辛温,归肝、心、脾经,为补血良药,兼具活血作用,且为养血调经要药,用为臣药。佐以白芍养血益阴,川芎活血行气。四药配伍,共奏补血调血之功。四物皆阴,非长养万物者也。阴中无阳,故圣愈汤加黄芪、人参以补气,此阳生阴长,血随气行之理也,以补气摄血。补肝汤为四物汤加酸枣仁、木瓜、炙甘草,养血柔肝,滋养肝阴。二方合用,滋补心肝,养血柔肝。

【适用范围】中医证型为心肝血虚证,病名为不寐、郁证、虚劳、脏躁、眩晕、夜盲、颤证等。西医学的失眠、抑郁、心律失常、贫血、低血压、神经衰弱、帕金森病等,符合中医心肝血虚证者可参考论治。

【合方禁忌】阴虚内热、邪热壅盛者忌用,或根据临床病证辨证运用。

【备选附方】

1. 经方与时方　酸枣仁汤合安神定志丸加减。

安神定志丸(《医学心悟》):茯苓、茯神、人参、远志各一两,石菖蒲、龙齿各五钱。炼蜜为丸,如桐子大,辰砂为衣。每服二钱,开水下。

酸枣仁汤(《金匮要略》):酸枣仁二升,甘草一两,知母二两,茯苓二两,川芎二两。上五味,以水八升,煮酸枣仁,得六升,内诸药,煮取三升,分温三服。

2. 时方与时方　秘旨安神丸合四物汤加减。

秘旨安神丸(《保婴撮要》):人参、半夏(汤泡)、酸枣仁(炒)、茯神各一钱,当归(酒洗)、橘红、赤芍(炒)各七分,五味子五粒(杵),甘草三分(炙)。上为末,姜汁糊丸,芡实大。每服一丸,生姜汤下。

四物汤(《仙授理伤续断秘方》):当归(去芦,酒浸,炒)、川芎、白芍、熟干地黄(酒蒸,熟地黄已有成品,干地黄即生地黄晒干)各等分。上为粗末。每服三钱,水一盏半,煎至八分,去渣,空心食前热服。

【古籍摘录】

1.《医宗金鉴》　圣愈汤,治一切失血过多,阴亏气弱,烦热作渴,睡卧不宁等证。四物汤加人参、黄芪(一方去芍药),水煎服。[集注]柯琴曰:《经》云:"阴在内,阳之守也;阳在外,阴之使也。"故阳中无阴,谓之孤阳;阴中无阳,谓之死阴。朱震亨曰:四物皆阴,行天地闭塞之令,非长养万物者也。故四物加知柏,久服便能绝孕,谓嫌于无阳耳。此方取参、芪配四物,以治阴虚血脱等证。盖阴阳互为其根,阴虚则阳无所附，所以烦热燥渴；气血相为表里，血脱则气无所归，所以睡卧不宁。然阴虚无骤补之法，计在培阴以藏阳；血脱有生血之机，必先补气。此阳生阴长，血随气行之理也。故曰：阴虚则无气，无气则死矣。此方得仲景白虎加人参之义而扩充者乎！前辈治阴虚，用八珍、十全，卒不获效者，因甘草之甘，不达下焦；白术之燥，不利肾阴；茯苓渗泄，碍乎生升；肉桂辛热，动其虚火。此六味，皆醇厚和平而滋润，服之则气血疏通，内外调和，合于圣度矣。

2.《薛氏医案》 归脾汤，治思虑伤脾，不能摄血，致血妄行；或健忘、怔忡、惊悸、盗汗；或心脾作痛，嗜卧少食，大便不调；或肢体重痛，月经不调，赤白带下；或思虑伤脾而患疟、痢。人参、白术、白茯苓、龙眼肉、酸枣仁、黄芪各二钱，远志、当归各一钱，木香、甘草（炙）各五分。上姜枣水煎服。

3.《保婴撮要》 秘旨安神丸，治心血虚而睡中惊悸，或受惊吓而作。人参、半夏（汤泡）、酸枣仁（炒）、茯神各一钱，当归（酒洗）、橘红、赤芍（炒）各七分，五味子五粒（杵），甘草三分（炙）。上为末，姜汁糊丸芡实大。每服一丸，生姜汤下。

4.《诸病源候论·风惊恐候》 风惊恐者，由体虚受风，入乘脏腑。其状，如人将捕之。心虚则惊，肝虚则恐。足厥阴为肝之经，与胆合；足少阳为胆之经，主决断众事。心肝虚而受风邪，胆气又弱，而为风所乘，恐如人捕之。

5.《诸病源候论·风惊候》 风惊者，由体虚，心气不足，为风邪所乘也。心藏神而主血脉，心气不足则虚，虚则血乱，血乱则气并于血，气血相并，又被风邪所乘，故惊不安定，名为风惊。

6.《备急千金要方·肝劳》 论曰：肝劳病者，补心气以益之，心旺则感于肝矣。人逆春气则足少阳不生，而肝气内变，顺之则生，逆之则死，顺之则治，逆之则乱，反顺为逆，是谓关格，病则生矣。

【文献推选】

1.（清）吴谦，等.医宗金鉴［M］.郑金生整理.北京：人民卫生出版社，2017.

2.（明）王肯堂.证治准绳［M］.倪和宪点校.北京：人民卫生出版社，2014.

二、心肝阴虚方

心肝阴虚方是治疗心肝阴虚证的方剂。心肝阴虚证，因阴虚亏损，心肝失养，或虚火内扰所致。肝为刚脏，体阴而用阳，以血为本，以气为用。劳欲太过，肾精耗损，或因久病体虚、思虑劳神太过，暗耗营阴，致阴血不足；而肝阴亏损可导致肝阴不足、心脉失养。肝阴不足，不能上滋头目，则头晕耳鸣、两目干涩；虚火上炎，则面部烘热；虚火内灼，则见胁肋灼痛、五心烦热、潮热盗汗；阴液亏虚不能上润，则见口咽干燥；筋脉失养则手足蠕动。

【临床表现】心慌、惊悸阵作，心烦，少寐、多梦、易惊，眩晕，目涩，口干、咽燥，形体消瘦；伴见低热或烘热，盗汗，手足心热，颧红升火，月经量少、色暗红；舌质红，舌苔少，脉细或疾数。

【辨证要点】

1. 主症 心悸，心烦，多梦，头晕，耳鸣，目涩，胁肋灼痛，口咽干燥，兼阴虚证。

2. 次症 低热或烘热，盗汗，手足心热，颧红升火，月经量少、色暗红。

【治法】滋阴降火，宁心柔肝。

【合方选择】

1. 经方与经方 酸枣仁汤合百合地黄汤加减。

酸枣仁汤（《金匮要略》）：酸枣仁二升，甘草一两，知母二两，茯苓二两，川芎二两。上五味，以水八升，煮酸枣仁，得六升，内诸药，煮取三升，分温三服。

百合地黄汤（《金匮要略》）：百合七枚（擘），生地黄汁一升。以水洗百合，渍一宿，当白沫出，出其水，更以泉水二升，煎取一升，去滓，内地黄汁，煎取一升五合，分温再服。中病，勿更服，大便当如漆。

方解 本合方体现主辅的合方原则。主方为酸枣仁汤，辅方为百合地黄汤。阴虚生内热，虚热内扰，故虚烦失眠、心悸不安，酸枣仁汤养血安神，清热除烦。百合地黄汤用百合为君，安心补神，能去中热，利大小便，导涤痰积；佐生地黄汁以凉血，血凉则热毒解而蕴结自行，故大便当去恶沫也。百合色白入肺，而清气中之热；地黄色黑入肾，而除血中之热；气血即治，百脉俱清，虽有邪气，亦必自下。服后大便如漆，则热除之验也。二方合用，滋阴降火，宁心安神，清心柔肝。

2. 经方与时方 天王补心丹合芍药甘草汤加减。

天王补心丹（《校注妇人良方》）：人参（去芦）、茯苓、玄参、丹参、桔梗、远志各五钱，当归（酒浸）、五味子、麦门冬（去心）、天门冬、柏子仁、酸枣仁（炒）各一两，生地黄四两。上为末，炼蜜为丸，如梧桐子大，用朱砂为衣，每服二三十丸，临卧，竹叶煎汤送下。（现代用法：上药共为细末，炼蜜为小丸，用朱砂水飞9～15g为衣，每服6～9g，温开水送下，或用桂圆肉煎汤送服；亦可改为汤剂，用量按原方比例酌减。）

芍药甘草汤方（《伤寒论》）：白芍药、甘草（炙）各四两，上二味，以水三升，煮取一升五合，去滓，分温再服。

方解 本合方体现主辅的合方原则。主方为天王补心丹，辅方为芍药甘草汤。阴虚血少，则心悸失眠、神疲健忘；阴虚生内热，虚火内扰，则汗出、手足心热、虚烦；心藏神，肝藏魂，心主神明，肝主谋略，心肝阴虚，则心神失养，易失眠、心烦、胆怯、易惊；肝体失养，则筋脉挛急。天王补心丹滋阴补血以治本，养心安神以治标，标本兼治。方中重用甘寒之生地黄，入心能养血，入肾能滋阴，故能滋阴养血，壮水以制虚火。芍药甘草汤方"此足太阴、阳明药也。气血不和，故腹痛。白芍酸收而苦涩，能行营气；炙甘草温散而甘缓，能和逆气；又痛为木盛克土，白芍能泻肝，甘草能缓肝和脾也"（《医方集解》）。芍药白补而赤泻，白收而赤散也。酸以收之，甘以缓之，酸甘相合，用补阴血。二方合用，以滋阴补血，养心安神，养阴柔肝。失眠重者，酌加龙骨、磁石重镇安神；心悸怔忡甚者，可酌加龙眼肉、夜交藤以增强养心安神之功；遗精者，可加金樱子、煅牡蛎固肾涩精。

3. 时方与时方 一贯煎合生脉散加减。

一贯煎（《续名医类案》）：北沙参、麦冬、当归身、生地黄、枸杞子、川楝子（原书未著用量）。水煎服。

生脉散（《医学启源》）：人参五分，麦门冬五分，五味子七粒。长流水煎，不拘时服。（现代用法：水煎服。）

方解 本合方体现主辅的合方原则。主方为一贯煎，辅方为生脉散。肝体阴而用阳，喜条达而恶抑郁。肝肾阴血亏虚，肝体失养，则疏泄失常，肝气郁滞，进而横逆犯胃，故胁痛、吞酸；阴虚津液不能上承，则咽干口燥、舌红少津；心阴不足，心脉失养，阴虚内热汗出，气随津泄，则心悸气短、神疲乏力。方中重用生地黄滋阴养血；麦冬、当归、枸杞子滋阴柔肝；人参益气养阴；北沙参、麦冬滋养肺胃，养阴生津，意在佐金平木、扶土制木；五味子酸温，敛肺止汗，生津止渴；少量川楝子疏肝泄热，理气止痛，复其条达之性。诸药合用，使肝体得养，肝气得舒，则诸症可解。

【适用范围】 中医证型为心肝阴虚证，病名为心悸、不寐、瘿病、郁证、胁痛等。西医学的失眠、抑郁、心脏神经官能症、甲状腺功能亢进、更年期综合征、神经官能症、绝经前后诸证、干燥综合征等，符合中医心肝阴虚证者可参考论治。

【合方禁忌】 邪热壅盛者忌用，或根据临床病证辨证运用。

【备选附方】

1. 经方与经方 甘麦大枣汤合百合地黄汤加减。

甘草大枣汤（《金匮要略》）：甘草三两，小麦一升，大枣十枚。上三味，以水六升，煮取三升，温分三服。

百合地黄汤（《金匮要略》）：百合七枚（擘），生地黄汁一升。上以水洗百合，渍一宿，当白沫出，出其水，更以泉水二升，煎取一升，去滓，内地黄汁，煎取一升五合，分温再服。中病，勿更服，大便当如漆。

2. 经方与时方 一贯煎合芍药甘草汤加减。

一贯煎（《续名医类案》）：北沙参、麦冬、当归身、生地黄、枸杞子、川楝子（原书未著用量）。水煎服。

芍药甘草汤（《伤寒论》）：白芍药、甘草（炙）各四两。上二味，以水三升，煮取一升五合，去滓，分温再服。

3. 时方与时方 天王补心丹合补肝汤加减。

补肝汤（《医宗金鉴》）：即当归、川芎、白芍、熟地黄、酸枣仁、炙草、木瓜也（原书未著剂量）。

天王补心丹（《校注妇人良方》）：人参（去芦）、茯苓、玄参、丹参、桔梗、远志各五钱，当归（酒浸）、五味子、麦门冬（去心）、天门冬、柏子仁、酸枣仁（炒）各一两，生地黄四两。上为末，炼蜜为丸，如梧桐子大，用朱砂为衣，每服二三十丸，临卧，竹叶煎汤送下。

【古籍摘录】

1.《伤寒来苏集》 势不得不用热因热用之法，救桂枝之误以回阳，然阳亡实因于阴虚而无所附，又不得不用益津敛血之法以滋阴，故与甘草干姜汤而厥愈，更与芍药甘草汤脚伸矣。且芍药酸寒，可以止烦、敛自汗而利小便，甘草甘平，可以解烦、和肝血而缓筋急，是又内调以解外之一法也。

2.《古今名医方论》 引柯琴：心者主火，而所以主者神也。神衰则火为患，故补心者必清其火而神始安。补心丹用生地黄为君者，取其下足少阴以滋水主，水盛可以伏火。此非补心之阳，补心之神耳。凡果核之有仁，犹心之有神也。清气无如柏子仁，补血无如酸枣仁，其神存耳。参、苓之甘以补心气，五味之酸以收心气，二冬之寒以清气分之火，心气和而神自归矣。当归之甘以生心血，玄参之咸以补心血，丹参之寒以清血中之火，心血足而神自藏矣。更假桔梗为舟楫，远志为向导，和诸药入心而安神明。以此养生则寿，何有健忘、怔忡、津液干涸、舌上生疮、大便不利之虞哉？

3.《续名医类案》 高吕二案，持论略同，而俱用滋水生肝饮，余早年亦尝用此，却不甚应，乃自创一方，名一贯煎，用北沙参、麦冬、地黄、当归、杞子、川楝六味，出入加减投之，应如桴鼓；口苦燥者，加酒连尤捷，可统治胁痛、吞酸、吐酸、疝瘕、一切肝病。

【文献推选】

1. 李冀，左铮云．方剂学［M］．5版．北京：中国中医药出版社，2021.
2. （汉）张仲景．金匮要略［M］．北京：人民卫生出版社，2017.
3. （明）薛己．校注妇人良方［M］．太原：山西科学技术出版社，2012.

三、心肝气血两虚方

心肝气血两虚方是治疗心肝气血两虚证的方剂。"气为血之帅""血为气之母"，气中有血，血中有气，气与血不可须臾相离，乃阴阳互根，气能生血，气能行血，气能摄血，血能生气，血能载气，气与血，一阴一阳，互相维系，气为血之帅，血为气之守。气虚可致血虚，血虚亦可致气虚，久则气血亏虚，心肝失养。

【临床表现】心慌、心悸，精神恍惚，多梦、梦魇，头晕、眼花，视物模糊，两胁隐痛，月经量少，面色苍白，爪甲不荣；舌质淡，边有齿痕，脉细无力。

【辨证要点】

1.主症 心慌、心悸，精神恍惚，多梦、梦魇，头晕、眼花，视物模糊，两胁隐痛。

2.次症 月经量少，面色苍白，爪甲不荣。

【治法】益气养血，宁心养肝。

【合方选择】

1.经方与经方 炙甘草汤合酸枣仁汤加减。

炙甘草汤（《伤寒论》）：甘草四两（炙），生姜三两（切），人参二两，生地黄一斤，桂枝三两（去皮），阿胶二两，麦门冬半升（去心），麻仁半升，大枣三十枚（擘）。上九味，以清酒七升，水八升，先煮八味，取三升，去滓，内胶烊消尽，温服一升，日三服。

酸枣仁汤（《金匮要略》）：酸枣仁二升，甘草一两，知母二两，茯苓二两，川芎二两。上五味，以水八升，煮酸枣仁，得六升，内诸药，煮取三升，分温三服。

方解　本合方体现主辅的合方原则。主方为炙甘草汤，辅方为酸枣仁汤。方中生地黄、酸枣仁、炙甘草、人参、茯苓、大枣滋阴养血，养心补肝，宁心安神；阿胶、麦冬、麻仁、知母滋阴养血润燥；桂枝、生姜辛行温通，温心阳，通血脉；川芎补血行血，养血调肝。诸药合用，滋而不腻，温而不燥，共奏益气养血、宁心养肝之功效。偏于心气不足者，重用炙甘草、人参；偏于阴血虚者，重用生地黄、麦冬；心阳偏虚者，易桂枝为肉桂，加附子增强温心阳之力；阴虚而内热较盛者，易人参为南沙参，并减去桂、姜、枣、酒，酌加知母、黄柏，则滋阴降虚火之力更强。

2. 经方与时方　炙甘草汤合柏子养心汤加减。

炙甘草汤（《金匮要略》）：甘草四两（炙），生姜三两（切），人参二两，生地黄一斤，桂枝三两（去皮），阿胶二两，麦门冬半升（去心），麻仁半升，大枣三十枚（擘）。上九味，以清酒七升，水八升，先煮八味，取三升，去滓，内胶烊消尽，温服一升，日三服。

柏子养心汤（《叶氏女科》）：生黄芪一钱，麦冬一钱，枣仁一钱，人参一钱，柏子仁一钱，茯神八分，川芎八分，远志八分（制），当归二钱，五味子十粒，炙甘草五分。加生姜三片，水煎服。

方解　本合方体现主辅的合方原则。主方为炙甘草汤，辅方为柏子养心汤。方中重用生地黄滋阴养血为君，《名医别录》谓地黄"补五脏内伤不足，通血脉，益气力"。配伍炙甘草、人参、生黄芪、大枣益心气，补脾气，以资气血生化之源；阿胶、麦冬、川芎、当归、麻仁滋心阴，养心血；茯神、远志、柏子仁、枣仁、五味子宁心安神；桂枝、生姜温心阳，通血脉。二方合用，共成益气补血、养心安神之功。失眠重者，加龙齿、磁石重镇安神。

3. 时方与时方　补心汤合安神丸加减。

补心汤（《保婴撮要》）：茯苓五分，酸枣仁（炒）二钱，五味子（炒）、当归各一钱，人参一钱五分，白术一钱（炒），菖蒲五分，远志六分（去心），甘草五分（炙）。上作二三服，水煎。

安神丸（《保婴撮要》）：人参、半夏（汤泡）、酸枣仁（炒）、茯神各一钱，当归（酒洗）、橘红、赤芍（炒）各七分，五味子五粒（杵），甘草三分（炙）。上为末，姜汁糊丸芡实大。每服一丸，生姜汤下。

方解　本合方体现主辅的合方原则。主方为补心汤，辅方为安神丸。方中人参、白术、茯苓、炙甘草健脾益气；半夏、橘红、生姜和胃燥湿，以绝生痰之源；当归、赤芍养血活血；酸枣仁养心阴，益肝血，合五味子宁心安神，与茯神、石菖蒲、远志交通心肾，养心安神。诸药合用，共成益气养血、宁心安神之功。

【**适用范围**】中医证型为心肝气血两虚证，病名为心悸、不寐、眩晕等。西医学的失眠、抑郁、心律失常、心脏神经官能症等，符合中医心肝气血两虚证者可参考论治。

【**合方禁忌**】邪热壅盛者忌用，或根据临床病证辨证运用。

【备选附方】

1. 经方与时方 养心汤合酸枣仁汤加减。

养心汤（《证治准绳》）：黄芪（炙）、茯神（去木）、白茯苓（去皮）、半夏曲、当归、川芎各一钱半，远志（去心，姜汁淹，焙）、酸枣仁（去皮，隔纸炒香）、辣桂、柏子仁、五味子、人参各一钱，甘草半钱（炙）。上水二盏，生姜五片，红枣二枚，煎一盏，食前服。

酸枣仁汤（《金匮要略》）：酸枣仁二升，甘草一两，知母二两，茯苓二两，川芎二两。上五味，以水八升，煮酸枣仁，得六升，内诸药，煮取三升，分温三服。

2. 时方与时方 保元汤、生脉散、丹参饮合四物汤加减。

保元汤（《博爱心鉴》）：黄芪三钱，人参一钱，炙甘草一钱，肉桂五分（原书无用量，今据《景岳全书》补）。上加生姜一片，水煎，不拘时服。

生脉散（《医学启源》）：人参五分，麦门冬五分，五味子七粒。长流水煎，不拘时服。（现代用法：水煎服。）

丹参饮（《时方歌括》）：丹参一两，檀香、砂仁各一钱半。以水一杯，煎七分服。

四物汤（《仙授理伤续断秘方》）：当归（去芦，酒浸，炒）、川芎、白芍、熟干地黄（酒蒸，熟地黄已有成品，干地黄即生地黄晒干）各等分。上为粗末。每服三钱，水一盏半，煎至八分，去渣，空心食前热服。

【古籍摘录】

1.《伤寒论·辨太阳病脉证并治下》 伤寒脉结代，心动悸，炙甘草汤主之。方三十九，甘草四两（炙），生姜三两（切），人参二两，生地黄一斤，桂枝三两（去皮），阿胶二两，麦门冬半升（去心），麻仁半升，大枣三十枚（擘）。上九味，以清酒七升，水八升，先煮八味，取三升，去滓，内胶，烊消尽。温服一升，日三服。一名复脉汤。脉按之来缓，时一止复来者，名曰结；又脉来动而中止，更来小数，中有还者反动，名曰结，阴也。脉来动而中止，不能自还，因而复动者，名曰代，阴也。得此脉者，必难治。

2.《古今名医方论》 柯韵伯曰：古人治气虚以四君，治血虚以四物，气血俱虚者以八珍，更加黄芪、肉桂，名十全大补，宜乎万举万当也。而用之有不获效者，盖补气而不用行气之品，则气虚之甚者，无气以受其补；补血而仍用行血之物于其间，则血虚之甚者，更无血以流行。议方确妙。故加陈皮以行气，而补气者，悉得效其用；去川芎行血之味，而补血者，因以奏其功。此善治者，只一加一减，便能转旋造化之机也。然气可召而至，血易亏难成，苟不有以求其血脉之主而养之，则营气终归不足，故倍人参为君，而佐以远志之苦，先入心以安神定志，使甘温之品，始得化而为血，以奉生身。又心苦缓，必得五味子之酸以收敛神明，使营行脉中而流于四脏，名之曰养荣，不必仍十全之名，而收效有如此者。

3.《保婴撮要·便痈》 便痈因肝火肝疳，或禀肝经热毒……一小儿溃后，惊悸发搐，呵欠咬牙。心肝二经气血俱虚也。先用补心汤、安神丸，虚症寻愈；再用八珍汤、托里散，肌肉渐生；却用地黄丸而疮口敛。

4.《医门法律·论酸枣仁汤方》　本文云：虚劳虚烦不得眠，酸枣仁汤主之。按：《素问》云：阳气者，烦劳则张，精绝，辟积于夏，使人煎厥。已详论卷首答问条矣。可见虚劳虚烦，为心肾不交之病，肾水不上交心火，心火无制，故烦而不得眠，不独夏月为然矣。方用酸枣仁为君，而兼知母之滋肾为佐，茯苓、甘草调和其间，芎䓖入血分而解心火之躁烦也。

5.《医学启源·药类法象》　麦门冬：气寒，味微苦甘，治肺中伏火，脉气欲绝。加五味子、人参二味，为生脉散，补肺中元气不足，须用之。《主治秘要》云：甘，阳中微阴，引经酒浸，治经枯、乳汁不下。汤洗，去心用。

【文献推选】

1. 吴勉华，石岩.中医内科学［M］.5版.北京：中国中医药出版社，2021.
2. 郑洪新，杨柱.中医基础理论［M］.5版.北京：中国中医药出版社，2021.
3. 邓中甲.方剂学［M］.北京：中国中医药出版社，2003.
4.（汉）张仲景.伤寒论［M］.北京：人民卫生出版社，2017.
5.（金）张元素.医学启源［M］.北京：中国中医药出版社，2007.

四、心肝阳虚方

心肝阳虚方是治疗心肝阳虚证的方剂。心肝阳虚，肝火不足也，由于命门火不足、心火不足引起。肝阳虚和肝气虚以往中医学教材中较少提及，实际上中医古籍中讲到了肝气、肝阳的问题，吴澄、唐容川等医家曾提及肝气虚、肝阳虚，但乏于阐述，未能付诸临床。

心肝阳虚，表现为手足厥冷、呕吐、腹痛、泄下、懈怠、忧郁、胆怯、头痛、四肢麻木不温等症。《太平圣惠方》曰："肝虚则生寒。"寒即阳不足的意思。肝寒就是肝阳虚、肝气虚。

【临床表现】手足厥冷，头痛，呕吐，腹痛，泄下，懈怠，忧郁，胆怯，四肢麻木不温；舌淡苔白，唇舌暗，脉沉弦、沉细或迟。

【辨证要点】

1.主症　手足厥冷，头痛，呕吐，腹痛，泄下。

2.次症　懈怠，忧郁，胆怯，四肢麻木不温。

【治法】温经散寒，养血通脉，和中止呕。

【合方选择】

1.经方与经方　当归四逆加吴茱萸生姜汤加减。

当归四逆加吴茱萸生姜汤（《伤寒论》）：当归三两，芍药三两，甘草二两（炙），通草二两，桂枝三两（去皮），细辛三两，生姜半斤（切），吴茱萸二升，大枣二十五枚（擘）。上九味，以水六升，清酒六升和，煮取五升，去滓，温分五服。

方解　本方证由营血虚弱，寒凝经脉，血行不利所致。素体血虚而又经脉受寒，寒邪凝滞，血行不利，阳气不能达于四肢末端，营血不能充盈血脉，遂呈手足厥寒、脉细欲绝。此手足厥寒只是指掌至腕、踝不温，与四肢厥逆有别，兼寒邪在胃，呕吐腹痛。

本方以桂枝汤去生姜，倍大枣，加当归、通草、细辛，吴茱萸汤去人参，倍吴茱萸，加生姜二两组成。方中当归甘温，养血和血；桂枝辛温，温经散寒，温通血脉，为君药。细辛温经散寒，助桂枝温通血脉；白芍养血和营，助当归补益营血，共为臣药。通草通经脉，以畅血行；大枣、甘草益气健脾养血，共为佐药。重用大枣，既合归、芍以补营血，又防桂枝、细辛燥烈太过，伤及阴血。甘草兼调和药性而为使药。内有久寒者，必加吴茱萸、生姜之辛以散之。全方合用，共奏温经散寒、养血通脉、和中止呕之效。治腰、股、腿、足疼痛属血虚寒凝者，可酌加川断、牛膝、鸡血藤、木瓜等活血化瘀之品；治妇女血虚寒凝之经期腹痛，及男子寒疝、睾丸掣痛、牵引少腹疼痛、肢冷脉弦者，可酌加乌药、茴香、良姜、香附等理气止痛；若血虚寒凝所致手足冻疮，不论初期未溃或已溃者，均可以本方加减运用；若呕吐较甚者，可加半夏、陈皮、砂仁等增强和胃止呕之力；若头痛较甚者，可加川芎以加强止痛之功。

【适用范围】中医证型为心肝阳虚证，病名为头痛、呕吐、腹痛、泄泻、厥证、痹证等。西医学的血管性头痛、紧张性头痛、三叉神经痛、急性胃炎、幽门痉挛、肠易激综合征、胃肠痉挛、脑血管痉挛等，符合中医心肝阳虚证者可参考论治。

【合方禁忌】邪热壅盛者忌用，或根据临床病证辨证运用。

【古籍摘录】

1.《伤寒论·辨厥阴病脉证并治》　若其人内有久寒者，宜当归四逆加吴茱萸生姜汤。

2.《伤寒贯珠集·厥阴温法十条》　手足厥寒，脉微欲绝者，阳之虚也，宜四逆辈。脉细欲绝者，血虚不能温于四末，并不能荣于脉中也。夫脉为血之腑，而阳为阴之先，故欲续其脉，必益其血；欲益其血，必温其经。方用当归、芍药之润以滋之，甘草、大枣之甘以养之，桂枝、细辛之温以行之；而尤藉通草之入经通脉，以续其绝而止其厥。若其人内有久寒者，必加吴茱萸、生姜之辛以散之；而尤藉清酒之濡经浃脉，以散其久伏之寒也。

【文献推选】

1. 李冀，左铮云. 方剂学［M］.5 版. 北京：中国中医药出版社，2021
2. 吴勉华，石岩. 中医内科学［M］.5 版. 北京：中国中医药出版社，2021.
3.（汉）张仲景. 伤寒论［M］. 北京：人民卫生出版社，2017.
4.（清）尤在泾. 伤寒贯珠集［M］. 北京：中国医药科技出版社，2011.

第十章　心肾兼证合方　▷▷▷

心肾兼证合方的运用，即治疗由心病及肾，或同时出现心、肾相关征象等证候时，根据合方原则进行合方。

依据中医基础理论，心在五行属火，位居于上而属阳；肾在五行属水，位居于下而属阴。从阴阳、水火的升降理论来说，位于下者，以上升为顺；位于上者，以下降为和。心为君主之官，心主血脉；肾为作强之官，肾藏精。心与肾的关系体现在两个方面：一是心肾阴阳水火的互制互济；二是精血互化，精神互用。

心肾兼证合方遵循《素问·六微旨大论》所言："升已而降，降者为天；降已而升，升者为地。天气下降，气流于地；地气上升，气腾于天。"理论上认为心火必须下降于肾，肾水必须上济于心，这样心肾之间的生理功能才能协调，称为"心肾相交"，即"水火既济"；反之，若心火不能下降于肾而独亢，肾水不能上济于心而凝聚，心肾之间的生理功能就会失去协调，而出现一系列的病理表现，即称为"心肾不交"，也就是"水火失济"。在此理论的基础上，心肾兼证方剂遵循合方证候病机的复杂性、扩展性、实用性，符合合方构成的主辅、平等等原则。

心肾兼证的合方治疗，既要以治疗心病、肾病的基本病症为前提，又要通过运用合方来恢复心肾的生理功能与内外联系。针对心肾兼证，要治疗心病、肾病的基本病症，对心肾常见病理现象心肾不交及心肾两虚的不同证型采取不同的疗法，如心肾火热、肾水凌心、君相火旺、相火炽盛者。心火居上，肾水居下，生理状态下，心阳下交于肾以资助肾阳，抑制肾阴而使肾水不寒；肾阴上济于心以资助心阴，抑制心阳而使心火不亢。病理状态下，若火热炽盛，内扰心肾，一派热象，则合方以降心火为主，滋肾阴为辅；若心阳难以温化肾水，则主以振奋心阳，化气利水；若心火偏亢，心火不能下交于肾，肾水不能上济于心，心肾不交，水亏火旺，此时主以清心安神，滋阴清热；若相火炽盛，以乘阴位，此时应潜阳封髓、引火归原。如心肾气虚、心肾阴虚、心肾阳虚、心肾气阴两虚、心肾阴阳两虚者，则遵循主次，虚则补之。合方要注意主辅原则。

心肾兼证合方的理论是以三焦之上焦辨证为主，下焦辨证为辅，涉及泻下剂、清热剂、温里剂、补益剂、固涩剂、安神剂、祛湿剂等方剂学内容。

第一节　心肾不交合方

心肾不交合方是治疗心肾不交证的合方。心肾有特有的生理关系。心属火，藏神；肾属水，藏精。两脏互相作用，互相制约，以维持正常的生理活动。肾中真阳上升，能温养心火；心火能制肾水泛滥而助真阳；肾水又能制心火，使不致过亢而益心阴。正常情况下，心与肾相互协调，相互制约，彼此交通，保持动态平衡。心肾的协调功能体现在心血与肾水、心神与肾精、君火与相火、心血与肾气、心阳与肾水之间的生理机制上，五个方面协调平衡，才算心肾相交，水火既济；一方久病，则另一方也会遭受牵连。

心肾不交合方包括心肾火热方、肾水凌心方、君相火旺方及相火炽盛方等。其合方的理论基础以三焦之上焦、下焦辨证为主，涉及清热剂、温里剂、补益剂、固涩剂、安神剂、祛湿剂等方剂学内容。

一、心肾火热方

心肾火热证多因情志抑郁化火，或火热之邪内侵，或过食辛辣刺激、温补之品，久蕴化火，内炽于心，致脏腑功能失调，水火不相既济，心火内炽，扰乱心神，火热下移于下焦小肠、大肠、肾等。证属标实，日久煎熬津液，易成阴虚。心肾火热剂重在协调泻心火与滋心阴、肾阴之间的关系。

【临床表现】发热口渴，心烦失眠，甚或神昏谵语，尿黄灼热，腰痛，潮热盗汗，头晕目眩，耳鸣耳聋；舌红苔黄，脉数。

【辨证要点】

1.主症　发热口渴，心烦失眠，甚或神昏谵语，舌红苔黄，脉数。

2.次症　尿黄灼热，腰痛，潮热盗汗，头晕目眩，耳鸣耳聋。

【治法】清心泻火，滋阴除烦。

【合方选择】

1.经方与经方　泻心汤合百合地黄汤加减。

泻心汤（《金匮要略》）：大黄二两，黄连一两，黄芩一两。上三味，以水三升，煮取一升，顿服之。

百合地黄汤（《金匮要略》）：百合七枚（擘），生地黄汁一升。上以水洗百合，渍一宿，当白沫出，出其水，更以泉水二升，煎取一升，去滓，内地黄汁，煎取一升五合，分温再服。中病，勿更服，大便当如漆。

方解　本合方功在清热泻火，止血滋阴。方中大黄、黄连、黄芩苦寒清泄，直折上炎之火，泻心即是泻火，泻火即可止血。若火热内盛，迫血妄行，证见吐血，伴口渴心烦、溲赤便秘、舌红苔黄、脉数有力等。再加百合、生地黄汁更添养阴清热、补益心肺之功。方中百合色白入肺，养肺阴而清气热；生地黄色黑入肾，益心营而清血热；泉水清热，利小便。诸药合用，心肺同治，阴复热退，百脉因之调和，病自可愈。百合地黄汤是治疗百合病之主方。本方证是以心肺阴虚内热，百脉失和为主要病机的病证。

2.经方与时方　泻心汤合六味地黄丸加减。

泻心汤（《金匮要略》）：大黄二两，黄连一两，黄芩一两。上三味，以水三升，煮取一升，顿服之。

六味地黄丸（《中华人民共和国药典》）：熟地黄、酒萸肉、牡丹皮、山药、茯苓、泽泻。口服。大蜜丸一次 1 丸，一日 2 次。

方解 六味地黄丸中重用熟地黄，滋阴补肾，填精益髓，为君药。山萸肉补养肝肾，并能涩精；山药补益脾阴，亦能固精，共为臣药。三药相配，滋养肝、脾、肾，称为"三补"。但熟地黄的用量是山萸肉与山药两味之和，故以补肾阴为主，补其不足以治本。配伍泽泻利湿泄浊，并防熟地黄之滋腻恋邪；牡丹皮清泻相火，并制山萸肉之温涩；茯苓淡渗脾湿，并助山药之健运。三药为"三泻"，渗湿浊，清虚热，平其偏胜以治标，均为佐药。六味合用，三补三泻，其中补药用量重于"泻药"，是以补为主；肝、脾、肾三阴并补，以补肾阴为主。再合泻心汤清上焦之火，这是本合方的配伍特点。

【适用范围】 不寐、遗精、血淋等，辨证为心肾火旺证者。西医学的失眠、精囊炎、尿血等，符合中医心肾火旺证者可参考论治。

【合方禁忌】 本方多阴柔滋腻之品，易滞脾碍胃，故脾虚便溏者慎用；凡阳虚失血、脾不统血者，忌用本方。

【备选附方】

1. 经方与经方 栀子豉汤合防己地黄汤加减。

栀子豉汤（《伤寒论》）：栀子十四个（擘），香豉四合（绵裹）。上二味，以水四升，先煮栀子得二升半，内豉，煮取一升半，去滓。分为二服，温进一服。得吐者，止后服。

防己地黄汤（《金匮要略》）：防己一分，桂枝三分，防风三分，甘草一分。上四味，以酒一杯，渍之一宿，绞取汁；生地黄二斤，以铜器将上二种药汁和匀，分二次服。

2. 经方与时方 栀子豉汤合左归丸加减。

栀子豉汤（《伤寒论》）：同上。

左归丸（《景岳全书》）：大怀熟地八两，山药四两（炒），枸杞四两，山茱萸肉四两，川牛膝三两（酒洗，蒸熟，精滑者不用），菟丝子四两（制），鹿胶四两（敲碎，炒珠），龟胶四两（切碎，炒珠，无火者不必用）。上先将熟地蒸烂杵膏，炼蜜为丸，如梧桐子大。每服百余丸，食前用滚汤或淡盐汤送下。

【古籍摘录】

1.《伤寒论类方汇参》 左季云："栀子苦能泄热，寒能胜湿，主治心中上下一切证。豆制而为豉，轻浮上升，化浊为清……剂分两最小，凡治上焦之药皆然。"

2.《医宗金鉴》 心气"不足"二字，当是"有余"二字。若是不足，如何用此方治之，必是传写之讹。心气有余，热盛也，热盛而伤阳络，迫血妄行，为吐、为衄。故以大黄、黄连、黄芩大苦大寒直泄三焦之热，热去而吐衄自止矣。

3.《医宗金鉴》 程应旄："盖栀子气味轻越，合以香豉能化浊为清，但使涌去客邪，则气升液化，而郁闷得舒矣。"

4.《千金方衍义》 百合病若不经发汗、吐、下，而血热自汗，用百合为君，安心补神，能去中热，利大小便，导涤痰积；但佐生地黄汁以凉血，血凉则热毒解而蕴结自行，故大便当去恶沫也。

5.《慎斋遗书》 夫肾属水，水性润下，如何而升，盖因水中有真阳，故水亦随阳而升至于心，则生心中之火。

【文献推选】

1. 吕志杰. 张仲景方剂学［M］. 北京：中国医药科技出版社，2012.

2. 王付，石昕昕. 仲景方临床应用指导［M］. 北京：人民卫生出版社，2001.

3. 吕翠霞，蔡群. 金匮方歌括白话解［M］. 北京：中国医药科技出版社，2012.

4. 郭蕾，戴永生，郭银雪，等. 戴永生教授治疗心肾不交失眠的临床经验［J］. 内蒙古中医药，2021，40（09）：93-94.

5. 周之干. 慎斋遗书［M］. 北京：中国中医药出版社，2016.

二、肾水凌心方

肾水凌心证是因脾肾阳虚或心肾阳虚引起水饮上逆，侵凌于心所致，证属本虚标实。本证是水饮内停，阻遏心阳的证候。其病位主要在心，然常涉及脾、肾两脏阳气虚衰，导致痰饮、瘀血等的产生，而使病情更趋复杂多端。肾水凌心方剂注意处理扶正、祛邪的关系，在余邪未尽阶段，宜用祛邪不伤正、扶正不碍邪的"和"法治疗。只有余邪已尽，方可根据心阳不振兼见肺脾气虚或肾阳虚弱而随证施治，调补善后。

【临床表现】心悸胸闷，气喘不能平卧，形寒肢冷，大汗淋漓，神志昏迷；舌淡苔薄白，脉微细欲绝或沉伏。

【辨证要点】

1. 主症　心悸胸闷，气喘不能平卧，形寒肢冷，舌淡苔薄白，脉微细欲绝或沉伏。

2. 次症　眩晕神疲，大汗淋漓，神志昏迷，不寐，大便稀，小便短少，面色㿠白。

【治法】温阳利水，益气固脱。

【合方选择】

1. 经方与经方　苓桂术甘汤合茯苓桂枝甘草大枣汤加减。

苓桂术甘汤（《金匮要略》）：茯苓四两，桂枝三两（去皮），白术二两，甘草二两（炙）。上四味，以水六升，煮取三升，去滓，分温三服。

茯苓桂枝甘草大枣汤（《伤寒论》）：茯苓半斤，桂枝四两（去皮），甘草二两（炙），大枣十五枚（擘）。上四味，以甘澜水一斗，先煮茯苓，减二升，内诸药，煮取三升，去滓，温服一升，日三服。

方解　苓桂术甘汤重用甘淡之茯苓为君，健脾利水，渗湿化饮，既能消除已聚之痰饮，又善平饮邪之上逆。桂枝为臣，功能温阳化气，平冲降逆。苓、桂相合，为温阳化气、利水平冲之常用组合。白术为佐，功能健脾燥湿，苓、术相须，为健脾祛湿的常用组合，在此体现了治生痰之源以治本之意；桂、术同用，也是温阳健脾的常用组合。炙甘草用于本方，其用有三：一可合桂枝辛甘化阳，以襄助温补中阳之力；二可合白术益气健脾，崇土以利制水；三可调和诸药，功兼佐使之用。茯苓桂枝甘草大枣汤与苓桂术甘汤在组成上仅一味之差。"脐下悸者，阳气虚而肾邪上逆也。脐下为肾气发源之地，茯苓泄水以伐肾邪；桂枝行阳以散逆气；甘草、大枣助脾土制以肾水，煎用甘澜水者，扬之无力，全无水性，取其不助肾邪也。"土强自可制水，阳建则能御阴，欲作奔豚之病，自潜消而默化矣。

2. 经方与时方　真武汤合参附汤加减。

真武汤（《伤寒论》）：茯苓三两，芍药三两，生姜三两（切），白术二两，附子一枚（炮，去皮，破八片）。上五味，以水八升，煮取三升，去滓，温服七合，日三服。

参附汤（《圣济总录》）：人参、附子（炮裂去皮脐）、青黛各半两。上三味，㕮咀如麻豆，每服二钱匕，水一盏，楮叶一片切，煎七分，去滓温服，日二夜一。

方解　真武汤为治疗脾肾阳虚，水湿泛溢的基础方。盖水之制在脾，水之主在肾，脾阳虚则湿难运化，肾阳虚则水不化气而致水湿内停。肾中阳气虚衰，寒水内停，则小便不利；水湿泛溢于四肢，则沉重疼痛，或肢体浮肿；水湿流于肠间，则腹痛下利；上逆肺胃，则或咳或呕；水气凌心，则心悸；水湿中阻，清阳不升，则头眩。若由太阳病发汗太过，耗阴伤阳，阳失温煦，加之水渍筋肉，则身体筋肉瞤动、站立不稳。其证因于阳虚水泛，故治疗当以温阳利水为基本治法。本方以附子为君药，本品辛甘性热，用之温肾助阳，以化气行水，兼暖脾土，以温运水湿。臣以茯苓利水渗湿，使水邪从小便去；白术健脾燥湿。佐以生姜之温散，既助附子温阳散寒，又合苓、术宣散水湿。白芍亦为佐药，其义有四：一者利小便以行水气，《神农本草经》言其能"利小便"，《名医别录》亦谓之"去水气，利膀胱"；二者柔肝缓急以止腹痛；三者敛阴舒筋以解筋肉瞤动；四者可防止附子燥热伤阴，以利于久服缓治。参附汤方中人参甘温大补元气；附子大辛大热，温壮元阳。二药相配，共奏回阳固脱之功。《删补名医方论》说："补后天之气无如人参，补先天之气无如附子，此参附汤之所由立也。二脏虚之微甚，参附量重为君，二药相须，用之得当，则能瞬息化气于乌有之乡，顷刻生阳于命门之内，方之最神捷者也。"

3. 时方与时方　实脾饮合济生肾气丸加减。

实脾饮（《济生方》）：厚朴（去皮，姜制）、炒白术、木瓜（去瓤）、木香（不见火）、草果仁、大腹子、附子（炮，去皮脐）、茯苓（去皮）、干姜（炮）各一两，甘草半两。上㕮咀，每服四钱，水一盏半，生姜五片，枣子一枚，煎至七分，去滓，温服，不拘时候。

济生肾气丸（《张氏医通》）：附子两个（炮）、白茯苓、泽泻、山茱萸、山药、车前子、牡丹皮各一两，官桂、川牛膝、熟地黄各半两。上为细末，炼蜜为丸，如梧桐子大，每服七十丸，空心米饮送下。

方解　脾湿，故以大腹、茯苓利之；脾虚，故以白术、苓、草补之；脾寒，故以姜、附、草果仁温之；脾满，故以木香、厚朴导之；然土之不足，由于木之有余，木瓜酸温，能于土中泻木，兼能行水，与木香同为平肝之品，使木不克土而肝和，则土能制水而脾实矣。经曰："湿胜则地泥，泻水正所以实土也。"济生肾气丸中，肉桂辛、甘，大热；制附子辛大热，有毒；二者均善补火助阳。牛膝酸甘性平，苦泄下行，善补肝肾、强腰膝、利尿。三药配伍，善温阳化气利水，恰中阳虚水湿内停之病的，故共为君药。熟地黄甘润微温，善滋阴填精益髓；制山茱萸酸甘微温，善温补肝肾；山药甘补涩敛性平，善养阴益气、补脾肺肾。三药合用，肝脾肾三阴并补，又伍桂附，以阴中求阳，收阴生阳长之效，故共为臣药。茯苓甘补淡渗性平，善健脾渗湿、利水；泽泻甘淡渗利性寒，善泄热渗湿利尿；牡丹皮辛散苦泄微寒，善清泻肝火；车前子甘寒清利，善清热利尿化痰。四药相合，既与君臣药相反相成，使补而不温燥、不腻；又助君药利水而消肿，故为佐药。全方配伍，温化与通利并施，共奏温肾化气、利水消肿之功，故善治肾阳不足、气化不利、水饮内停所致的肾虚水肿、腰膝疼重、小便不利、痰饮咳喘。

【适用范围】哮证、喘证、心衰、胸痹、水肿等，辨证为肾水凌心证者。西医学的慢性阻塞性肺疾病、哮喘、心力衰竭、肾病综合征等，符合中医肾水凌心证者可参考论治。

【合方禁忌】注意寒暑变化，避免外邪侵袭而诱发或加重病证。不可用峻下逐水剂强泻胸中水气。

【备选附方】

1. 经方与经方 小青龙汤合五苓散加减。

小青龙汤（《伤寒论》）：麻黄三两（去节），芍药三两，五味子半升，干姜三两，甘草三两（炙），桂枝三两（去皮），半夏半升（汤洗），细辛三两。上八味，以水一斗，先煮麻黄，减二升，去上沫，内诸药，煮取三升，去滓，温服一升。

五苓散（《伤寒论》）：猪苓十八铢（去皮），泽泻一两六铢，白术十八铢，茯苓十八铢，桂枝半两（去皮）。上五味，捣为散，以白饮和服方寸匕，日三服。多饮暖水，汗出愈。如法将息。

2. 经方与时方 理中丸合参附汤加减。

理中丸（《伤寒论》）：人参、干姜、甘草（炙）、白术各三两。上四味，捣筛，蜜和为丸，如鸡子黄许大。以沸汤数合，和一丸，研碎，温服之，日三四、夜二服。腹中未热，益至三四丸，然不及汤。汤法：以四物依两数切，用水八升，煮取三升，去滓，温服一升，日三服。服汤后如食顷，饮热粥一升许，微自温，勿发揭衣被。

参附汤（《圣济总录》）：人参、附子（炮裂去皮脐）、青黛各半两。上三味，㕮咀如麻豆，每服二钱匕，水一盏，楮叶一片切，煎七分，去滓温服，日二夜一。

3. 时方与时方 温阳利水汤合六味回阳饮加减。

温阳利水汤（《效验秘方》）：制附片 60g（免煎颗粒兑服），茯苓 30g，白芍 20g，白术 30g，干姜 20g，砂仁 10g，桂枝 20g，葶苈子 15g，回心草 20g，太子参 30g，麦冬 10g，五味子 10g，炙黄芪 60g，大枣 4 枚，炙甘草 10g。

六味回阳饮（《景岳全书》）：附子一钱，炮姜一钱，党参三钱，当归三钱，肉桂三钱，炙甘草一钱。

【古籍摘录】

1.《伤寒论·辨少阴病脉证并治》 少阴病，二三日不已，至四五日，腹痛，小便不利，四肢沉重疼痛，自下利者，此为有水气。其人或咳，或小便利，或下利，或呕者，真武汤主之。方十五。真武汤方：茯苓三两，芍药三两，白术二两，生姜三两（切），附子一枚（炮，去皮，破八片）。上五味，以水八升，煮取三升，去滓，温服七合，日三服。若咳者，加五味子半升，细辛一两，干姜一两；若小便利者，去茯苓；若下利者，去芍药，加干姜二两；若呕者，去附子，加生姜，足前为半斤。

2.《金匮要略浅注·奔气病证治》 程氏曰：汗后脐下悸者，阳气虚而肾邪上逆也。脐下为肾气发源之地，茯苓泄水以伐肾邪；桂枝行阳以散逆气；甘草、大枣助脾土制以肾水，煎用甘澜水者，扬之无力，全无水性，取其不助肾邪也。茯苓桂枝甘草大枣汤方：茯苓半斤，甘草二两，大枣十五枚，桂枝四两。上四味，以甘澜水一斗，先煮茯苓，减二升，内诸药，煮取三升，去滓，温服一升，日三服。作甘澜水法，取水二斗，置大盆内，以杓扬之，上有珠子五六千颗相逐，取用之也。

3.《伤寒来苏集·五苓散证》 伤寒汗出而心下悸，渴者，五苓散主之；不渴者，茯苓甘草汤主之。

4.《医宗金鉴》 小青龙汤，治表不解，有水气，中外皆寒实之病也。真武汤……夫人一身制水者，脾也；主水者，肾也；肾为胃关，聚水而从其类者；倘肾中无阳，则脾之枢机虽运，而肾之关门不开，水虽欲行，孰为之主？故水无主制，泛溢妄行而有是证也。用附子之辛热，壮肾之元阳，而水有所主矣；白术之苦燥，创建中土，而水有所制矣；生姜之辛散，佐附子以补阳，温中有散水之意；茯苓之淡渗，佐白术以健土，制水之中有利水之道焉。而尤妙在芍药酸敛，加于制水、主水药中，一以泻水，使子盗母虚，得免妄行之患；一以敛阳，使归根于阴，更无飞越之虞。然下利减芍药者，以其阳不外散也；加干姜者，以其温中胜寒也。水寒伤肺则咳，加细辛、干姜者，散水寒也。加五味子者，收肺气也。小便利者，去茯苓，以其虽寒而水不能停也。呕者，去附子倍生姜，以其病非下焦，水停于胃也。所以不须温肾以行水，只当温胃以散水，佐生姜者，功能止呕也。

5.《伤寒翼方》 真武合生脉汤，假热发燥，微渴，面赤，欲坐卧于泥水井中，脉来无力者。即本方加五味子、麦门冬、人参。

【文献推选】

1. 周仲瑛.中医内科学［M］.北京：中国中医药出版社，2017.
2.（清）吴谦.御纂医宗金鉴［M］.太原：山西科学技术出版社，2011.
3. 喻昌.医门法律［M］.北京：中国医药科技出版社，2019.
4. 姚春鹏.黄帝内经［M］.北京：中华书局，2015.
5. 李克光.金匮要略译释［M］.上海：上海科学技术出版社，2010.

三、君相火旺方

"君火以明，相火以位。"君相火旺多因劳心过度，心阴暗耗，心阳独亢，心火不能下交于肾，肾水不能上济于心，水亏火旺扰动精室者；治以清心滋肾、交通心肾为法。或见于青年早婚，或恣情纵欲，暗耗真阴，阴虚不能制阳，致使相火妄动，封藏失职而遗泄；治疗多以壮水制火为法，佐以固涩。朱丹溪《格致余论·阳有余阴不足论》说："主闭藏者，肾也；司疏泄者，肝也。二者皆有相火，而其系上属于心。心，君火也，为物所感则易动。心动则相火亦动，动则精自走，相火翕然而起，虽不交会，亦暗流而渗漏矣。"君火与相火相互配合，以温养脏腑，推动人体的功能活动。

【临床表现】发热口渴，心烦失眠，甚或神昏谵语，尿黄灼热，腰痛，潮热盗汗，头晕目眩，耳鸣耳聋；舌红苔黄，脉数。

【辨证要点】

1. 主症　发热口渴，心烦失眠，甚或神昏谵语，舌红苔黄，脉数。

2. 次症　尿黄灼热，腰痛，潮热盗汗，遗精，头晕目眩，少寐多梦，耳鸣耳聋等。

【治法】清心滋肾，交通心肾。

【合方选择】

1. 经方与经方　黄连阿胶汤合肾气丸加减。

黄连阿胶汤（《伤寒论》）：黄连四两，黄芩二两，芍药二两，鸡子黄二枚，阿胶三两（一云三挺）。上五味，以水六升，先煮三物，取二升，去滓，纳胶烊尽，小冷，纳鸡子黄，搅令相得。温服七合，每日三次。

肾气丸（《金匮要略》）：干地黄八两，薯蓣四两，山茱萸四两，泽泻三两，茯苓三两，牡丹皮三两，桂枝一两，附子一两（炮）。上八味，末之，炼蜜和丸梧子大，酒下十五丸，加至二十五丸，日再服。

方解　黄连阿胶汤证是以肾阴亏虚，心火亢盛，心肾不得相交为主要病机的病证。其是多因素体阴虚，复感外邪，邪从火化，致阴虚火旺而形成的少阴热化证。少阴属心肾，心属火，肾属水。肾水亏虚，不能上济于心，心火独亢于上则心中烦、不得卧；口干咽燥、手足心热、腰膝酸软或遗精、舌尖红少苔、脉细数均为阴虚火旺之象。本证心火独亢，肾水亏虚，治应泻心火、滋肾阴、交通心肾。方中重用味苦之黄连、黄芩泻心火，使心气下交于肾，正所谓"阳有余，以苦除之"；配伍味甘之芍药、阿胶、鸡子黄滋肾阴，使肾水上济于心，正所谓"阴不足，以甘补之"。再合肾气丸"益火之源，以消阴翳"。方中附子大辛大热，温阳补火；桂枝辛甘而温，温通阳气。二药相合，补肾阳，助气化，共为君药。肾为水火之脏，内舍真阴真阳，阳气无阴则不化，"善补阳者，必于阴中求阳，则阳得阴助而生化无穷"，故重用干地黄滋阴补肾生精，配伍山茱萸、山药补肝养脾益精，阴生则阳长，同为臣药。方中补阳药少而滋阴药多，可见其立方之旨，并非峻补元阳，乃在于微微生火，鼓舞肾气，即取"少火生气"之义。泽泻、茯苓利水渗湿，配桂枝又善温化痰饮；牡丹皮活血散瘀，伍桂枝则可调血分之滞。此三味寓泻于补，俾邪去而补药得力，并制诸滋阴药碍湿之虞，俱为佐药。诸药合用，助阳之弱以化水，滋阴之虚以生气，使肾阳振奋，气化复常，则诸症自除。诸药合用，心肾交合，水升火降，共奏滋阴泻火、交通心肾之功，则心烦自除，夜寐自安。

2. 经方与时方　酸枣仁汤合滋肾通关丸加减。

酸枣仁汤（《金匮要略》）：酸枣仁二升，甘草一两，知母二两，茯苓二两，川芎二两。上五味，以水八升，煮酸枣仁，得六升，内诸药，煮取三升，分温三服。

滋肾通关丸（《兰室秘藏》）：黄柏、知母各一两，肉桂五分。

方解　酸枣仁汤重用酸枣仁养血补肝，宁心安神；茯苓、知母宁心安神，滋阴清热；川芎调畅气机，助酸枣仁养血调肝；甘草调和诸药。诸药合用，共奏养血安神、清热除烦之功。方中酸枣仁捣碎先煎，其安神效果更佳。而滋肾通关丸方中黄柏味苦性寒，入肾与膀胱经，其性沉降下行，为泻肾家之火、清下焦湿热的良品。《珍珠囊》云："黄柏之用有六：泻膀胱龙火，一也；利小便结，二也；除下焦湿肿，三也；痢疾先见血，四也；脐中痛，五也；补肾不足，壮骨髓，六也。"《药品化义》谓其"专泻肾与膀胱之火"。知母甘苦而寒，入肺、胃、肾经，亦具清热泻火之功，李杲谓其"泻无根之肾火"。两药合用，用量俱重，泻下焦邪火之力更著。诚如《医学发明》所云："上二味，气味俱阴，以同肾气，故能补肾而泻下焦火也。"又知母味甘，质地柔润，能滋阴润燥，既防热邪伤阴，又防苦燥伤阴，可使邪去而正安。

3. 时方与时方 黄连清心饮合三才封髓丹加减。

黄连清心饮（《内经拾遗》）：黄连（酒洗）、生地黄（酒洗）、当归（酒洗）、茯神（去木）、酸枣仁（去骨）、远志（去骨）、党参（去芦）、石莲肉（去壳）、甘草（炙）。煎汤，食后服。

三才封髓丹（《医学发明》）：人参、天门冬、熟地黄各半两，黄柏三两，砂仁一两半，甘草七钱半。

方解 黄连清心饮中，清热药两味，黄连偏于燥湿，生地黄偏于凉血。益气药三味，人参偏于大补元气，石莲肉偏于补脾，甘草平补中气。安神药三味，茯神偏于益气，酸枣仁偏于养心，远志偏于开窍。补血药两味，当归偏于活血，酸枣仁偏于安神。封髓丹清下焦肾中之相火湿热。方中天门冬滋阴补肺生水；黄柏坚阴泻火；砂仁行滞醒脾；甘草既助人参宁心益气，又缓黄柏苦燥之弊；熟地黄补肾中之精血，滋阴降火，补肾水真阴。此合方中清热药配伍益气药，以治气虚夹热；清热药配伍安神药，以治郁热扰神；清热药配伍补血药，以治郁热伤血；清热药配伍补血药，以治气血两虚；再配以封髓丹，清肾中相火湿热。诸药配伍，共奏益气养阴、泻火固精之功。此合方亦可用于虚火牙痛、慢性咽炎、急性喉炎属虚火上炎者。

【适用范围】遗精、多梦、不寐等，辨证为君相火旺证者。西医学的焦虑症、神经衰弱、内分泌失调、遗精等，符合中医君相火旺证者可参考论治。

【合方禁忌】注意调摄心神，排除杂念。遗精初起，一般以实证多见，日久不愈，可逐渐转变为虚证，还可出现虚实并见，注意疾病发展转归。

【备选附方】

1. 经方与经方 百合知母汤合天雄散加减。

百合知母汤（《金匮要略》）：百合七枚（擘），知母三两（切）。上以水洗百合，渍一宿，当白沫出，去其水，更以泉水二升，煎取一升，去滓，别以泉水二升，煎知母，取一升，去滓，后合和，煎取一升五合，分温再服。

天雄散（《金匮要略》）：天雄三两（炮），白术八两，桂枝六两，龙骨三两。上四味，杵为散，酒服半钱匕，日三服。不知，稍增之。

2. 经方与时方 泻心汤合知柏地黄汤加减。

泻心汤（《金匮要略》）：大黄二两，黄连、黄芩各一两。上以水三升，煮取一升，顿服之。

知柏地黄汤（《医宗金鉴》）：山药四两，牡丹皮三两，白茯苓三两，山萸肉四两，泽泻三两，黄柏三两（盐水炒），熟地黄八两（蒸捣），知母三两（盐水炒）。

3. 时方与时方 左归饮合金锁固精丸、水陆二仙丹加减。

左归饮（《景岳全书》）：熟地黄二三钱或加至一二两，山药、枸杞子各二钱，炙甘草一钱，茯苓一钱半，山茱萸一二钱（畏酸者少用之）。

金锁固精丸（《医方集解》）：沙苑蒺藜（炒）、芡实（蒸）、莲须各二两，龙骨（酥炙）、牡蛎（盐水煮一日一夜，煅粉）各一两。莲子粉糊为丸，盐汤下。

水陆二仙丹（《洪氏集验方》）：芡实、金樱子各等分。将芡实研末，金樱子熬膏，拌和制成丸。每服 6 ～ 9g，每日 2 次，盐汤送下。

【古籍摘录】

1.《丹溪治法心要》 郑叔鲁，年二十余，攻举业，夜读书，每四鼓犹未已，忽发病，卧间但阴着物，便梦交接脱精，悬空则无梦，饮食日减，倦怠少气。盖以用心太过，二火俱起，夜不得眠，血不归肾，肾水不足，火乘阴虚，入客下焦，鼓其精房，则精不得聚藏而欲走。故于睡卧之间，因阴着物，由厥气客之，遂作接内之梦。于是，上补心安神，中调脾胃，升举其阳，下用益精、生阴、固阳之剂，不三月而病安矣。

2.《素问·六微旨大论》 显明之右，君火之位也；君火之右，退行一步，相火治之；复行一步，土气治之；复行一步，金气治之；复行一步，水气治之；复行一步，木气治之；复行一步，君火治之。相火之下，水气承之。

3.《格致余论·相火论》 火与元气不两立，一胜则一负。然则，如之何而可以使之无胜负也？曰：周子曰，神发知矣，五性感物而万事出，有知之后，五者之性为物所感，不能不动。谓之动者，即《内经》五火也。相火易起，五性厥阳之火相扇，则妄动矣。火起于妄，变化莫测，无时不有，煎熬真阴，阴虚则病，阴绝则死。君火之气，经以暑与湿言之；相火之气，经以火言之，盖表其暴悍酷烈，有甚于君火者也，故曰相火元气之贼。

4.《医学衷中参西录》 黄连味苦入心，性凉解热，故重用之以解心中发烦，辅以黄芩，恐心中之热扰及肺也，又肺为肾之上源，清肺亦所以清肾也。芍药味兼苦酸，其苦也善降，其酸也善收，能收降浮越之阳，使之下归其宅，而性凉又能滋阴，兼能利便，故善滋补肾阴，更能引肾中外感之热自小便出也。阿胶其性善滋阴，又善潜伏，能直入肾中以生肾水。鸡子黄中含有副肾髓质之分泌素，推以同气相求之理，更能直入肾中以益肾水，肾水充足，自能胜热逐邪以上镇心火之妄动，而心中发烦自愈矣。

5.《医学心悟》 实火者，六淫之邪，饮食之伤，自外而入，势犹贼也，贼可驱而不可留；虚火者，七情色欲，劳役耗神，自内而发，势犹子也，子可养而不可害。

【文献推选】

1. 刘明. 谈相火及小儿相火旺 [J]. 中国当代医药，2013，20（2）：121-122，124.
2. 邵念方. 脏腑证治与用药 [M]. 济南：山东科学技术出版社，1983.
3. 张再良. 金匮要略病证与方剂研究 [M]. 北京：科学出版社，2014.
4. 常克. 中医病证治验条辨 [M]. 北京：人民卫生出版社，2009.
5. 田思胜. 朱丹溪医学全书 [M]. 北京：中国中医药出版社，2015.

四、相火炽盛方

相火发于命门，寄于肝胆、三焦。肝肾阴虚，则相火冲逆，乃有是证。相火炽盛，以乘阴位，日渐煎熬，为火虚之病；以甘寒之剂降之，如当归、地黄之属。

【临床表现】头痛眩晕，耳聋耳鸣，多梦易怒，五心烦热，性欲亢进，遗精早泄，右尺脉动。

【辨证要点】

1. 主症　头痛眩晕，耳聋耳鸣，多梦易怒，五心烦热，右尺脉动。

2. 次症　性欲亢进，血精，遗精早泄。

【治法】滋阴降火，平肝潜阳。

【合方选择】

1. 经方与经方　酸枣仁汤合百合地黄汤加减。

酸枣仁汤（《金匮要略》）：酸枣仁二升，甘草一两，知母二两，茯苓二两，川芎二两。上五味，以水八升，煮酸枣仁，得六升，内诸药，煮取三升，分温三服。

百合地黄汤（《金匮要略》）：百合七枚（擘），生地黄汁一升。上以水洗百合，渍一宿，当白沫出，出其水，更以泉水二升，煎取一升，去滓，内地黄汁，煎取一升五合，分温再服。中病，勿更服，大便当如漆。

方解　酸枣仁汤重用酸枣仁养血补肝，宁心安神；茯苓、知母宁心安神，滋阴清热；川芎调畅气机，助酸枣仁养血调肝；甘草调和诸药。百合地黄汤方中百合色白入肺，养肺阴而清气热；生地黄色黑入肾，益心营而清血热；泉水清热利小便。方中诸药合用，心肾肺同治，阴复热退，百脉因之调和，病可自愈。两方合用，共奏养血安神、清热除烦之功。

2. 经方与时方　黄连阿胶汤合龙胆泻肝汤加减。

黄连阿胶汤（《伤寒论》）：黄连四两，黄芩二两，芍药二两，鸡子黄二枚，阿胶三两（一云三挺）。上五味，以水六升，先煮三物，取二升，去滓，纳胶烊尽，小冷，纳鸡子黄，搅令相得。温服七合，每日三次。

龙胆泻肝汤（《医方集解》）：龙胆草（酒炒）、木通、柴胡、生甘草各二钱，黄芩（酒炒）、山栀子（酒炒）、泽泻、车前子、生地黄（酒炒）各三钱，当归（酒炒）一钱。水煎服。

方解　黄连阿胶汤证是以肾阴亏虚，心火亢盛，心肾不得相交为主要病机的病证。其多因素体阴虚，复感外邪，邪从火化，致阴虚火旺而形成的少阴热化证。少阴属心肾，心属火，肾属水。肾水亏虚，不能上济于心，心火独亢于上则心中烦、不得卧；口干咽燥、手足心热、腰膝酸软或遗精、舌尖红少苔、脉细数均为阴虚火旺之象。本证心火独亢，肾水亏虚，治应泻心火、滋肾阴、交通心肾。黄连阿胶汤方中重用味苦之黄连、黄芩泻心火，使心气下交于肾，正所谓"阳有余，以苦除之"；配伍味甘之芍药、阿胶、鸡子黄滋肾阴，使肾水上济于心，正所谓"阴不足，以甘补之"。龙胆泻肝汤方中龙胆草大苦大寒，既能清利肝胆实火，又能清利肝经湿热，故为君药。黄芩、栀子苦寒泻火，燥湿清热，共为臣药。泽泻、木通、车前子渗湿泄热，导热下行；实火所伤，损伤阴血，当归、生地黄养血滋阴，邪去而不伤阴血；五味共为佐药。柴胡舒畅肝经之气，引诸药归肝经；甘草调和诸药。两方合同，清泻肝经湿热与滋养肾阴并重，起到滋阴降火、交通心肾的作用。

3. 时方与时方 二至丸合大补阴丸加减。

二至丸（《医便》）：冬青子（即女贞子，冬至日采，不拘多少，阴干，蜜酒拌蒸，过一夜，粗袋擦去皮，晒干为末，瓶收贮，或先熬干，旱莲草膏旋配用），旱莲草（夏至日采，不拘多少，捣汁熬膏，和前药为丸）。临卧酒服。

大补阴丸（《丹溪心法》）：黄柏（炒褐色）、知母（酒浸，炒）各四两，熟地黄（酒蒸）、龟板（酥炙）各六两。上为末，猪脊髓蜜丸。服七十丸，空心盐白汤下。

方解 二至丸方中女贞子，甘苦而凉，善能滋补肝肾之阴；旱莲草甘酸而寒，补养肝肾之阴，又凉血止血。二药性皆平和，补养肝肾，而不滋腻，故成平补肝肾之剂。一方加桑椹干，则增益滋阴补血之力。合而用之，共成滋补肝肾、益阴止血之功。本方乃平补肝肾之剂，应用中除一方加桑椹子，增益滋阴补血之功外，亦可加枸杞子等，仍不失平补之旨。更加大补阴丸之熟地黄、龟板滋阴潜阳，壮水制火以培本；黄柏苦寒泻相火以坚阴；知母苦寒质润，上清肺热，下制肾水。滋阴药与清热降火药相配，培本清源，标本兼顾，以治本为主。

【适用范围】眩晕、头痛、血精、不寐等，辨证为相火炽盛证者。西医学的脑供血不足、前列腺炎、精索静脉曲张等，符合中医相火炽盛证者可参考论治。

【合方禁忌】若脾胃虚弱、食少便溏，以及火热属于实证者不宜使用。

【备选附方】

1. 经方与经方 黄连阿胶汤合防己黄芪汤加减。

黄连阿胶汤（《伤寒论》）：黄连四两，黄芩二两，芍药二两，鸡子黄二枚，阿胶三两（一云三挺）。上五味，以水六升，先煮三物，取二升，去滓；内胶烊尽，小冷；内鸡子黄，搅令相得。温服七合，日三服。

防己黄芪汤（《金匮要略》）：防己一两，甘草半两（炒），白术七钱半，黄芪一两一分（去芦）。上剉麻豆大，每抄五钱匕，生姜四片，大枣一枚，水盏半，煎八分，去滓，温服，良久再服。服后当如虫行皮中，从腰下如冰，后坐被上，又以一被绕腰以下，温令微汗，差。

2. 经方与时方 炙甘草汤合滋阴地黄汤加减。

炙甘草汤（《伤寒论》）：甘草四两（炙），生姜三两（切），人参二两，生地黄一斤，桂枝三两（去皮），阿胶二两，麦门冬半升（去心），麻仁半升，大枣三十枚（擘）。上九味，以清酒七升，水八升，先煮八味，取三升，去滓，内胶烊消尽，温服一升，日三服。一名复脉汤。

滋阴地黄丸（《妇科玉尺》）：熟地黄四两，山药、白茯苓、牡丹皮、山茱萸、泽泻、麦冬、天冬、当归、香附、知母、贝母、熟地黄各一两五钱。为细末，炼蜜为丸，梧桐子大，每服三十至五十丸。

3. 时方与时方　四阴煎合封髓丹加减。

四阴煎（《景岳全书》）：生地二、三钱，麦冬二钱，白芍二钱，百合二钱，沙参二钱，生甘草一钱，茯苓一钱半。水二盅，煎七分，食远服。如夜热盗汗，加地骨皮一、二钱；如痰多气盛，加贝母二、三钱，阿胶一、二钱，天花粉亦可；如金水不能相滋，而干燥喘嗽者，加熟地黄三、五钱；如多汗不眠、神魂不宁，加枣仁二钱；如多汗兼渴，加北五味十四粒；如热甚者，加黄柏一、二钱（盐水炒用），或玄参亦可，但分上下用之；如血燥经迟，枯涩不至者，加牛膝二钱；如血热吐衄，加茜根二钱；如多火便燥，或肺干咳咯者，加天门冬二钱，或加童便亦可；如火载血上者，去甘草，加炒栀子一、二钱。

封髓丹（《医理真传》）：砂仁一两，黄柏三两，炙甘草七钱。共研细末，炼蜜为丸，如梧桐子大，空腹时以盐汤送服三钱。

【古籍摘录】

1.《景岳全书·遗精》　遗精之证有九：凡有所注恋而梦者，此精为神动也，其因在心；有欲事不遂而梦者，此精失其位也，其因在肾；有值劳倦即遗者，此筋力不胜，肝脾之气弱也；有因心思索过度辄遗者，此中气有不足，心脾之虚陷也；有因湿热下注，或相火妄动而遗者，此脾肾之火不清也；有无故滑而不禁者，此下元亏虚，肺肾之不固也；有素禀不足而精易滑者，此先天元气之单薄也；有久服冷利等剂，以致元阳失守而滑泄者，此误药之所致也；有壮年气盛，久节房欲而遗者，此满而溢者也。凡此之类，是皆遗精之病。然心主神，肺主气，脾主湿，肝主疏泄，肾主闭藏，则凡此诸病五藏皆有所主，故治此者，亦当各求所因也。

2.《三因极一病证方论·君火论》　五行各一，唯火有二者，乃君、相之不同，相火则丽于五行，人之日用者是也；至于君火，乃二气之本源，万物之所资始。

3.《养生四要》　人有误服壮阳辛燥之剂，鼓动真阳之火，煎熬真阴之水，以致相火妄动，阴精渐涸者，其法以滋水为主，以制阳火。

4.《弄丸心法》　丹溪大补阴丸。黄柏四两（盐水炒），熟地（酒蒸）、龟板六两（酥炙）。用猪脊髓和蜜为丸，盐汤下。按此方以血药治血，而加龟板纯阴潜守之物，更加炒黄柏、知母以折火。丹溪谓龙雷不可折，当用酒炒知、柏辛苦以伏之。然知、柏究寒折也，未免有多服伤胃之弊，故后人改用六味地黄。褚氏有服知、柏无一生，服温补无一死之说，固有见矣。但阴虚而以寒降，亦是正治。若果血中热甚及相亢者，亦不可一概畏而不用也，不过其剂斯可矣。

5.《明医杂著·梦遗精滑》　梦遗、精滑，世人多作肾虚治，而用补肾涩精之药不效，殊不知此症多属脾胃，饮酒厚味痰火湿热之人多有之。盖肾藏精，精之所生，由脾胃饮食化生，而输归于肾。今脾胃伤于浓厚，湿热内郁，中气浊而不清，则其所化生之精，亦得浊气。肾主闭藏，阴静则宁。今所输之精，既有浊气，则邪火动于肾中，而水不得宁静，故遗而滑也。

6.《金匮要略·血痹虚劳病脉证并治》　夫失精家少腹弦急，阴头寒，目眩（一作目眶痛）。发落，脉极虚芤迟，为清谷、亡血、失精。脉得诸芤动微紧，男子失精，女子梦交，桂枝加龙骨牡蛎汤主之。

【文献推选】

1. 向宗暄. 中医辨脉症治精编［M］. 武汉：长江出版社，2010.

2. 邱明义，陶春晖. 章次公经典医案赏析［M］. 北京：中国医药科技出版社，2015.

3. 李志庸. 张景岳医学全书［M］. 北京：中国中医药出版社，2002.

4. 张年顺. 李东垣医学全书［M］. 北京：中国中医药出版社，2015.

5. 朱震亨. 丹溪心法［M］. 北京：人民卫生出版社，2005.

第二节　心肾两虚合方

心肾两虚合方是治疗心肝肾兼证虚证为主的合方。心主血，肾藏精，精能生髓，精髓可以化而为血。精和血都是维持人体生命活动的必要物质。精血之间相互资生，相互转化，血可以化而为精，精亦可化而为血。精血之间的相互资生为心肾相交奠定了物质基础。心血充盈，心气旺盛，则血行正常，肝有所藏，精化有源。心血不足和肾精亏损互为因果。肾阴肾阳为脏腑阴阳之本，因此肾阴、肾阳不足可引起心阴、心阳亏虚。

心肾两虚合方包括心肾气虚方、心肾阴虚方、心肾阳虚方、心肾气阴两虚方及心肾阴阳两虚方等。其合方的理论基础以脏腑辨证为主，涉及补益剂、安神剂、温里剂、和解剂等方剂学内容。

一、心肾气虚方

肾为气之根，肾主纳气，肾气虚会引起心气虚。张景岳曰："心本乎肾，所以上不安者，未有不由乎下，心气虚者，未有不由乎精。"其病位在心肾，直接补心肾之气为常法。

【临床表现】心悸气短，面色㿠白，倦怠乏力，气短自汗，腰膝酸软，耳鸣耳聋，夜尿多，小便不尽；舌淡胖苔薄白，脉虚弱。

【辨证要点】

1. 主症　心悸，滑精，早泄，兼气虚证。

2. 次症　倦怠乏力，气短自汗，腰膝酸软，耳鸣耳聋，尿后余沥或小便失禁。

【治法】补益心肾，调和气血。

【合方选择】

1. 经方与经方　桂枝甘草龙骨牡蛎汤合肾气丸加减。

桂枝甘草龙骨牡蛎汤（《伤寒论》）：桂枝一两（去皮），甘草二两（炙），牡蛎二两（熬），龙骨二两。以水五升，煮取二升半，去滓，温服八合，一日三次。

肾气丸（《金匮要略》）：干地黄八两，薯蓣四两，山茱萸四两，泽泻三两，茯苓三两，牡丹皮三两，桂枝一两，附子一两（炮）。上八味，末之，炼蜜和丸梧子大，酒下十五丸，加至二十五丸，日再服。

方解 本合方体现主辅的合方原则。心气虚选用桂枝甘草龙骨牡蛎汤，肾气虚选用肾气丸，二方协同形成心肾气虚经方与经方合方，以行补益心肾、温养血气之功效。方中附子、桂枝、地黄温补心肾，龙骨、牡蛎安神定悸；山茱萸、薯蓣（即山药）补肝养脾益精，阴生则阳长；泽泻、茯苓利水渗湿；牡丹皮活血散瘀。诸药合力，阳气得复，心神得安，血行得畅，则诸症悉除。神疲短气明显者，加人参助补气之力；失眠重者，加五味子、酸枣仁、茯神养心安神；心前区疼痛甚者，加川芎、丹参活血止痛；兼痰饮咳喘者，加姜、辛、夏温肺化饮；夜尿多者，可加巴戟天、益智仁、金樱子、芡实助温阳固摄之功；若瘀血重者，可加血府逐瘀汤。

2. 经方与时方 养心汤合五苓散加减。

养心汤（《证治准绳》）：黄芪（炙）、茯神（去木）、白茯苓（去皮）、半夏曲、当归、川芎各一钱半，远志（去心，姜汁淹，焙）、酸枣仁（去皮，隔纸炒香）、辣桂、柏子仁、五味子、人参各一钱，甘草半钱（炙）。上水二盏，生姜五片，红枣二枚，煎一盏，食前服。

五苓散（《伤寒论》）：猪苓十八铢（去皮），泽泻一两六铢，白术十八铢，茯苓十八铢，桂枝半两（去皮）。上五味，捣为散，以白饮和服方寸匕，日三服。多饮暖水，汗出愈。如法将息。

方解 本合方体现主辅的合方原则。心气虚选用养心汤，肾气虚选用五苓散，二方协同形成心肾气虚经方与经方合方，以行补益气血、助阳化气之功效。方中黄芪、人参补脾益气；茯神、茯苓、酸枣仁、柏子仁、远志、五味子补心安神；半夏曲、白术和胃消食，肉桂引火归原；泽泻、猪苓利水渗湿，助阳化肾气。诸药配伍，补益气血，养心安神。若兼心烦口渴，手足心热者，可加生地黄、麦冬、枸杞子等增强滋阴养血之力；若善悲欲哭，忧愁抑郁者，可加合欢皮、白芍、郁金等柔肝解郁；水肿兼有表证者，可与越婢汤合用；水湿壅盛者，可与五皮散合用；泄泻偏于热者，须去桂枝，可加车前子、木通利水清热；血瘀较甚者，可选择补阳还五汤化裁治疗。

3. 时方与时方 补中益气汤合济生肾气丸加减。

补中益气汤（《内外伤辨惑论》）：黄芪（劳役病热甚者一钱）、甘草（炙），以上各五分；人参（去芦）、升麻、柴胡、橘皮、当归身（酒洗）、白术，以上各三分。上件㕮咀，都作一服，水二盏，煎至一盏，去渣，早饭后温服。如伤之重者，二服而愈，量轻重治之。

济生肾气丸（《济生方》）：附子二枚（炮）、白茯苓、泽泻、山茱萸（取肉）、山药（炒）、车前子（酒蒸）、牡丹皮（去木）各一两，官桂（不见火）、川牛膝（去芦，酒浸）、熟地黄各半两。上为细末，炼蜜和丸，如梧桐子大，每服七十丸，空心米饮送下。

方解 本合方体现主辅的合方原则。心气虚选用补中益气汤，肾气虚选用济生肾气丸，二方协同形成心肾气虚经方与经方合方，以行补以心肾、利水消肿之功效。补中益气汤方中黄芪味甘微温，入脾肺经，补中益气，升阳固表，故为君药。配伍人参、炙甘草、白术，补气健脾为臣药。当归养血和营，协人参、黄芪补气养血；陈皮理气和胃，使诸药补而不滞，共为佐药。少量升麻、柴胡升阳举陷，协助君药以升提下陷之中气，共为佐使。炙甘草调和诸药为使药。济生肾气丸方中肉桂辛、甘，大热；制附子辛大热，有毒；二者均善补火助阳。牛膝酸甘性平，苦泄下行，善补肝肾、强腰膝、利尿。三药配伍，善温阳化气利水，恰中阳虚水湿内停之病的，故共为君药。熟地黄甘润微温，善滋阴填精益髓；制山茱萸酸甘微温，善温补肝肾；山药甘补涩敛性平，善养阴益气、补脾肺肾。三药合用，肝脾肾三阴并补，又伍桂附，以阴中求阳，收阴生阳长之效，故共为臣药。茯苓甘补淡渗性平，善健脾渗湿、利水；泽泻甘淡渗利性寒，善泄热渗湿利尿；牡丹皮辛散苦泄微寒，善清泻肝火；车前子甘寒清利，善清热利尿化痰。四药相合，既与君臣药相反相成，使补而不温燥、不腻；又助君药利水而消肿，故为佐药。全方配伍，温化与通利并施，共奏补益心肾、利水消肿之功。兼腹中痛者，加白芍柔肝止痛；头痛者，加蔓荆子、川芎、藁本、细辛疏风止痛；咳嗽者，加五味子、麦冬敛肺止咳；兼气滞者，加木香、枳壳理气解郁；阳痿早泄者，加锁阳、巴戟天；大便溏薄者，加补骨脂、白扁豆；眩晕者，加龙骨、牡蛎、丹参。

【适用范围】中医证型为心肾气虚证，病名为心悸、喘证、胸痹等。西医学的肺源性心脏病、心源性哮喘、慢性阻塞性肺疾病等，符合中医心肾气虚证者可参考论治。

【合方禁忌】痰湿郁热、邪气壅盛者忌用，或根据临床病证辨证运用。上方，病在胸膈以上者，先食后服药。

【备选附方】

1. 经方与经方　炙甘草汤合真武汤加减。

炙甘草汤（《伤寒论》）：甘草四两（炙），生姜三两（切），人参二两，生地黄一斤，桂枝三两（去皮），阿胶二两，麦门冬半升（去心），麻仁半升，大枣三十枚（擘）。上九味，以清酒七升，水八升，先煮八味，取三升，去滓，内胶烊消尽，温服一升，日三服。

真武汤（《伤寒论》）：茯苓三两，芍药三两，白术二两，生姜三两（切），附子一枚（炮，去皮，破八片）。上五味，以水八升，煮取三升，去滓，温服七合，日三服。

2. 经方与时方　五苓散合七福饮加减。

五苓散（《伤寒论》）：猪苓十八铢（去皮），泽泻一两六铢，白术十八铢，茯苓十八铢，桂枝半两（去皮）。上五味，捣为散，以白饮和服方寸匕，日三服。多饮暖水，汗出愈。如法将息。

七福饮（《景岳全书》）：人参、熟地黄、当归各二三钱，白术一钱半（炒），炙甘草一钱，枣仁二钱，远志三五分（制用）。水二盅，煎七分，食远温服。

3. 时方与时方　生脉散合七味都气丸加减。

生脉散（《内外伤辨惑论》）：人参、麦冬、五味子。上锉，水煎服。

七味都气丸（《张氏医通》）：熟地黄八两，山茱萸四两，山药四两，牡丹皮三两，茯苓三两，泽泻三两，五味子一两。用法：上七味，为末，炼白蜜丸，梧子大，每服五七十丸，空心淡盐汤，临卧时温酒下，以美膳压之。

【古籍摘录】

1.《医方考·惊悸怔忡门》《内经》曰：阳气者，精则养神，故用人参、黄芪、茯神、茯苓、甘草以益气。又曰静则神藏，燥则消亡，故用当归、远志、柏仁、酸枣仁、五味子以润燥，养气所以养神，润燥所以润血。若川芎者，所以调肝而益心之母。半夏曲所以醒脾而益心之子。辣桂辛热，从火化也，《易》曰：火就燥，故能引诸药直达心君而补之，经谓之从治是也。

2.《伤寒论·辨太阳病脉证并治中》　中风发热，六七日不解而烦，有表里证，渴欲饮水，水入则吐，名曰水逆，五苓散主之……太阳病，发汗后，大汗出，胃中干，烦躁不得眠，欲得饮水者，少少与饮之，令胃气和则愈。若脉浮，小便不利，微热，消渴者，五苓散主之。

3.《罗氏会约医镜·脉候》　七福饮：治大恐大惧，损伤心脾肾气，而神消精竭，饮食减少。

4.《六醴斋医书·折肱漫录》　《内经》云：阳密乃固。阳密即腠理密矣。此气盖本于胃而主于肺，故胃充即卫充，肺虚即卫虚。益气汤以甘温养胃中生发之元气，以升、柴提下陷之清阳，清阳上升，卫气自实，汗不敛而自固矣。又谓脾气一虚，肺气先绝，汗乃大泄，故先以参、术壮其脾，使土旺金生，则腠理自密，而汗乃止。盖养胃助脾，即所以补肺大母，而充固卫气，无他法也。

5.《绛雪园古方选注》　桂枝、甘草、龙骨、牡蛎，其义取重于龙、牡之固涩。仍标之曰桂、甘者，盖阴钝之药，不佐阳药不灵。故龙骨、牡蛎之纯阴，必须籍桂枝、甘草之清阳，然后能飞引入经，收敛浮越之火、镇固亡阳之机。

【文献推选】

1. 李震时，朱华，王懋成，等．李兴云常用方剂验案集［M］．北京：中医古籍出版社，2017.

2. 赵艳玲，张志芳．国家标准中医临床诊疗术语证治要览［M］．长沙：湖南科学技术出版社，1999.

3. 宋一伦，杨学智．中国中医药学术语集成：基础理论与疾病［M］．北京：中医古籍出版社，2005.

4. 邢玉瑞．中医方法全书［M］．西安：陕西科学技术出版社，1997.

二、心肾阴虚方

心肾阴虚证的病变证机是心肾阴虚，虚热内生，阴虚于下，热扰于上。故治法以养心益血、滋肾固精为主，根据证候特征，阴虚者滋阴，阴虚较重者，可少佐补阴药。如《内经知要》所言："肾者，水也，水中生气，即真火也。心者，火也，火中生液，即真水也。阴中有阳，阳中有阴，水火互藏，阴阳交体。"戴思恭《推求师意》曰："心为离火，内阴而外阳；肾为坎水，内阳而外阴。内者是主，外者是用。又，主内者五神，外用者五气。是故心以神为主，阳为用；肾以志为主，阴为用。阳则气也，火也；阴则精也，水也。及乎水火既济，全在阴精上承以安其神，阳气下藏以定其志。""气有阴阳""血属阴"，故阴虚重者，还需加少许补血药和生津药，使血行则气自和，以免阴虚燥热太过而烧灼阴液。病位在心肾，直接补心肾之气为常法。

【临床表现】心悸短气，心烦少寐，失眠健忘，急躁易怒，头晕头痛，耳鸣耳聋，盗汗乏力，口渴口干，腰膝酸软，手足心热，尿少水肿，遗精多梦，潮热盗汗，小便短赤；舌红少苔，脉细数。

【辨证要点】

1. 主症 心烦少寐，腰膝酸软，遗精多梦。

2. 次症 心悸，失眠，健忘，五心烦热，潮热盗汗。

【治法】滋阴降火，调补心肾。

【合方选择】

1. 经方与经方 天王补心丹合六味地黄丸加减。

天王补心丹（《校注妇人良方》）：人参（去芦）、茯苓、玄参、丹参、桔梗、远志各五钱，当归（酒浸）、五味子、麦门冬（去心）、天门冬、柏子仁、酸枣仁（炒）各一两，生地黄四两。上为末，炼蜜为丸，如梧桐子大，用朱砂为衣，每服二三十丸，临卧，竹叶煎汤送下。或龙眼肉煎汤。忌胡荽、大蒜、萝卜、鱼腥、烧酒。

六味地黄丸（《小儿药证直诀》）：熟地黄八钱，山萸肉四钱，干山药四钱，泽泻三钱，牡丹皮三钱，白茯苓三钱（去皮）。上为末，炼蜜为丸，如梧桐子大。每服三丸，空心温水服下。亦可水煎服。

方解 本合方体现主辅的合方原则。心阴虚选用天王补心丹，肾阴虚主方为六味地黄丸，二方协同形成心肾阴虚经方与经方合方，以行滋阴补肾、养血安神之功效。方中生熟二地滋肾阴，养心火；山萸肉、五味子酸敛，可温补肝肾，安心养神；酸枣仁、柏子仁、茯苓、远志、五味子养心安神；天冬、麦冬滋阴清热；牡丹皮清泻相火；山药、山萸肉补肾涩精；泽泻利湿泄浊；丹参、当归清心活血，润燥补血；少佐人参补气生血；加之桔梗载药上行，使心肾相交。若失眠多梦者，可加酸枣仁汤；若遗精、阳痿甚者，可加龟鹿二仙胶；若腰膝酸痛、下肢痿软甚者，加二至丸；若阴虚火旺甚者，可加大补阴丸；若气血不足者，可加当归补血汤；若血瘀甚者，可加血府逐瘀汤；若血虚风燥者，可加当归引子。

2. 经方与时方 天王补心丹合逍遥散。

天王补心丹（《校注妇人良方》）：人参（去芦）、茯苓、玄参、丹参、桔梗、远志各五钱，当归（酒浸）、五味子、麦门冬（去心）、天门冬、柏子仁、酸枣仁（炒）各一两，生地黄四两。上为末，炼蜜为丸，如梧桐子大，用朱砂为衣，每服二三十丸，临卧，竹叶煎汤送下。或龙眼肉煎汤。忌胡荽、大蒜、萝卜、鱼腥、烧酒。

逍遥散（《太平惠民和剂局方》）：甘草半两（微炙赤），当归（去苗，锉，微炒）、茯苓（去皮白者）、白芍药、白术、柴胡（去苗）各一两。上为粗末，每服二钱，水一大盏，烧生姜一块切破，薄荷少许，同煎至七分，去滓热服，不拘时候。

3. 时方与时方 左归饮合归脾汤。

左归饮（《景岳全书》）：熟地黄二三钱至一二两，山药二钱，枸杞二钱，炙甘草一钱，茯苓一钱半，山茱萸一二钱（畏酸者少用之）。水煎，食远服。

归脾汤（《济生方》）：白术、茯神（去木）、黄芪（去芦）、龙眼肉、酸枣仁（炒，去壳）各一两，人参、木香（不见火）各半两，甘草（炙）二钱半，当归一钱，远志（蜜炙）一钱（当归、远志从《内科摘要》补入）。上咬咀，每服四钱，水一盏半，加生姜五片，枣一枚，煎至七分，去滓温服，不拘时候。

方解　本合方体现平等的合方原则。心阴虚选用归脾汤，肾阴虚选用左归饮，二方协同形成心肾阴虚时方与时方合方，以行养阴补肾、益心健脾之功效。方中熟地黄、山茱萸、枸杞子补益肝肾；当归、龙眼肉养血补血；党参、黄芪、白术、甘草补气健脾；茯神、酸枣仁、远志养心安神；加木香健运脾胃；佐以生姜、大枣调和营卫，使血行则气自生。若热甚者，加生地炭、阿胶珠、棕榈炭；若心虚胆怯者，可加安神定志丸；若心热而躁者，加玄参、麦冬等；若肾热骨蒸多汗者，可加地骨皮、青蒿等；若血滞者，加牡丹皮、栀子等；若气虚血瘀者，可加六味地黄丸合桃红四物汤；若血瘀甚者，可加补阳还五汤或血府逐瘀汤。

【**适用范围**】中医证型为心肾阴虚证，病名为心悸、真心痛、胸痹、消渴等。西医学的心绞痛、心肌梗死、糖尿病等，符合中医心肾阴虚证者可参考论治。

【**合方禁忌**】脾胃虚寒，大便溏稀者不宜服用，或根据临床病证辨证运用。

【**备选附方**】

1. 经方与经方　六味地黄丸合黄连阿胶汤加减。

六味地黄丸（《小儿药证直诀》）：熟地黄八钱，山萸肉四钱，干山药四钱，泽泻三钱，牡丹皮三钱，白茯苓三钱（去皮）。上为末，炼蜜为丸，如梧桐子大。每服三丸，空心温水服下。亦可水煎服。

黄连阿胶汤（《伤寒论》）：黄连四两，黄芩二两，芍药二两，鸡子黄二枚，阿胶三两（一云三挺）。上五味，以水六升，先煮三物，取二升，去滓，纳胶烊尽，小冷，纳鸡子黄，搅令相得，温服七合，每日三次。

2. 经方与时方　知柏地黄丸合莲子清心饮加减。

知柏地黄丸（《医方考》）：熟地黄八钱，炒山萸肉、干山药各四钱，牡丹皮、茯苓（去皮）、泽泻各三钱，黄柏（盐炒）、知母（盐炒）各二两。上为细末，炼蜜为丸，如梧桐子大。每服二钱，温开水送服。

清心莲子饮（《太平惠民和剂局方》）：黄芩、麦门冬、地骨皮、车前子、石莲肉、茯苓、黄芪各三钱，人参二钱，甘草一钱半。水煎服。

3. 时方与时方　人参补肺汤合生脉散加减。

人参补肺汤（《外科枢要》）：人参、黄芪、白术、茯苓、陈皮、当归各一钱，山萸肉、山药各二钱，五味子五分，麦门冬七分，甘草五分（炙），熟地黄一钱半（自制），牡丹皮八分。上姜枣水煎服。

生脉散（《医学启源》）：人参三钱，麦冬三钱，五味子十五粒。水煎服。

【**古籍摘录**】

1.《医林纂要》（归脾汤）此方主于滋血，故以人参为君。参、芪、甘、术皆补脾，为滋血之主，脾厚而不生湿，则生血矣。龙眼甘补滋润，所以为生血之佐。木香、远志则又能升肾水，以由肝而达之心脾。当归以厚肝之脏，枣仁以节心之用，茯神以止心之妄。

2.《续名医类案》 归脾汤兼补心脾，而意专治脾，观其于甘温补养药中加木香醒脾行气，可以见矣。龙眼、远志虽曰补火，实以培土，盖欲使心火下通脾土，而脾益治，五脏受气以其所生也，故曰归脾。

3.《绛雪园古方选注》（黄连阿胶汤）芩、连，泻心也；阿胶、鸡子黄，养阴也。各举一味以名其汤者，当相须为用也。少阴病烦，是君火热化为阴烦，非阳烦也，芩、连之所不能治，当与阿胶、鸡子黄交合心肾，以除少阴之热。鸡子黄色赤，入通于心，补离中之气；阿胶色黑，入通于肾，补坎中之精。第四者沉阴滑利，恐不能留恋中焦，故再佐芍药之酸涩，从中收阴，而后清热止烦之功得建。

4.《血证论》《难经》谓左肾属水，右肾属火。景岳此方，取其滋水，故名左归。方取枣皮酸以入肝，使子不盗母之气；枸杞赤以入心，使火不为水之仇；使熟地一味，滋肾之水阴；使茯苓一味，利肾之水质。有形之水质不去，无形之水阴亦不生也。然肾水实仰给于胃，故用甘草、山药，从中宫以输水于肾。景岳方多驳杂，此亦未可厚非。

5.《太平惠民和剂局方》（逍遥散）治血虚劳倦，五心烦热，肢体疼痛，头目昏重，心忪颊赤，口燥咽干，发热盗汗，减食嗜卧，及血热相搏，月水不调，脐腹胀痛，寒热如疟，又疗室女血弱阴虚，荣卫不和，痰嗽潮热，肢体羸瘦，渐成骨蒸。

6.《伤寒溯源集》（黄连阿胶汤方）黄连苦寒，泻心家之烦热，而又以黄芩佐之。芍药收阴敛气，鸡子黄气味俱厚，阴中之阴，故能补阴除热。阿胶为济水之伏流，乃天下十二经水中之阴水也。乌驴皮黑而属水，能制热而走阴血，合而成胶，为滋养阴气之上品，协四味而成剂，半以杀风邪之热，半以滋阴水之源，而为补救少阴之法也。

【文献推选】

1. 皮持衡，贺支支，徐葱茏.内科成方临证应用辑要［M］.南昌：江西科学技术出版社，2017.
2. 钟思冰，钟雨.实用中医精神医学宝典［M］.北京：中医古籍出版社，2016.
3. 张文选，王建红.跟刘渡舟学用经方［M］.北京：中国医药科技出版社，2019.
4. 孙世发.名方配伍分析及应用［M］.北京：人民卫生出版社，2019.

三、心肾阳虚方

心肾阳虚证的治法以温补心肾为主。心为君火，肾蕴元阴，为人体温煦生化之源。若心阳不振必会累及肾阳，肾阳不足，心阳亦无以为助，二者息息相关。王冰注《素问·至真要大论》曰："益火之源，以消阴翳；壮水之生，以制阳光……取心者不必剂以热，取肾者不必剂以寒；但益心之阳，寒亦通行；强肾之阴，热之犹可。""阴为阳之基"，欲扶人体之阳气，须先从人体之阴精入手，故阳气太弱，可佐加少许养阴药。

【临床表现】 心悸，怔忡，喘息短气，乏力倦怠，畏寒肢凉，尿少浮肿，腰膝酸冷；舌淡胖，苔白滑，脉弱或沉细。

【辨证要点】

1.主证 心悸，怔忡，畏寒肢冷。

2. 次证　喘息短气，尿少浮肿，腰膝酸冷。

【治法】补益心肾，滋养阳气。

【合方选择】

1. 经方与经方　真武汤合桂枝甘草汤加减。

真武汤（《伤寒论》）：茯苓三两，芍药三两，白术二两，生姜三两（切），附子一枚（炮，去皮，破八片）。上五味，以水八升，煮取三升，去滓，温服七合，日三服。

桂枝甘草汤（《伤寒论》）：桂枝四两（去皮），甘草二两（炙）。上二味，以水三升，煮取一升，去滓，顿服。

方解　本合方体现主辅的合方原则。心阳虚选用桂枝甘草汤，肾阳虚主方为真武汤，二方协同形成心肾阳虚经方与经方合方，以行补助心阳、化气行水之功效。方中附子、桂枝、生姜以辛甘刚燥之性，温通心肾阳气；肾阳虚则水不化气而致水湿内停，白术、茯苓健脾益气，利水燥湿，以化水气；阳气虚衰以伤阴液，白芍、炙甘草敛阴和营，补中益气，以助阳气化生。若心阳虚甚者，可加桂枝甘草龙骨牡蛎汤潜镇心阳之气；若肾气虚甚者，可加金匮肾气丸助阳化气；若中阳不足，痰饮甚者，可加苓桂术甘汤健脾利湿；若瘀血重者，可加血府逐瘀汤。

2. 经方与时方　真武汤合参附汤加减。

真武汤（《伤寒论》）：茯苓三两，芍药三两，白术二两，生姜三两（切），附子一枚（炮，去皮，破八片）。上五味，以水八升，煮取三升，去滓，温服七合，日三服。

参附汤（《妇人良方大全》）：人参一两，附子半两。先将生姜、大枣用水煎汤，去渣留汁，以汤代水煎煮人参、附子，取汁徐徐饮服。

方解　本合方体现主辅的合方原则。心气虚选用参附汤，肾气虚选用真武汤，二方协同形成心肾阳虚经方与时方合方，以温补心肾阳气。方中附子、人参辛甘性热，用之以温肾助阳，补益元气，"二药相须，用之得当，则能瞬息化气于乌有之乡，顷刻生阳于命门之内，方之最神捷者也"（《删补名医方论》）。若寒气射肺而咳者，可加干姜、细辛温肺化饮，五味子敛肺止咳；阴盛阳衰而下利甚者，去芍药之阴柔，加干姜助温里散寒；水寒犯胃而呕者，加重生姜用量和胃降逆，可更加吴茱萸助温胃止呕。

3. 时方与时方　参附汤合右归丸加减。

右归丸（《景岳全书》）：大怀熟地八两，山药四两（炒），山茱萸三两（微炒），枸杞四两（微炒），鹿角胶四两（炒珠），菟丝子四两（制），杜仲四两（姜汤炒），当归三两（便溏勿用），肉桂二两（渐可加至四两），制附子二两（渐可加至五六两）。上先将熟地黄蒸烂杵膏，加炼蜜为丸，如梧桐子大。每服百余丸，食前用滚汤或淡盐汤送下。或丸如弹子大，每嚼服二三丸。以滚白汤送下。

参附汤（《妇人良方大全》）：人参一两，附子半两。先将生姜、大枣用水煎汤，去渣留汁，以汤代水煎煮人参、附子，取汁徐徐饮服。

方解　本合方体现主辅的合方原则。心阳虚选用参附汤，肾阳虚主方为右归丸，二方协同形成心肾阳虚时方与时方合方，以温补心肾阳气。方中附子、肉桂性辛热，入心经，滋养心阳；鹿角胶、人参补助肾气，益养精血；熟地黄、枸杞、山药、山茱萸甘润滋补，滋阴益肾，与桂枝、附子、鹿角胶相伍，以求"阴中求阳"；加之菟丝子、杜仲补益肝肾，当归补养血气，以滋心养肾，温补阳气。若虚阳上扰，头晕目眩，可加菊花、天麻息风止眩；心慌不安、胸闷气短者，可加龙骨、牡蛎安定心神；气短乏力甚者，可加党参、黄芪补中益气；腰膝酸软甚者，可加怀牛膝、杜仲补肾壮骨。

【适用范围】中医证型为心肾阳虚证，病名为哮证、喘证、水肿等。西医学的肺源性心脏病、心源性哮喘、慢性肾炎等，符合中医心肾阳虚证者可参考论治。

【合方禁忌】邪气壅盛者、脾胃虚弱者忌用，或根据临床病证辨证运用。

【备选附方】

1. 经方与经方　桂枝甘草龙骨牡蛎汤合五苓散加减。

桂枝甘草龙骨牡蛎汤（《伤寒论》）：桂枝一两（去皮），甘草二两（炙），牡蛎二两（熬），龙骨二两。上四味，以水五升，煮取二升半，去滓，温服八合日三服。

五苓散（《伤寒论》）：猪苓十八铢（去皮），泽泻一两六铢，白术十八铢，茯苓十八铢，桂枝半两（去皮）。上五味，捣为散，以白饮和服方寸匕，日三服。多饮暖水，汗出愈。如法将息。

2. 经方与时方　桂枝汤合济生肾气丸加减。

桂枝汤（《伤寒论》）：桂枝三两（去皮），芍药三两，甘草二两（炙），生姜三两（切），大枣十二枚（擘）。上五味，㕮咀三味，以水七升，微火煮取三升，去滓，适寒温，服一升。服已须臾，啜热稀粥一升余，以助药力。温覆令一时许，遍身漐漐，微似有汗者益佳，不可令如水流漓，病必不除。若一服汗出病差，停后服，不必尽剂；若不汗，更服依前法；又不汗，后服小促其间，半日许，令三服尽。若病重者，一日一夜服，周时观之。服一剂尽，病证犹在者，更作服。若汗不出，乃服至二三剂。禁生冷、黏滑、肉面、五辛、酒酪、臭恶等物。

济生肾气丸（《严氏济生方》）：附子（炮）二两，白茯苓（去皮）、泽泻、山茱萸（取肉）、山药（炒）、车前子（酒蒸）、牡丹皮（去木）各一两，官桂（不见火）、川牛膝（去芦，酒浸）、熟地黄各半两。上为细末，炼蜜为圆，如梧桐子大。每服七十圆，空心，米饮下。

3. 时方与时方　右归饮合保元汤加减。

右归饮（《景岳全书》）：熟地黄二钱至二两，山药二钱（炒），山茱萸一钱，枸杞二钱，甘草一、二钱（炙），杜仲二钱（姜制），肉桂一、二钱，制附子一、二、三钱。水二盅，煎七分，食远温服。

保元汤（《博爱心鉴》）：黄芪三钱，人参一钱，炙甘草一钱，肉桂五分（原书无用量，今据《景岳全书》补）。上加生姜一片，水煎，不拘时服。

【古籍摘录】

1.《伤寒论·辩太阳病脉证并治中》　发汗过多，其人叉手自冒心，心下悸，欲得按者，桂枝甘草汤主之……太阳病，发汗，汗出不解，其人仍发热，心下悸，头眩，身瞤动，振振欲擗地者，真武汤主之。

2.《注解伤寒论》　发汗过多，亡阳也。阳受气于胸中，胸中阳气不足，故病叉手自冒心。心下悸欲得按者，与桂枝甘草汤，以调不足之气……桂枝之辛，走肺而益气；甘草之甘，入脾而缓中。

3.《医略六书·杂病证治》（右归丸）肾脏阳衰，火反发越于上，遂成上热下寒之证，故宜引火归原法。熟地补肾脏，萸肉涩精气，山药补脾，当归养血，杜仲强腰膝，菟丝补肾脏，鹿角胶温补精血以壮阳，枸杞子甘滋精髓以填肾也。附子、肉桂补火回阳，专以引火归原，而虚阳无不敛藏于肾命，安有阳衰火发之患哉？此补肾回阳之剂，为阳虚火发之专方。

4.《血证论》（参附汤）人之元气，生于肾而出于肺。肺阴不能制节，肾阳不能归根，则为喘脱之证。用附子入肾以补阳气之根，用人参入肺以济出气之主，二药相济，大补元气。气为水之阳，水即气之阴，人参是补气之阴，附子是补水之阳。知此，则知一切补气之法。

【文献推选】

1. 朱文锋，庄泽澄，吴承玉 . 中医诊断学［M］. 北京：中国中医药出版社，2019.

2. 皮持衡，贺支支，徐葱茏 . 内科成方临证应用辑要［M］. 南昌：江西科学技术出版社，2017.

3. 张登本 . 中医学基础［M］. 北京：中国中医药出版社，2019.

4. 包伯航 . 经方纬纪［M］. 天津：天津科学技术出版社，2019.

四、心肾气阴两虚方

心肾气阴两虚证治以滋养气阴、交通心肾为主。心主火，居上焦属阳，肾主水，居下焦属阴，位下者上升为顺，位上者下降为和。《慎斋遗书》云："心肾相交，全凭升降……升降者水火。"《格致余论·房中补益论》云："人之有生，心为火居上，肾为水居下，水能升而火能降，一升一降，无有穷已，故生意存焉。"上下交通受阻，水不济火，则心火内动，耗伤心阴，以致心神不安；若心气虚不能下交于肾，肾气虚不能上承于心，以致心悸气短。故"欲养心阴，必滋肾阴"，肾主纳气，肾脏的气虚会影响到心脏的气虚。张景岳曰："心本乎肾，所以上不安者，未有不由乎下；心气虚者，未有不由乎精。"

【临床表现】心悸，胸闷，怔忡，不寐，神疲乏力，气短，眩晕耳鸣，腰膝酸软而痛，自汗或盗汗，手足不温或手足心热，咽干，大便溏薄或干结；舌淡边有齿痕，苔腻或苔少而干，脉浮大无力或沉细数而无力。

【辨证要点】

1. 主症 心悸，神疲乏力，腰膝酸软，兼气阴两虚证。

2. 次症 气短，乏力，自汗，盗汗，手足心热。

【治法】益气养阴，交通心肾。

【合方选择】

1. 经方与经方 炙甘草汤合猪苓汤加减。

炙甘草汤（《伤寒论》）：甘草四两（炙），生姜三两（切），人参二两，生地黄一斤，桂枝三两（去皮），阿胶二两，麦门冬半升（去心），麻仁半升，大枣三十枚（擘）。上九味，以清酒七升，水八升，先煮八味，取三升，去滓，内胶烊消尽，温服一升，日三服。

猪苓汤（《伤寒论》）：猪苓一两（去皮），茯苓一两，泽泻一两，阿胶一两，滑石一两（碎）。上五味，以水四升，先煮四味，取两升，去滓，内阿胶烊消，温服七合，日三服。

方解 本合方体现主辅的合方原则。心气阴虚选用炙甘草汤，肾气阴虚主方为猪苓汤，二方协同形成心肾气阴两虚经方与经方合方，以行益气通阳、滋阴益肾之功效。方中炙甘草、人参、大枣、桂枝、生姜以辛温甘润之力，补气养心，滋阴通脉；生地黄、麻仁、猪苓滋养肾水，宁心安神；猪苓、泽泻、滑石以其甘淡之性，利水渗湿，以泄阴热；佐之阿胶滋阴润燥。全方以养阴益气、利水渗湿为主，兼以养阴清热，主治心神气阴两虚之证。若心悸怔忡甚者，可加酸枣仁汤养血除烦，镇静安神；若潮热盗汗甚者，可加用知柏地黄丸滋阴清热；若气短乏力、食少便溏甚者，可加用四君子汤补益脾气；若瘀血重者，可加血府逐瘀汤；若水肿、泄泻甚者，可加用五苓散。

2. 经方与时方 炙甘草汤合左归饮加减。

左归饮（《景岳全书》）：熟地黄二三钱至一二两，山药二钱，枸杞二钱，炙甘草一钱，茯苓一钱半，山茱萸一二钱（畏酸者少用之）。水煎，食远服。

炙甘草汤（《伤寒论》）：甘草四两（炙），生姜三两（切），人参二两，生地黄一斤，桂枝三两（去皮），阿胶二两，麦门冬半升（去心），麻仁半升，大枣三十枚（擘）。上九味，以清酒七升，水八升，先煮八味，取三升，去滓，内胶烊消尽，温服一升，日三服。

方解 本合方体现主辅的合方原则。心气阴虚选用炙甘草汤，肾气阴虚主方为左归饮，二方协同形成心肾气阴两虚经方与时方合方，以滋心肾之气阴。方中熟地黄、山茱萸、枸杞子甘润滋肾，填阴养血；佐以茯苓、炙甘草益气健脾，宁心益阴；山药益阴健脾滋肾。全方合而有滋肾养肝、益心健脾之效。若心气虚甚者，重用熟地黄、炙甘草、加淮小麦、大枣等；若心热而燥，可加玄参、生地黄等；若大便燥结者，加麻仁、肉苁蓉等；若虚火上炎，骨蒸潮热者，可加女贞子、麦门冬；若血瘀甚者，可加补阳还五汤或血府逐瘀汤。

3. 时方与时方 左归饮合生脉散加减。

生脉散（《医学启源》）人参三钱，麦冬三钱，五味子十五粒。水煎服。

左归饮（《景岳全书》）：熟地黄二三钱至一二两，山药二钱，枸杞二钱，炙甘草一钱，茯苓一钱半，山茱萸一二钱（畏酸者少用之）。水煎，食远服。

方解 本合方体现主辅的合方原则。心气阴虚选用生脉散，肾气阴虚主方为左归饮，二方协同形成心肾气阴两虚时方与时方合方，以滋心肾之气阴。方中人参、熟地黄、枸杞、炙甘草补益心肾之气；麦冬滋阴润燥；山药、茯苓补肾益心，与五味子合用敛阴止汗，益气生津。若阴虚生热，五心烦热，可加用生地黄、知母、鳖甲等；若阴胜阳浮，汗出较多，可加用麻黄根、龙骨、牡蛎等；若兼有血虚者，可加用当归、黄芪等；若兼有血虚热者，可加用阿胶、大枣等；若心虚胆怯者，可加用安神定志汤；若血瘀较甚者，可选择补阳还五汤化裁治疗。

【适用范围】中医证型为心肾气阴两虚证，病名为淋证、消渴、虚劳等。西医学的尿路感染、糖尿病、冠心病等，符合中医心肾气阴两虚证者可参考论治。

【合方禁忌】气阴两虚兼实邪者忌用，或根据临床病证辨证运用。

【备选附方】

1. 经方与经方　百合地黄汤合猪苓汤加减。

百合地黄汤（《金匮要略》）：百合七枚（擘），生地黄汁一升。上以水洗百合，渍一宿，当白沫出，出其水，更以泉水二升，煎取一升，去滓，内地黄汁，煎取一升五合，分温再服。中病，勿更服，大便当如漆。

猪苓汤（《伤寒论》）：猪苓（去皮）、茯苓、阿胶、滑石、泽泻各一两。上五味，以水四升，先煮四味，取二升，去滓，内胶烊消，温服七合，日三服。

2. 经方与时方　百合鸡子汤合六味地黄丸加减。

百合鸡子汤（《金匮要略》）：百合七枚（擘），鸡子黄一枚。上先以水洗百合，渍一宿，当白沫出，去其水，更以泉水二升，煎取一升，去滓，内鸡子黄，搅匀，煎五分，温服。

六味地黄丸（《小儿药证直诀》）：熟地黄八钱，山萸肉四钱，干山药四钱，泽泻三钱，牡丹皮三钱，白茯苓去皮三钱。上为末，炼蜜为丸，如梧桐子大。每服三丸，空心温水服下。亦可水煎服。

3. 时方与时方　清心莲子饮合左归丸加减。

清心莲子饮（《太平惠民和剂局方》）：黄芩、麦门冬、地骨皮、车前子、石莲肉、茯苓、黄芪各三钱，人参二钱，甘草一钱半。水煎服。

左归丸（《景岳全书》）：大怀熟地八两，山药四两（炒），枸杞四两，山茱萸肉四两，川牛膝三两（酒洗，蒸熟，精滑者不用），菟丝子四两（制），鹿胶四两（敲碎，炒珠），龟胶四两（切碎，炒珠，无火者不必用）。上先将熟地蒸烂杵膏，炼蜜为丸，如梧桐子大。每服百余丸，食前用滚汤或淡盐汤送下。

【古籍摘录】

1.《伤寒论·少阴证脉证辨治》　少阴病，下利六七日，咳而呕渴，心烦不得眠者，猪苓汤主之。

2.《降雪园古方选注》　炙甘草汤……《至真要大论》云：燥淫于内，金气不足，治以甘辛也。第药味不从心肺，而主乎肝脾者，是阳从脾以致津，阴从肝以致液，各从心肺之母以补之也。人参、麻仁之甘，以润脾津；生地、阿胶之咸苦，以滋肝液。重用地、冬浊味，恐其不能上升，故君以炙甘草之气厚，桂枝之轻扬，载引地、冬上承肺燥；佐以清酒芳香入血，引领地、冬归心复脉；仍使以姜、枣和营卫，则津液悉上供于心肺矣。

3.《伤寒寻源》　少阴病，下利六七日，咳而呕渴，心烦不得眠者，何以亦主猪苓汤？盖咳、渴、呕烦、不得眠，得之下利之后，是阴津下迫，阳邪上逆，主猪苓汤育阴利水，正以少阴肾与太阳膀胱，一脏一腑，相为表里，急引少阴之邪，从腑而解，则下利得止，而热去津回矣。

4.《医学举要》 左归宗钱仲阳六味丸，减去丹皮者，以丹皮过于动汗，阴虚必多自汗、盗汗也；减去茯苓、泽泻者，意在峻补，不宜于淡渗也。方用熟地之补肾为君；山药之补脾，山茱萸之补肝为臣；配以枸杞补精，川膝补血，菟丝补肾中之气，鹿胶、龟胶补督任之元。虽曰左归，其实三阴并补，水火交济之方也。

【文献推选】

1. 吴勉华，石岩. 中医内科学［M］.5 版. 北京：中国中医药出版社，2021.

2. 郑洪新，杨柱. 中医基础理论［M］.5 版. 北京：中国中医药出版社，2021.

3. 李冀，左铮云. 方剂学［M］.5 版. 北京：中国中医药出版社，2021.

4. 赵艳玲，张志芳. 国家标准中医临床诊疗术语证治要览［M］. 长沙：湖南科学技术出版社，1999.

5. 宋一伦，杨学智. 中国中医药学术语集成：基础理论与疾病［M］. 北京：中医古籍出版社，2005.

五、心肾阴阳两虚方

心肾阴阳两虚证的治法以"阴中求阳""阳中求阴""阴阳互根互用"为核心思想，主要以益气活血、养心保元、补肾温阳为主。阴虚者补阳，在滋阴剂中适当佐以补阳药，即所谓"阳中求阴"；阳虚者补阴，助阳剂中适当佐以滋阴药，即谓"阴中求阳"。正如《景岳全书·新方八略引》曰："善补阳者，必于阴中求阳，则阳得阴助而生化无穷；善补阴者，必于阳中求阴，则阴得阳升而泉源不竭。"张景岳还说过："凡阳虚多寒者，宜补以甘温，而清润之品非宜；阴虚多热者宜补以甘凉，而辛燥之类不可用。"

【临床表现】畏冷肢凉，心悸失眠，头晕头痛，口干喜饮，全身乏力，五心烦热，耳鸣腰酸，腰膝酸冷，夜尿频数，大便干；舌红苔薄，脉象沉细或弱，或有结代。

【辨证要点】

1. 主症 心悸失眠，腰膝酸冷，畏寒肢冷，兼阴阳虚证。

2. 次症 五心烦热，头晕头痛，口干喜饮，夜尿频数。

【治法】益气活血，补肾温阳。

【合方选择】

1. 经方与经方 桂枝加龙骨牡蛎汤合八味肾气丸加减。

桂枝加龙骨牡蛎汤（《金匮要略》）：桂枝三两，芍药三两，生姜三两，甘草二两，大枣十二枚，龙骨三两，牡蛎三两。上七味，以水七升，煮取三升，分温三服。

八味肾气丸（《金匮要略》）：干地黄八两，薯蓣四两，山茱萸四两，泽泻三两，茯苓三两，牡丹皮三两，桂枝一两，附子一两（炮）。上八味，末之，炼蜜和丸梧子大，酒下十五丸，加至二十五丸，日再服。

方解 本合方体现主辅的合方原则。心阴阳两虚选用桂枝加龙骨牡蛎汤，肾阴阳两虚主方为八味肾气丸，二方协同形成心肾气阴两虚经方与经方合方，以行调和阴阳、补肾养心之功效。方中桂枝、附子温补心肾之阳；甘草、白芍酸甘益阴，调和营卫；大枣、生姜助力调和营卫之功；"善补阳者，必于阴中求阳，则阳得阴助而生化无穷"，故用滋阴补肾的地黄配伍山茱萸、山药补肝养脾，以达阴生阳长之效；龙骨、牡蛎平肝潜阳，重镇安神。诸药合用，和中有补，补中有温，使阴阳平衡协调。若阴虚火旺者，可加黄连阿胶汤；若气血虚弱，精气外泄者，可加小建中汤或四君子汤；若瘀血重者，可加血府逐瘀汤。

2. 经方与时方 天雄散合天王补心丹加减。

天雄散（《金匮要略》）：天雄三两（炮），白术八两，桂枝六两，龙骨三两。上四味，杵为散，酒服半钱匕，日三服。不知，稍增之。

天王补心丹（《校注妇人良方》）：人参（去芦）、茯苓、玄参、丹参、桔梗、远志各五钱，当归（酒浸）、五味子、麦门冬（去心）、天门冬、柏子仁、酸枣仁（炒）各一两，生地黄四两。上为末，炼蜜为丸，如梧桐子大，用朱砂为衣，每服二三十丸，临卧，竹叶煎汤送下。或龙眼肉煎汤。忌胡荽、大蒜、萝卜、鱼腥、烧酒。

方解 本合方体现主辅的合方原则。心阴阳两虚选用天王补心丹，肾阴阳两虚选用天雄散。方中生地黄、玄参、天冬滋阴降火；麦冬养阴清热；酸枣仁、柏子仁补血养心；人参、茯苓、白术、当归益气补血，以养神气；桂枝温通心阳；天雄壮命门之火；辅以远志交通心肾；佐以五味子、龙骨收敛心神。全方合用，使心血复、肾阳温、阴火降、神志安。若热扰下焦，小便短涩，可加竹叶、通草等；若心阳不潜，心悸怔忡，可加龙齿、琥珀等；若遗精甚者，可加金樱子、煅牡蛎固肾涩精；若血瘀甚者，可加补阳还五汤或血府逐瘀汤。

3. 时方与时方 朱砂安神丸合二仙汤加减。

朱砂安神丸（《内外伤辨惑论》）：朱砂五钱（另研，水飞为衣），黄连六钱，甘草五钱五分，生地黄一钱五分，当归二钱五分。上四味，为细末，另研朱砂，水飞如尘，阴干，为衣，汤浸蒸饼为丸，如黍米大，每服十五丸，津唾咽之，食后服。

二仙汤（《中医方剂临床手册》）：仙茅、仙灵脾各9～15g，当归、巴戟天各9g，黄柏、知母各4.5～9g。水煎服。

方解 本合方体现平等的合方原则。心阴阳两虚选用朱砂安神丸，肾阴阳两虚选用二仙汤，二方协同形成心肾阴阳两虚时方与时方合方，以行镇心安神、调补阴阳之功效。方中朱砂、黄连、生地黄苦寒质重，清心降火；仙茅、仙灵脾（即淫羊藿）温肾阳，补肾精，辛温助命门而调冲任；知母、黄柏滋肾阴而泻虚火；当归养血补血；炙甘草甘缓益气，护中和药。二方相合，寒热并用，精血兼顾，共奏温补肾阳、滋阴降火、调理冲任、平其失衡之功用。若汗多甚者，可加黄芪、浮小麦；尿频、遗尿甚者，可加益智仁、桑螵蛸、覆盆子等；若心悸易惊，神不安舍，加灵磁石、酸枣仁、朱茯神；若神乱惊恐甚者，可加龙骨、牡蛎、磁石等；若失眠多梦者，可加酸枣仁、夜交藤、合欢皮等。

【适用范围】中医证型为心肾阴阳两虚证，病名为心悸、痴呆、失眠等。西医学的肺源性心脏病、阿尔兹海默症等，符合中医心肾阴阳两虚证者可参考论治。

【合方禁忌】呕家、湿家忌用，或根据临床病证辨证运用。

【备选附方】

1. 经方与经方　桂枝加附子汤合白通汤加减。

桂枝加附子汤（《伤寒论》）：桂枝（去皮）、芍药、甘草（炙）、生姜（切）各三两，大枣十二枚（擘）、附子一枚（炮，去皮，破八片）。以水七升，煮取三升，去滓，温服一升。

白通汤（《伤寒论》）：附子一枚（生，去皮，破八片），干姜一两，葱白四茎。上三味，以水三升，煮取一升，去滓，分温再服。

2. 经方与时方　酸枣仁汤合龟鹿二仙胶加减。

酸枣仁汤（《金匮要略》）：酸枣仁二升，甘草一两，知母二两，茯苓二两，川芎二两。上五味，以水八升，煮酸枣仁，得六升，内诸药，煮取三升，分温三服。

龟鹿二仙胶（《医便》）：鹿角十斤（用新鲜麋鹿杀角，解的不用，马鹿角不用，去角脑梢，角二寸截断，劈开净用），龟板五斤（去弦，洗净，捶碎）。上前二味袋盛，放长流水内浸三日，用铅坛一只，如无铅坛，底下放铅一大片亦可。将角并板放入坛内，用水浸高三五寸，黄蜡三两封口，放入锅内，桑柴火煮七昼夜，煮时坛内一日添热水一次，勿令沸起，锅内一日夜添水五次，候角酥取出，洗，滤净去滓。其滓即鹿角霜、龟霜也。将清汁另放。另将人参、枸杞子用铜锅以水三十六碗，熬至药面无水，以新布绞取清汁，将滓置石臼水捶捣细，用水二十四碗又熬如前；又滤，又捣，又熬，如此三次，以滓无味为度。将前龟、鹿汁并参、杞汁和入锅内，又火熬至滴水成珠不散，乃成胶也。每服初起一钱五分，十日加五分，加至三钱止，空心酒化下……常服乃可。

3. 时方与时方　生慧汤合地黄饮子加减。

生慧汤（《辨证录》）：熟地一两，山茱萸四钱，远志二钱，生枣仁五钱，柏子仁五钱（去油），茯神三钱，人参三钱，菖蒲五分，白芥子二钱。水煎服。连服一月，自然不忘矣。

地黄饮子（《圣济总录》）：熟干地黄（焙）、巴戟天（去心）、山茱萸（炒）、肉苁蓉（酒浸，切，焙）、附子（炮裂，去皮脐）、石斛（去根）、五味子（炒）、官桂（去粗皮）、白茯苓（去黑皮）各一两，麦门冬（去心，焙）、远志（去心）、菖蒲各半两。上锉如麻豆，每服三钱匕，水一盏，生姜三片，枣二枚（擘破），同煎七分，去滓，食前温服。

【古籍摘录】

1.《伤寒论浅注》　平素患汗病之人，名曰汗家。心主血，汗为心液，患此病之人，其心虚血少可知。若重发其汗，则心主之神气无所依，必恍惚心乱，且心主之神气虚不能下交于肾，而肾气亦孤，故小便已，而前阴溺管之中亦疼，与禹余粮丸。

2.《医门法律》　用桂枝汤调其营卫羁迟，脉道虚衰，加龙骨、牡蛎涩止其清谷、亡血、失精。一方而两扼其要，诚足宝也。

3.《金匮要略论注》　桂枝、芍药，通阳固阴；甘草、姜、枣，和中上焦之荣卫，使阳能生阴，而以安肾宁心之龙骨、牡蛎为辅阴之主。

4.《医方集解》 桂枝、生姜之辛以润之，甘草、大枣之甘以补之，芍药之酸以收之，龙骨、牡蛎之涩以固之。

5.《张氏医通·专方》 凡言心经药，都属心包，惟朱砂外禀离明，内含真汞，故能交合水火，直入心脏，但其性徐缓，无迅扫阳焰之速效，是以更需黄连之苦寒以直折其热，甘草之甘缓以款启其微，俾膈上之实火虚火，悉从小肠而降泄之，允为劳心伤神，动作伤气，扰乱虚阳之的方，岂特治热伤心包而已哉？然其奥又在当归之辛温走血，地黄之濡润滋阴，以杜火气复炽之路，其动静之机，多寡之制，各有至理，良工调剂之苦心，其可忽诸。

6.《辨证录》 人有老年而健忘者，近事多不记忆，虽人述其前事，犹若茫然，此真健忘之极也。人以为心血之涸，谁知是肾水之竭乎！夫心属火，肾属水，水火似乎相克，其实相克而妙在相生，心必藉肾以相通，火必得水而既济……生慧汤：熟地一两，山茱萸四钱，远志二钱，生枣仁五钱，柏子仁（去油）五钱，茯神三钱，人参三钱　菖蒲五分，白芥子二钱。水煎服。连服一月，自然不忘矣。此方心肾兼补，上下相资，实治健忘之圣药，苟能日用一剂，不特却忘，并有延龄之庆矣。

【文献推选】

1.邹积隆，丛林，杨振宁.简明中医病证辞典［M］.上海：上海科学技术出版社，2005.

2.李冀，左铮云.方剂学［M］.5版.北京：中国中医药出版社，2021.

3.赵艳玲，张志芳.国家标准中医临床诊疗术语证治要览［M］.长沙：湖南科学技术出版社，1999.

4.王付.伤寒杂病论思辨要旨［M］.2版.北京：人民军医出版社，2018.

第十一章　脾肺兼证合方　▷▷▷▷

脾肺兼证合方的运用，即同时出现脾、肺两脏病变，既有内在病理的相互影响，又有外在症状的相互联系，治疗时则依据合方原则两脏兼顾。

脾胃居中焦，共同完成食物的消化和吸收。脾主运化水谷精微，通过其转输作用，可将津液上输于肺，通过肺的宣发和肃降，使津液输布全身，灌溉脏腑、形体和诸窍。脾和肺的生理联系主要体现在宗气的生成和津液的代谢上。其中，宗气是由脾胃运化的水谷精微和肺吸入的清气相合而来，宗气积于胸中则能"助肺司呼吸"，即"走息道以司呼吸"，同时可"助心行血"；宣发和肃降为肺气的基本运动形式，在此基础上发挥其通调水道的作用，可将脾转输而来的津液布散全身，并将浊液排出体外。因此，"气"和"阴津"相关病证临床最为常见，病理属性分虚实两端。

脾肺兼证为二者脏腑生理关系失调，一脏病及他脏，或两脏相互为病。脾为气血生化之源，故"气虚""阴津亏虚"首责于脾。脏腑五行相生关系中，脾属土，肺属金，土生金，脾为肺之母，故见母病及子或母子同病，临床以脾肺气虚证、脾肺气阴两虚证多见。脾肺实证以"火热"为主要病理因素，并注重脏腑表里关系在辨治中的作用。脾与胃、肺与大肠互为表里脏腑，六腑虚实更替，传化物而不藏，故病理上腑病以生积化热为主，与所属之脏共同致病，临床以肺脾积热证和肺脾实热证多见。

脾肺兼证的治法随病机而立，谨遵"热者寒之""留者攻之""损者益之""虚则补之"之法，属"八法"中的补法、温法、清法、下法；涉及补益剂、清热剂、和解剂等方剂学内容。方剂的选择以协同增效、扩展功用、提高疗效为主要目的，同时注重方剂之间主辅、平等原则，使得治疗有重点可循，且能应对复杂的病机。

脾肺兼证合方可根据脏腑病理属性分为虚实两类，包括脾病及肺合方和肺病及脾合方。

第一节　脾病及肺合方

脾病及肺合方是治疗脾肺兼证虚证为主的合方。脾胃为气血津液生化之源，肺主司呼吸、通调水道，故脾肺两脏的生理关系主要体现在气和津液的代谢上。脏腑五行关系中，脾土为肺金之母，故对于脾虚及肺或脾肺两虚的病证，临床多采用培土生金之法，而方剂的选择以健脾为主，辅以益肺。脾病及肺合方包括脾肺气虚方和脾肺气阴两虚方，主要涉及方剂学中补益剂的内容。

一、脾肺气虚方

脾肺气虚证的治法以"虚则补之""损者益之"为核心思想，并根据病机的复杂性，结合五行相生关系，注重"培土生金""虚者补其母"的运用。临床以健脾益肺补气为具体治法，方剂的选择亦考虑"引经"的作用。

【临床表现】食少腹胀，大便溏薄，倦怠乏力，肌肤萎黄，咳嗽气短，声低气怯，自汗畏风，平素易外感；舌淡胖苔白，脉浮细无力。

【辨证要点】

1. 主症 便溏，乏力，咳嗽，气短。

2. 次症 面黄，自汗，易外感。

【治法】健脾益肺补气。

【合方选择】

1. 经方与经方 黄芪建中汤合桔梗汤加减。

黄芪建中汤（《金匮要略》）：桂枝三两（去皮），甘草二两（炙），大枣十二枚（擘），芍药六两，生姜三两（切），胶饴一升，黄芪一两半。上六味，以水七升，煮取三升，去滓，内饴，更上微火消解。温服一升，日三服。

桔梗汤（《伤寒论》）：桔梗一两，甘草二两。上二味，以水三升，煮取一升，去滓，温分再服。

方解 本合方体现主辅的合方原则。脾气虚选用黄芪建中汤为主方，肺气虚则辅以桔梗汤，二方协同形成脾肺气虚经方与经方合方，以奏健脾益肺补气之功。方中胶饴、大枣、生姜、桂枝、芍药合用，益气建中，补脾培土；黄芪、桔梗、甘草合用，补益肺脾之气，且引药力直入肺经，寓培土生金之意。若肺虚损不足，可加半夏；若气虚痰湿较盛，可加三子养亲汤；若气虚及阳，可加附子、干姜、桂枝。

2. 经方与时方 桔梗汤合补肺汤加减。

桔梗汤（《伤寒论》）：桔梗一两，甘草二两。上二味，以水三升，煮取一升，去滓，温分再服。

补肺汤（《永类钤方》）：桑白皮、熟地黄各二两，人参、紫菀、黄芪、五味子各一两。细末，每二钱，水一盏，入蜜少许，食后温服。

方解 本合方体现主辅的合方原则。肺脾气虚以补肺汤为主方，辅以桔梗汤，二方协同形成脾肺气虚经方与时方合方，以奏补气健脾理肺之功。方中黄芪、人参合用，健脾益肺补气；熟地黄、五味子养阴而敛肺气；桑白皮、紫菀合用，清降肺气；桔梗升宣肺气；甘草补中且调和诸药。诸药合用，气阴得补，升降有序。若脾虚湿盛，可加苍术、白术、茯苓；若咳嗽痰多，可加苏子、莱菔子、白芥子；若气虚较甚，可加大人参、黄芪的用量。

3. 时方与时方 玉屏风散合四君子汤加减。

玉屏风散（《究原方》）：防风一两，黄芪（蜜炙）、白术各二两。上咬咀，每服三钱，水一盏半，加大枣一枚，煎至七分，去滓，食后热服。

四君子汤(《太平惠民和剂局方》):人参(去芦)、白术、茯苓(去皮)、甘草(炙)各等分。上为细末,每服二钱,水一盏,煎至七分,通口服,不拘时候;入盐少许,白汤点亦得。

方解　本合方体现平等的合方原则。肺气虚以玉屏风散为主方,脾气虚则治以四君子汤,二方协同形成脾肺气虚时方与时方合方,以补养肺脾之虚。方中黄芪、人参、白术、茯苓合用以建脾气、补肺气、实卫气;防风疏表而祛外风,合黄芪则一疏一敛,风邪得疏而表可固;甘草补中而调和诸药。若脾虚泄泻者,可加山药、薏苡仁、白扁豆;若脾虚食积者,可加炒山楂、炒神曲、炒麦芽;若汗多者,可加浮小麦、麻黄根;若咳嗽甚者,可加桔梗、杏仁、前胡、紫菀。

【适用范围】　咳嗽、喘证、汗证等,辨证属脾肺气虚证者。西医学的慢性支气管炎、过敏性鼻炎、上呼吸道感染、慢性胃肠炎等,符合中医脾肺气虚证者可参考论治。

【合方禁忌】　痰湿偏盛者、阴虚有热者慎用。

【备选附方】

1. 经方与经方　黄芪桂枝五物汤合甘草干姜汤。

黄芪桂枝五物汤(《金匮要略》):黄芪三两,芍药三两,桂枝三两,生姜六两,大枣十二枚。上五味,以水六升,煮取二升,温服七合,日三服。

甘草干姜汤(《金匮要略》):甘草四两(炙),干姜二两。上二味,以水三升,煮取一升五合,去滓,分温再服。

2. 经方与时方　桔梗汤合人参补肺汤。

桔梗汤(《伤寒论》):桔梗一两,甘草二两。上二味,以水三升,煮取一升,去滓,温分再服。

人参补肺汤(《证治准绳》):人参、黄芪(炒)、白术、茯苓、陈皮、当归各一两,山茱萸(去核)、山药各二钱,五味子(杵)、麦门冬(去心)、甘草(炙)各七分,熟地黄一钱五分,牡丹皮一钱。姜水煎服。

3. 时方与时方　玉屏风散合补中益气汤。

玉屏风散(《究原方》):防风一两,黄芪(蜜炙),白术各二两。上叹咀,每服三钱,水一盏半,加大枣一枚,煎至七分,去滓,食后热服。

补中益气汤(《内外伤辨惑论》):黄芪五分(病甚、劳役、热甚者一钱),甘草五分(炙),人参三分(去芦),当归二分(酒焙干,或晒干),橘皮二分或三分(不去白),升麻二分或三分,柴胡二分或三分,白术三分。上叹咀,都作一服,水二盏,煎至一盏,去滓,食远稍热服。

【古籍摘录】

1.《金匮要略·血痹虚劳病脉证并治》　虚劳里急,诸不足,黄芪建中汤主之。于小建中汤内加黄芪一两半,余依上法。气短胸满者加生姜;腹满者去枣,加茯苓一两半;及疗肺虚损不足,补气加半夏三两。

2.《医方考·伤寒门》(黄芪建中汤)伤寒汗后身痛,脉迟弱者,此方主之。汗后身痛者,此由汗多耗损阴气,不能荣养筋骨,故令身痛。阳虚,故令脉迟;汗后,故令脉弱。黄芪、甘草之甘，补中气也。然桂中有辛，同用之足以益卫气而实表；芍药之酸，收阴气也，桂中有热，同用之足以利荣血而补虚。此方以建中名者，建立中气，使其生育荣卫，通行津液，则表不虚而身痛自愈矣。

3.《太平惠民和剂局方》（四君子汤）荣卫气虚，脏腑怯弱，心腹胀满，全不思食，肠鸣泄泻，呕哕吐逆，大宜服之。

4.《医方考·气门》（四君子汤）面色萎白，言语轻微，四肢无力，脉来虚弱者，此方主之。夫面色萎白，则望之而知其气虚矣。言语轻微，则闻之而知其气虚矣。四肢无力，则问之而知其气虚矣。脉来虚弱，则切之而知其气虚矣。如是则宜补气。是方也，人参甘温质润，能补五脏之元气。白术甘温健脾，能补五脏之母气。茯苓甘温而洁，能致五脏之清气。甘草甘温而平，能调五脏愆和之气。四药皆甘温，甘得中之味，温得中之气，犹之不偏不倚之君子也，故曰四君子。

【文献推选】

1. 李冀，连建伟. 方剂学［M］. 4版. 北京：中国中医药出版社，2021.
2.（汉）张仲景. 全注全译金匮要略［M］. 贵阳：贵州教育出版社，2010.
3. 太平惠民和剂局. 太平惠民和剂局方［M］. 北京：人民卫生出版社，2007.
4. 邓中甲. 方剂学［M］. 北京：中国中医药出版社，2003.
5.（明）吴昆. 医方考［M］. 张宽，齐贺彬，李秋贵整理. 北京：人民卫生出版社，2007.

二、脾肺气阴两虚方

脾肺气阴两虚证的治法以"虚则补之"为核心思想，结合脏腑五行关系，脾土为肺金之母，故其治重在脾，采用"虚者补其母"之法，临床用药须益气和养阴兼顾，其中以健脾益气为要。对于气阴亏虚较重的病证，可稍加温阳药，一者气本属阳，取"少火生气"之意；二者阴阳互根，取"阳中求阴"之意。

【临床表现】食少便溏，倦怠乏力，精神不振，口干口苦，干咳少痰，气短汗出，形体偏瘦，皮肤干燥；舌质淡红，苔薄少，脉细无力。

【辨证要点】

1. 主症　食少，便溏，口干引饮，干咳少痰。

2. 次症　乏力，自汗，皮肤干燥，倦怠形瘦。

【治法】健脾益气，养阴润肺。

【合方选择】

1. 经方与经方　麦门冬汤合桔梗汤加减。

麦门冬汤（《金匮要略》）：麦门冬七升，半夏一升，人参三两，甘草二两，粳米三合，大枣十二枚。上六味，以水一斗二升，煮取六升，温服一升，日三夜一服。

桔梗汤（《伤寒论》）：桔梗一两，甘草二两。上二味，以水三升，煮取一升，去滓，温分再服。

方解　本合方体现主辅的合方原则。气阴亏虚治以麦门冬汤为主，辅以桔梗汤，二方协同形成脾肺气阴两虚经方与经方合方，以奏益气养阴、健脾益肺之功。方中麦门冬养阴润肺，半夏辛温下气化痰，两者相伍润而不腻、温而不燥；桔梗宣肺理气，合半夏则升降相宜；人参、甘草、粳米、大枣益气养胃，气充则津生，气阴得补。若气虚甚者，可加黄芪、白术、山药；若阴虚有热者，可加沙参、石斛、知母、桑白皮、黄芩；若口渴明显，可加天花粉、生地黄；若气短汗多者，合生脉饮。

2. 经方与时方 麦门冬汤合七味白术散加减。

麦门冬汤（《金匮要略》）：同上。

七味白术散（《小儿药证直诀》）：人参二钱五分，白茯苓五钱，白术五钱，藿香叶五钱，木香二钱，甘草一钱，葛根五钱（渴者加至一两）。上药为粗末，每服三钱，水煎服。

方解 本合方体现平等的合方原则。阴津亏虚治以麦门冬汤，气虚治以七味白术散，二方协同形成脾肺气阴两虚经方与时方合方，以奏健脾益气、养阴生津之功。方中人参、白术、茯苓合用健脾益气；大枣、粳米、甘草补中益胃；藿香、木香醒脾理气；麦门冬、葛根合用养阴生津，配辛温之半夏则润而不腻。若脾虚泄泻者，可加山药、白扁豆；若气短汗多者，可加黄芪、防风、五味子；若阴虚有热者，可加桑白皮、地骨皮、黄芪、知母。

3. 时方与时方 玉液汤合生脉散加减。

玉液汤（《医学衷中参西录》）：生山药一两，生黄芪五钱，知母六钱，生鸡内金二钱（捣细），葛根钱半，五味子三钱，天花粉三钱。水煎服。

生脉散（《医学启源》）：麦冬五分，五味子七粒，人参五分。水煎服。

方解 本合方体现平等的合方原则。脾气阴虚治以玉液汤，肺气阴虚治以生脉饮，二方协同形成脾肺气阴两虚时方与时方合方，以奏补益肺脾、益气养阴之功。方中人参、黄芪、山药合用补气健脾益肺；麦冬、五味子、天花粉合用生津敛阴；知母、葛根养阴生津清热；鸡内金强胃消积，防止补益之剂碍胃伤脾。若阴虚有热者，可加桑白皮、地骨皮、黄芩；若气短汗多者，可加白术、防风、麻黄根、浮小麦；若食少腹胀者，可加砂仁、枳壳、莱菔子、山楂。

【适用范围】消渴、汗证、咳嗽、喘证等，属于脾肺气阴两虚证者。西医学的糖尿病、干燥综合征、甲状腺功能亢进、慢性支气管炎等，符合中医脾肺气阴两虚证者可参考论治。

【合方禁忌】痰热蕴肺者、湿热中阻者慎用。

【备选附方】

1. 经方与经方 竹叶石膏汤合桔梗汤。

桔梗汤（《伤寒论》）：桔梗一两，甘草二两。上二味，以水三升，煮取一升，去滓，温分再服。

竹叶石膏汤（《伤寒论》）：竹叶二把，石膏一斤，半夏半升（洗），麦门冬一升（去心），人参二两，甘草二两（炙），粳米半升。上七味，以水一斗，煮取六升，去滓，内粳米，煮米熟汤成，去米，温服一升，日三服。

2. 经方与时方 竹叶石膏汤合四君子汤。

竹叶石膏汤（《伤寒论》）：同上。

四君子汤（《太平惠民和剂局方》）：人参（去芦）、白术、茯苓（去皮）、甘草（炙）各等分。上为细末，每服二钱，水一盏，煎至七分，通口服，不拘时候；入盐少许，白汤点亦得。

3. 时方与时方 沙参麦冬汤合七味白术散。

沙参麦冬汤（《温病条辨》）：沙参三钱，玉竹二钱，生甘草一钱，冬桑叶一钱五分，麦冬三钱，生扁豆一钱五分，花粉一钱五分。水五杯，煮取二杯，日再服。久热久咳者，加地骨皮三钱。

七味白术散（《小儿药证直诀》）：人参二钱五分，白茯苓五钱，白术五钱，藿香叶五钱，木香二钱，甘草一钱，葛根五钱（渴者加至一两）。上药为粗末，每服三钱，水煎服。

【古籍摘录】

1.《金匮要略方论本义》（麦门冬汤）火逆上气，挟热气冲也。咽喉不利，肺燥津干也。主之以麦冬生津润燥；佐以半夏开其结聚；人参、甘草、粳米、大枣，概施补益于胃土，以资肺金之助，是为肺虚有热津短者，立法也。亦所以预救乎肺虚而有热之痿也。

2.《医方考·伤寒门》（竹叶石膏汤）伤寒差后，虚羸少气，气逆欲吐者，此方主之。伤寒由汗、吐、下而瘥，必虚羸少气，虚则气热而浮，故逆而欲吐。竹叶、石膏、门冬之寒，所以清余热；人参、甘草之甘，所以补不足；半夏之辛，所以散逆气；用粳米者，恐石膏过寒损胃，用之以和中气也。

3.《医学衷中参西录》 消渴之证，多由于元气不升，此方乃升元气以止渴者也。方中以黄芪为主，得葛根能升元气。而又佐以山药、知母、花粉以大滋真阴。使之阳升而阴应，自有云行雨施之妙也。用鸡内金者，因此证尿中皆含有糖质，用之以助脾胃强健，化饮食中糖质，为津液也。用五味者，取其酸收之性，大能封固肾关，不使水饮急于下趋也。

【文献推选】

1. 李冀，连建伟. 方剂学［M］. 4版. 北京：中国中医药出版社，2021.

2. 张锡纯. 医学衷中参西录［M］. 太原：山西科学技术出版社，2009.

3. 范永生. 金匮要略［M］. 4版. 北京：中国中医药出版社，2016.

4. 邓中甲. 方剂学［M］. 北京：中国中医药出版社，2003.

5.（明）吴昆. 医方考［M］. 张宽，齐贺彬，李秋贵整理. 北京：人民卫生出版社，2007.

第二节 肺病及脾合方

肺病及脾合方是治疗肺脾兼证实证为主的合方。肺为娇脏，不耐寒热，易虚易实。

脾主运化，失运则易生积生热。手太阴肺经"起于中焦"，肺与脾胃通过经络相连，且脾土为肺金之母，功能上密切相关，病理上亦相互影响。此外，对于肺脾相兼实证还应考虑脏腑表里关系。胃与大肠属腑，主受盛化物，生理上实而不能满，故病理上易产积生热，影响所属之脏。因此，肺脾兼证实证的治法可涉及"八法"中的清法、下法、消法等。

肺病及脾合方包括肺脾积热方、肺脾实热方，其合方理论以脏腑表里关系为主，涉及清热剂、消食剂、泻下剂等。

一、肺脾积热方

肺脾积热证的治法以"热者寒之""结者散之""留者攻之"为核心思想。脏腑气分有热宜清之泄之；若因病理产物积留生热，则宜去积而清热；若热盛阴津亏虚，则配以养阴生津之法。此外，注重脏腑间关系，谨合病机而处方用药，从而实现合方治疗的灵活性和针对性。

【临床表现】咽燥唇干，口臭，咳嗽，咯少量黄痰，面黄，肌热，或见发热，食少，反酸，大便秘结，小便短黄；舌红苔黄，脉数或滑数。

【辨证要点】

1.主症　口臭，肌热，咽干，便秘。

2.次症　咳嗽咯痰，食少反酸，小便短黄，脉数。

【治法】清肺散火，泻脾去积。

【合方选择】

1.经方与经方　麻黄杏仁甘草石膏汤合泻心汤加减。

麻黄杏仁甘草石膏汤（《伤寒论》）：麻黄四两（去节），杏仁五十个（去皮尖），甘草二两（炙），石膏半斤（碎，绵裹）。上四味，以水七升，煮麻黄，减二升，去上沫，内诸药，煮取二升，去滓，温服一升。

泻心汤（《金匮要略》）：大黄二两，黄连一两、黄芩一两。上三味，以水三升，煮取一升，顿服之。

方解　本合方体现平等的合方原则。肺热选用麻黄杏仁甘草石膏汤，脾热选用泻心汤，二方协同形成肺脾积热经方与经方合方，以奏清肺泻脾、去积散热之功。方中石膏甘寒清肺胃之热，配以黄芩则有协同增效之功；麻黄辛温与寒凉药物相伍，则主宣肺疏邪之用；杏仁降气止咳，与麻黄相伍则一升一降；黄连、大黄合用以泻脾清热，其中黄连苦而泻火于内，大黄以下代清使积热从下而去；甘草护中而调和诸药。若大便不通者，可加枳实、厚朴、莱菔子；若咳嗽甚者，可加桑白皮、地骨皮、紫菀、款冬花；若食少者，可加焦三仙。

2.经方与时方　苇茎汤合黄连解毒汤加减。

苇茎汤（《备急千金要方》）：苇茎二升（切），薏苡仁半升，瓜瓣半升，桃仁三十枚。上四味，㕮咀，以水一斗，先煮苇令得五升，去滓，悉内诸药，煮取二升，分再服，当吐如脓。

黄连解毒汤（《肘后备急方》）：黄连三两，黄芩、黄柏各二两，栀子十四枚（擘）。上四味切，以水六升，煮取二升，分二服。

方解　本合方体现平等的合方原则。肺热选用苇茎汤，脾热选用黄连解毒汤，二方协同形成肺脾积热经方与时方合方，以奏清肺泻脾、去积下火之效。方中苇茎清肺退热利窍；薏苡仁、桃仁、瓜瓣合用，利湿化浊行瘀而引邪下行；栀子清透三焦火热；黄芩、黄连、黄柏皆苦寒，分泻上中下三焦之火。若大便秘结者，可加大黄、玄参、厚朴；若咳嗽甚者，可加紫菀、款冬花、杏仁；若咯吐脓痰者，可加桔梗、甘草、葶苈子利肺排脓。

3. 时方与时方　泻白散合泻黄散加减。

泻白散（《小儿药证直诀》）：地骨皮、桑白皮各一两（炒），甘草一钱（炙）。上药锉散，入粳米一撮，水二小盏，煎七分，食前服。

泻黄散（《小儿药证直诀》）：藿香叶七钱，山栀仁一钱，石膏五钱，甘草三两，防风四两（去芦，切，焙）。上药锉，同蜜、酒微炒香，为细末。每服一至二钱，水一盏，煎至五分，温服清汁，无时。

方解　本合方体现平等的合方原则。肺热选用泻白散，脾热选用泻黄散，二方协同形成肺脾积热时方与时方合方，以奏清肺泄热、泻脾散火之效。方中桑白皮清肺泻火；地骨皮泻肺中伏火，且能养阴润肺；石膏泻火养阴；山栀、藿香、栀子合用以发散郁火，应"火郁发之"之理；甘草、粳米护中，兼防寒凉药物碍胃伤脾。若咳嗽甚者，可加黄芩、知母、款冬花；若大便秘结者，可加大黄、杏仁、枳实；若兼食积者，可加山楂、神曲、鸡内金。

【**适用范围**】咳嗽、食积、便秘等，辨证属肺脾积热证者。西医学的病毒性肺炎、大叶性肺炎、急性支气管炎、细菌性肺炎、功能性便秘等，符合中医肺脾积热证者可参考论治。

【**合方禁忌**】肺气虚寒者、脾胃虚寒者慎用。

【**备选附方**】

1. 经方与经方　麻黄杏仁甘草石膏汤合葛根黄芩黄连汤。

麻黄杏仁甘草石膏汤（《伤寒论》）：麻黄四两（去节），杏仁五十个（去皮尖），甘草二两（炙），石膏半斤（碎，绵裹）。上四味，以水七升，煮麻黄，减二升，去上沫，内诸药，煮取二升，去滓，温服一升。

葛根黄芩黄连汤（《伤寒论》）：葛根半斤，甘草二两（炙），黄芩三两，黄连三两。上四味，以水八升，先煮葛根，减二升，内诸药，煮取二升，去滓，分温再服。

2. 经方与时方　泻心汤合桔梗汤。

泻心汤（《金匮要略》）：大黄二两，黄连一两，黄芩一两。上三味，以水三升，煮取一升，顿服之。

桔梗汤（《重定严氏济生方》）：桔梗（去芦）、贝母（去心、膜）、当归（去芦，酒浸）、瓜蒌子、枳壳（去瓤，麸炒）、薏苡仁（炒）、桑白皮（蜜水炙）、防己、甘草节（生用）、杏仁（去皮尖，麸炒）、百合（蒸）、黄芪（去芦）。上药㕮咀，加生姜五片，煎服,不拘时。

3. 时方与时方 黄芩泻白散合枳实导滞丸。

黄芩泻白散(《症因脉治》):黄芩、桑白皮、地骨皮、甘草。水煎服。

枳实导滞丸(《内外伤辨惑论》):大黄一两,枳实(麸炒,去瓤)、神曲(炒)各五钱,茯苓(去皮)、黄芩(去腐)、黄连(拣净)、白术各三钱,泽泻二钱。上为细末,汤浸蒸饼为丸,如梧桐子大,每服五十丸至七十丸,温水送下,食远,量虚实加减服之。

【古籍摘录】

1.《伤寒论·辨太阳病脉证并治中》 发汗后,不可更行桂枝汤。汗出而喘,无大热者,可与麻黄杏仁石膏甘草汤。麻黄四两(去节),杏仁五十个(去皮尖),甘草二两(炙),石膏半斤(碎,绵裹)。上四味,以水七升,煮麻黄,减二升,去上沫,内诸药,煮取二升,去滓,温服一升。

2.《医方考·火门》(泻白散)肺火为患,喘满气急者,此方主之。肺苦气上逆,故喘满;上焦有火,故气急,此丹溪所谓气有余便是火也。桑白皮味甘而辛,甘能固元气之不足,辛能泻肺气之有余;佐以地骨之泻肾者,实则泻其子也;佐以甘草之健脾者,虚则补其母也。此云虚实者,正气虚而邪气实也。又曰:地骨皮之轻,可使入肺;生甘草之平,可使泻气,故名以泻白。白,肺之色也。

3.《医方考·火门》(泻黄散)脾家伏火,唇口干燥者,此方主之。唇者,脾之外候;口者,脾之窍,故唇口干燥,知脾火也。苦能泻火,故用山栀;寒能胜热,故用石膏;香能醒脾,故用藿香;甘能缓脾,故用甘草;用防风者,取其发越脾气而升散其伏火也。

4.《绛雪园古方选注》(泻白散)肺气本辛,以辛泻之,遂其欲也。遂其欲当谓之补,而仍云泻者,有平肺之功焉。桑皮、甘草,其气俱薄,不燥不刚,虽泻而无伤于娇脏……《经》言:肺苦气上逆,急食苦以泄之。然肺虚气逆,又非大苦大寒如芩、连、栀、柏辈所宜,故复以地骨皮之苦,泄阴火、退虚热而平肺气……使以甘草、粳米,缓桑、骨二皮于上,以清肺定喘,非谓肺虚而补之以米也。

【文献推选】

1. 彭怀仁.中华名医方剂大全[M].北京:金盾出版社,1990.

2.(明)吴昆.医方考[M].张宽,齐贺彬,李秋贵整理.北京:人民卫生出版社,2007.

3. 邓中甲.方剂学[M].北京:中国中医药出版社,2003.

4. 范永生.金匮要略[M].4版.北京:中国中医药出版社,2016.

二、肺脾实热方

肺脾实热证的治法以"热者寒之"为核心思想,又根据阴阳制约的关系,辅以"壮水之主以制阳光"之法。手太阴肺经起于中焦,肺脾两脏通过经络联通,生理上密切联系,病理上相互影响,因此两脏多合而为病。

【临床表现】咳嗽，咯吐少量黄痰，喘促，汗出，或见发热，口舌干燥，口臭，食少，小便短赤，大便干结；舌质红，苔薄黄，脉数有力。

【辨证要点】

1.主症 喘促，发热，口臭，便秘。

2.次症 汗出，口舌干燥，小便短黄，脉数有力。

【治法】泻肺止咳，清脾泻火。

【合方选择】

1.经方与经方 白虎汤合泻心汤加减。

白虎汤（《伤寒论》）：石膏一斤（碎），知母六两，甘草二两（炙），粳米六合。上四味，以水一斗，煮米熟汤成，去滓，温服一升，日三服。

泻心汤（《金匮要略》）：大黄二两，黄连一两，黄芩一两。上三味，以水三升，煮取一升，顿服之。

方解 本合方体现平等的合方原则。肺热选用白虎汤，脾热选用泻心汤，二方协同形成肺脾实热经方与经方合方，以奏清肺泻脾、下火去热之效。方中石膏甘寒养阴而清肺胃之热；知母养阴清热而润肺；黄芩、黄连苦寒而清肺泻脾，治上、中二焦之火热；大黄"以泻代清"，从下引邪外出；甘草、粳米养胃护脾，以防寒凉药物损伤脾胃。若咳嗽甚者，可加麻黄、杏仁、紫菀、款冬花；若大便不畅者，可加麦冬、玄参、瓜蒌子、桔梗；若口渴甚者，加天花粉、石斛、沙参。

2.经方与时方 麻黄杏仁甘草石膏汤合黄连解毒汤加减。

麻黄杏仁甘草石膏汤（《伤寒论》）：麻黄四两（去节），杏仁五十个（去皮尖），甘草二两（炙），石膏半斤（碎，绵裹）。上四味，以水七升，煮麻黄，减二升，去上沫，内诸药，煮取二升，去滓，温服一升。

黄连解毒汤（《肘后备急方》）：黄连三两，黄芩、黄柏各二两，栀子十四枚（擘）。上四味切，以水六升，煮取二升，分二服。

方解 本合方体现平等的合方原则。肺热选用麻黄杏仁甘草石膏汤，脾热选用黄连解毒汤，二方协同形成肺脾实热经方与时方合方，共奏清肺泄热、清脾泻火之效。方中石膏甘寒养阴退热；麻黄宣肺平喘；杏仁降肺化痰；麻黄、杏仁共用，则一升一降，恢复肺脏宣降之机；栀子质轻而润，通泻三焦火热；黄芩泻肺火于上，黄连泻脾火于中，黄柏泻肾火于下。若肺热咳嗽者，可加知母、款冬花、天花粉；若大便秘结者，可加玄参、生地黄、麦冬、大黄；若食少腹胀者，可加厚朴、枳实、山楂。

3.时方与时方 清肺汤合清脾汤加减。

清肺汤（《万病回春》）：黄芩一钱半（去朽心），桔梗（去芦）、茯苓（去皮）、陈皮（去白）、贝母（去心）、桑白皮各一钱，当归、天门冬（去心）、山栀、杏仁（去皮尖）、麦门冬（去心）各七分，五味子七粒，甘草三分。上锉，生姜、枣子煎，食后服。

清脾汤（《济生方》）：青皮（去白）、厚朴（姜制）、炒白术、草果仁、柴胡（去芦）、茯苓（去皮）、半夏（汤泡七次）、黄芩甘草各等分。上药呚咀，每服四钱，水一盏半，姜五片，煎至七分，去滓，温服，不拘时候。（现代用法：每服12～20g，用水

220mL，加生姜 5 片，煎至 150mL，去滓温服，不拘时候。）

方解　本合方体现平等的合方原则。肺热选用清肺汤，脾热选用清脾汤，二方协同形成肺脾实热时方与时方合方，共奏清利肺脾、化痰利湿之功。方中桑白皮、黄芩、山栀、柴胡合用以清利肺脾；肺热易伤阴生痰，故用桔梗、贝母、杏仁化痰止咳，天门冬、麦门冬、当归、五味子合用养阴润肺；脾热不运则生痰湿，故白术、茯苓、草果仁合用利清脾中之湿，半夏、陈皮、厚朴、青皮合用清脾中之痰；甘草调和诸药。若大便秘结者，加玄参、大黄；若咳甚者，可加紫菀、款冬花、天花粉。

【适用范围】咳嗽、喘证、便秘、疟疾等，辨证属肺脾实热证者。西医学的急性支气管炎、功能性便秘、细菌性肺炎、病毒性肺炎等，符合中医肺脾实热证者可参考论治。

【合方禁忌】肺虚寒冷者、脾胃虚寒者慎用。

【备选附方】

1. 经方与经方　白虎汤合葛根黄芩黄连汤。

白虎汤（《伤寒论》）：石膏一斤（碎），知母六两，甘草二两（炙），粳米六合。上四味，以水一斗，煮米熟汤成，去滓，温服一升，日三服。

葛根黄芩黄连汤（《伤寒论》）：葛根半斤，甘草二两（炙），黄芩三两，黄连三两。上四味，以水八升，先煮葛根，减二升，内诸药，煮取二升，去滓，分温再服。

2. 经方与时方　麻黄杏仁甘草石膏汤合清胃散。

麻黄杏仁甘草石膏汤（《伤寒论》）：同上。

清胃散（《脾胃论》）：生地黄、当归身各三分，牡丹皮半钱，黄连六分（夏月倍之，大抵黄连临时增减无定），升麻一钱。上药为细末，都作一服，水一盏半，煎至七分，去滓，放冷服之。

3. 时方与时方　五虎汤合如金解毒散。

五虎汤（《仁斋直指方》）：麻黄、杏仁（去皮尖）、甘草、细茶（炒）、白石膏。上作一剂，水煎服。

如金解毒散（《痈疽神秘验方》）：桔梗一钱，甘草一钱半，黄连七分（炒），黄芩七分（炒），黄柏七分（炒），山栀七分（炒）。水两盅，煎至八分，作十余次呷之，不可急服。

【古籍摘录】

1.《注解伤寒论》（白虎汤方）《内经》曰：热淫所胜，佐以苦甘。知母、石膏之苦甘以散热，热则伤气。甘以缓之，甘草、粳米之甘以益气。

2.《医方考·伤寒门》（白虎汤方）石膏大寒，用之以清胃；知母味厚，用之以生津；大寒之性行，恐伤胃气，故用甘草、粳米以养胃。是方也，惟伤寒内有实热者可用之。若血虚身热，证像白虎，误服白虎者死无救，又东垣之所以垂戒矣。

3.《医宗金鉴·删补名医方论》（清胃散）方中以生地益阴凉血为君，佐之以丹皮，去蒸而疏其滞；以黄连清热燥湿为臣，佐之以当归，入血而循其经。仍用升麻之辛凉，为本经捷使，引诸药直达血所，则咽喉不清、齿龈肿痛等症，廓然俱清矣。

4.《痈疽神秘验方》 肺痈，发热烦渴，脉洪大。桔梗一钱，甘草一钱半，黄连七分（炒），黄芩七分（炒），黄柏七分（炒），山栀七分（炒）。水两盅，煎至八分，作十余次呷之，不可急服。

【文献推选】

1. 彭怀仁. 中华名医方剂大全［M］. 北京：金盾出版社，1990.

2.（明）龚廷贤. 万病回春［M］. 张秀琴校注. 北京：中国医药科技出版社，2014.

3.（明）吴昆. 医方考［M］. 张宽，齐贺彬，李秋贵整理. 北京：人民卫生出版社，2007.

4. 邓中甲. 方剂学［M］. 北京：中国中医药出版社，2003.

第十二章　肝肺兼证合方 ▷▷▷▷

　　肝肺兼证合方的运用，即治疗肝病及肺、肺病及肝，或同时出现肝肺相关征象等为特征的一类证候时，根据合方原则进行合方。

　　依据中医基础理论，"肝生于左，肺藏于右"（《素问·刺禁论》）。肝主疏泄，调畅气机，喜条达而恶抑郁，肝气以升发为宜；肺主气，调节气机，肺气以肃降为顺。肝升肺降，一升一降，升降协调，对全身气机调畅、气血调和起着重要的调节作用。

　　肝肺兼证合方遵循《素问·刺法论》所言："既明其升，必达其降也。升降之道，皆可先治也。"《素问·六微旨大论》亦指出："故高下相召，升降相因，而变作矣。"肝属木，肺属金，二者存在生理、病理上的生克制化关系，"木运升天，金乃抑之"（《素问·本病论》）。在治疗时宜当"木郁达之……金郁泄之"（《素问·六元正纪大论》）。肝肺兼证方剂遵循合方证候病机的复合性、关联性、矛盾性，符合合方构成的主辅、平等等原则。

　　肝肺兼证合方具有治疗夹实、夹热证型的用方特点。合方运用调畅人体气机的升降出入，调和表里的精、气、血、津液输布，进而促使肝与肺发挥正常的生理功能。同时，二者传变又有如下特征：①金实乘木或木旺侮金，多为实邪传变或因实致虚、虚实夹杂。②肝与肺存在升降关系，其主要职能是调畅气机运行，"金运承之，降之未下，抑之变郁……久而不降，抑之化郁"（《素问·本病论》）。"夫郁者，结聚而不得发越也。当升者不得升，当降者不得降"（《寿世保元·郁证》），因此易从热（火）化。

　　肝肺兼证包括肝病及肺、肺病及肝。由于情志抑郁、饮食所伤或感受邪热，肝火风动，上逆犯肺，导致肺失宣降，即肝病及肺，包括肝气犯肺、肝火犯肺、肝肺风热、肝肺热盛。由于风热邪气侵袭肺卫，或夹肺热引动肝热，导致肺病及肝，包括肺肝风热、肺肝风热犯目。肝肺兼证存在夹实、夹热传变，基于肝主疏泄、主藏血，肺主气、司呼吸的生理功能，在发生气机异常时，又能产生痰湿、郁结、瘀血等有形之邪，这些病理产物又可阻滞肝和肺的气机运行，进而加剧病情。

　　肝肺兼证合方主要以调理升降、调和阴阳为主要目的，辨证理论是以脏腑辨证为主，卫气营血辨证为辅，包括肝病犯肺合方和肺病及肝合方。

第一节　肝病犯肺合方

　　肝病犯肺合方是治疗肝肺兼证实证为主的合方。肺居膈上，其气肃降；肝居膈下，其气升发。肝从左而升，肺从右而降，其协同功能体现在人体气机的正常升降运动上。

肝从左升为阳道，肺从右降为阴道，肝升才能肺降，肺降才能肝升，升降得宜，出入交替，则气机舒展。病理上，肝病可累及肺病，导致肝肺俱病；亦可由于气机运行不畅，病程日久导致痰湿、血瘀等病理产物的产生，使得病机更为复杂。

肝病犯肺合方包括肝气犯肺方、肝火犯肺方、肝肺风热方、肝肺热盛方等。其合方的理论基础以脏腑辨证、卫气营血辨证为主，涉及清热剂、和解剂、表里双解剂、理气剂等方剂学内容。

一、肝气犯肺方

肝气犯肺方是治疗肝气犯肺证的方剂。肝气之所以犯肺，多由于肝肺气机不畅，肝气郁结，而致气机上逆；或因暴怒等情志因素而发。肝气犯肺证的治法以"实则泻之""客者除之"及"肝苦急，急食甘以缓之""肺苦气上逆，急食苦以泄之"（《素问·脏气法时论》）为核心思想，又根据证候特征，气上逆程度之轻重，可酌情配伍苦寒泻下药，以泻代清。病位在肝肺，直接梳理肝肺之气为常法，又根据"乙癸同源""土能生金"等脏腑五行生克制化关系和疾病的复杂性，注意脾、胃、肾等脏腑的治疗。

【临床表现】咳喘多因情志刺激突发，咳嗽、上气，甚则呼吸急促，胸憋闷，咽中如窒，喉中痰鸣声不著，心烦，容易激动，大便不爽；舌质淡红，舌苔薄白或黄，脉弦或弦数。

【辨证要点】

1. 主症　常因情志刺激而发，咳喘，呼吸急促，胸憋闷，兼气滞证。

2. 次症　上气，咽中如窒，心烦，抑郁，不思饮食，易激动。

【治法】疏肝解郁，肃肺降气。

【合方选择】

1. 经方与经方　四逆散合半夏厚朴汤加减。

四逆散（《伤寒论》）：甘草（炙）、枳实（破，水渍，炙干）、柴胡、芍药各十分。上四味，捣筛，白饮和服方寸匕，日三服。

半夏厚朴汤（《金匮要略》）：半夏一升，厚朴三两，茯苓四两，生姜五两，干苏叶二两。上五味，以水七升，煮取四升，分温四服，日三夜一服。

方解　本合方体现平等的合方原则。肝气郁结主方选用四逆散，肺气受侮，不行肃降，选用半夏厚朴汤，共成疏肝解郁、肃肺降气之合方。方中柴胡、枳实、苏叶、厚朴诸药梳理气机，俾气机升降有常；更以芍药、甘草成芍药甘草汤以柔肝缓急。肝气条达，肺气肃降，运行无所愆滞郁结，肝气自不犯肺，咳逆上气等症迎刃而解。若肝气郁结化热，可加黄芩、牡丹皮、栀子泄热；肝气亢盛，可加钩藤、石决明、牡蛎等镇摄肝气；若肺津受伤，可酌情去生姜、厚朴、苏叶温燥之品，加入枇杷叶、厚朴花、娑罗子等理气润燥；气机不畅日久，痰浊、郁结、瘀血渐生，可对应加入化痰、祛瘀药物，以利于气机升降之恢复。

2. 经方与时方　奔豚汤合二陈汤加减。

奔豚汤（《金匮要略》）：甘草、川芎、当归各二两，半夏四两，黄芩二两，生葛五两，芍药二两，生姜四两，甘李根白皮一升。上九味，以水二斗，煮取五升。温服一升，日三夜一服。

二陈汤（《太平惠民和剂局方》）：半夏（汤洗七次）、橘红各五两，白茯苓三两，甘草（炙）一两半。上药㕮咀，每服四钱，用水一盏，生姜七片，乌梅一个，同煎六分，去滓，热服，不拘时候。

方解　本合方体现主辅的合方原则。肝气郁结上逆选用奔豚汤，肺气不肃选用《局方》二陈汤。奔豚汤系《金匮要略》治疗肝气郁结上冲发为奔豚的主方，具有养血平肝、降逆下气之功效。方中甘李根白皮是奔豚汤中的主要药物。《名医别录》记载："李根皮，大寒。主消渴，止心烦，逆奔气。"今药房难觅，可用桑白皮代之。合入二陈汤，全方疏肝平肝、肃肺降气之功得以加强。若痰浊壅盛者，可加入胆星、枳实、莱菔子等涤痰之品以利气道。

3. 时方与时方　宣郁通经汤合四磨汤加减。

宣郁通经汤（《傅青主女科》）：白芍五钱（酒炒），当归五钱（酒洗），牡丹皮五钱，山栀子三钱（炒），白芥子二钱（炒研），柴胡一钱，香附一钱（酒炒），川郁金一钱（醋炒），黄芩一钱（酒炒），生甘草一钱。水煎。

四磨汤（《济生方》）：人参、槟榔、沉香、天台乌药。上四味，各浓磨水，和作七分盏，煎三五沸，放温服。

方解　本合方体现主辅的合方原则。宣郁通经汤为逍遥散去白术、茯苓之健脾，加郁金、香附等梳理气机；牡丹皮、栀子、黄芩清肝气郁结化生之火热。全方较逍遥散少健脾补中之力，而梳理肝肺气机之功用更胜一筹。四磨汤主治肝气郁结，横逆胸膈而致的胸膈胀闷、上气喘急。两方合用，疏肝理气、肃肺降气之功较单独使用更强，体现了方剂合方使用的协同增效作用。若气不虚，可去人参，仿五磨饮子、六磨饮子之意，加入木香、大黄之品，则理气降气之功用更捷。

【**适用范围**】咳嗽、喘证、心悸等，辨证属肝气犯肺证者。西医学的急性气管／支气管炎、咳嗽变异型哮喘、心功能不全、神经官能症等，符合中医肝气犯肺证者可参考论治。

【**合方禁忌**】肺气虚散欲喘脱者禁用；痰浊、郁结、瘀血已经形成者当随证化裁用药。

【**备选附方**】

1. 经方与经方　小柴胡汤合葶苈大枣泻肺汤。

小柴胡汤（《伤寒论》）：柴胡半斤，黄芩三两，人参三两，半夏半升（洗），甘草三两，生姜三两（切），大枣十二枚（擘）。上七味，以水一斗二升，煮取六升，去滓，再煎取三升，温服一升，日三服。

葶苈大枣泻肺汤（《金匮要略》）：葶苈子二十枚（熬令黄色，捣丸如弹子大），大枣十二枚。上先以水三升，煮枣取二升，去枣，内葶苈，煮取一升，顿服。

2. 经方与时方　一贯煎合麦门冬汤。

一贯煎（《续名医类案》）：北沙参、麦冬、当归身、生地黄、枸杞子、川楝子。水煎服。

麦门冬汤（《金匮要略》）：麦门冬七升，半夏一升，人参三两，甘草二两，粳米三合，大枣十二枚。上六味，以水一斗二升，煮取六升，温服一升，日三夜一服。

3. 时方与时方　滋水清肝饮合越鞠丸。

滋水清肝饮（《医宗己任编》）：熟地黄、当归身、白芍、酸枣仁、山萸肉、茯苓、山药、柴胡、山栀子、牡丹皮、泽泻。水煎服。

越鞠丸（《丹溪心法》）：香附、苍术、川芎、栀子、神曲各等分，水煎服。

【古籍摘录】

1.《伤寒论·辨少阴病脉证并治》　少阴病，四逆，其人或咳，或悸，或小便不利，或腹中痛，或泄利下重者，四逆散主之。甘草（炙）、枳实（破，水渍，炙干）、柴胡、芍药。上四味，各十分，捣筛，白饮和服方寸匕，日三服。

2.《金匮要略·妇人杂病脉证并治》　妇人咽中如有炙脔，半夏厚朴汤主之……半夏一升，厚朴三两，茯苓四两，生姜五两，干苏叶二两。上五味，以水七升，煮取四升，分温四服，日三夜一服。

3.《金匮要略·奔豚气病脉证治》　奔豚气上冲胸，腹痛，往来寒热，奔豚汤主之。奔豚汤方：甘草、芎、当归各二两，半夏四两，黄芩二两，生葛五两，芍药二两，生姜四两，甘李根白皮一升。上九味，以水二斗，煮取五升，温服一升，日三夜一服。

4.《伤寒论·辨太阳病脉证并治中》　伤寒五六日中风，往来寒热，胸胁苦满，嘿嘿不欲饮食，心烦喜呕，或胸中烦而不呕，或渴，或腹中痛，或胁下痞硬，或心下悸，小便不利，或不渴，身有微热，或咳者，小柴胡汤主之。柴胡半斤，黄芩三两，人参三两，半夏半升（洗），甘草三两（炙），生姜三两（切），大枣十二枚（擘）。上七味，以水一斗二升，煮取六升，去滓，再煎取三升，温服一升，日三服。

【文献推选】

1. 吴勉华，石岩．中医内科学［M］.5版．北京：中国中医药出版社，2021.

2. 郑洪新，杨柱．中医基础理论［M］.5版．北京：中国中医药出版社，2021.

3. 李冀，左铮云．方剂学［M］.5版．北京：中国中医药出版社，2021.

4. 李沙．张智龙教授运用滋水清肝饮经验［J］．中医学报，2014，29（6）：815-816.

二、肝火犯肺方

肝火犯肺较肝气犯肺为重。肝气不舒，郁而化火，上侮肺金，造成呛咳、胸胁灼痛，甚则吐血。其治法在"实则泻之""客者除之"的基础上，当加以"热者寒之"以针对肝火旺盛之病机，遵"热淫于内，治以咸寒，佐以甘苦，以酸收之，以苦发之"（《素问·至真要大论》）。病位在肝肺，主要责之于肝火，兼顾肝气郁结化火之病因。肺金之津液、肝肾之阴血对肝火有制约作用，治疗时亦当考虑清补肝肺肾精血津液以制肝火。肝火灼伤肺津为痰，炼血为瘀，当根据病情酌用清润化痰、凉血化瘀之品以兼顾标证。

【临床表现】咳嗽阵作，呛咳或痉挛咳嗽不已，胸胁灼痛，急躁、易怒，口苦，咽干作痒，甚则咳血；舌质红、舌苔薄黄，脉弦数。

【辨证要点】

1. 主症 咳嗽阵作或痉挛咳嗽，胸胁痛，咳黄稠痰，甚则咳吐鲜血。

2. 次症 急躁、易怒，心烦口苦，头晕目赤，咽干作痒。

【治法】清肝泻火，平肝肃肺。

【合方选择】

1. 经方与经方 大柴胡汤合桔梗汤加减。

大柴胡汤（《伤寒论》）：柴胡半斤，黄芩三两，芍药三两，半夏半升（洗），生姜五两（切），枳实四枚（炙），大枣十二枚（擘），大黄二两。上八味，以水一斗二升，煮取六升，去滓，再煮，温服一升，日三服。

桔梗汤（《伤寒论》）：桔梗一两，甘草二两。上二味，以水三升，煮取一升，去滓，温分再服。

方解 本合方体现主辅的合方原则。大柴胡汤原为仲景和解少阳、内泄热结之方剂，与桔梗汤合方之后，兼具疏肝泻火、调和肝肺气机之功用。方中柴胡、芍药、枳实、甘草成四逆散，是经方疏肝理气的基础方剂；桔梗、枳壳配伍，一升一降，恢复肝肺气机循行；黄芩、大黄可清热泻火。诸药配伍，清肝泻火、平肝肃肺之力尤巨。若肺气上逆甚者，可加厚朴、杏仁、枇杷叶、紫菀等味，增强肃肺降气之功；若肝火灼津炼痰，可加浙贝母、牡蛎、沙参等润燥化痰。

2. 经方与时方 栀子厚朴汤合咳血方。

栀子厚朴汤（《伤寒论》）：栀子十四个（擘），厚朴四两（炙，去皮），枳实四枚（水浸，炙令黄）。上三味，以水三升半，煮取一升半，去滓。分二服，温进一服。得吐者，止后服。

咳血方（《丹溪心法》）：青黛、瓜蒌仁、诃子、海粉、山栀。上为末，以蜜同姜汁丸，嚼化。

方解 本合方体现主辅的合方原则。咳血方原为清肝宁肺方剂，主治肝火犯肺导致的咳血证。肝火犯肺，虽云病之标在肺，病本在肝，但仍嫌咳血方肃肺之力不足。针对肝火犯肺之证，合入栀子厚朴汤后，全方清肝泻火、降气化痰之功得以增强。方中诃子虽有清降敛肺、化痰止咳之功，但其性偏收敛，肝火亢逆，肺气郁热盛时，以枇杷叶、旋覆花等清降肺气之品代之更佳。肝肺热盛者，可加黄连、黄芩、大黄以泄火热；若肝火灼伤肺津，可酌加石膏、知母、芦根等品清肺生津。

3. 时方与时方 黄芩泻白散合黛蛤散。

黄芩泻白散（《症因脉治》）：黄芩、桑白皮、地骨皮、甘草。水煎服。

黛蛤散（《医略六书》）：青黛、蚌粉。用新瓦将蚌粉炒令通红，拌青黛少许。每服三钱，米饮下。

方解 本合方体现平等的合方原则。泻白散主治伏火郁于肺中导致的气逆不降。黄芩泻白散较泻白散少粳米之培土、留恋上焦，而清肝肺火之功更盛。黛蛤散中，青黛咸寒，入肝肺，清热泻火；蚌粉能清化肝火凝炼津液所成之痰。两方合用，可收清肝泻火、肃肺降气之功效。若痰浊壅盛者，可加浙贝母、杏仁等肃肺化痰；若肝肺气机上逆，大便秘结不通，可加青礞石、瓜蒌子、大黄等，通大肠而降肺气。

【适用范围】咳嗽、咳血、吐血等，辨证属肝火犯肺证者。西医学的咳嗽变异型哮喘、支气管哮喘、喘息性支气管炎、嗜酸性粒细胞增多症等，符合中医肝火犯肺证者可参考论治。

【合方禁忌】表证未解者慎用。肝火犯肺与情志因素关系密切，宜调畅情志。

【备选附方】

1. 经方与经方 麦门冬汤合泻心汤。

麦门冬汤（《金匮要略》）：麦门冬七升，半夏一升，人参三两，甘草二两，粳米三合，大枣十二枚。上六味，以水一斗二升，煮取六升，温服一升，日三夜一服。

泻心汤（《金匮要略》）：大黄二两，黄连一两，黄芩一两。上三味，以水三升，煮取一升，顿服之。

2. 经方与时方 百合地黄汤合二母宁嗽汤。

百合地黄汤（《金匮要略》）：百合七枚（擘），生地黄汁一升。上以水洗百合，渍一宿，当白沫出，出其水，更以泉水二升，煎取一升，去滓，内地黄汁，煎取一升五合，分温再服。中病，勿更服，大便当如漆。

二母宁嗽汤（《古今医鉴》）：知母一钱半（去毛），贝母一钱半，黄芩一钱二分，山栀仁一钱二分，石膏二钱，桑白皮一钱，茯苓一钱，瓜蒌仁一钱，陈皮一钱，枳实七分，五味子十粒，生甘草三分。上锉一剂，加生姜三片，水煎，临卧时细细逐口服。

3. 时方与时方 清金化痰丸合清肝达郁汤。

清金化痰丸（《活人方》）：紫菀五钱，茯苓五钱，杏仁四两，陈皮四两，苏子四两，黄芩三两，天花粉三两，桑白皮三两，黄连二两，栝蒌仁二两，半夏二两，桔梗二两，甘草一两。水叠为丸，每服二钱，午后、临睡白滚汤送下。

清肝达郁汤（《重订通俗伤寒论》）：焦山栀三钱，生白芍钱半，当归须一钱，川柴胡四分，粉丹皮二钱，清炙甘草六分，广橘白一钱，薄荷（冲）六分，滁菊花钱半，鲜青橘叶（剪碎）二钱。水煎服。

【古籍摘录】

1.《金匮要略·惊悸吐衄下血胸满瘀血病脉证治》 心气不足，吐血，衄血，泻心汤主之。

2.《医方考·血证门》（丹溪咳血方）咳嗽痰血者，此方蜜丸嚼化。肺者，至清之脏，纤芥不容，有气有火则咳，有痰有血则嗽。咳者有声之名，嗽者有物之义也。青黛、山栀所以降火，瓜蒌、海粉所以行痰，诃子所以敛肺。然而无治血之药者，火去而血自止也。

【文献推选】

1. 彭庆云. 大柴胡汤治疗内科急症举隅［J］. 四川中医，1997（10）：57.

2. 李春红，李衍滨. 咳嗽从肝论治［J］. 黑龙江中医药，1997（1）：9.

3. 吴仪洛. 成方切用［M］. 上海：上海科学技术出版社，1958.

三、肝肺风热方

肝肺风热方是治疗肝肺风热证的方剂。肝肺共司一身气化之升降，风热邪气外来袭肺，郁热闭阻气机，肝气郁滞，可继发引起肝经风热；或素有肝经郁火，更受外来邪气侵扰，发为肝肺同病。治疗当兼顾肝肺两脏，根据病机遣方用药。又因肝藏血，风热扰动血络，往往牵涉血分病变，用药当注意对血分的治疗。

【临床表现】发热时作，汗出、恶风，咽紧干痛，口渴，咳嗽，痰少色黄，目赤肿痛、泪多；舌边尖红，舌苔薄黄，脉浮弦或数。

【辨证要点】

1. 主症 发热口渴，咳嗽，目赤肿痛。

2. 次症 汗出、恶风，咽紧干痛，痰少色黄，泪多。

【治法】疏风散邪，清肺凉肝。

【合方选择】

1. 经方与经方 麻黄杏仁甘草石膏汤合黄芩汤加减。

麻黄杏仁甘草石膏汤（《伤寒论》）：麻黄四两（去节），杏仁五十个（去皮尖），甘草二两（炙），石膏半斤（碎，绵裹）。上四味，以水七升，煮麻黄，减二升，去上沫，内诸药，煮取二升，去滓，温服一升。

黄芩汤（《伤寒论》）：黄芩三两，芍药二两，甘草二两（炙），大枣十二枚（擘）。上四味，以水一斗，煮取三升，去滓。温服一升，日再，夜一服。

方解 外来风热犯肺，选用麻杏甘石汤；肝经风热，选用黄芩汤。二方合用共成疏风散邪、清肺凉肝之合方。方中麻黄、杏仁宣降肺气，彻外来风热之邪；石膏、黄芩、芍药清肝肺之风热，又有凉血之功，兼顾风热邪气引起的血热病变；甘草、大枣补益中焦脾胃，调和诸药。外来风热得解，内生风热得清，诸症自解。若风热炼津液为痰，加枇杷叶、浙贝母、瓜蒌等清热化痰；若血分热盛，加牡丹皮、栀子、青黛等凉血清肝。

2. 经方与时方 小柴胡汤合桑菊饮加减。

小柴胡汤（《伤寒论》）：柴胡半斤，黄芩三两，人参三两，半夏半升（洗），甘草三两，生姜三两（切），大枣十二枚（擘）。上七味，以水一斗二升，煮取六升，去滓，再煎取三升，温服一升，日三服。

桑菊饮（《温病条辨》）加减：桑叶二钱五分，菊花一钱，杏仁二钱，桔梗二钱，生甘草八分，薄荷八分，连翘一钱五分，苇根二钱。水二杯，煮取一杯，日二服。

方解 肝肺风热，选方用小柴胡汤、桑菊饮，共成疏散风热、凉肝清肺之方剂。风热病邪外来入肺，肺失肃降之机，肝经风热继起，故见发热、汗出恶风、咽紧干痛、口渴、咳嗽诸症，治疗当宣肺与清肝共施。吴鞠通谓桑叶"宣肺气"而"善平肝风"，与菊花、柴胡、桔梗、杏仁等共收疏风宣肺之效；又伍以黄芩、连翘等清肝肺之热，则肝肺风热自平。若邪气盛而正气不虚，可去方中党参、生姜、大枣之甘温；阳明热盛者，加入石膏、栀子、淡豆豉之类加强清热之力。

3. 时方与时方　银翘散合泻青丸加减。

银翘散（《温病条辨》）：连翘一两，金银花一两，苦桔梗六钱，薄荷六钱，竹叶四钱，生甘草五钱，荆芥穗四钱，淡豆豉五钱，牛蒡子六钱，上为散。每服六钱，鲜苇根汤煎，香气大出，即取服，勿过煮。肺药取轻清，过煮则味厚入中焦矣。病重者，约二时一服，日三服，夜一服；轻者，三时一服，日二服，夜一服；病不解者，作再服。

泻青丸（《小儿药证直诀》）：当归（去芦头，切，焙，秤）、龙脑（焙，秤）、川芎、山栀子仁、川大黄（湿纸裹，煨）、羌活、防风（去芦头，切，焙，秤）各等分。上件为末，炼蜜为丸，鸡头大，每服半丸至一丸，煎竹叶汤同砂糖温水化下。

方解　肺经风热选方银翘散，肝经风热选方泻青丸。两方均有疏风清热之力，合方后清肝泻火、疏风宣肺之功用更强。方中金银花、连翘、桔梗、薄荷、荆芥、牛蒡子、羌活、防风等疏散二经风热；竹叶、栀子、龙脑、大黄等清解郁热，则风热病邪自然得解。方中当归、川芎入血分而能行气活血，即所谓"治风先治血，血行风自灭"，若嫌其过于辛温，可加大栀子、大黄的用量监制之。

【适用范围】咳嗽、吐血、丹毒等，辨证属肝肺风热证者。西医学的大叶性肺炎、支气管哮喘、过敏性鼻炎、急性荨麻疹等，符合中医肝肺风热证者可参考论治。

【合方禁忌】肝阳上亢者慎用。

【备选附方】

1. 经方与经方　麻黄连轺赤小豆汤合葛根黄芩黄连汤。

麻黄连轺赤小豆汤（《伤寒论》）：麻黄二两（去节），连轺二两（连翘根是），杏仁四十个（去皮尖），赤小豆一升，大枣十二枚（擘），生梓白皮一升（切），生姜二两（切），甘草二两（炙）。上八味，以潦水一斗，先煮麻黄再沸，去上沫，内诸药，煮取三升，去滓，分温三服，半日服尽。

葛根黄芩黄连汤（《伤寒论》）：葛根半斤，甘草二两（炙），黄芩三两，黄连三两。上四味，以水八升，先煮葛根，减二升，内诸药，煮取二升，去滓，分温再服。

2. 经方与时方　桔梗汤合升降散。

桔梗汤（《伤寒论》）：桔梗一两，甘草二两。上二味，以水三升，煮取一升，去滓，温分再服。

升降散（《万病回春》）：白僵蚕二钱，蝉蜕一钱，姜黄三钱，大黄四钱。共研细末，和匀。病轻者分四次服，每服重一钱八分二厘五毫，用黄酒一盅，蜂蜜五钱，调匀冷服，中病即止。病重者，分三次服，每服重二钱四分三厘三毫，黄酒一盅半，蜜七钱五分，调匀冷服。最重者，分二次服，每服重三钱六分五厘，黄酒二盅，蜜一两，调匀冷服。一时无黄酒，稀熬酒亦可，断不可用蒸酒，胎产亦不忌。炼蜜丸，名太极丸，服法同前，轻重分服，用蜜、酒调匀送下。

3. 时方与时方　槐角丸合栀连清肺饮。

槐角丸（《太平惠民和剂局方》）：槐角一斤（去枝梗，炒），地榆、当归（酒浸一宿，焙）、防风（去芦）、黄芩、枳壳（去瓤，麸炒）各半斤。上为末，酒糊丸，如梧桐子大，每服三十丸，米饮下，不拘时候。

栀连清肺饮（《症因脉治》）：山栀、川连、桔梗、甘草、杏仁、天花粉、黄芩、薄荷。水煎服。

【古籍摘录】

1.《症因脉治·伤热咳嗽》 咽喉干痛，面赤潮热，夜卧不宁，吐痰黄浊，或带血腥臭，烦躁喘咳，每咳自汗。此即痰饮门热痰嗽。

2.《温病条辨·上焦篇》（桑菊饮）此辛甘化风，辛凉微苦之方也。盖肺为清虚之脏，微苦则降，辛凉则平，立此方所以避辛温也。今世咸用杏苏散通治四时咳嗽，不知杏苏散辛温，只宜风寒，不宜风温，且有不分表里之弊。此方独取桑叶、菊花者，桑得箕星之精，箕好风，风气通于肝，故桑叶善平肝风。春乃肝令而主风，木旺金衰之候，故抑其有余。桑叶芳香有细毛，横纹最多，故亦走肺络，而宣肺气。菊花晚成，芳香味甘，能补金水二脏，故用之以补其不足。风温咳嗽，虽系小病，常见误用辛温重剂，销烁肺液，致久嗽成劳者，不一而足（眉批：吃紧语）。圣人不忽于细，必谨于微，医者于此等处，尤当加意也。

【文献推选】

1. 罗菁. 从桑菊饮论治肝火犯肺的咳嗽［J］. 成都中医药大学学报，2015，38（3）：100-101.

2. 孟动玲. 小柴胡汤合升降散治疗急性咽炎60例［J］. 山西中医，2009，25（S1）：21.

3. 秦昌遇. 症因脉治［M］. 2版. 北京：中国中医药出版社，2008.

四、肝肺热盛方

肝肺热盛方是治疗肝肺热盛证的方剂。肝肺热盛，又称肝肺实热证、肝肺实火证。素体阳亢，或过食辛辣温热之品，或气郁日久化为火热，皆可灼损肝肺胸膈。火性上炎，肝肺热盛，气机上逆不得下行，见发热、咳嗽，甚则喘促；火热耗伤津液，则口渴；肝络布于两胁，气机不顺则见胁肋刺痛或灼痛，牵扯胸膈胁肋，呼吸加重。治疗当秉"火淫于内，治以咸冷，佐以苦辛，以酸收之，以苦发之"（《素问·至真要大论》），选用苦寒、咸寒、泻下方剂，并伍辛凉之品，使火热宣散，则诸症自然痊愈。

【临床表现】发热、口渴、咳嗽、喘促，胁肋刺痛、灼痛，牵掣胸膈胁肋，呼吸时加重；舌质红，舌苔黄，脉弦数。

【辨证要点】

1.主症 发热，咳喘，胁肋灼痛。

2.次症 心烦急躁，口渴，胁肋疼痛，呼吸加重。

【治法】清热泻火，凉肝肃肺。

【合方选择】

1.经方与经方 泻心汤合苇茎汤加减。

泻心汤（《金匮要略》）：大黄二两，黄连、黄芩各一两。上三味，以水三升，煮取一升，顿服之。

苇茎汤（《外台秘要》引《古今录验方》）：苇一升（锉），薏苡仁半升，瓜瓣半升，桃仁五十枚（去皮、尖、两仁者）。上四味，咬咀，内苇汁中，煮取二升，服一升，再服，当吐如脓。

方解　肝经热盛，选方用泻心汤。黄连、黄芩苦寒，入心、肝、肺经清热泻火；大黄苦寒直夺，可釜底抽薪，使中上焦盛极之热从下而泄。苇茎汤重用苇茎之甘寒，并配伍薏苡仁、瓜瓣（即冬瓜子）、桃仁清上透下。两方相合，则中上二焦之热得以下泄而解。若风热表证为盛，可加金银花、连翘、薄荷等清透；若津液受灼成痰，可加瓜蒌、天竺黄等清热化痰。

2. 经方与时方　清瘟败毒饮合小陷胸汤加减。

清瘟败毒饮（《疫疹一得》）：石膏大剂六两至八两，中剂二两至四两，小剂八钱至一两二钱；小生地大剂六钱至一两，中剂三钱至五钱，小剂二钱至四钱；乌犀角（水牛角代）大剂六钱至八钱，中剂三钱至四钱，小剂二钱至四钱；真川连大剂四钱至六钱，中剂二钱至四钱，小剂一钱至钱半；生栀子、桔梗、黄芩、知母、赤芍、玄参、连翘、竹叶、甘草、牡丹皮。先煮石膏数十沸，后下诸药，犀角（水牛角代）磨汁和服。

小陷胸汤（《伤寒论》）：黄连一两，半夏半升（洗），栝楼实一枚（大者）。上三味，以水六升，先煮栝楼，取三升，去滓，内诸药，煮取二升，去滓，分温三服。

方解　该合方体现了主辅的合方原则。清瘟败毒饮为气血两清方剂。肝肺热盛，易炼津为痰，炼血为瘀，方中石膏、知母清气分之热；芩、连、栀子并用，泻上中下三焦火热；"入血便恐耗血动血，直须凉血散血"（《温热论》），犀角（今用水牛角代）、生地黄、赤芍、牡丹皮，并取犀角地黄汤，凉血化瘀；栝楼实甘寒清润，善于清热涤痰。二方相合，则肝肺热盛及病理产物可一并清除之。

3. 时方与时方　凉膈散合黛蛤散加减。

凉膈散（《太平惠民和剂局方》）：川大黄、朴硝、甘草各二十两，山栀子仁、薄荷叶（去梗），黄芩各十两，连翘二斤半。上药为粗末，每服二钱，水一盏，入竹叶七片，蜜少许，煎至七分，去滓，食后温服。小儿可服半钱，更随岁数加减服之。得利下，住服。

黛蛤散（《医说》引《类编》，名见《医略六书》）：青黛、蚌粉。用新瓦将蚌粉炒令通红，拌青黛少许。每服三钱，米饮下。功用：清肝化痰。主治：肝火犯肺，灼津为痰。症见咳嗽，痰多黄稠，或黄白相间，胸胁作痛等。

方解　肝肺热盛，选方用凉膈散合黛蛤散，体现了方剂的协同增效作用。薄荷、黄芩、连翘清中上二焦之热；大黄、芒硝泄热通便，釜底抽薪；栀子引三焦之火从小便而出。青黛咸寒，归肝经，有清热解毒、凉血消斑之功；蛤粉苦咸寒，清热化痰，能化火热凝炼之痰。两方合用，则肝肺之盛热可从皮毛、二便泻出。若见气分热盛，可加用生石膏、知母之类；小便淋痛，加小蓟、木通、淡竹叶等品。

【适用范围】咳喘、胁痛、目赤肿痛等，辨证属肝肺热盛证者。西医学的急性流行性结膜炎、中耳炎、肋间神经痛、支气管哮喘等，符合中医肝肺热盛证者可参考论治。

【合方禁忌】素体脾胃虚寒者慎用。

【备选附方】

1. 经方与经方　大承气汤合麻黄杏仁甘草石膏汤。

大承气汤（《伤寒论》）：大黄四两（酒洗），厚朴半斤（去皮，炙），枳实五枚（炙），芒硝三合。上四味，以水一斗，先煮二物，取五升，去滓，内大黄，更煮取二升，去滓，内芒硝，更上微火一两沸，分温再服。得下，余勿服。

麻黄杏仁甘草石膏汤（《伤寒论》）：麻黄四两（去节），杏仁五十个（去皮尖），甘草二两（炙），石膏半斤（碎，绵裹）。上四味，以水七升，煮麻黄，减二升，去上沫，内诸药，煮取二升，去滓，温服一升。

2. 经方与时方　茵陈蒿汤合妙灵丹。

茵陈蒿汤（《伤寒论》）：茵陈六两，栀子十四枚，大黄二两（去皮）。上三味，以水一斗二升，先煮茵陈，减六升，内二味，煮取三升，去滓，分三服。

妙灵丹（《北京市中药成方选集》）：天竺黄7两，胆南星7两，生石膏7两，僵蚕（炒）7两，桔梗2两，连翘4两，金银花4两，薄荷2两，贝母2两，桑叶2两，黄芩2两，杏仁（去皮，炒）2两，生地黄4两，甘草1两，蝉蜕1两，钩藤1两。水煎服。

3. 时方与时方　桑杏汤合化肝煎。

桑杏汤（《温病条辨》）：桑叶一钱，杏仁一钱五分，沙参二钱，象贝一钱，香豉一钱，栀皮一钱，梨皮一钱。水二杯，煎取一杯，顿服之，重者再作服。

化肝煎（《景岳全书》）：青皮、陈皮各二钱，芍药二钱，牡丹皮、栀子（炒）、泽泻（如血见下部者，以甘草代之）各钱半，土贝母二三钱。水煎服。

【古籍摘录】

《医方考·火门》（凉膈散）火郁上焦，大热面赤者，此方主之。黄芩、栀子，味苦而无气，故泻火于中；连翘、薄荷，味薄而气薄，故清热于上；大黄、芒硝，咸寒而味厚，故诸实皆泻；用甘草者，取其性缓而恋膈也。不作汤液而作散者，取其泥膈而成功于上也。

【文献推选】

1. 聂印. 凉膈散临床运用［J］. 内蒙古中医药，1986（2）：38.

2. 吴仪洛. 成方切用［M］. 上海：上海科学技术出版社，1958.

第二节　肺病及肝合方

肺病及肝合方是治疗肝肺兼证实证为主的合方。由于肺主气，肝主疏泄。故邪气侵袭肺卫，郁遏肺气，肺失宣发之权，清阳之气不行，肝之疏泄功能亦随之失常，引起肝经病变。或平素多进温热药物、辛辣食物，化火熏灼；或素体气郁不畅，郁而化热，肝火较旺，又有外来邪气引动肝热，导致肺病及肝。其包括肺肝风热、肺肝风热犯目两种证型。

肺病及肝合方包括肺肝风热方、肺肝风热犯目方等。其合方的理论基础以脏腑辨证、卫气营血辨证为主，涉及清热剂、和解剂、表里双解剂、理气剂等方剂学内容。

一、肺肝风热方

肺肝风热方是治疗肺肝风热证的方剂。风热郁遏上焦，肺气失宣发肃降之令，肺肝风热内郁不得外解，故见以发热畏风、咳嗽、目赤肿痛、目涩羞明、口渴心烦、舌质偏红或边尖红、舌苔薄黄、脉浮数或弦等为特征的肺肝风热证候。肺肝风热的治疗当遵循"风淫于内，治以辛凉，佐以苦，以甘缓之，以辛散之""热者寒之"（《素问·至真要大论》）。选用疏风宣泄、清解郁热之方剂化裁治疗。

【临床表现】发热畏风，咳嗽，目赤肿痛，目涩羞明，口渴心烦；舌质偏红，或边尖红，舌苔薄黄，脉浮数或弦。

【辨证要点】

1. 主症　发热畏风，面赤，咳嗽，头面孔窍症状。

2. 次症　痰稠黏，目赤肿痛，目涩羞明，鼻衄。

【治法】疏风宣泄，清降郁火。

【合方选择】

1. 经方与经方　麻黄杏仁甘草石膏汤合小柴胡汤加减。

麻黄杏仁甘草石膏汤（《伤寒论》）：麻黄四两（去节），杏仁五十个（去皮尖），甘草二两（炙），石膏半斤（碎，绵裹）。上四味，以水七升，煮麻黄，减二升，去上沫，内诸药，煮取二升，去滓，温服一升。

小柴胡汤（《伤寒论》）：柴胡半斤，黄芩三两，人参三两，半夏半升（洗），甘草三两，生姜三两（切），大枣十二枚（擘）。上七味，以水一斗二升，煮取六升，去滓，再煎取三升，温服一升，日三服。

方解　肺热上逆，有表证选麻黄杏仁甘草石膏汤，肝郁化热选用小柴胡汤，两方合用，共成清解肝肺之热、表里兼治之方剂。方中石膏、柴胡、黄芩共清肺肝之热；杏仁、麻黄宣肺平喘，半夏降逆，达到降逆平喘之功；人参、生姜、大枣补益中焦；甘草调和诸药。少阳郁热，肺部邪热得清，肝胆疏泄正常，肺气宣降，咳喘、面赤等症状自然解除。如果有肝气郁结，可加枳实、厚朴，但是要注意用量，不要太过燥烈，或加大黄芩的用量，或加牡丹皮、栀子予以制约；若肺津受伤，可酌情去生姜、厚朴温燥之品，加入枇杷叶、厚朴花、娑罗子等理气润燥之品。

2. 经方与时方　桔梗汤合升降散加减。

桔梗汤（《伤寒论》）：桔梗一两，甘草二两。上二味，以水三升，煮取一升，去滓，温分再服。

升降散（《万病回春》）：白僵蚕二钱，蝉蜕一钱，姜黄三钱，大黄四钱。共研细末，和匀。病轻者分四次服，每服重一钱八分二厘五毫，用黄酒一盅，蜂蜜五钱，调匀冷服，中病即止。病重者，分三次服，每服重二钱四分三厘三毫，黄酒一盅半，蜜七钱五分，调匀冷服。最重者，分二次服，每服重三钱六分五厘，黄酒二盅，蜜一两，调匀冷服。一时无黄酒，稀熬酒亦可，断不可用蒸酒，胎产亦不忌。炼蜜丸，名太极丸，服法同前，轻重分服，用蜜、酒调匀送下。

方解　风邪热毒客于少阴，上攻咽喉，咽痛喉痹，风热郁肺，选用桔梗汤来宣肺利咽，清热祛痰。三焦郁热，阴阳升降失常，可选用升降散。桔梗入肺经，具有祛痰利咽的作用；甘草清热解毒。僵蚕、蝉蜕祛风解痉，散风热，宣肺气，宣阳中之清阳；大黄、姜黄荡积行瘀，清邪热，解温毒，降阴中之浊阴；又加黄酒为引，蜂蜜为导，药至病所，阴阳升降得复。三焦火盛烦躁，加栀子清热除烦；风热犯目，加黄连清上焦火热；肺津损伤，加麦冬、天冬等滋阴。

3. 时方与时方　银翘散合桑菊饮加减。

银翘散（《温病条辨》）：连翘一两，金银花一两，苦桔梗六钱，薄荷六钱，牛蒡子六钱，竹叶四钱，荆芥穗四钱，淡豆豉五钱，生甘草五钱。上杵为散，每服六钱，鲜苇根汤煎，勿过煎，去滓温服。亦可作汤剂，加苇根水煎服。

桑菊饮（《温病条辨》）：桑叶二钱五分，菊花一钱，杏仁二钱，连翘一钱五分，薄荷八分，苦桔梗二钱，生甘草八分，苇根二钱。水二杯，煮取一杯，日二服。现代用法：水煎温服。

方解　银翘散和桑菊饮都是疏散风热的方剂。银翘散辛凉透表，清热解毒。桑菊饮疏风清热，宣肺止咳。方中连翘、金银花、桑叶、菊花清热解毒，疏散风热；桔梗、杏仁宣降肺气，使肺气恢复宣降之功；薄荷、牛蒡子疏散风热，清利头目；芦根、竹叶清热生津；荆芥穗、淡豆豉解表散邪；甘草调和诸药，清热解毒。二方合用，共奏清热解毒、疏散风邪、宣肺止咳之功。肺热甚，加黄芩、石膏；热入血分，去薄荷、芦根，加生地黄、麦冬、玉竹、牡丹皮。

【适用范围】咳嗽、咽痛、耳痛、痄腮等，辨证属肺肝风热证者。西医学的流行性感冒、腮腺炎、非化脓性中耳炎、过敏性鼻炎、荨麻疹等，符合中医肺肝风热证者可参考论治。

【合方禁忌】病机非风热者慎用。

【备选附方】

1. 经方与经方　大柴胡汤合白虎汤。

大柴胡汤（《伤寒论》）：柴胡半斤，黄芩三两，芍药三两，半夏半升（洗），生姜五两（切），枳实四枚（炙），大枣十二枚（擘），大黄二两。上八味，以水一斗二升，煮取六升，去滓，再煮，温服一升，日三服。

白虎汤（《伤寒论》）：石膏一斤（碎），知母六两，甘草二两（炙），粳米六合。上四味，以水一斗，煮米熟汤成，去滓，温服一升，日三服。

2. 经方与时方　麻黄连轺赤小豆汤合龙胆泻肝汤。

麻黄连轺赤小豆汤（《伤寒论》）：麻黄二两（去节），连轺二两（连翘根是），杏仁四十个（去皮尖），赤小豆一升，大枣十二枚（擘），生梓白皮一升（切），生姜二两（切），甘草二两（炙）。上八味，以潦水一斗，先煮麻黄再沸，去上沫，内诸药，煮取三升，去滓，分温三服，半日服尽。

龙胆泻肝汤（《医方集解》）：龙胆草（酒炒）、木通、柴胡、生甘草各二钱，黄芩（酒炒）、山栀子（酒炒）、泽泻、车前子、生地黄（酒炒）各三钱，当归（酒炒）一钱。水煎服。

3. 时方与时方　消风散合四生丸。

消风散（《外科正宗》）：当归、生地黄、防风、蝉蜕、知母、苦参、胡麻、荆芥、苍术、牛蒡子、石膏各一钱，甘草、木通各五分。水二盅，煎八分，食远服，妇人加香附、童便炒。

四生丸（《妇人大全良方》）：生荷叶、生艾叶、生柏叶、生地黄各等分，共研，丸如鸡子大，每服一丸，水三盏，煎至一盏，去滓温服，无时候。

【古籍摘录】

《金匮要略·肺痿肺痈咳嗽上气病脉证治》　咳而胸满，振寒脉数，咽干不渴，时出浊唾腥臭，久久吐脓如米粥者，为肺痈，桔梗汤主之。

【文献推选】

1. 吴勉华，石岩 . 中医内科学［M］.5 版 . 北京：中国中医药出版社，2021.

2. 米雄飞，伍景平，程宏斌 . 论风热袭肺证与肺经风热证的临床之变［J］. 中医研究，2015，28（7）：1-2.

二、肺肝风热犯目方

肺肝风热犯目方是治疗肺肝风热犯目证的方剂。肝开窍于目，"五轮学说"中肝肺分别主黑睛与白睛。风热邪气侵袭肝肺，邪热内蕴，火热熏灼，上攻目系。临床以黑睛四周骤起白翳，状如花瓣，或如鱼鳞，白睛红赤，患眼碜涩疼痛，羞明流泪为特点。治疗当疏解其风热，令外风得散，风热得以宣解，目窍不受风热之扰，自然清净。

【临床表现】发热，畏风，咳嗽，目赤肿痛，目涩，羞明，口渴，心烦；舌质偏红，或边尖红，舌苔薄黄，脉浮数或弦。

【辨证要点】

主症：黑睛白翳，白睛红赤，患眼碜涩疼痛。

次症：羞明流泪，呛咳，口渴，发热。

【治法】清风疏热，凉血解毒。

【合方选择】

1. 经方与经方　麻黄杏仁甘草石膏汤合赤豆当归散加减。

麻黄杏仁甘草石膏汤（《伤寒论》）：麻黄四两（去节），杏仁五十个（去皮尖），甘草二两（炙），石膏半斤（碎，绵裹）。上四味，以水七升，煮麻黄，减二升，去上沫，内诸药，煮取二升，去滓，温服一升。

赤豆当归散（《金匮要略》）：赤小豆三升（浸令芽出，曝干），当归三两。上二味，杵为散，浆水服方寸匕，日三服。

方解　表证有寒未解，入里化热，侵犯肺卫，选用麻黄杏仁甘草石膏汤；邪热犯目，选用赤豆当归散。方中麻黄辛温，宣肺平喘，解表散邪；石膏辛甘大寒，清泄肺热生津；石膏、麻黄相互制约，麻黄得石膏宣肺平喘而不助热，石膏得麻黄清解肺热而不凉遏。赤小豆清热利湿，排脓解毒。配当归活血化瘀，治疗目疾之脓已形成。如果目赤火胜，加酒淬黄连、黄芩清上焦之火；目周瘙痒，加防风、蝉蜕。

2. 经方与时方　蝉花无比散合白虎汤加减。

蝉花无比散（《太平惠民和剂局方》）：蛇蜕（微炙）一两，蝉蜕（去头、足、翅）二两，羌活、当归（洗，焙）、石决明（用盐同东流水煮一伏时漉出，捣研如粉）、川芎各三两，防风（去叉枝）、茯苓（去皮）、甘草（炙）各四两，芍药（赤者）十三两，蒺藜（炒，去刺）半斤，苍术（浸，去皮，炒）十二两。上为细末。每服二钱，食后米泔、茶清任下。

白虎汤（《伤寒论》）：石膏一斤（碎），知母六两，甘草二两（炙），粳米六合。上四味，以水一斗，煮米熟汤成，去滓，温服一升，日三服。

方解　风邪侵袭，上攻于头目，选用蝉花无比散；邪热在气分，未成阳明热实证，选用白虎汤清解气分之热。蝉花无比散方中蝉蜕、蛇蜕、羌活、防风四药配伍，可以祛风止痉；当归、川芎养肝血，防止火热伤血；石决明、赤芍柔肝止痛，清肝明目；蒺藜散风明目行血；苍术燥湿健脾、祛风、明目；甘草调和诸药。诸药配伍，共奏祛风、退翳、明目、止痛之功。白虎汤重用石膏为君，石膏辛甘大寒，入肺胃二经，功善清解，透热出表，以除阳明气分之热；知母助石膏清解气分热，滋阴润燥；粳米、甘草补益中焦。

3. 时方与时方　桑菊饮合泻青丸加减、银翘散合双解散加减。

桑菊饮（《温病条辨》）：桑叶二钱五分，菊花一钱，杏仁二钱，连翘一钱五分，薄荷八分，苦桔梗二钱，生甘草八分，苇根二钱。水二杯，煮取一杯，日二服。现代用法：水煎温服。

泻青丸（《小儿药证直诀》）：龙胆草、大黄、防风、羌活、川芎、当归、山栀各一两。上药均研细末，炼蜜为丸。竹叶煎汤加砂糖，温开水化下，小儿剂量酌减。也可用饮片作汤剂水煎服，各药用量酌减至汤剂常规剂量。

银翘散（《温病条辨》）：连翘一两，金银花一两，苦桔梗六钱，薄荷六钱，牛蒡子六钱，竹叶四钱，荆芥穗四钱，淡豆豉五钱，生甘草五钱。上杵为散，每服六钱，鲜苇根汤煎，勿过煎，去滓温服。亦可作汤剂，加苇根水煎服。

双解散（《黄帝素问宣明论方》）：益元散（七两），防风通圣散（七两）。上二药一处相和，名为双解散，各七两，搅匀，每服三钱，水一盏半，入葱白五寸，盐豉五十粒，生姜三片，煎至一盏，温服。

方解　风邪困于头目，又有热邪，且肝火犯肺，咳逆，选桑菊饮疏风清热，宣肺止咳。桑菊饮中桑叶、菊花、薄荷都有疏散风热的功效；桔梗、杏仁宣肺平喘；连翘透邪解毒；苇根清热生津；甘草调和诸药。目疾，肝开窍于目，此为肝经郁火，导致目赤肿痛，所以选用泻青丸。方中龙胆草直泻肝火；大黄、栀子助龙胆草泻肝胆实火，导热下行，从二便分消；羌活、防风辛散风邪肝火，能畅肝木调达舒畅之性，乃"火郁发之"之意；竹叶清热除烦，引热从小便而出；当归、川芎养肝血以防火热伤及肝阴，使泻肝而不伤正。肝血亏虚，疼痛可加白芍、生地黄等滋养阴血之品；如果肝病乘脾，加人参、生姜、大枣等补益脾胃。

风邪、热邪困于机体，选用银翘散解表祛风清热。暑、湿、风三邪侵袭，选用双解散，双解散由防风通圣散和益元散组成。防风通圣散中防风、荆芥、薄荷、麻黄轻浮升散，解表散寒，使风热从汗出而散之于上；大黄、芒硝破结通幽，栀子、滑石降火利水，使风热从便出而泄之于下；风淫于内，肺胃受邪，桔梗、石膏清肺泻胃；风之为患，肝木受之，川芎、当归、芍药和血补肝；黄芩清中上之火，连翘清热散结，甘草缓峻而和中，白术健脾而燥温。益元散由滑石、甘草和朱砂组成，有清热解暑、利尿除湿之功；又朱砂有毒，不可久服。

【适用范围】天行赤眼、翼状胬肉等，辨证属肝肺风热犯目证者。西医学的急性流行性结膜炎、中耳炎、荨麻疹等，符合中医肺肝风热证者可参考论治。

【合方禁忌】素体脾胃虚寒、大便溏薄者当慎用。

【备选附方】

1.经方与经方　泻心汤合茵陈蒿汤。

泻心汤（《金匮要略》）：大黄二两，黄连一两，黄芩一两。上三味，以水三升，煮取一升，顿服之。

茵陈蒿汤（《伤寒论》）：茵陈六两，栀子十四枚，大黄二两（去皮）。上三味，以水一斗二升，先煮茵陈，减六升，内二味，煮取三升，去滓，分三服。

2.经方与时方　三物黄芩汤合柴胡清肝汤。

三物黄芩汤（《金匮要略》）：黄芩一两，苦参二两，干地黄四两。上三味，以水八升，煮取二升，温服一升，多吐下虫。

柴胡清肝汤（《外科正宗》）：川芎、当归、白芍、生地黄、柴胡、黄芩、山栀、天花粉、防风、牛蒡子、连翘、甘草节。水煎服。

3.时方与时方　祛风消赤汤合导赤散。

祛风消赤汤（《实用专病专方临床大全》）：银花10g，菊花10g，防风10g，薄荷6g，荆芥10g，生地黄10g，赤芍10g，板蓝根10g，黄连10g，生甘草5g，刺蒺藜10g，木贼草10g，蝉衣10g。上药煎好后，趁热熏蒸双眼，至药凉后即饮。

导赤散（《小儿药证直诀》）：生地黄、木通、生甘草梢各等分。上药为末，每服三钱，水一盏，入竹叶同煎至五分，食后温服。

【古籍摘录】

1.《伤寒论·辨太阳病脉证并治下》　伤寒脉浮滑，此以表有热，里有寒，白虎汤主之。知母六两，石膏一斤（碎），甘草二两（炙），粳米六合。上四味，以水一斗，煮米熟汤成，去滓，温服一升，日三服。

2.《金匮要略·百合狐惑阴阳毒病证治》　病者脉数，无热，微烦，默默但欲卧，汗出，初得之三四日，目赤如鸠眼；七八日，目四眦黑。若能食者，脓已成也，赤豆当归散主之。赤豆当归散方：赤小豆三升（浸令芽出，曝干），当归三两。上二味，杵为散，浆水服方寸匕，日三服。

【文献推选】

1.张贤辉.自拟祛风消赤汤治疗急性结膜炎［J］.上海中医药杂志，1983（8）：29.

2.俞洋.试论五轮学说"轮"与"脏"的关系［J］.中医学报，2019，34（7）：1360-1362.

第十三章 肺肾兼证合方 ▷▷▷▷

肺肾兼证合方的运用，即治疗由肾病及肺，或肺病及肾，同时出现肺、肾相关征象等证候时，根据合方原则进行合方。

依据中医基础理论，肺肾之间存在着"金水相生"的关系。肺为水之上源，肾为主水之脏；肺主呼吸，肾主纳气；肺属金，肾属水，金水相生。肺肾兼证，主要表现在水液代谢、呼吸运动及阴阳互资三个方面的异常。

《灵枢·经脉》言："肾足少阴之脉，起于小指之下，邪走足心，出于然骨之下，循内踝之后，别入跟中，以上踹内，出腘内廉，上股内后廉，贯脊，属肾络膀胱；其直者，从肾上贯肝膈，入肺中，循喉咙，夹舌本；其支者，从肺出络心，注胸中。"揭示了肺肾之间的联系，也是肺肾同病的生理基础。肾为先天之本，五脏之病病重、病久必及肾。肺属金，肾属水，金能生水，肺阴充足，输精于肾，使肾阴充盛；肾阴为一身阴液之根本，肾阴充盛，上润于肺，使肺保持清宁。病理上，肺阴久虚可病及肾，肾阴虚不能上滋于肺，故肺肾阴虚可同时并见。也有肾阴亏耗，虚火上炎，致肺热津燥。临床上，肺肾相关的病证，有肺肾气虚、肺肾阴虚和肺肾阳虚。

肺肾兼证合方的治疗逐层深入，既要以治疗肾病、肺病的基本证型为前提，又要通过合方的运用恢复肺肾相互联系的功能。首先，针对肺肾兼证的证型病机，采取常法治疗，如肺肾气虚证、肺肾阴虚证和肺肾阳虚证等需要用补益肺肾法进行合方治疗。其次，根据肺肾兼证的内在联系，用方注意主辅等原则。如肺病引起的肾病所形成的肺肾兼证，合方需要注意以治疗肺病为主，治疗肾病为辅；反之，则需要以治肾为主，治肺为辅。

因肺肾两脏的功能特点，故肺肾兼证虚证较多见，实证少见。本章肺肾兼证合方包括肺肾阳虚合方和肺肾阴虚合方，依据金水相生的关系选方用药，主要涉及补益剂、温里剂、治燥剂等方剂学内容。

第一节 肺肾阳虚合方

肺肾阳虚合方是治疗肺肾兼证虚证为主的合方。肾为水脏，肺为水源，肺为气之主宰，肾为元气之根，两脏功能皆与津气摄纳、生化、输泄有关。肾间生化之动气是五脏真气泉源，禀受于父母而与生俱来，所以称为元气；肺司呼吸，是清气摄入之门户，清气、谷气、元气运行于少阳三焦与少阴心脉，输布于五脏六腑，成为脏腑功能的动力。先天与后天之气都缺一不可，所以肺为气之主而肾为气之根。肾为主水之脏，所主之水是由脾胃摄入，上输于肺，再随肺气下行归肾，所以肺为水之上源。肺肾两脏反映了津气生化输泄的协同作用，这种关系称为金水相生。因此，肺肾同病，常见肺肾水液失调、肾不纳气等病变。

肺肾阳虚合方包括肺肾阳虚轻证的肺肾气虚方和肺肾阳虚方两类，合方的理论基础以脏腑辨证为主，涉及补益剂、温里剂等方剂学内容。

一、肺肾气虚方

肺肾气虚证总的治法原则以"虚则补之""损者益之"为核心思想，又根据证候特征，气虚者补气，气虚较重可稍佐温阳药。肺为气之主，肾为气之根，肺之主气功能失常，久则肺虚及肾，金不生水，致肾气衰惫，肺不主气，肾不纳气，出现肺肾气虚之象。治疗时需要肺肾双补；还要考虑肺肾气虚之侧重，肺气虚甚重补肺，肾气虚甚重补肾；又要根据疾病的复杂性，结合脏腑表里、五行生克制化的关系；亦当注意"虚者补其母"等思想。

【临床表现】胸闷，咳嗽，吐清稀白泡沫痰，夜尿频数，唇青面紫，面色晦暗，自汗出；舌淡（或紫暗）苔白，脉沉细或结代。

【辨证要点】

1. 主症　咳嗽，夜尿频多。

2. 次症　胸闷，唇青面紫，面色晦暗，自汗出，舌淡（或紫暗）苔白，脉沉细或结代。

【治法】补益肺肾，止咳平喘。

【合方选择】

1. 经方与经方　黄芪建中汤合金匮肾气丸。

黄芪建中汤（《金匮要略》）：桂枝三两（去皮），甘草三两（炙），大枣十二枚，芍药六两，生姜二两，胶饴一升，黄芪一两半。上七味，以水七升，煮取三升，去滓，内胶饴，更上微火消解。温服一升，日三服。

金匮肾气丸（《金匮要略》）：干地黄八两，薯蓣四两，山茱萸四两，泽泻三两，茯苓三两，牡丹皮三两，桂枝一两，附子一两（炮）。上八味，末之，炼蜜和丸梧子大，酒下十五丸，加至二十五丸，日再服。

方解　本合方体现平等的合方原则。黄芪建中汤是小建中汤内加黄芪。小建中方由桂枝汤倍芍药加饴糖而成，可温补中焦气血阴阳，阴阳相生，中气建立，诸虚不足之证自除。加用黄芪增强益气建中之力，依据培土生金治法，达到补益肺气之功。金匮肾气丸方中乃以大队补肾精药熟地黄、山药、山茱萸等为主，温补之品，药少量轻，意在以辛热之桂、附化其阴精以益肾气。正如柯琴所谓："此肾气丸纳桂、附于滋阴剂中十倍之一，意不在补火，而在微微生火，即生肾气也。故不曰温肾，而名肾气。"此方后世主要用于肾阳虚，肾气不足之证。两方合用，一则通过"虚者补其母"治疗肺气不足，二则通过"少火生气"治疗肾气不足，而达到治疗肺肾气虚之功。如肺虚有寒，怕冷，舌质淡，加桂枝、细辛；见面色苍白，喘促重者，加白果；浮肿者，可加生姜、大腹皮。

2.经方与时方　金匮肾气丸合补肺汤。

金匮肾气丸（《金匮要略》）：干地黄八两，薯蓣四两，山茱萸四两，泽泻三两，茯苓三两，牡丹皮三两，桂枝、附子（炮）各一两。上八味，末之，炼蜜和丸梧子大。酒下十五丸，加至二十五丸，日再服。

补肺汤（《永类钤方》）：桑白皮、熟地黄各二两，人参、紫菀、黄芪、五味子各一两。细末，每二钱，水一盏，入蜜少许，食后温服。

方解　本合方体现平等的合方原则。金匮肾气方用干地黄、山茱萸、山药，补肝肾、涩精气、健脾气、固肾精，三药相配，补肾填精，谓之"三补"；茯苓、泽泻、牡丹皮三者配伍，谓之"三泻"；以附子、桂枝温肾助阳，生发少火，鼓舞肾气。阴中求阳，微微生火，生肾气也。两方合用，可用于肺病日久及肾之证。若恶风明显，加用桂枝汤；阳虚甚者，加附子；痰多，加前胡、杏仁。

3.时方与时方　生脉散合平喘固本汤。

生脉散（《医学启源》）：麦冬、五味子、人参（原著本方无用量）。

平喘固本汤（《中医内科学》引南京中医学院附属医院验方）：党参15g，五味子6g，冬虫夏草6g，胡桃肉12g，灵磁石18g，沉香、坎脐、苏子各15g，款冬花12g，法半夏12g，橘红6g。水煎服。（注释：坎脐即脐带。）

方解　本合方体现主辅的合方原则。肺肾气虚选用平喘固本汤为主，辅以生脉散治疗肺气阴不足。方中人参、冬虫夏草、胡桃肉、坎脐补益肺肾气虚；五味子、款冬花、苏子起到止咳平喘之功；半夏、陈皮取"二陈"之意，化肺中之痰；沉香、灵磁石纳气平喘；麦冬滋养肺胃之阴，既补久咳所致肺阴不足，又可制约半夏、陈皮燥湿化痰之药的燥性。诸药合用，补益肺肾气虚，纳气平喘，对久咳、久喘所致肺肾气虚较为适宜。如见面色苍白、冷汗淋漓、四肢厥冷、血压下降、脉微欲绝等喘脱危象者，急加参附汤送服蛤蚧粉或黑锡丹。

【适用范围】咳嗽、哮证、喘证、肺胀等属肺肾气虚证。西医学的喘息性支气管炎、肺炎、慢性阻塞性肺疾病、肺源性心脏病、心源性哮喘等，符合中医肺肾气虚者可参考论治。

【合方禁忌】痰湿蕴肺、痰热郁肺、痰浊阻肺等实证所致喘咳者忌用，或根据临床病证辨证运用。

【备选附方】

1.经方与经方　麦门冬汤合金匮肾气丸。

麦门冬汤（《金匮要略》）：麦门冬七升，半夏一升，人参三两，甘草二两，粳米三合，大枣十二枚。上六味，以水一斗二升，煮取六升，温服一升，日三夜一服。

金匮肾气丸（《金匮要略》）：干地黄八两，薯蓣四两，山茱萸四两，泽泻三两，茯苓三两，牡丹皮三两，桂枝一两，附子一两（炮）。上八味，末之，炼蜜和丸梧子大，酒下十五丸，加至二十五丸，日再服。

2.经方与时方　金匮肾气丸合生脉散。

金匮肾气丸（《金匮要略》）：干地黄八两，薯蓣四两，山茱萸四两，泽泻三两，茯苓三两，牡丹皮三两，桂枝、附子（炮）各一两。上八味，末之，炼蜜和丸梧子大。酒下十五丸，加至二十五丸，日再服。

生脉散（《医学启源》）：麦冬、五味子、人参。

3. 时方与时方 补肺汤合缩泉丸。

补肺汤（《外台秘要》）：五味子三两，干姜二两，款冬花二两，桂心一尺，麦门冬一升（去心），大枣一百枚（擘），粳米二合，桑根白皮一斤。

缩泉丸（《魏氏家藏方》）：天台乌药（细锉）、益智仁大者（去皮，炒）各等分。上为末，酒煎山药末为糊，丸桐子大，每服七十丸，盐、酒或米饮下。

【古籍摘录】

1.《金匮要略·血痹虚劳病脉证并治》 虚劳腰痛，少腹拘急，小便不利者，八味肾气丸主之。

2.《医方集解》 此手太阴、足少阴药也。肺虚而用参芪者，脾为肺母，气为水母也。（虚者补其母。）用熟地者，肾为肺子，子虚必盗母气以自养，故用肾药先滋其水，且熟地亦化痰之妙品也。（丹溪曰：补水以制相火，其痰自除。）咳则气伤，五味酸温，能敛肺气；咳由火盛，桑皮甘寒，能泻肺火；紫菀辛能润肺，温能补虚。合之而名曰"补肺"，盖金旺水生，咳嗽自止矣！

3.《绛雪园古方选注》 麦门冬汤，从胃生津救燥，治虚火上气之方。《金匮》云：火逆上气，咽喉不利，止逆下气。按《内经·脉解篇》云：呕咳上气喘者，阴气在下，阳所在上，诸阳气浮，无所依从，故呕咳上气喘也。《五脏生成篇》云：咳逆上气，厥在胸中，过在手阳明、太阴。是则上气病在肺，下气病在大肠也，明矣。盖金位之下，火气承之，非独肺也，大肠亦然。若徒以寒凉冷燥，止肺经火逆上气，而手阳明之下气未平，仍然胸中膹郁闭塞呻吟，岂非大肠之燥传入于肺，而为息贲有音，上奔而不下也乎？仲景另辟门户，用人参、麦门冬、甘草、粳米、大枣大生胃津，救金之母气，以化两经之燥，独复一味半夏之辛温，利咽止逆，通达三焦，则上气下气皆得宁谧，彻土绸缪，诚为扼要之法。止逆下气，或注曰，止其逆则气下，是申明火逆上气，于理亦通。

4.《时方歌括》 孙真人制生脉散，为暑热伤肺，肺伤则脉渐虚散为足虑；宜于未伤之前，取人参、麦冬之甘润，五味子之酸敛，无病之时，预服以保之。除暑月之外，不可以此为例。今人惑于生脉之名，凡脉绝之症，每投立死，亦孙真人命名不正之贻祸也。一本作参麦散，较妥。

5.《赤水玄珠》 缩泉丸治脬气虚寒，小便频数，或遗尿不住，小儿尤效。乌药、益智仁各等分，为末，酒煮山药糊为丸，梧子大，每服七十丸，盐酒或米饮下。

【文献推选】

1. 吴勉华, 石岩. 中医内科学［M］.5 版. 北京：中国中医药出版社, 2021.

2. 李冀, 左铮云. 方剂学［M］.5 版. 北京：中国中医药出版社, 2021.

3. 陈潮祖. 中医治法与方剂［M］.5 版. 北京：人民卫生出版社, 2012.

二、肺肾阳虚方

肺肾阳虚证总的治法原则以"虚则补之""损者益之"为核心思想。肺肾阳虚证主要体现在肺的宣降和调节水液代谢功能的失常，根据证候特征，治疗时主要采用温里散寒药和益气补虚药为主，再辅以补益肾精之品。需要肺肾双补，还要考虑肺肾阳虚之侧重：肺阳虚甚重补肺，还可辅以温脾阳药，起到培土生金的效果；肾阳虚甚重补肾。又要根据疾病的复杂性，结合脏腑表里、五行生克制化的关系进行适当配伍。

【临床表现】喘促日久，动则喘甚，呼多吸少，气不得续；形瘦神惫，跗肿，汗出肢冷，面青唇紫；舌淡苔白或黑润，脉沉弱。

【辨证要点】

1. 主症　喘促日久，呼多吸少，跗肿，汗出肢冷，兼虚寒证。

2. 次症　面青唇紫，舌淡苔白或黑润，脉沉弱。

【治法】补肾纳气，温阳利水。

【合方选择】

1. 经方与经方　甘草干姜汤合肾气丸。

甘草干姜汤（《金匮要略》）：甘草四两（炙），干姜二两。上二味，以水三升。煮取一升五合。去滓，分温再服。

肾气丸（《金匮要略》）：干地黄八两，薯蓣四两，山茱萸四两，泽泻三两，茯苓三两，牡丹皮三两，桂枝一两，附子一两（炮）。上八味，末之，炼蜜和丸梧子大，酒下十五丸，加至二十五丸，日再服。

方解　本合方体现主辅的合方原则。肾阳虚选用肾气丸为主，肺阳虚选用甘草干姜汤为辅。方中干姜温脾肺之阳，甘草补脾肺之虚，使脾能散精，肺能布津，则水液不致聚成涎沫，肺气能够治节水液；桂枝、附子温命门真火，令阳气旺则气化复，气化复则水津升降有度；然补阳不补阴，则阳无阴化，配熟地黄、山药、山茱萸补肾填精，寓阴中求阳之意；茯苓、泽泻有利小便渗淡之功，与桂枝、附子同用温阳利水；配牡丹皮清虚热，且制山茱萸温涩之弊。诸药合用，补益肺肾之阳，且能渗湿利水。可用于肺肾阳虚所致的遗尿、小便数、肺痿等属肺肾阳虚证。若阳虚甚，气息微弱，汗出肢冷，舌淡，脉沉细者，加干姜；浮肿者，加茯苓、炙蟾皮、万年青根。

2. 经方与时方　苓甘五味姜辛汤合济生肾气丸。

苓甘五味姜辛汤（《金匮要略》）：茯苓四两，甘草三两，干姜三两，细辛三两，五味子半升。上五味，以水八升，煮取三升，去滓，温服半升，日三服。（现代用法：水煎服。）

济生肾气丸（《张氏医通》）：附子两个（炮），白茯苓、泽泻、山茱萸、山药、车前子、牡丹皮各一两，官桂、川牛膝、熟地黄各半两。炼蜜为丸，如桐子大。

方解　本合方体现平等的合方原则。苓甘五味姜辛汤方中甘草、干姜、细辛温补脾肺，脾得温而能散精归肺，肺得温而能布散津液，水道通调，自不停蓄为饮；茯苓淡渗利湿，与甘草、干姜为伍，杜其生痰之源；五味子止咳降逆。五药共用，有温肺化饮之功。然水液能够正常运行，又赖肾阳蒸腾气化。若肾阳虚气化不及则水泛高原而为痰饮，故济生肾气丸方中用熟地黄、山药、山茱萸填补肾精，茯苓、泽泻、车前子渗湿利水，制附子、肉桂补火助阳；此外，牛膝既能助补益肝肾，又可助利水。诸药配伍，温阳化气利水，恰中阳虚水湿内停之病机。牡丹皮清泻肝火，制约方中温热药过燥之弊。诸药合用，温补肺肾之阳，对肺肾阳虚所致的水液代谢失常较为适宜。阳虚明显，加肉桂、干姜；全身浮肿者，可合五皮饮治疗。

3. 时方与时方 保元汤合右归丸。

保元汤（《博爱心鉴》）：黄芪三钱，人参一钱，炙甘草一钱，肉桂五分（原书无用量，今据《景岳全书》补）。上加生姜一片，水煎，不拘时服。功用：益气温阳。

右归丸（《景岳全书》）：大怀熟地八两，山药四两（炒），山茱萸三两（微炒），枸杞四两（微炒），鹿角胶四两（炒珠），菟丝子四两（制），杜仲四两（姜汤炒），当归三两（便溏勿用），肉桂二两（渐可加至四两），制附子二两（渐可加至五六两）。上先将熟地黄蒸烂杵膏，加炼蜜为丸，如梧桐子大。每服百余丸，食前用滚汤或淡盐汤送下。或丸如弹子大，每嚼服二三丸。以滚白汤送下。

方解 本合方体现平等的合方原则。保元汤为治脾肺阳虚之方，右归丸主治肾阳虚衰。方中人参、黄芪补益肺气；熟地黄、山药、山茱萸、枸杞子、菟丝子、杜仲、鹿角胶补益肾精；当归养血补肝，与补肾之品相合，共补精血；肉桂、附子合鹿角胶温肺肾之阳。诸药合用，既可温肺肾之阳，又可滋补精血。可用于肺肾阳虚所致的咳喘、痰饮等证。若脐下筑筑跳动，气从少腹上冲胸咽，为肾失潜纳，加紫石英、磁石、沉香；若肾虚气逆喘息者，配冬虫夏草、蛤蚧、紫石英、诃子；见五更泄泻，配煨肉蔻、补骨脂；阳虚血瘀，唇紫，水停肢肿者，加红花、泽兰、益母草、北五加皮。

【适用范围】 水肿、腰膝疼重、小便不利、痰饮咳喘等肺肾阳虚证。西医学的慢性阻塞性肺疾病、肺源性心脏病等等，符合中医肺肾阳虚者可参考论治。

【合方禁忌】 痰湿蕴肺、痰热郁肺、痰浊阻肺等实证所致喘咳者忌用，或根据临床病证辨证运用。

【备选附方】

1. 经方与经方 黄芪桂枝五物汤合四逆汤。

黄芪桂枝五物汤（《金匮要略》）：黄芪三两，芍药三两，桂枝三两，生姜六两，大枣十二枚。上五味，以水六升，煮取二升，温服七合，日三服。（现代用法：水煎服。）

四逆汤（《伤寒论》）：甘草二两（炙），干姜一两半，附子一枚（生用，去皮，破八片）。上三味，以水三升，煮取一升二合，去滓，分温再服。强人可大附子一枚，干姜三两。（现代用法：水煎服。）

2. 经方与时方 黄芪建中汤合参附汤。

黄芪建中汤（《金匮要略》）：桂枝三两（去皮），甘草二两（炙），大枣十二枚（擘），芍药六两，生姜三两（切），胶饴一升，黄芪一两半。上七味，以水七升，煮取三升，去滓，内饴，更上微火消解。温服一升，日三服。（现代用法：水煎取汁，兑入饴糖，文火加热溶化，分两次温服。）

参附汤（《重订严氏济生方》）：人参、附子（炮，去皮、脐）。水煎服。

3. 时方与时方 冷嗽方合右归饮。

冷嗽方（《朱氏集验方》）：人参、白术、干姜、炙甘草、五味子。

右归饮（《景岳全书》）：熟地二三钱或加至一二两，山药二钱（炒），枸杞子二钱，山茱萸一钱，甘草一二钱（炙），肉桂一二钱，杜仲二钱（姜制），制附子一二三钱。上以水二盅，煎至七分，食远温服。

【古籍摘录】

1.《金匮要略·肺痿肺痈咳嗽上气病脉证治》 肺痿吐涎沫而不咳者，其人不渴，必遗尿，小便数。所以然者，以上虚不能制下故也。此为肺中冷，必眩，多涎唾，甘草干姜汤以温之。若服汤已渴者，属消渴。甘草干姜汤方：甘草四两（炙），干姜二两（炮），上咬咀，以水三升，煮取一升五合，去滓，分温再服。

2.《医法圆通》 一治周身皮肤浮肿，内冷身重。夫周身浮肿，内冷身重者，盖以先天之阳衰于内，寒湿之邪即生于内，故见身重内冷。寒湿太盛，则真气不藏，散于周身，无阳以运化，故又见浮肿。麻辛附子汤力能温肾扶阳，祛阴逐寒，故治之而愈。

3.《医宗金鉴》 羌桂四物汤、黄芪建中汤：经来身痛有表发，无表四物羌桂枝，经后血多黄芪建，芪桂芍草枣姜饴。

4.《圆运动的古中医学》 黄芪乃大补卫气，以通腠理之药，力大功宏，非他药可及。整个荣卫之内病，身体不足，气血不和，左右内外痹涩者，非黄芪不能医也。其性由右下降，复由左上升，升力多于降力。如津亏脉细者，忌用。必须认为整个荣卫之病，乃可用之。真能使身体强健也。肺病忌黄芪，性升之故。此点人多忽之。

5.《景岳全书》 若右肾真阳不足，而经有不调者，宜右归饮、右归丸、八味地黄丸之类主之。

6.《时方歌括》 济生肾气丸：肾气丸名别济生，车前牛膝合之成。（熟地四两，茯苓三两，山药、山茱、丹皮、泽泻、肉桂、车前子、牛膝各一两，附子五钱。蜜丸，空心米汤送下。）肤膨腹肿痰如壅，气化绸缪水自行。

【文献推选】

1. 吴勉华，石岩. 中医内科学［M］.5 版. 北京：中国中医药出版社，2021.

2. 李冀，左铮云. 方剂学［M］.5 版. 北京：中国中医药出版社，2021.

3. 陈潮祖. 中医治法与方剂［M］.5 版. 北京：人民卫生出版社，2012.

第二节 肺肾阴虚合方

肺肾阴虚总的治法原则以"虚则补之""损者益之"为核心思想。肺肾两脏，阴液互滋，"金水相生"。肺阴亏损，失于滋养，易致虚火扰动，肺失清肃；肾阴不足，久则阴虚火旺；因金水相生，故肺阴虚和肾阴虚会相互影响而导致肺肾阴亏，虚热内生。依据阴虚的治则"壮水之主，以制阳光"，阴虚内热证的治疗宜补益肺肾之阴，兼清虚火；又要根据疾病的复杂性，结合脏腑之间和五行生克制化的关系。

肺肾阴虚合方的理论基础以脏腑辨证为主，涉及补益剂、治燥剂等方剂学内容。

【临床表现】咳嗽痰少，或痰中带血，或声音嘶哑，腰膝酸软，形体消瘦，口燥咽干，骨蒸潮热，盗汗，颧红，男子遗精，女子经少；舌红，少苔，脉细数。

【辨证要点】

1. 主症 干咳、少痰、腰酸、潮热盗汗兼虚热证。

2. 次症 痰中带血，声音嘶哑，形体消瘦，口燥咽干，男子遗精，女子经少，舌红，少苔，脉细数。

【治法】滋肾润肺，养阴清热。

【合方选择】

1. 经方与经方 麦门冬汤合百合地黄汤。

麦门冬汤（《金匮要略》）：麦门冬七升，半夏一升，人参三两，甘草二两，粳米三合，大枣十二枚。上六味，以水一斗二升，煮取六升，温服一升，日三夜一服。（现代用法：水煎服。）

百合地黄汤（《金匮要略》）：百合七枚（擘），生地黄汁一升。上以水洗百合，渍一宿，当白沫出，出其水，更以泉水二升，煎取一升，去滓，内地黄汁，煎取一升五合，分温再服。中病，勿更服，大便当如漆。

方解 本合方体现平等的合方原则。麦门冬汤是治疗肺阴津不足之主方，百合地黄汤是治疗肺肾阴虚之主方。方中麦门冬甘寒清润，滋养肺胃阴津，兼清虚热；生地黄色黑入肾，滋肾阴而清血热；两药共治肺肾阴虚。百合色白入肺，养肺阴而清气热；人参健脾补气，使脾旺能于水谷之中生化津液，上润于肺；甘草、粳米、大枣甘润性平，合人参和中滋液，培土生金；半夏降逆下气化痰，一则降逆以止咳，二则开胃行津以润肺，三则防大剂量麦冬之滋腻壅滞。甘草调和药性。诸药相合，可使肺肾阴亏得补，虚热得清，对肺肾阴虚所致诸症颇为相宜。若低热不退，可配银柴胡、地骨皮、功劳叶、胡黄连等；若久咳不已，声音嘶哑者，加诃子皮、木蝴蝶、凤凰衣等。

2. 经方与时方 百合知母汤合麦味地黄丸。

百合知母汤（《金匮要略》）：百合七枚（擘），知母三两（切）。上以水洗百合，渍一宿，当白沫出，去其水，更以泉水二升，煎取一升，去滓，别以泉水二升，煎知母，取一升，去滓，后合和，煎取一升五合，分温再服。

麦味地黄丸（《医部全录》引《体仁汇编》）：即六味地黄丸加麦冬五钱，五味子五钱。上为细末，炼蜜为丸，如梧桐子大，每服三钱，空腹时用白汤送下。

方解 本合方体现主辅的合方原则。麦味地黄丸为肺肾阴虚证的主方，百合知母汤为治肺阴虚的辅方。方中麦冬、百合滋养肺阴；熟地黄、山药、山萸肉、茯苓、泽泻、牡丹皮六味药补益肾阴；知母养阴，并清阴虚所产生的虚热；五味子敛肺止咳，并能养阴。诸药合用，滋养肺肾兼清虚热，且能敛肺止咳，为治疗肺肾阴虚所致咳喘的主要合方。痰中带血较多者，宜加白及、仙鹤草、白茅根、藕节等。

3. 时方与时方 沙参麦冬汤合六味地黄汤。

沙参麦冬汤（《温病条辨》）：沙参三钱，玉竹二钱，生甘草一钱，冬桑叶一钱五分，麦冬三钱，生扁豆一钱五分，花粉一钱五分。水五杯，煮取二杯，日再服。久热久咳者，加地骨皮三钱。

六味地黄丸（《小儿药证直诀》）：熟地黄八钱（炒），山萸肉、干山药各四钱，泽泻、牡丹皮、茯苓（去皮）各三钱。上为末，炼蜜为丸，如梧子大，空心温水化下三丸。

方解　本合方体现平等的合方原则。沙参麦冬汤为治疗肺阴虚的主方，六味地黄丸为治疗肾阴虚的主方。沙参麦冬汤中沙参、麦门冬清养肺胃；玉竹、天花粉生津止渴；生扁豆、生甘草益气培中，甘缓和胃；甘草生津止渴；配以桑叶，轻宣燥热。合而成方，有清养肺胃、生津润燥之功。六味地黄丸中熟地黄、山萸肉、山药补肾固精，补肝脾肾，并补三阴；泽泻、牡丹皮、茯苓，此三药合用，泻湿浊而降相火。诸药合用，既可滋补肺肾，又能清热生津。为肺肾阴津不足常用合方。火旺较甚，热象明显者，当增入胡黄连、黄芩；盗汗较著，酌加五味子、瘪桃干、糯稻根、浮小麦、煅龙骨、煅牡蛎等。

【适用范围】咳嗽、肺痨、肺痿等辨证属肺肾阴虚证。西医学的急性气管/支气管炎、慢性支气管炎、肺结核、间质性肺疾病、慢性阻塞性肺疾病、支气管扩张、肺纤维化等等，符合中医肺肾阴虚者可参考论治。

【合方禁忌】痰湿蕴肺、痰热郁肺、痰浊阻肺等实证所致喘咳者忌用，或根据临床病证辨证运用。

【备选附方】

1. 经方与经方　百合地黄汤合黄连阿胶汤。

百合地黄汤（《金匮要略》）：百合七枚（擘），生地黄汁一升。上以水洗百合，渍一宿，当白沫出，出其水，更以泉水二升，煎取一升，去滓，内地黄汁，煎取一升五合，分温再服。中病，勿更服，大便当如漆。

黄连阿胶汤（《伤寒论》）：黄连四两，黄芩二两，芍药二两，鸡子黄二枚，阿胶三两。上五味，以水六升，先煮三物，取二升，去滓，内胶烊尽，小冷，内鸡子黄，搅令相得，温服七合，日三服。

2. 经方与时方　百合知母汤合左归丸。

百合知母汤（《金匮要略》）：百合七枚（擘），知母三两（切）。上以水洗百合，渍一宿，当白沫出，去其水，更以泉水二升，煎取一升，去滓，别以泉水二升，煎知母，取一升，去滓，后合和，煎取一升五合，分温再服。

左归丸（《景岳全书》）：大怀熟地八两，山药四两（炒），枸杞四两，山茱萸肉四两，川牛膝三两（酒洗，蒸熟，精滑者不用），菟丝子四两（制），鹿胶四两（敲碎，炒珠），龟胶四两（切碎，炒珠，无火者不必用）。上先将熟地黄蒸烂杵膏，炼蜜为丸，如梧桐子大。每服百余丸，食前用滚汤或淡盐汤送下。

3. 时方与时方　二至丸合百合固金汤。

二至丸（《医便》）：冬青子（即女贞子，冬至日采，不拘多少，阴干，蜜酒拌蒸，过一夜，粗袋擦去皮，晒干为末，瓶收贮，或先熬干，旱莲草膏旋配用）、旱莲草（夏至日采，不拘多少，捣汁熬膏，和前药为丸）。临卧酒服。

百合固金汤（《慎斋遗书》）：熟地黄、生地黄、归身各三钱，白芍、甘草各一钱，桔梗、玄参各八分，贝母、麦冬、百合各一钱半。水煎服。

【古籍摘录】

1.《金匮要略·肺痿肺痈咳嗽上气病脉证治》 大逆上气，咽喉不利，止逆下气者，麦门冬汤主之。麦门冬七升，半夏一升，人参二两，甘草二两，粳米三合，大枣十二枚。上六味，以水一斗二升，煮取六升。温服一升，日三、夜一服。

2.《伤寒论·辨少阴病脉证并治》 少阴病，得之二三日以上，心中烦，不得卧，黄连阿胶汤主之。黄连四两，黄芩二两，芍药二两，鸡子黄二枚，阿胶三两（一云三挺）。

上五味，以水六升，先煮三物，取二升，去滓，内胶烊尽，小冷，内鸡子黄，搅令相得，温服七合，日三服。

3.《汤液本草》 仲景治百合病，百合知母汤、百合滑石代赭石汤，有百合鸡子汤、百合地黄汤。或百合病已经汗者，或未经汗下吐者，或病形如初，或病变寒热，并见《活人书》。治伤寒腹中疼，百合一两，炒黄，为末，米饮调服。

4.《景岳全书》 若左肾真阴不足，而经脉不调者，宜左归饮、左归丸、六味地黄丸之类主之。

【文献推选】

1.陈潮祖.中医治法与方剂［M］.5版.北京：人民卫生出版社，2012.

2.郝万山.郝万山伤寒论讲稿［M］.北京：人民卫生出版社，2008.

3.（明）吴昆.医方考［M］.张宽，齐贺彬，李秋贵整理.北京：人民卫生出版社，2007.

4.陆为民，徐丹华.国医大师徐景藩临证医案精华［M］.北京：人民卫生出版社，2021.

第十四章　肝脾兼证合方 ▷▷▷▷

肝脾兼证合方是在出现肝病及脾、肝脾同病等相关证候时，以合方原则为指导选取的方剂合剂。

依据中医基础理论，肝脾同为阴脏。肝主疏泄，喜条达而恶抑郁；又主藏血，具有贮藏和调节血液的功能。脾主运化水谷及津液，主生血、统摄血液，性喜燥而恶湿。肝与脾的关系主要是气机、水液运行、藏血与统血之间的相互关系，体现在消化和血液两方面。

临床诊治肝脾兼证，在治疗肝、脾二经自身病变的基础上，又要遵循脏腑、经脉循行、气血津液流动的客观规律，以调和人体阴阳、平衡气血为主要目的。因此，诊治肝脾兼证，首先要辨明病变病位、主次。如肝脾气滞证型，其主要病变以肝经气滞为主，有传脾之趋势或已传脾，但脾经功能未明显受损，表现多以胸胁胀满、走窜不定等肝气郁滞症状为主，腹泻便溏的脾虚表现尚不明显。其合方原则，应以疏肝理气为主，健脾为辅；肝病及脾或脾弱木乘，脾脏功能失调，导致生湿、化热、留瘀，多兼有相应表现。如肝脾湿热、肝脾血瘀证型，合方原则需以调理脾胃，治疗湿、热、瘀等病理产物为主，兼以疏利肝脾气机；此外，需要根据八纲辨证辨虚实。肝脾兼证多因外邪入侵、饮食所伤、情志失调、跌仆损伤，引起脏腑气机不利，经脉气血阻滞，以及素体气血不足、阳气虚弱等原因，气之推动作用减弱，气机逆乱，表现为呕吐、腹痛、纳差、便秘、腹泻、胁痛、黄疸等。临证当注意其病证之根本。如肝脾气滞、肝脾湿热，以实证为主，选方应以行散之剂攻之、疏之、泻之；而气血两虚、气阴两虚多为年迈、久病患者，虽有实证表现，也需攻补兼施，徐徐图之，不可滥用杀伐之药，令其雪上加霜。另外，肝脾兼证的病机千变万化，错综复杂，或涉及胆、胃、大小肠等脏腑功能，或牵引三焦，引动气机，精微、水液输布异常，选方遣药时需因人、因证随"机"应变。

肝脾兼证合方以调和脏腑、恢复气血之平衡为主要目的，以脏腑辨证、六经辨证为主要指导，涉及和解剂、理气剂、解表剂、清热剂、安神剂、理血剂、补益剂、治风剂、祛湿剂、祛痰剂、消食剂等方剂内容。肝脾兼证合方可分为肝脾不调合方（肝脾气滞方、肝郁脾虚方、肝热脾虚方、肝脾湿热方、肝脾血瘀方）、肝脾两虚合方（肝脾气血两虚方、肝脾气阴两虚方）。

第一节　肝脾不调合方

肝脾不调合方是治疗肝脾不调实证为主的合方。肝与脾的关系包含疏泄与运化、藏血与统血，体现在消化和血液运行两个方面。肝藏血而主疏泄，为阴中之阳，喜条达而恶抑郁；脾主运化而居中焦，为气机升降之枢纽、气血生化之源。故肝脾不调多以气机不畅、运化失常为主，兼见水液失调、血滞为瘀相关的病理产物。

肝脾不调合方包括肝脾气滞方、肝郁脾虚方、肝热脾虚方、肝脾湿热方、肝脾血瘀方等，以脏腑辨证、六经辨证为主，涉及和解方、理气方、补益方、理血方、治湿方、祛痰方、消食方等方剂内容。

一、肝脾气滞方

肝脾气滞证的治法以"疏通""和解""运脾"为核心思想。肝疏则达，脾运则健，肝脾气机不畅则病生。《素问·宝命全形论》云："土得木而达。"肝脾共司气血津液之运化。气机壅滞时，二者相互影响，导致"土壅木郁""木郁土壅"，治当遵循"以通为用"的原则，处方应疏肝解郁、理气运脾相结合。另外，气滞主要由于情志抑郁，痰、湿、食积、瘀血阻滞，而又导致痰湿瘀血的形成，故临证当根据病证对证施治用药，以求治本清源。

【临床表现】胸胁闷胀，胁腹攻窜，或肠鸣、腹泻，大便不爽，喜太息，呕吐，纳呆，症状随情绪变化；舌苔白，脉弦或紧。

【辨证要点】

1. 主症　胸胁闷胀，随情绪变化改变，胁腹胀痛，走窜不定等气滞证。

2. 次症　纳呆，呕吐，肠鸣，腹泻，大便不爽。

【治法】疏肝解郁，理气运脾。

【合方选择】

1. 经方与经方　四逆散合半夏泻心汤加减。

四逆散（《伤寒论》）：甘草（炙）、枳实（破，水渍，炙干）、芍药、柴胡。上四味，各十分，捣筛，白饮和服方寸匕，日三服。

半夏泻心汤（《伤寒论》）：半夏半升（洗），黄芩、干姜、人参各三两，黄连一两，大枣十二枚，甘草三两（炙）。上七味，以水一斗，煮取六升，去滓，再煎，取三升，温服一升，日三服。

方解　本合方体现协同的合方原则。四逆散主要功效为疏肝理气，半夏泻心汤侧重和中降逆、消痞散结。方中含柴胡、枳实、白芍、清半夏、黄芩、干姜、人参、黄连、甘草等药物，构成肝脾气滞经方与经方的合方，主要功效是疏肝理气、和中消痞。其中柴胡、白芍合用，敛阴柔肝，升发阳气，疏肝解郁；半夏、枳实、干姜散结消痞，降逆止呕；人参、大枣甘温益气；黄芩、黄连燥湿健脾。若肝气郁结较重，出现气逆上冲，可加用槟榔、乌药、沉香成四磨汤行气降逆，宽胸散结；若脾虚较甚，出现腹泻、腹痛，可合用痛泻要方健脾柔肝；如有瘀血之象，可加丹参、红花、莪术等。

2. 经方与时方　小柴胡汤合枳术丸加减。

小柴胡汤（《伤寒论》）：柴胡半斤，黄芩三两，人参三两，半夏半升（洗），甘草三两，生姜三两（切），大枣十二枚（擘）。上七味，以水一斗二升，煮取六升，去滓，再

煎取三升，温服一升，日三服。

枳术丸（《脾胃论》）：枳实一两（麸炒黄色，去穣），白术二两。上同为极细末，荷叶裹烧饭为丸，如梧桐子大，每服五十丸，多用白汤下，无时。

方解 本合方为两方协同为用。小柴胡汤为和解少阳的代表方剂，贯通表里，疏利气机；枳术丸健脾消滞，兼有行气之功。两方合用，以升降气机为治疗法则。方中含有柴胡、黄芩、人参、半夏、枳实、白术、甘草及姜、枣。方中柴胡苦平，入肝胆经，透泄少阳之邪；黄芩苦寒，清少阳郁结之热；两者配伍，是和解少阳的基本结构。枳实、半夏、生姜降气散邪，主治胆气犯胃，胃失和降之呕吐、呃逆；白术、人参、大枣益气健脾，一可扶正以祛邪，二可实脾防肝传变。诸药合用，以和解少阳为主，升降合用，兼补脾胃气，有驱邪、调和、防传之功效。若兼见腹痛、腹泻，可加延胡索、姜黄等活血止痛；腹痛伴有便秘，可加瓜蒌、火麻仁、川芎通便止痛；食后腹胀可重用枳实，或加用谷芽、麦芽、鸡内金等健脾除胀。

3. 时方与时方 柴胡疏肝散合平胃散加减。

柴胡疏肝散（《证治准绳》）：陈皮（醋炒）、柴胡各二钱，川芎、枳壳（麸炒）、芍药各一钱半，甘草五分（炙），香附一钱半。水一盏半，煎八分，食前服。

平胃散（《简要济众方》）：苍术四两（去黑皮，捣为粗末，炒黄色），厚朴三两（去粗皮，涂生姜汁，炙令香熟），陈橘皮二两（洗令净，焙干），甘草一两（炙黄）。上为散，每服二钱，水一中盏，加生姜二片，大枣二枚，同煎至六分，去滓，食前温服。

方解 柴胡疏肝散本为治疗情志不遂，肝失疏泄，肝郁血滞，横逆犯胃所致胁肋疼痛、胸闷、善太息、情志抑郁、易怒等症；加用燥湿和胃之平胃散，二者相辅为用，加强行气效果，同时又醒脾祛湿。方以柴胡调肝气，散郁结；以香附、川芎既疏肝解郁，又理气止痛；佐以陈皮、厚朴、苍术理气行滞和胃；枳壳理气宽中，行气消胀；白芍、甘草养血柔肝，缓急止痛。前方重在理肝气、养肝血，后方重在燥湿运脾，兼能行气除满，使湿浊得化，气机调畅，脾气健运，胃得和降。如出现便秘症状，可加用火麻仁、大黄等泻下通便；呃逆、呕吐、嗳气频作，可予降香、沉香等理气降逆。

【**适用范围**】胃痛、腹痛、呕吐、胁痛、泄泻等，辨证属肝脾气滞证者。

【**合方禁忌**】肝阳上亢、肝风内动、阴虚火旺及气机上逆者忌用或慎用。

【**备选附方**】

1. 经方与经方 枳实芍药散合茯苓饮加减。

枳实芍药散（《金匮要略》）：枳实（烧令黑，勿太过）、芍药等分。上二味，杵为散，服方寸匕，日三服，并主痈脓，以麦粥下之。

茯苓饮（《金匮要略》）：茯苓、人参、白术各三两，枳实二两，橘皮二两半，生姜四两。上六味，水六升，煮取一升八合，分温三服，如人行八九里，进之。

2. 经方与时方 旋覆代赭汤合异功散加减。

旋覆代赭汤（《伤寒论》）：旋覆花三两，人参二两，生姜五两，代赭石一两，甘草三两（炙），半夏半升（洗），大枣十二枚（擘）。以水一斗，煮取六升，去滓再煎，取三升，温服一升，日三服。

异功散（《小儿药证直诀》）：人参（切，去顶）、茯苓（去皮）、白术、陈皮（锉）、甘草（炒）各等分。上为细末，每服二钱，水一盏，加生姜五片，大枣两个，同煎至七分，食前温服，量多少与之。

3. 时方与时方　越鞠丸合四磨汤加减。

越鞠丸（《丹溪心法》）：香附、苍术、川芎、栀子、神曲各等分。上为末，水泛为丸如绿豆大。

四磨汤（《济生方》）：人参、槟榔、沉香、天台乌药。上四味，各浓磨水，和作七分盏，煎三五沸，放温服，或下养正丹尤佳。

【古籍摘录】

1.《素问·阴阳应象大论》　阴阳者，天地之道也，万物之纲纪，变化之父母，生杀之本始，神明之府也。治病必求于本。故积阳为天，积阴为地。阴静阳躁，阳生阴长，阳杀阴藏。阳化气，阴成形。寒极生热，热极生寒。寒气生浊，热气生清。清气在下，则生飧泄；浊气在上，则生胀。此阴阳反作，病之逆从也。

2.《仁术便览》　下手脉沉，便知是气；沉极则伏，涩弱难治；其或沉滑，气兼痰饮。又曰：沉弦细动，皆气痛症，心痛在寸，腹痛在关，下部在尺，脉象显然。怒则气上，喜则缓，惊则乱，恐则下，劳则耗，悲则急，思则结，皆能致疾。

【文献推选】

1. 李冀，左铮云.方剂学［M］.5 版.北京：中国中医药出版社，2021.

2. 张伯礼，吴勉华.中医内科学［M］.4 版.北京：中国中医药出版社，2017.

3. 王辉，龙旭阳.中医方药学［M］.北京：中国中医药出版社，2021.

4. 郝万山.郝万山伤寒论讲稿［M］.北京：人民卫生出版社，2008.

二、肝郁脾虚方

肝郁脾虚证的治法以"以通为用"及"虚则补之""损者益之"为核心思想。又根据证候特征，肝郁气滞，则疏之通之，辅以补气、健脾之药物，"见肝之病，知肝传脾，当先实脾"（《金匮要略》），疏肝与健脾相互协作，方为上策。血为气之母，在理气时可酌以调血之剂；同时，健脾可含益气、燥湿、升阳等类型，应随证变化，灵活加减。

【临床表现】情志抑郁，喜太息，胸胁胀痛，或腹胀，纳呆，便溏不爽，或腹痛欲泻，泻后痛减；舌苔白，脉弦或缓弱。

【辨证要点】

1. 主症　情志抑郁，喜太息，胸胁胀痛等，合并脾虚证。

2. 次症　便溏不爽，或腹痛欲泻，泻后痛减。

【治法】疏肝健脾，理气和中。

【合方选择】

1. 经方与经方　小柴胡汤合甘草泻心汤加减。

小柴胡汤（《伤寒论》）：柴胡半斤，黄芩三两，人参三两，半夏半升（洗），甘草三两，生姜三两（切），大枣十二枚（擘）。上七味，以水一斗二升，煮取六升，去滓，再

煎取三升，温服一升，日三服。

甘草泻心汤（《伤寒论》）：甘草四两（炙），黄芩三两，干姜三两，半夏半升（洗），大枣十二枚（擘），黄连一两。上六味，以水一斗，煮取六升，去滓，再煎取三升，温服一升，日三服。

方解　小柴胡汤与甘草泻心汤同为和解剂，但各有侧重。前者疏肝理气、和解少阳，为"少阳枢机之剂，和解表里之总方"；后者为半夏泻心汤加重甘草用量而成，甘草为君，以补中缓急，使胃虚得补，全方具有益气和胃、消痞止呕之效，可治脾胃虚弱，中焦升降失司，气机痞塞之证。两方合用，可疏通肝脾之气血，又可平调阴阳，相互为用，相辅相成。如大便不通，可加六磨汤解郁通腑；气郁化火，可加黄芩、栀子、龙胆草清肝泻火；兼有瘀者，可加桃仁、红花、赤芍之类活血化瘀；脾虚明显，神疲食少者，加黄芪、党参、扁豆等益气健脾。

2. 经方与时方　柴胡桂枝干姜汤合七味白术散加减。

柴胡桂枝干姜汤（《伤寒论》）：柴胡半斤，桂枝三两（去皮），干姜三两，栝楼根四两，黄芩三两，牡蛎二两（熬），甘草二两（炙）。上七味，以水一斗二升，煮取六升，去滓，再煎，取三升，温服一升，日三服。初服微烦，复服汗出便愈。

七味白术散（《小儿药证直诀》）：人参二钱五分，白茯苓五钱，白术五钱，藿香叶五钱，木香二钱，甘草一钱，葛根五钱（渴者加至一两）。上药为粗末，每服三钱，水煎服。

方解　柴胡桂枝干姜汤主治少阳兼证，为疾病由表入里，致使肝郁兼有里虚寒，具有疏肝理气、温中健脾、生津和胃之功效；七味白术散为四君子汤变化而来，具有健脾益气、和胃生津等功效。方中不仅体现了疏肝理气的作用，同时有健脾益气、调和寒热的功能。两方合用，既可疏肝健脾，又可调整黄芩、干姜、桂枝等药物剂量，以应对不同患者寒热偏重情况。如有腹泻较重，可加大炒白术用量，或加扁豆、山药、薏苡仁等；如遇中气下陷之症，可重用黄芪、党参以益气升清。

3. 时方与时方　逍遥散合补中益气汤加减。

逍遥散（《太平惠民和剂局方》）：甘草半两（微炙赤），当归（去苗，锉，微炒）、茯苓（去皮白者）、白芍药、白术、柴胡（去苗）各一两。上为粗末，每服二钱，水一大盏，烧生姜一块切破，薄荷少许，同煎至七分，去滓热服，不拘时候。

补中益气汤（《内外伤辨惑论》）：黄芪五分（病甚、劳役、热甚者一钱），甘草五分（炙），人参三分（去芦），当归二分（酒焙干，或晒干），橘皮二分或三分（不去白），升麻二分或三分，柴胡二分或三分，白术三分。上㕮咀，都作一服，水二盏，煎至一盏，去滓，食远稍热服。

方解　逍遥散为肝郁血虚，脾失健运之证而设，既可疏肝解郁，又可养血柔肝；补中益气汤具有补中益气的作用，治疗劳倦伤脾，中气不足，清阳不升，外感不解，体倦食少，寒热疟痢和气虚不能摄血等证。方中柴胡疏肝解郁；当归、白芍柔肝理气；白术、茯苓健脾去湿；黄芪、升麻升阳助气。两方合用，兼有补、和、温三法，可疏肝健脾，气血双调。食积较重，脘腹胀满者，可加枳实、厚朴以行气除胀；气逆不降，嗳气不除者，可加旋覆花、枇杷叶、郁金等降气止噎。

【适用范围】腹痛、泄泻、呕吐、反胃等，辨证属肝脾气滞证者。

【合方禁忌】肝阳上亢、肝风内动、阴虚火旺及气机上逆者忌用或慎用。

【备选附方】

1. 经方与经方　半夏厚朴汤合茯苓饮加减。

半夏厚朴汤（《金匮要略》）：半夏一升，厚朴三两，茯苓四两，生姜五两，苏叶二两。上五味，以水七升，煮取四升，分温四服，日三夜一服。

茯苓饮（《金匮要略》）：茯苓、人参、白术各三两，枳实二两，橘皮二两半，生姜四两。上六味，水六升，煮取一升八合，分温三服，如人行八九里，进之。

2. 经方与时方　半夏泻心汤合越鞠丸加减。

半夏泻心汤（《伤寒论》）：半夏半升（洗），黄芩、干姜、人参各三两，黄连一两，大枣十二枚（擘），甘草三两（炙）。上七味，以水一斗，煮取六升，去滓，再煎，取三升，温服一升，日三服。

越鞠丸（《丹溪心法》）：香附、苍术、川芎、栀子、神曲各等分。上为末，水泛为丸如绿豆大。

3. 时方与时方　五磨饮子合参苓白术散加减。

五磨饮子（《医便》）：木香、乌角沉香、槟榔、枳实、台乌药各等分。白酒磨服。

参苓白术散（《太平惠民和剂局方》）：莲子肉一斤（去皮），薏苡仁一斤，缩砂仁一斤，桔梗一斤（炒令深黄色），白扁豆一斤半（姜汁浸，去皮，微炒），白茯苓二斤，人参二斤（去芦），甘草二斤（炒），白术二斤，山药二斤。上为细末，每服二钱，枣汤调下，小儿量岁数加减。

【古籍摘录】

1.《医学正传·痞满》　故胸中之气，因虚而下陷于心之分野，故心下痞。宜升胃气，以血药兼之。若全用利气之药导之，则痞尤甚。痞甚而复下之，气愈下降，必变为中满鼓胀，皆非其治也。

2.《寿世保元·吞酸》　夫酸者，肝木之味也，由火盛制金，不能平木，则肝木自甚，故为酸也。如饮食热，则易于酸矣。或言吐酸为寒者，误也。乃湿热在胃口上，饮食入胃，被湿热郁遏，食不得化，故作吞酸。如谷肉覆盖在器，湿则易为酸也。必用吴茱萸，顺其性折之，乃为得法。

3.《医宗金鉴·删补名医方论》　夫人以气为本……若饮食不节，寒温不适，喜怒无常，忧思无度，使冲和之气升降失常，以致胃郁不思饮食，脾郁不消水谷，气郁胸腹胀满，血郁胸膈刺痛，湿郁痰饮，火郁为热，及呕吐、恶心、吞酸、吐酸、嘈杂、嗳气，百病丛生。故用香附以开气郁，苍术以除湿郁，抚芎以行血郁，山栀以清火郁，神曲以消食郁。五药相须，共收疏解五郁之效。

【文献推选】

1. 王辉，龙旭阳. 中医方药学［M］. 北京：中国中医药出版社，2021.

2.（明）吴昆. 医方考［M］. 张宽，齐贺彬，李秋贵整理. 北京：人民卫生出版社，

2007.

3. 陈辉，付国英．胡希恕伤寒论讲座［M］.17 版．北京：学苑出版社，2016.

三、肝热脾虚方

肝热脾虚证的治法，当以"清肝泄热"为主，佐以健脾燥湿。肝热是肝阳上亢的进一步发展，阳亢则热，热极则生火。脾虚不运水湿则生痰饮，肝热动风易夹痰夹湿，故在泄热降火的同时健脾燥湿，不仅可防肝病传变，又可防风动夹痰。

【临床表现】胸胁胀痛，急躁易怒，头晕头疼，口苦咽干，食少纳呆，腹胀作泻，大便溏薄，甚或完谷不化；舌质偏红，舌苔薄白或黄，脉弦或数，关脉弦滑。

【辨证要点】

1. 主症　口苦，头疼，头晕，腹泻，合并脾虚证。

2. 次症　纳呆，乏力，腹胀，肢冷。

【治法】清肝泻火，健脾和胃。

【合方选择】

1. 经方与经方　乌梅丸汤合四逆散加减。

乌梅丸（《伤寒论》）：乌梅三百枚，细辛六两，干姜十两，黄连十六两，当归四两，附子六两（炮，去皮），蜀椒四两（炒香），桂枝六两，人参六两，黄柏六两。上十味，异捣筛，合治之。以苦酒渍乌梅一宿，去核，蒸之五斗米下，饭熟，捣成泥，和药令相得，内臼中，与蜜杵两千下，丸如梧桐子大，每服十丸，食前以饮送下，日三服，稍加至二十丸。禁生冷、滑物、臭食等。

四逆散（《伤寒论》）：甘草（炙）、枳实（破，水渍，炙干）、芍药、柴胡。上四味，各十分，捣筛，白饮和服方寸匕，日三服。

方解　乌梅丸本为仲景治疗蛔厥而设，四逆散为透邪解郁、疏肝理脾之方。此两方合用，一取乌梅丸温阳健脾、清泻郁火，又以四逆散疏通气机。两方取长补短，相互为用，同调肝脾，又可温通三焦。如头痛甚、口苦、胁痛，肝火偏旺者，加郁金、胆草、夏枯草以清肝泻火；若头重如裹、乏力等，可合用半夏白术天麻汤；若有痰郁化热，可加竹茹、枳实、黄芩清热燥湿，或加用黄连温胆汤；心慌、不寐等，可加夜交藤、茯神养心安神。

2. 经方与时方　柴胡加龙骨牡蛎汤合二陈汤加减。

柴胡加龙骨牡蛎汤（《伤寒论》）：柴胡四两，龙骨一两半，黄芩一两半，生姜一两半（切），铅丹一两半，人参一两半，桂枝一两半（去皮），茯苓一两半，半夏二合半（洗），大黄二两，牡蛎一两半（熬），大枣六枚（擘）。上十二味，以水八升，煮取四升，内大黄，切如棋子，更煮一两沸，去滓，温服一升。

二陈汤（《太平惠民和剂局方》）：半夏（汤洗七次）、橘红各五两，白茯苓三两，甘草一两半（炙）。上药㕮咀，每服四钱，用水一盏，生姜七片，乌梅一个，同煎六分，去滓，热服，不拘时候。

方解　柴胡加龙骨牡蛎汤为小柴胡汤原量减半，去甘草，加龙骨、牡蛎、铅丹、大黄、桂枝、茯苓组成，可内解外清，扶正祛邪，主治邪陷少阳，枢机不利，表里俱病，虚实夹杂之证；二陈汤为祛痰要方。方中柴胡、桂枝、黄芩、乌梅和里解外，以治寒热往来、身重；龙骨、牡蛎、铅丹重镇安神，以治烦躁惊狂；半夏、生姜和胃降逆；大黄泄里热，和胃气；茯苓安心神，利小便；人参、大枣益气养营，扶正祛邪。两方协同，形成肝热脾虚证经方与时方合方，以行清肝泻火、健脾和中之功效。如腹泻较重，可加扁豆、山药、莲子肉、薏苡仁理气健脾化湿；肝火上炎而见头痛、目赤耳鸣者，加菊花、钩藤、刺蒺藜清热平肝；如有咽喉异物感、咳痰、胸闷，可加厚朴、紫苏理气宽胸，开郁畅中；如遇躁扰、失眠者，加酸枣仁、柏子仁、茯神、首乌藤等养心安神。

3. 时方与时方 天麻钩藤饮合四君子汤加减。

天麻钩藤饮（《中医内科杂病证治新义》）：天麻 9g，川牛膝 12g，钩藤 12g（后下），石决明 18g（先煎），栀子 9g，杜仲 9g，黄芩 9g，益母草 9g，桑寄生 9g，夜交藤 9g，朱茯神 9g。水煎，分 2～3 次服。

四君子汤（《太平惠民和剂局方》）：人参（去芦）、白术、茯苓（去皮）、甘草（炙）。上为细末，每服二钱，水一盏，煎至七分，通口服，不拘时候；入盐少许，白汤点亦得。

方解 天麻钩藤饮以平肝熄风为主，佐以清热安神；四君子汤可健脾益气。两方协作，为治疗肝热脾虚证时方与时方组合，具有平肝泄热、健脾益气之功效。其天麻、钩藤平肝息风；石决明能平肝潜阳、除热明目，可加强平肝息风之力；川牛膝引血下行，并能活血利水；杜仲、桑寄生补益肝肾；栀子、黄芩清肝降火；益母草合川牛膝活血利水，有利于平降肝阳；夜交藤、朱茯神宁心安神；人参甘温，益气补中；白术健脾燥湿，助人参益气之功；茯苓渗湿健脾。若肝火扰动心神，失眠、烦躁者，加磁石、龙齿、珍珠母、琥珀，清肝热且安神；若见神疲乏力、少气自汗等气虚证者，重用黄芪以补气固表；气损及阳，兼见畏寒肢冷、腹中冷痛等阳虚症状，加桂枝、干姜、附子温中散寒；若阴虚生内热，出现五心烦热、潮热盗汗、舌红、脉弦细数者，可加鳖甲、知母、北沙参、青蒿等滋阴清热。

【适用范围】 胁痛、头疼、头晕、呕吐、不寐等，辨证属肝热脾虚证者。西医学的带状疱疹、肋间神经痛、高血压、颈椎病、失眠、功能性胃肠病、消化不良等，符合中医肝热脾虚证者可参考论治。

【合方禁忌】 阴虚者、血虚者慎用。

【备选附方】

1. 经方与经方 黄芩汤合理中汤加减。

黄芩汤（《伤寒论》）：黄芩三两，芍药二两，甘草二两（炙），大枣十二枚（擘）。上四味，以水一斗，煮取三升，去滓。温服一升，日再，夜一服。

理中汤（《伤寒论》）：人参三两，干姜三两，甘草三两（炙），白术三两。上四味，捣筛，蜜和为丸，如鸡子黄许大。以沸汤数合，和一丸，研碎，温服之，日三四服，夜二服。腹中未热，益至三四丸，然不及汤。汤法：以四物依两数切，用水八升，煮取三升，去滓，温服一升，日三服。服汤后，如食顷，饮热粥一升许，微自温，勿发揭衣被。

2.经方与时方 苓桂术甘汤合黄连温胆汤加减。

苓桂术甘汤（《伤寒论》）：茯苓四两，桂枝三两（去皮），白术二两，甘草二两（炙）。上四味，以水六升，煮取三升，去滓，分温三服。

黄连温胆汤（《六因条辨》）：川黄连、竹茹、枳实、半夏、陈皮、甘草、茯苓。上作一服，水二盏，生姜三片，红枣二枚，煎至一盏，不拘时服。

3.时方与时方 加味逍遥散合香砂六君子汤加减。

加味逍遥散（《内科摘要》）：当归、芍药、茯苓、白术（炒）、柴胡各一钱，牡丹皮、山栀（炒）、甘草（炙）各五分。水煎服。

香砂六君子汤（《古今名医方论》）：人参一钱，白术二钱，茯苓二钱，甘草七分，陈皮八分，半夏一钱，砂仁八分，木香七分。上加生姜二钱，水煎服。

【古籍摘录】

1.《医林纂要探源》（二陈汤）半夏姜制，二钱。痰者，水湿之滞而不行也。半夏之辛，本润肾、补肝、开胃、泻肺、去湿、行水之药，而滑能通利关节，出阴入阳，是能治水滞下行，故主为治痰君药。陈皮去白，一钱。水随气运，水湿之滞，而成痰，以气不行故也。橘皮之甘、苦、辛、温，主于行气，润命门，舒肝木，和中气，燥脾湿，泻肺邪，降逆气，故每合半夏为治痰之佐。茯苓一钱。痰本水也，水渍土中则为湿，湿积不化则为痰。茯苓生土中而味淡，专主渗土中之湿。甘草五分。脾不厚不能胜湿，故甘草以厚脾。然不多用者，以甘主缓，过缓则恐生湿也。加姜煎。生姜之辛，亦以行湿祛痰，非徒以制半夏毒也。

2.《景岳全书·郁证》 凡五气之郁，则诸病皆有，此因病而郁也；至若情志之郁，则总由乎心，此因郁而病也……初病而气结为气滞者，宜顺宜开；久病而损及中气者，宜修宜补。然以情病者，非情不解。

3.《质疑录·论肝无补法》 足厥阴肝为风木之脏，喜条达而恶抑郁，故经云木郁则达之是也。然肝藏血，人夜卧则血归于肝，是肝之所赖以养者，血也。肝血虚，则肝火旺；肝火旺者，肝气逆也。肝气逆，则气实，为有余；有余则泻，举世尽曰伐肝，故谓"肝无补法"。不知肝气有余不可补，补则气滞而不舒，非云血之不可补也。肝血不足，则为筋挛，为角弓，为抽搐，为爪枯，为目眩，为头痛，为胁肋痛，为少腹痛，为疝痛诸证。凡此皆肝血不荣也，而可以不补乎？然补肝血，又莫如滋肾水。水者，木之母也，母旺则子强，是以当滋化源。

【文献推选】

1.（宋）庞安时.伤寒总病论［M］.王鹏，王振国整理.北京：人民卫生出版社，2007.

2.关幼波.关幼波临床经验选［M］.北京：人民卫生出版社，2006.

四、肝脾湿热方

肝脾湿热是临床常见证型。外感湿热之邪，或嗜酒、食肥甘辛辣，湿邪内生，郁久化热，或脾胃运化失常，湿浊内生，蕴而化热，阻遏肝胆，均可致肝脾湿热证。治疗以清利湿热为主，兼顾健脾疏肝。此类证型多为虚实夹杂，不可清泻、燥化太过，也不能补益致壅，治疗或"杀伐果断"，或"循序渐进"，或"中病则止"，以免耗伤气血津液。

【临床表现】胸胁胀痛，急躁易怒，头晕头疼，口苦咽干，食少纳呆，腹胀作泻，大便溏薄，甚或完谷不化；舌质偏红，舌苔薄白或黄，脉弦或数，关脉弦滑。

【辨证要点】

1. 主症　黄疸，胁痛，口苦，咽干等。

2. 次症　纳呆，乏力，腹胀，呃逆，呕吐。

【治法】清热利湿，疏肝健脾。

【合方选择】

1. 经方与经方　茵陈蒿汤合厚朴生姜半夏甘草人参汤加减。

茵陈蒿汤（《伤寒论》）：茵陈六两，栀子十四枚，大黄二两（去皮）。上三味，以水一斗二升，先煮茵陈，减六升，内二味，煮取三升，去滓，分三服。

厚朴生姜半夏甘草人参汤（《伤寒论》）：厚朴半斤（炙，去皮），生姜半斤（切），半夏半升（洗），甘草二两，人参一两。上五味，以水一斗，煮取三升，去滓，温服一升，日三服。

方解　茵陈蒿汤具有清热、利湿、退黄之功效，主要治疗肝经湿热；厚朴生姜半夏甘草人参汤具有益气健脾、燥湿导滞之功。两方合用后，茵陈性味苦平微寒，寒可清热，苦可燥湿，可通利水道，使湿热由小便祛除；栀子苦寒泻火，通利小便，与茵陈合用能直导肝胆湿热出小便外泄；大黄苦寒泄热，荡涤胃肠，助茵陈、山栀以泄郁热，并能通大便以泻结实。三药合用，主治身热、便秘的阳黄热证。厚朴行气燥湿，宽中消满；生姜、半夏助厚朴行气散结，化痰导滞；人参、甘草甘温，补益脾气而助运化。诸药合用，以燥湿化痰、行气消满为主，益气健脾为辅，消补兼施。如湿重于热，可加用三仁汤走泄湿邪；热重，加黄连、黄芩、龙胆草等味燥湿清热。

2. 经方与时方　加味逍遥散合小半夏加茯苓汤加减。

加味逍遥散（《内科摘要》）：当归、芍药、茯苓、白术（炒）、柴胡各一钱，牡丹皮、山栀（炒）、甘草（炙）各五分。水煎服。

小半夏加茯苓汤（《金匮要略》）：半夏一升，生姜半斤，茯苓三两。上三味，以水七升，煮取一升五合，分温再服。

方解　加味逍遥散可疏肝气，健脾胃，清郁热；小半夏加茯苓汤具有燥湿和胃、引水下行之效。方由牡丹皮、栀子、柴胡、当归、白芍、白术、茯苓、半夏、生姜等组成。牡丹皮、栀子可清热凉血除烦、导热下行，与柴胡、白芍合用可疏肝泻火；当归养血活血，归、芍同用可养血柔肝；白术、茯苓、甘草益气健脾，可补脾益气、实脾防变两用；半夏、茯苓可燥湿降逆。如湿邪较重，可加薏苡仁、藿香、黄连等清热醒脾化湿；胁痛重者，酌加郁金、香附、延胡索、青皮以增强理气活血止痛之功；如肝热上扰，可用天麻、钩藤、石决明等平肝息风。

3. 时方与时方　龙胆泻肝汤合连朴饮加减。

龙胆泻肝汤（《医方集解》）：龙胆草（酒炒）、木通、柴胡、生甘草各二钱，黄芩（酒炒）、山栀子（酒炒）、泽泻、车前子、生地黄（酒炒）各三钱，当归（酒炒）一钱。水煎服。

连朴饮（《霍乱论》）：厚朴二钱（制），川连（姜汁炒）、石菖蒲、半夏（制）各一钱，香豉（炒）、焦栀各三钱，芦根二两。水煎服。

方解 龙胆泻肝汤清泻肝胆实火，清利肝经湿热；连朴饮可祛湿和胃，清热燥湿。方中龙胆草为大苦寒之品，不仅清利肝胆实火，又可清利肝经湿热；黄连、黄芩、栀子苦寒泻火，燥湿清热；泽泻、木通、车前子渗湿泄热，导热下行；当归、生地黄养血滋阴，防止祛邪伤阴血；柴胡舒畅肝经之气，引药入肝；半夏燥湿化痰，降逆止呕；菖蒲、厚朴芳化苦燥，行气除满化湿；栀子、豆豉为经方栀子豉汤，清解郁热；芦根清热生津而利小便。诸药合用，湿浊可去，邪热可清。

【适用范围】 疔疮、头疼、不寐、胁痛、胃痞、胃痛等，辨证属肝胆湿热兼有脾虚证。西医学的带状疱疹、肋间神经痛、胆囊炎、胆结石、十二指肠溃疡、失眠、神经性头疼、功能性胃肠病等，符合中医肝脾湿热证者可参考论治。

【合方禁忌】 虚证、外感慎用；阴虚、血虚禁用。

【备选附方】

1. 经方与经方 麻黄连轺赤小豆汤合茵陈五苓散加减。

麻黄连轺赤小豆汤（《伤寒论》）：麻黄二两（去节），连轺二两（连翘根是），杏仁四十个（去皮尖），赤小豆一升，大枣十二枚（擘），生梓白皮一升（切），生姜二两（切），甘草二两（炙）。上八味，以潦水一斗，先煮麻黄再沸，去上沫，内诸药，煮取三升，去滓，分温三服，半日服尽。

茵陈五苓散（《金匮要略》）：茵陈蒿末十分，五苓散五分。上二物合，先食，饮方寸匕，日三服。

2. 经方与时方 当归贝母苦参丸合三仁汤加减。

当归贝母苦参丸（《金匮要略》）：当归、贝母、苦参各四两。上三味，末之，炼蜜丸如小豆大，饮服三丸，加至十丸。

三仁汤（《温病条辨》）：杏仁五钱，飞滑石六钱，白通草二钱，白蔻仁二钱，竹叶二钱，厚朴二钱，生薏苡仁六钱，半夏五钱。甘澜水八碗，煮取三碗，每服一碗，日三服。

3. 时方与时方 蒿芩清胆汤合香砂六君子汤加减。

蒿芩清胆汤（《重订通俗伤寒论》）：青蒿一钱半至二钱，淡竹茹三钱，仙半夏一钱半，赤茯苓三钱，青子芩一钱半至三钱，生枳壳一钱半，广陈皮一钱半，碧玉散三钱（包）。水煎服。

香砂六君子汤（《古今名医方论》）：人参一钱，白术二钱，茯苓二钱，甘草七分，陈皮八分，半夏一钱，砂仁八分，木香七分。上加生姜二钱，水煎服。

【古籍摘录】

1.《临证指南医案·湿》 湿为重浊有质之邪，若从外而受者，皆由地中之气升腾，从内而生者，皆由脾阳之不运。虽云雾露雨湿，上先受之，地中潮湿，下先受之，然雾露雨湿，亦必由地气上升而致。若地气不升，则天气不降，皆成燥症矣，何湿之有？其伤人也，或从上，或从下，或遍体皆受，此论外感之湿邪着于肌躯者也。此虽未必即入于脏腑，治法原宜于表散，但不可大汗耳。

2.《张氏医通》 湿证有二，湿热证多，湿寒证少，当以脉证明辨之。如脉滑数，小便赤涩，引饮自汗，为湿热证；若小便自利清白，大便泻利，身疼无汗，为寒湿也。湿热身黄如橘子色，而小便不利，腹微满者，茵陈蒿汤，身黄小便不利而渴者，五苓散加茵陈；烦热小便不利而渴者，桂苓甘露饮；湿热相搏者，清热渗湿汤。肩背沉重疼痛，上热胸膈不利，及遍身疼痛者，属外因之湿热，当归拈痛汤。其人平素阴虚多火，加之走精者，湿袭精窍也，虎潜丸，或拈痛加龟板、白术、牡蛎。湿热之属于里者，则水肿小便不利，当与五苓、神芎辈，分轻重以泄之；后用实脾之剂调理。

【文献推选】

1. 关幼波. 关幼波肝病杂病论［M］. 北京：世界图书出版公司，1994.
2. 陈潮祖. 中医治法与方剂［M］. 5 版. 北京：人民卫生出版社，2012.

五、肝脾血瘀方

肝脾血瘀证合方的原则为"通"。肝脾血瘀多为继发证型，由情志、外伤、久病体虚，或误治等因素，导致肝脾气机阻滞，继则由气及血，使血行不畅，经隧不利，脉络瘀阻。《医林改错》云："无论外感、内伤，要知初病伤人，何物不能伤脏腑，不能伤筋骨，不能伤皮肉，所伤者无非气血。"可见肝脾血瘀证合方之重点在于理气、调血。肝脾调节三焦气血，两脏所致血瘀应以疏肝、理气、健脾、活血为主要治疗方法。

【临床表现】面色暗淡，肌肤甲错，头颈胸部可见散在红点赤缕，青筋怒张，乏力，胸胁胀闷，胁肋部刺痛拒按，纳差厌油，口干饮水不欲下咽，唇色暗、有瘀点，大便色黑，女子或见经闭不行；舌暗或可见瘀斑，脉弦细涩。

【辨证要点】

1. 主症 胁肋部刺痛拒按，唇色暗、有瘀点，舌暗或可见瘀斑，脉弦细涩，兼脾虚证。

2. 次症 乏力，胸胁胀闷，口干饮水不欲下咽。

【治法】疏肝健脾，活血化瘀。

【合方选择】

1. 经方与经方 小柴胡汤合当归芍药散加减。

小柴胡汤（《伤寒论》）：柴胡半斤，黄芩三两，人参三两，半夏半升（洗），甘草三两，生姜三两（切），大枣十二枚（擘）。上七味，以水一斗二升，煮取六升，去滓，再煎取三升，温服一升，日三服。

当归芍药散（《金匮要略》）：当归三两，芍药一斤，茯苓四两，白术四两，泽泻半斤，川芎半斤（一作三两）。上六味，杵为散，取方寸匕，酒和，日三服。

方解 当归芍药散为肝脾同治、气血并调之方，合小柴胡汤则共奏运转枢机、调达上下、宣通内外、气血冲和之功。方中柴胡入肝胆经，条达肝气，疏肝解郁，使得肝火得泻；黄芩清泄邪热，配伍柴胡以疏利少阳；半夏、生姜和胃降逆；参、草、枣益气和中，扶正祛邪；当归、芍药补血养肝以培补肝体；川芎活血祛瘀；白术健脾益气；茯苓、泽泻降中焦湿浊，化湿健脾，以防脾虚生痰化湿而治其本。诸药合用，共奏活血祛瘀、调和肝脾之效。

2. 经方与时方　四逆散合复元活血汤加减。

四逆散（《伤寒论》）：甘草（炙）、枳实（破，水渍，炙干）、芍药、柴胡。上四味，各十分，捣筛，白饮和服方寸匕，日三服。

复元活血汤（《医学发明》）：柴胡半两，栝楼根、当归各三钱，红花、甘草、穿山甲（炮，现用代用品）各二钱，大黄一两（酒浸），桃仁五十个（酒浸、去皮尖，研如泥）。除桃仁外，锉如麻豆大，每服一两，水一盏半，酒半盏，同煎至七分，去滓，大温服之，食前以利为度，得利痛减，不尽服。

方解　四逆散主治阳郁厥逆证和肝脾气郁证，具有透邪解郁、疏肝理脾之效；复元活血汤为理血剂，具有活血祛瘀、疏肝通络之功。方中重用大黄入血分，荡涤凝瘀败血，引血下行，推陈致新，并加酒制，祛瘀之力更强；柴胡入肝经，疏达肝气，通行胁下；两药合用，一降一升，调畅气机，以攻散胁下之瘀滞，共为君。白芍敛阴养血柔肝为臣，与柴胡合用，以补养肝血，条达肝气，可使柴胡升散而无耗伤阴血之弊；当归养血活血，山甲（现用代用品）破瘀通络，桃仁、红花祛瘀生新、消肿止痛，与白芍共为臣药。佐以枳实理气解郁，泄热破结，与柴胡为伍，一升一降，加强舒畅气机之功，并奏升清降浊之效；与白芍相配，又能理气和血，使气血调和。使以甘草，调和诸药，益脾和中。诸药合用，气血畅行，肝络疏通，则胁痛自平。

3. 时方与时方　柴胡疏肝散合膈下逐瘀汤加减。

柴胡疏肝散（《证治准绳》）：陈皮（醋炒）、柴胡各二钱，川芎、枳壳（麸炒）、芍药各一钱半，甘草五分（炙），香附一钱半。水一盅半，煎八分，食前服。

膈下逐瘀汤（《医林改错》）：五灵脂二钱（炒），当归三钱，川芎三钱，桃仁三钱（研泥），牡丹皮、赤芍、乌药各二钱，元胡一钱，甘草三钱，香附一钱半，红花三钱，枳壳一钱半。水煎服。

方解　柴胡疏肝散以疏肝理气为主，疏肝之中兼以养肝；膈下逐瘀汤是治疗膈下瘀阻气滞之证的常用方，系因肝郁气结、瘀血阻滞所致。二方合用，共达疏通气机、调理气血之功。方中柴胡功善疏肝解郁，用以为君；桃仁、红花破血逐瘀；香附理气疏肝而止痛；川芎、当归、赤芍养血活血行气以止痛；诸药合用，助柴胡解肝经之郁滞，并增行气活血止痛之效，使瘀血去而不伤阴血，共为臣药。陈皮、枳壳、乌药、延胡索理气行滞，芍药、甘草养血柔肝、缓急止痛，均为佐药。甘草调和诸药，为使药。两方相合，共收气行血畅之功。

【**适用范围**】腹痛、胁痛、黄疸、臌胀、积聚、瘿病等，辨证属肝脾血瘀。西医学的肝硬化、痛经、疝气、甲状腺结节、腹水等，符合中医肝脾血瘀证者可参考论治。

【**合方禁忌**】阴虚患者慎用。

【备选附方】

1. 经方与经方　抵当汤合桂枝新加汤加减。

抵当汤（《伤寒论》）：水蛭（熬）、虻虫（去翅足，熬）各三十个，桃仁二十个（去皮尖），大黄三两（酒洗）。上四味，以水五升，煮取三升，去滓，温服一升，不下，更服。

桂枝新加汤（《伤寒论》）：桂枝三两（去皮），芍药四两，甘草二两（炙），人参三两，大枣十二枚（擘），生姜四两。上六味，以水一斗二升，煮取三升，去滓，温服一升。

2. 经方与时方　桂枝茯苓丸合柴胡疏肝散加减。

桂枝茯苓丸（《金匮要略》）：桂枝、茯苓、牡丹皮（去心）、芍药、桃仁（去皮尖，熬）各等分。上五味，末之，炼蜜和丸，如兔屎大，每日食前服一丸，不知，加至三丸。

柴胡疏肝散（《证治准绳》）：陈皮（醋炒）、柴胡各二钱，川芎、枳壳（麸炒）、芍药各一钱半，甘草五分（炙），香附一钱半。水一盅半，煎八分，食前服。

3. 时方与时方　调营饮合七味白术散加减。

调营饮（《证治准绳》）：赤芍、川芎、当归、莪术、延胡索、槟榔、瞿麦、葶苈子、桑白皮、丹参、大黄。水煎服。

七味白术散（《小儿药证直诀》，原名白术散）：人参二钱五分，白茯苓五钱，白术五钱，藿香叶五钱，木香二钱，甘草一钱，葛根五钱（渴者加至一两）。上药为粗末。每服三钱，水煎服。

【古籍摘录】

1.《伤寒论》　太阳病，身黄，脉沉结，少腹硬，小便不利者，为无血也。小便自利，其人如狂者，血证谛也。抵当汤主之。

2.《四圣心源》　肝主藏血，凡脏腑经络之血，皆肝家之所灌注也。血以温升为性，缘肾水左旋，则生肝血，肝血方生，而已抱阳魂，故其性温和而升散。实则直升，虚则遏陷，升则流畅，陷则凝瘀。盖血中温气，化火之本，而温气之原，则根于坎中之阳。坎阳虚亏，不能生发乙木，温气衰损，故木陷而血瘀。久而失其华鲜，是以红变而紫，紫变而黑。木主五色，凡肌肤枯槁，目眦青黑者，皆是肝血之瘀。

【文献推选】

1. 陈金锋. 国医大师雷忠义痰瘀流派论文集［M］. 北京：世界图书出版公司，2020.

2. 朱建平，马旋卿，强刚，等. 朱良春精方治验实录［M］. 北京：人民军医出版社，2010.

3. 陈潮祖. 中医治法与方剂［M］. 5版. 北京：人民卫生出版社，2012.

第二节　肝脾两虚合方

　　肝脾两虚合方是治疗肝脾兼证虚证为主的合方。肝主疏泄，脾主运化；肝藏血，脾生血统血；肝脾二脏共司疏泄与运化、藏血与统血。肝之疏泄功能正常，升降协调，脾胃运化健旺；脾气健运，血液化源充足，肝有所藏，则生血统血功能旺盛。肝病可及脾，脾病亦可及肝，如肝的疏泄功能异常，运化失司，脾胃虚弱，生化乏源，可导致肝的气血亏虚；而脾阴虚运化水谷失常，不能化生血液阴精，肝无所养而致肝阴虚。肝脾互损，日久形成肝脾兼证。

　　肝脾两虚合方包括肝脾气血两虚方和肝脾气阴两虚方。其合方的理论基础以三焦辨证为主，涉及补益方、理气方、理血方、治湿方等方剂内容。

一、肝脾气血两虚方

　　肝脾气血两虚合方是相辅相成、互补互用的关系，以"虚则补之"为主要治疗原则。肝、脾共司气血生化及运行，中气不足，人体气血无生化之源，后天失养。治疗方药以柔肝养血、益气健脾为主，并视气血阴阳亏虚之偏重而针对用药。

　　【临床表现】头晕眼花，视物模糊，食少腹胀，便溏，面色萎黄，肢体麻木；月经量少，舌质淡，脉细弱。

　　【辨证要点】

　　1.主症　头晕眼花，食少腹胀，便溏。

　　2.次症　腹痛，面色萎黄，肢体麻木，月经量少等。

　　【治法】补脾养肝，调和气血。

　　【合方选择】

　　1.经方与经方　小建中汤合酸枣仁汤加减。

　　小建中汤（《伤寒论》）：桂枝三两（去皮），甘草二两（炙），大枣十二枚（擘），芍药六两，生姜三两（切），胶饴一升。上六味，以水七升，煮取三升，去滓，内饴，更上微火消解。温服一升，日三服。

　　酸枣仁汤（《金匮要略》）：酸枣仁二升，甘草一两，知母二两，茯苓二两，川芎二两。上五味，以水八升，煮酸枣仁，得六升，内诸药，煮取三升，分温三服。

　　方解　本合方体现协同的合方原则。小建中汤具有益气养血、温中补虚之功；酸枣仁汤本为仲景治疗"虚劳虚烦不得眠"而设，有养血安神之功。两方相合后，有温中养血、健脾柔肝之功。若血虚甚，加地黄、龙眼肉、阿胶等养血；纳呆食少，可加谷芽、神曲醒脾开胃。

　　2.经方与时方　当归四逆汤合八珍汤加减。

　　当归四逆汤（《伤寒论》）：当归三两，桂枝三两（去皮），芍药三两，细辛三两，甘草二两（炙），通草二两，大枣二十五枚（擘）。上七味，以水八升，煮取三升，去滓，温服一升，日三服。

八珍汤（《瑞竹堂经验方》）：当归（去芦）、川芎、熟地黄、白芍药、人参（去芦）、甘草（炙）、茯苓（去皮）、白术各一两。上为㕮咀。每服三钱，水一盏半，加生姜五片，枣一枚，煎至七分，去滓，不拘时候，通口服。

方解　本合方为两方协同为用。当归四逆汤温经散寒，养血通脉；八珍汤气血双补。方中含有桂枝、细辛、白术、人参、茯苓、当归、川芎、白芍、熟地黄、甘草、生姜和大枣。当归、白芍养血和营，助熟地黄补益阴血，具有养肝血、柔肝体之功；佐以川芎活血行气，使之补而不滞；甘草、生姜、大枣合用，可益气生津，顾护脾胃，开胃进食，治疗不欲饮食；而人参、甘草、大枣、熟地黄合用，可益气养血，滋阴生津；白术、茯苓健脾，协助人参益气补脾；炙甘草益气和中，煎加姜枣，调和脾胃。两方合用，具有温经、养血、益气之效。方中可根据气血亏损程度调整单味药用量配比。

3. 时方与时方　归芍六君子汤合四物汤加减。

归芍六君子汤（《笔花医镜》）：归身、白芍各二钱，人参、白术、茯苓各一钱五分，陈皮、半夏各一钱，炙甘草五分。

四物汤（《仙授理伤续断秘方》）：当归（去芦，酒浸，炒）、川芎、白芍、熟干地黄（酒蒸，熟地黄已有成品，干地黄即生地黄晒干）各等分。上为粗末。每服三钱，水一盏半，煎至八分，去渣，空心食前热服。

方解　归芍六君子汤以六君子为君，补益脾胃，滋助化源，益气养血。当归为补血要药，和血润燥，令血虚得补；白芍通补奇经，护营敛液，有安脾御木之能，且可济半夏、陈皮之燥性。四物汤中熟地黄、白芍阴柔，长于养血敛阴，故有"血中之血药"之称；当归、川芎温通，补中有行，而有"血中气药"之誉。前两者补血力胜，然其性阴柔凝滞，故须与当归、川芎温通流动之机相辅相成。两方合用，补肝脾气血之力尤宏。

【适用范围】肝脾气血两虚之腹痛、眩晕、厥证、痞满等。西医学的更年期综合征、月经不调、眩晕症、胃肠炎等，符合中医肝脾气血两虚证者可参考论治。

【合方禁忌】实证禁用。兼有痰湿证者需斟酌用量、配比，防止滋补过重。

【备选附方】

1. 经方与经方　芍药甘草汤合理中汤加减。

芍药甘草汤（《伤寒论》）：芍药四两，甘草四两（炙）。上二味，以水三升，煮取一升五合，去滓，分温再服。

理中汤（《伤寒论》）：人参三两，干姜三两，甘草三两（炙），白术三两。上四味，捣筛，蜜和为丸，如鸡子黄许大。以沸汤数合，和一丸，研碎，温服之，日三四服，夜二服。腹中未热，益至三四丸，然不及汤。汤法：以四物依两数切，用水八升，煮取三升，去滓，温服一升，日三服。服汤后，如食顷，饮热粥一升许，微自温，勿发揭衣被。

2. 经方与时方　胶艾汤合参苓白术散加减。

胶艾汤（《金匮要略》）：川芎、阿胶、甘草各二两，艾叶、当归各三两，芍药四两，干地黄六两。上七味，以水五升，清酒三升，合煮，取三升，去滓，内胶，令消尽，温服一升，日三服，不差更作。

参苓白术散（《太平惠民和剂局方》）：莲子肉一斤（去皮），薏苡仁一斤，缩砂仁一斤，桔梗一斤（炒令深黄色），白扁豆一斤半（姜汁浸，去皮，微炒），白茯苓二斤，人参二斤（去芦），甘草二斤（炒），白术二斤，山药二斤。上为细末，每服二钱，枣汤调下，小儿量岁数加减。

3. 时方与时方　异功散合当归补血汤加减。

异功散（《小儿药证直诀》）：人参（切，去顶）、茯苓（去皮）、白术、陈皮（锉）、甘草（炒）各等分。上为细末，每服二钱，水一盏，加生姜五片，大枣两个，同煎至七分，食前温服，量多少与之。

当归补血汤（《内外伤辨惑论》）：黄芪一两，当归二钱（酒洗）。上㕮咀，以水二盏，煎至一盏，去滓温服，空心食前。

【古籍摘录】

1.《金镜内台方议》　阴血内虚，则不能荣于脉，阳气外虚，则不能温于四末，故手足厥寒，脉细欲绝也。故用当归为君以补血，以芍药为臣辅之而养营气，以桂枝、细辛之苦以散寒温气为佐，以大枣、甘草之甘为使而益其中，补其不足；以通草之淡而通行其脉道与厥也。又曰：四逆汤加减者共七方，皆用干姜、附子为主，独当归四逆汤皆不用姜附，何耶？答曰：诸四逆汤中用姜附者，皆治其阳虚阴盛之证，独当归四逆汤治阴血虚甚，手足厥寒，脉微欲绝者，故用当归为主，不用姜附。

2.《石室秘录》　天师曰：虚症亦多，我举一二以概其余。虚治者，非气虚，即血虚也。气虚如人不能饮食，食之而不能化者是；血虚者，面色黄瘦，或出汗盗汗，或夜眠常醒，不能润色以养筋者是也。盖饮食入胃，必须胃气充足，始能化糟粕而生津液，气既自馁，何能化饮食也。

【文献推选】

1. 华何与，高日阳. 肝胆病名方［M］. 北京：中国医药科技出版社，2013.
2. 陈辉，付国英. 胡希恕伤寒论讲座［M］.17 版. 北京：学苑出版社，2016.
3. 陈潮祖. 中医治法与方剂［M］.5 版. 北京：人民卫生出版社，2012.

二、肝脾气阴两虚方

肝脾气阴两虚合方协同为用，主要以肝阴虚兼有脾气虚两证合并症状为主要表现。脾气虚与肝脾气血两虚之脾气虚有所不同，此为脾运化之气，无阴阳之分，其治偏重于健脾、祛湿、升阳。

【临床表现】神疲乏力，胁胀隐痛，眩晕目涩，食少腹胀，五心烦热，自汗或盗汗；舌质淡红，脉弦细或弱。

【辨证要点】

1. 主症　神疲乏力，胁胀隐痛，五心烦热。

2. 次症　眩晕目涩，食少腹胀，视物模糊，自汗或盗汗等。

【治法】益气养阴，健脾和肝。

【合方选择】

1. 经方与经方　当归芍药散合厚朴生姜半夏甘草人参汤加减。

当归芍药散（《金匮要略》）：当归三两，芍药一斤，茯苓四两，白术四两，泽泻半斤，川芎半斤（一作三两）。上六味，杵为散，取方寸匕，酒和，日三服。

厚朴生姜半夏甘草人参汤（《伤寒论》）：厚朴半斤（炙，去皮），生姜半斤（切），半夏半升（洗），甘草二两，人参一两。上五味，以水一斗，煮取三升，去滓，温服一升，日三服。

方解　本合方为两方协同为用。当归芍药散养血柔肝。方中芍药、川芎、当归调血以柔肝，白术、泽泻、茯苓调津以益脾。厚朴生姜半夏甘草人参汤益气健脾理气。方中厚朴苦温，行气燥湿，宽中消满；生姜、半夏辛温，行气散结，化痰导滞；人参、甘草甘温，补益脾气而助运化。诸药配合，补而不壅，消而不损，为消补兼施之剂。如阴虚较甚有化热趋势者，可用鳖甲、地黄、山药；如有两目干涩，视物昏花，可加草决明、女贞子；头晕目眩甚者，可加钩藤、天麻、菊花；若心中烦热，口苦甚者，可加栀子、丹参。

2. 经方与时方　逍遥散合酸枣仁汤加减。

逍遥散（《太平惠民和剂局方》）：甘草半两（微炙赤），当归（去苗，锉，微炒）、茯苓（去皮白者）、白芍药、白术、柴胡（去苗）各一两。上为粗末，每服二钱，水一大盏，烧生姜一块切破，薄荷少许，同煎至七分，去滓热服，不拘时候。

酸枣仁汤（《金匮要略》）：酸枣仁二升，甘草一两，知母二两，茯苓二两，川芎二两。上五味，以水八升，煮酸枣仁，得六升，内诸药，煮取三升，分温三服。

方解　本合方体现主辅的合方原则。二方协同形成肝脾气阴两虚证的经方与时方合方，以奏益气养阴、健脾调肝之效。方中既有柴胡疏肝解郁，又有当归、白芍、酸枣仁养血柔肝；白术、茯苓健脾去湿，使运化有权，气血有源；炙甘草益气补中，缓肝之急；生姜烧过，温胃和中之力益专；薄荷少许，助柴胡疏肝而清郁热；知母清热润燥。如此配伍，既补肝体，又助肝用，气血兼顾，可达肝脾并治之功。

3. 时方与时方　一贯煎合四君子汤加减。

一贯煎（《续名医类案》）：北沙参、麦冬、当归身、生地黄、枸杞子、川楝子。水煎服。

四君子汤（《太平惠民和剂局方》）：人参（去芦）、白术、茯苓（去皮）、甘草（炙）。上为细末，每服二钱，水一盏，煎至七分，通口服，不拘时候；入盐少许，白汤点亦得。

方解　一贯煎养肝阴，疏肝气，为滋阴疏肝名方。方中枸杞子滋肝肾之阴；当归补血养肝，与生地黄助枸杞子补肝阴，养肝血；北沙参、麦门冬养阴生津，润肺清燥；川楝子苦寒清热，疏肝理气。四君子汤培中健脾，补益后天生化之源。两方合用，共奏培补肝脾气阴之功。

【适用范围】肝脾气阴两虚之发热、虚损、胁痛、鼓胀等。西医学的肝硬化腹水、消耗性疾病、自身免疫学疾病等，符合中医肝脾气阴两虚者可参考论治。

【合方禁忌】实热、气逆禁用；气滞慎用。

【备选附方】

1. 经方与经方　猪肤汤合麦门冬汤加减。

猪肤汤（《伤寒论》）：猪肤一斤。上一味，以水一斗，煮取五升，去滓，加白蜜一升，白粉五合，熬香，和令相得，温分六服。

麦门冬汤（《金匮要略》）：麦门冬七升，半夏一升，人参三两，甘草二两，粳米三合，大枣十二枚。上六味，以水一斗二升，煮取六升，温服一升，日三夜一服。

2. 经方与时方　百合地黄汤合益胃汤加减。

百合地黄汤（《金匮要略》）：百合七枚（擘），生地黄汁一升。上以水洗百合，渍一宿，当白沫出，出其水，更以泉水二升，煎取一升，去滓，内地黄汁，煎取一升五合，分温再服。中病，勿更服，大便当如漆。

益胃汤（《温病条辨》）：沙参三钱，麦冬五钱，冰糖一钱，细生地五钱，玉竹一钱五分（炒香）。水五杯，煮取二杯，分二次服，渣再煮一杯服。（现代用法：水煎服。）

3. 时方与时方　大定风珠合异功散加减。

大定风珠《温病条辨》：生白芍六钱，阿胶三钱，生龟甲四钱，干地黄六钱，麻仁二钱，五味子二钱，生牡蛎四钱，麦冬六钱，炙甘草四钱，鸡子黄二枚（生），鳖甲四钱。水八杯，煮取三杯，去滓，再入鸡子黄，搅令相得，分三次服。

异功散《小儿药证直诀》：人参、茯苓、白术、陈皮、炙甘草。上为细末，每服二钱，水一盏，加生姜五片，大枣二个，同煎至七分，食前温服，量多少与之。

【古籍摘录】

1.《温病条辨》　热邪久羁，吸烁真阴，或因误表，或因妄攻，神倦瘛疭，脉气虚弱，舌绛苔少，时时欲脱者，大定风珠主之。

2.《温病条辨》　青蒿鳖甲汤，用小柴胡法而小变之，却不用小柴胡之药者，小柴胡原为伤寒立方，疟缘于暑湿，其受邪之源，本自不同，故必变通其药味，以同在少阳一经，故不能离其法。青蒿鳖甲汤以青蒿领邪，青蒿较柴胡力软，且芳香逐秽开络之功，则较柴胡有独胜。寒邪伤阳，柴胡汤中之人参、甘草、生姜皆护阳者也，暑热伤阴，故改用鳖甲护阴，鳖甲乃蠕动之物，且能入阴络搜邪。柴胡汤以胁痛、干呕为饮邪所致，故以姜、半通阳降阴而清饮邪。青蒿鳖甲汤以邪热伤阴，则用知母、花粉以清热邪而止渴，丹皮清少阳血分，桑叶清少阳络中气分。宗古法而变古方者，以邪之偏寒偏热不同也，此叶氏之读古书，善用古方，岂他人之死于句下者，所可同日语哉。

【文献推选】

1. 刘建和，王建国.国医大师专病验方集［M］.北京：广东科学技术出版社，2021.

2. 张伯礼，吴勉华.中医内科学［M］.4版.北京：中国中医药出版社，2017.

第十五章 脾肾兼证合方 ▷▷▷▷

　　脾肾兼证合方的运用，即治疗由脾病及肾，或同时出现脾、肾相关征象等证候时，根据合方原则进行合方。

　　依据中医基础理论，肾为先天之本，脾为后天之本，二者又相互资生，"脾非先天之气不能化，肾非后天之气不能生"（《傅青主女科·妊娠》）。受于父母的先天之精藏于肾，依赖后天脾胃运化水谷之气的充养，不断培育化生，推动人体的生殖、生长发育，贯穿人的一生。脾肾兼证主要体现在津液代谢失常和不能相互资生等方面。

　　人体以正气为本，脾肾元气充足，则病易愈。若病致脾肾元气受损，医者便当急急用药顾护，患者方有生机。"有胃气则生，无胃气则死"（《素问·平人气象论》），脾胃一伤，百药难施；肾内寄命门真火，为生命的原动力，五脏精气的源泉，五脏之伤，穷必及肾，肾气败亡则生命终结。脾肾兼证合方遵循《素问·至真要大论》"劳者温之""损者温之"及《中藏经》"虚则补之，实则泻之，寒则温之，热则凉之，不虚不实，以经调之"的原则，属于"八法"中的温法、补法。脾肾兼证方剂遵循合方证候病机的复杂性、实用性，符合合方构成的主辅、平等等原则。

　　脾肾兼证因两脏功能特点，虚证较多见，实证少见，主要表现为脾肾两虚。依据气、血、阴、阳虚衰之不同及程度之别，又可分为脾肾虚弱、脾肾亏衰。脾肾虚弱包括脾肾气虚、脾肾阴虚、脾肾阳虚，是根据气血阴阳病变之不同而产生的详细分类，治疗时当根据病证，随证化裁。脾肾亏衰包括脾肾亏虚、脾肾虚衰。脾肾亏虚多由于因后天之本虚弱所致肾失后天之养；脾肾虚衰多因本身肾精不足，加之后天充养不及。虽为脾肾两虚，但临床表现亦有侧重：偏于肾系疾病者，突出腰膝酸软、水肿等症；偏于脾系疾病者，突出纳呆、泄泻等症。

　　脾和肾先后天生理病理关系密切。脾运化水谷精微，使得肾之先天之气得以滋养，方能肾旺；同时，脾的运化水谷，亦需要肾的资助和促进，方能由谷而化为精微。一方面，脾病则可累及肾病，导致脾肾俱病；另一方面，由于先天之本与后天之精的紧密联系、阴阳的互根互用，若虚病日久可导致气虚、阴虚、阳虚，甚则亏衰，进而形成脾肾兼证。因此，治脾肾两虚要以扶正固本、温补亏损为主要目的。

　　脾肾兼证合方的辨证理论是以脏腑辨证为主，气血阴阳辨证为辅，属于三焦之中下焦辨证，主要涉及补益剂、固涩剂、治燥剂、祛痰剂等方剂学内容。根据亏虚的程度不同，分为脾肾虚弱和脾肾亏衰两节。

第一节 脾肾虚弱合方

脾肾虚弱合方适用于脾肾两虚程度较轻的情况，包括脾肾气虚方、脾肾阴虚方、脾肾阳虚方。

一、脾肾气虚方

脾肾气虚的治法围绕"补气"展开，以"虚则补之"为主要思想。肾者，主蛰，封藏之本。肾气虚衰，封藏失职，精关不固，故见遗精滑泄；腰为肾之府，肾开窍于耳，肾虚故腰疼、耳鸣；肾亏气弱，故四肢酸软、神疲乏力、舌淡苔白、脉细弱。治宜补肾气以涩精。同时出现脾虚时，当温中补虚，缓急止痛，调理中焦虚寒，使中下焦并补。

【临床表现】神疲气短，腹胀纳少，便溏或久泄，腰背疼痛，胫酸膝软，耳鸣；舌质淡，边有齿痕，舌苔薄白，脉细弱等。

【辨证要点】

1. 主症 头晕目眩，神疲乏力，心悸气短，骨节酸痛，舌淡苔白，脉沉细。

2. 次症 脘腹疼痛，喜温喜按，便溏，畏寒肢冷，舌质淡、苔白润，脉沉细或沉迟无力。

【治法】补肾培元，益气健脾。

【合方选择】

1. 经方与经方 薯蓣丸合蒲灰散加减。

薯蓣丸（《金匮要略》）：薯蓣三十分，当归、桂枝、曲、干地黄、豆黄卷各十分，甘草二十八分，人参七分，川芎、芍药、白术、麦门冬、杏仁各六分，柴胡、桔梗、茯苓各五分，阿胶七分，干姜三分，白蔹二分，防风六分，大枣（百枚，为膏）。上二十一味，末之，炼蜜为丸，如弹子大，空腹酒服一丸，一百丸为剂。

蒲灰散（《金匮要略》）：蒲灰七分，滑石三分。上二味，杵为散，饮服方寸匕，日三服。

方解 方中重用薯蓣，合以八珍汤补益气血；阿胶、麦门冬养血滋阴；柴胡、桂枝、防风、白蔹祛风散邪；杏仁、桔梗疏利气机；地黄、山茱萸补益肾阴而摄精气。诸药相伍，共奏补虚祛风、扶正祛邪之功。更合以蒲灰散，清热利湿，通利下焦。诸药合用，共成补益脾肾之效。若见营血亏损明显，可去桂枝、干姜之温燥；风邪不甚，可去桂枝、防风、桔梗。原方大豆黄卷药源常缺，可以扁豆代之。

2. 经方与时方 小建中汤合金锁固精丸加减。

小建中汤（《伤寒论》）：桂枝三两（去皮），甘草二两（炙），大枣十二枚（擘），芍药六两，生姜三两（切），胶饴一升。上六味，以水七升，煮取三升，去滓，内饴，更上微火消解，温服一升，日三服。

金锁固精丸（《医方集解》）：沙苑蒺藜（炒）、芡实（蒸）、莲须各二两，龙骨（酥炙）、牡蛎（盐水煮一日一夜，煅粉）各一两。莲子粉糊为丸，盐汤下。

方解 方中沙苑蒺藜甘温，补肾固精；莲肉补肾涩精，芡实益肾固精，莲须固肾涩精；龙骨、牡蛎收敛固涩，重镇安神。诸药合用，既能涩精，又能补肾，以涩为主，重在固精。更合以小建中汤，方中重用甘温质润入脾之饴糖，温中补虚，缓急止痛；配以辛温之桂枝，温助脾阳，祛散虚寒。更倍用酸苦之芍药，滋养营阴，以补营血之亏虚，柔缓肝急止腹痛。生姜、大枣合用，前者助桂枝温胃散寒，后者助饴糖补益脾虚。两方相合，共补脾肾之气。

3. 时方与时方 缩泉丸合香砂六君子汤加减。

缩泉丸（《魏氏家藏方》）：天台乌药（细锉）、益智仁（大者，去皮，炒）各等分。上为末，酒煎山药末为糊，丸桐子大，每服七十丸，盐、酒或米饮下。

香砂六君子汤（《古今名医方论》）：人参一钱，白术二钱，茯苓二钱，甘草七分，陈皮八分，半夏一钱，砂仁八分，生姜二钱。水煎服。

方解 方中山药补肾固精；益智仁温补肾阳，收敛精气；乌药温肾散寒。三药合用，肾虚得补，寒气得散。更合以香砂六君子汤，其为在四君子汤益气健脾的基础上加入陈皮、半夏、木香、砂仁，除益气化痰外，又能行气散寒止痛。两方相合，共奏补脾益肾之功。

【适用范围】腹痛、口角流涎、小儿慢惊等，辨证属脾肾气虚证。

【合方禁忌】孕妇、过敏性体质患者忌服。忌油腻生冷之食，或根据临床病证辨证运用。

【备选附方】

1. 经方与经方 黄芪建中汤合桂枝加龙骨牡蛎汤加减。

黄芪建中汤（《金匮要略》）：桂枝三两（去皮），甘草二两（炙），大枣十二枚（擘），芍药六两，生姜三两（切），胶饴一升，黄芪一两半。上七味，以水七升，煮取三升，去滓，内饴，更上微火消解。温服一升，日三服。

桂枝加龙骨牡蛎汤（《金匮要略》）：桂枝、芍药、生姜各三两，甘草二两，大枣十二枚，龙骨、牡蛎各三两。上七味，以水七升，煮取三升，分温三服。

2. 经方与时方 当归建中汤合异功散合加减。

当归建中汤（《备急千金要方》）：上六味，㕮咀，以水一斗，煮取三升，去滓，分温三服，一日令尽。若大虚，加饴糖六两，汤成内之，于火上暖令饴消。若无生姜，则以干姜三两代之。若其人去血过多，崩伤内衄不止，加地黄六两，阿胶二两，合八味作汤，或去滓，汤成内阿胶。若无当归，以芎䓖代之。

异功散（《小儿药证直诀》）：人参、白术、茯苓、炙甘草、陈皮等分。研末，为散剂。

3. 时方与时方 六君子汤合水陆二仙汤加减。

六君子汤（《医学正传》）：陈皮一钱，半夏一钱五分，茯苓一钱，甘草一钱，人参一钱，白术一钱五分。上切细，作一服。加大枣二枚，生姜三片，新汲水煎服。

水陆二仙汤（《本草图经》）：芡实、金樱子各等分。将芡实研末，金樱子熬膏，拌和制成丸。

【古籍摘录】

1.《金匮要略·血痹虚劳病脉证并治》 虚劳诸不足，风气百疾，薯蓣丸主之。

2.《金匮要略·血痹虚劳病脉证并治》 虚劳里急，悸，衄，腹中痛，梦失精，四肢酸疼，手足烦热，咽干口燥，小建中汤主之。

3.《时方歌括·卷上》 胃气为生人之本，参术苓草从容和缓，补中宫土气，达于上下四旁，而五脏六腑皆以受气，故一切虚证皆以此方为主。若加陈皮，则有行滞进食之效；再加半夏，即有除痰宽胀之功；再加木香、砂仁，则行气之药多于补守，凡肿满痰饮结聚等证无不速除，此犹人所易知也。而为数方之主，则功在人参。人皆曰：人参补气补阳，温药藉之以尽其力量。而余则曰：人参补阴养液，燥药得之，则臻于和平。

4.《金匮要略·血痹虚劳病脉证并治》 虚劳里急，诸不足，黄芪建中汤主之。

5.《金匮要略·血痹虚劳病脉证并治》 夫失精家，少腹弦急，阴头寒，目眩（一作目眶痛），发落，脉极虚芤迟，为清谷、亡血、失精。脉得诸芤动微紧，男子失精，女子梦交，桂枝加龙骨牡蛎汤主之。

【文献推选】

1. 司小双，李正胜，黄海平，等.李正胜教授从"运脾调精"法论治脾肾气虚型IgA肾病经验［J］.贵州中医药大学学报，2021，43（5）：13-15.

2. 杨园园，熊飞.熊飞治疗脾肾气虚型慢性肾衰竭经验介绍［J］.山西中医，2021，37（12）：7-8.

二、脾肾阴虚方

脾肾阴虚的治法当以"滋阴"为主，如《证治汇补·痰症》所述"但五液皆本于肾，肾虚无以制火，则火炎上。又当滋阴补肾以治本"。脾阴虚，则多遵《素问·五脏生成》中"脾欲甘"的原则，脾阴不足，甘能补之；又如陈士铎《伤寒辨证录》所言"脾虽属阴，非补阳之药不能效"，即"善补阴者，必于阳中求阴，则阴得阳升，而泉源不竭"。所以在补阴的同时，可加入些许补阳药，以助滋阴。

【临床表现】食欲不振，腹胀，便结，体瘦，涎少，唇干，低热，腰膝酸软，头晕耳鸣，少寐多梦，盗汗；舌质红，舌苔少，脉细数等。

【辨证要点】

1.主症 腰膝酸软，头晕耳鸣，少寐多梦，盗汗，舌质红，舌苔少，脉细数。

2.次症 食欲不振，腹胀，便结，体瘦，涎少，唇干，低热。

【治法】养阴益脾，滋肾填精。

【合方选择】

1.经方与经方 百合地黄汤合桂枝加龙骨牡蛎汤加减。

百合地黄汤（《金匮要略》）：百合七枚（擘），生地黄汁一升。上以水洗百合，渍一宿，当白沫出，出其水，更以泉水二升，煎取一升，去滓，内地黄汁，煎取一升五合，分温再服。中病，勿更服，大便当如漆。

桂枝加龙骨牡蛎汤（《金匮要略》）：桂枝、芍药、生姜各三两，甘草二两，大枣十二枚，龙骨、牡蛎各三两。上七味，以水七升，煮取三升，分温三服。

方解 方中百合、生地黄滋阴润燥；桂枝温补心肾之阳；白芍、甘草酸甘益阴；桂枝、白芍相合，温阳以益阴，敛阴以涵阳，并可调和营卫，使阳固阴守；少佐生姜、大枣，助桂枝、白芍调和营卫之力；使以甘草调药和中。诸药合用，和中有补，补中有温，使阴阳平衡协调。外证得之可调和营卫以固表，内证得之则交通阴阳而守中。加龙骨、牡蛎，则具有潜镇固涩之力。阳能固涩，阴能内守，两方相合，共补脾肾之阴。临床若见汗多，加黄芪、浮小麦；遗尿，加益智仁、桑螵蛸、覆盆子。

2. 经方与时方 麦门冬汤合六味地黄丸加减。

麦门冬汤（《金匮要略》）：麦门冬七升，半夏一升，人参三两，甘草二两，粳米三合，大枣十二枚。上六味，以水一斗二升，煮取六升，温服一升，日三夜一服。

六味地黄丸（《小儿药证直诀》）：熟地黄八钱，山萸肉、干山药各四钱，泽泻、牡丹皮、白茯苓（去皮）各三钱。上为末，炼蜜丸，如梧子大，空心温水化下三丸。（现代用法：蜜丸，每服9g，日2～3次；亦可作汤剂，水煎服。）

方解 方中重用麦门冬，甘寒清润，养阴生津，滋液润燥，兼清虚热，两擅其功。以温燥之半夏降逆下气，化痰和胃，且防大剂量麦冬之滋腻壅滞；麦冬得半夏，滋而不腻，半夏得麦冬，燥不伤津，二者相反相成。人参健脾补气；甘草、粳米、大枣甘润性平，合人参以和中滋液，培土生金。甘草调和药性。更合以六味地黄丸滋补肾阴之亏虚。诸药相合，甘寒清润之中佐以辛温降逆之品，滋而不腻，温而不燥，生津益土，脾肾并治，使脾阴得复，肾阴得和，中土健运，诸症自愈。

3. 时方与时方 七味白术散合知柏地黄丸加减。

七味白术散（《小儿药证直诀》）：人参二钱五分，白茯苓五钱，白术五钱，藿香叶五钱，木香二钱，甘草一钱，葛根五钱，渴者加一两。上咬咀，每服三钱，水煎服。

知柏地黄丸（《医方考》）：熟地黄八两，山茱萸（去核，炙）、山药各四两，泽泻、牡丹皮（去木）、白茯苓各三两，黄柏（盐炒）、知母（盐炒）各二两。上为细末，炼蜜为丸，如梧桐子大，每服二钱，温开水送下。

方解 七味白术散由四君子汤加藿香叶、木香、葛根组成，益脾生津，和胃理气。明代儿科医家万全《幼科发挥》中称"白术散乃治泄作渴之神方"，其应用体会：一是倍用葛根以鼓舞胃气；二是大剂代茶饮，使脾胃生生之气渐复。方中藿香、葛根兼可解表，故对脾虚久泻兼外感者亦宜。原方下有"热甚发渴，去木香"句，因其性温耗气，恐重伤津液之故。亦可改用煨木香，以减温燥行气之性，增温中止泻之功，更合以知柏地黄丸，滋阴降火。若呕吐明显者，可酌减葛根之升而加半夏、黄连辛开苦降以止吐。

【适用范围】 腰膝酸软、头晕耳鸣、消渴、潮热、盗汗等，辨证属脾肾阴虚证。

【合方禁忌】 忌油腻生冷之食，或根据临床病证辨证运用。孕妇、过敏性体质患者忌服。

【备选附方】

1. 经方与经方 百合鸡子汤合猪苓汤加减。

百合鸡子汤（《金匮要略》）：百合七枚（擘），鸡子黄一枚。上先以水洗百合，渍一宿，当白沫出，去其水，更以泉水二升，煎取一升，去滓，内鸡子黄，搅匀，煎五分，温服。

猪苓汤（《伤寒论》）：猪苓去皮，茯苓，泽泻，阿胶，滑石碎，各一两（各10g）。以水四升，先煮四味，取二升，去滓，内阿胶烊消，温服七合，日三服（现代用法：水煎服，阿胶烊化）。

2. 经方与时方　黄连阿胶汤合理脾阴煎加减。

黄连阿胶汤（《伤寒论》）：黄连四两，黄芩二两，芍药二两，鸡子黄二枚，阿胶三两。上五味，以水六升，先煮三物，取二升，去滓，内胶烊尽，小冷，内鸡子黄，搅令相得，温服七合，日三服。

理脾阴煎（《杂症会心录》）：南沙参二钱，白术二钱（土炒），茯苓一钱，山药一钱五分，白扁豆二钱（炒），陈皮一钱，甘草五分，茵陈二分，栀子五分，白芍一钱（炒），薏苡仁三钱，谷芽三钱（炒）。水煎服。

3. 时方与时方　参苓白术散合大补阴丸加减。

参苓白术散（《太平惠民和剂局方》）：莲子肉一斤（去皮），薏苡仁一斤，缩砂仁一斤，桔梗一斤（炒令深黄色），白扁豆一斤半（姜汁浸，去皮，微炒），白茯苓二斤，人参二斤（去芦），甘草二斤（炒），白术二斤，山药二斤。上为细末，每服二钱，枣汤调下，小儿量岁数加减。

大补阴丸（《丹溪心法》）：黄柏（炒褐色）、知母（酒浸，炒）各四两，熟地黄（酒蒸）、龟甲（酥炙）各六两。上为末，猪脊髓蜜丸。服七十丸，空心盐白汤下。

【古籍摘录】

1.《医方论》（六味地黄丸）此方非但治肝肾不足，实三阴并治之剂。有熟地之腻补肾水，即有泽泻之宣泄肾浊以济之；有萸肉之温涩肝经，即有丹皮之清泻肝火以佐之；有山药之收摄脾经，即有茯苓之淡渗脾湿以和之，药止六味，而大开大合，三阴并治，洵补方之正鹄也。

2.《古今名医方论》（猪苓汤）仲景制猪苓一汤，以行阳明、少阴二经水热，然其旨全在益阴，不专利水。盖伤寒在表，最忌亡阳，而里虚又患亡阴。亡阴者，亡肾中之阴与胃中之津液也。故阴虚之人，不但大便不可轻动，即小水亦忌下通，倘阴虚过于渗利，津液不致耗竭乎？方中阿胶养阴，生新祛瘀，于肾中利水，即于肾中养阴。滑石甘滑而寒，于胃中去热，亦于胃家养阴。佐以二苓之淡渗者行之，既疏浊热，而又不留其瘀壅，亦润真阴，而不苦其枯燥，源清而流有不清者乎？顾太阳利水用五苓者，以太阳职司寒水，故急加桂以温之，是暖肾以行水也。阳明、少阴之用猪苓，以二经两关津液，特用阿胶、滑石以润之，是滋养无形以行有形也。利水虽同，寒温迥别，惟明者知之。

夫伤寒传入阳明，首虑亡津液，而况温病传入阳明，更加汗、下后者乎？故虽邪解，胃中津液枯槁已盛，若不急复其阴，恐将来液亏燥起，干咳身热等证有自来矣。阳明主津液，胃者五脏六腑之海。凡人之常气，皆禀气于胃，胃中津液一枯，则脏腑皆失其润泽。故以一派甘寒润泽之品，使之引入胃中，以复其阴，自然输精于脾，脾气散精，上输于肺，通调水道，下输膀胱，五经并行，津自生而形自复耳。

3.《医学衷中参西录》（黄连阿胶汤）黄连味苦入心，性凉解热，故重用之以解心中发烦。辅以黄芩，恐心中之热扰及于肺也。又，肺为肾之上源，清肺亦所以清肾也。芍药味兼苦酸，其苦也善降，其酸也善收，能收降浮越之阳，使之下归其宅；而性凉又能滋阴，兼能利便，故善滋补肾阴，更能引肾中外感之热自小便出也。阿胶为济水之伏流通于阿井，取其水以煎黑色之驴皮成胶，其性善滋阴，又善潜伏，能直入肾中以生肾水。鸡子黄中含有副肾髓质之分泌素，推以同气相求之理，更能直入肾中以益肾水。肾水充足，自能胜热逐邪以上镇心火之妄动，而心中发烦自愈矣。

【文献推选】

1. 王宇光，张琪. 国医大师张琪从脾肾论治肾病蛋白尿经验［J］. 湖南中医药大学学报，2017，37（9）：925-927.

2. 单思，严小军，刘红宁. 阴虚的现代研究探析［J］. 世界科学技术－中医药现代化，2018，20（9）：1501-1505.

三、脾肾阳虚方

脾肾阳虚证的治法当补阳为主，兼以健脾。脾肾阳虚，则虚寒内生，如《景岳全书·泄泻》所言："肾阳不足，则命门火衰，阴寒独盛……阳气未复，阴气盛极。"多数病证多因肾命火衰，不能全责在脾，二者之间常相互影响，所以当遵循"虚则补之""湿则化之"的原则，命门火衰，则温补肾阳，固本培元；同时脾阳虚则多湿，宜健脾化湿。

【临床表现】 腰酸无力，脐腹冷痛，得温稍缓，久泄不止，或五更即泻，完谷不化，或久痢赤白，或浮肿、少尿，伴见畏冷、肢凉、面色㿠白；舌质淡胖，舌苔白滑，脉迟缓，尺部无力。

【辨证要点】

1.主症 腰酸无力，脐腹冷痛，得温稍缓，久泄不止，或五更即泻。

2.次症 浮肿、少尿，伴见畏冷、肢凉、面色㿠白，舌质淡胖，舌苔白滑，脉迟缓。

【治法】 温肾回阳，健脾运湿。

【合方选择】

1.经方与经方 真武汤合桃花汤加减。

真武汤（《伤寒论》）：茯苓三两，芍药三两，生姜三两（切），白术二两，附子一枚（炮，去皮，破八片）。上五味，以水八升，煮取三升，去滓，温服七合，日三服。若咳者，加五味子半升，细辛、干姜各一两；若小便利者，去茯苓；若下利者，去芍药，加干姜二两；若呕者，去附子，加生姜，足前成半斤。

桃花汤（《伤寒论》）：赤石脂一斤（一半全用，一半筛末），干姜一两，粳米一升。上三味，以水七升，煮米令熟，去滓，温服七合，内赤石脂末方寸匕，日三服。若一服愈，余勿服。

方解 真武汤方中以大辛大热之附子，温肾助阳以化气行水，暖脾抑阴以温运水湿；茯苓、白术补气健脾，利水渗湿，合附子可温脾阳而助运化；三药配伍，温阳利水之功彰。以辛温之生姜，配附子温阳散寒，伍苓、术辛散水气，并可和胃而止呕。配伍酸收之白芍，其意有四：一者利小便以行水气；二者柔肝缓急以止腹痛；三者敛阴舒筋以解筋肉瞤动；四者防止附子燥热伤阴。更合以桃花汤。方中酸涩之赤石脂，固涩下焦，涩肠止痢；干姜辛温，温中散寒，与赤石脂相配，标本兼治；粳米甘缓性平，养胃和中。方中辛热渗利合法，纳酸柔于温利之中，泻中寓补，标本同治，脾肾兼顾，重以温肾，共奏温阳利水之功。

2. 经方与时方 五苓散合附子理中丸加减。

五苓散（《伤寒论》）：猪苓十八铢（去皮），泽泻一两六铢，白术十八铢，茯苓十八铢，桂枝半两（去皮）。上五味，捣为散，以白饮和服方寸匕，日三服。多饮暖水，汗出愈。如法将息。

附子理中丸（《太平惠民和剂局方》）：附子三两（炮，去皮、脐），人参三两（去芦），干姜三两（炮），甘草三两（炙），白术三两。上为细末，炼蜜为丸，每两作十丸。每服一丸，以水一盏，化开，煎至七分，稍热服之，空心食前。

方解 五苓散方中重用泽泻，利水渗湿；茯苓、猪苓味淡渗下；白术补气健脾以运化水湿，合茯苓既可彰健脾制水之效，又可奏输津四布之功。《素问·灵兰秘典论》谓："膀胱者，州都之官，津液藏焉，气化则能出矣。"膀胱之气化有赖于阳气之蒸腾，故又以桂枝温阳化气以助利水，且可辛温发散以祛表邪，一药而表里兼治。同时合以附子理中丸，温肾散寒，补气健脾。诸药相伍，表里通治，重在渗湿治里，标本兼顾，共奏淡渗利湿、健脾助运、温补肾阳之功。

3. 时方与时方 右归丸合当归建中汤加减。

右归丸（《景岳全书》）：大怀熟地八两，山药四两（炒），山茱萸三两（微炒），枸杞四两（微炒），鹿角胶四两（炒珠），菟丝子四两（制），杜仲四两（姜汤炒），当归三两（便溏勿用），肉桂二两（渐可加至四两），制附子二两（渐可加至五六两）。上先将熟地黄蒸烂杵膏，加炼蜜为丸，如梧桐子大。每服百余丸，食前用滚汤或淡盐汤送下。或丸如弹子大，每嚼服二三丸。以滚白汤送下，其效尤速。

当归建中汤（《太平惠民和剂局方》）：当归四两，肉桂三两（去粗皮），甘草二两（炙），白芍药六两。上为粗散。

方解 方中附子、肉桂温壮元阳；鹿角胶温肾阳，益精血；三药合用，培补肾中元阳。熟地黄、山茱萸、枸杞子、山药滋阴益肾，填精补髓，并养肝补脾，即所谓"善补阳者，必于阴中求阳，则阳得阴助而生化无穷"（《类经》）。菟丝子、杜仲，补肝肾，强腰膝；当归养血补肝，与补肾之品相合，共补精血。更合以当归建中汤，温中补虚，补血止痛。诸药合用，补阳与补阴相配，阴中求阳，纯补无泻，共奏温壮肾阳、滋补精血之功。

【适用范围】 腰膝酸软、脘腹冷痛、五更泻、水肿、阳痿遗精等，辨证属脾肾阳虚证。

【合方禁忌】忌油腻生冷之食，或根据临床病证辨证运用。过敏性体质患者忌服。

【备选附方】

1. 经方与经方　白术附子汤合苓桂术甘汤加减。

白术附子汤（《金匮要略》）：白术二两，附子一枚半（炮，去皮），甘草一两（炙），生姜一两半（切），大枣六枚。上五味，以水三升，煮取一升，去滓，分温三服。一服觉身痹，半日许再服，三服都尽，其人如冒状，勿怪，即是术、附并走皮中逐水气，未得除故耳。

苓桂术甘汤（《金匮要略》）：茯苓四两，桂枝三两，白术三两，甘草二两（炙）。上四味，以水六升，煮取三升，分温三服。

2. 经方与时方　吴茱萸汤合温脾汤加减。

吴茱萸汤（《伤寒论》）：吴茱萸一升（洗），人参三两，生姜六两，大枣十二枚（擘）。上四味，以水七升，煮取二升，去滓。温服七合，日三服。

温脾汤（《备急千金要方》）：当归、干姜各三两，附子、人参、芒硝各二两，大黄五两，甘草二两。上七味，㕮咀，以水七升，煮取三升，分服，日三服。

3. 时方与时方　实脾饮合济生肾气丸加减。

实脾饮（《济生方》）：炮附子二钱，白术二钱，白茯苓二钱，干姜二钱，厚朴二钱，木瓜二钱，木香二钱，草果仁二钱，大腹子二钱，甘草一钱，生姜三片，大枣三枚。上药为粗末，水煎服。

济生肾气丸（《济生方》）：附子（炮）两枚，白茯苓、泽泻、山茱萸、山药、车前子、牡丹皮各一两，官桂、川牛膝、熟地黄各半两。蜜丸，每服三钱，每日服两次。

【古籍摘录】

1.《古今名医方论》（真武汤）真武一方，为北方行水而设，用三白者，以其燥能治水，淡能伐肾邪而利于水，酸能泄肝木以疏水故也。附子辛温大热，必用为佐者何居？盖水之所制者脾，水之所行者肾也。肾为胃关，聚水而从其类。倘肾中无阳，则脾之枢机虽运，而肾之关门不开，水虽欲行，孰为之主？故脾家得附子，则火能生土，而水有所归矣；肾中得附子，则坎阳鼓动，而水有所摄矣。更得芍药之酸，以收肝而敛阴气，阴平阳秘矣。若生姜者，并用以散四肢之水气而和胃也。

2.《金匮要略·痰饮咳嗽病脉证并治》　心下有痰饮，胸胁支满，目眩，苓桂术甘汤主之……夫短气，有微饮，当从小便去之，苓桂术甘汤主之。方见上。肾气丸亦主之。

3.《医宗金鉴·删补名医方论》《灵枢》谓心胞络之脉动则病胸胁支满者，谓痰饮积于心胞，其病则必若是也。目眩者，痰饮阻其胸中之阳，不能布精于上也。茯苓淡渗，逐饮出下窍，因利而去，故用以为君。桂枝通阳输水走皮毛，从汗而解，故以为臣。白术燥湿，佐茯苓消痰以除支满。甘草补中，佐桂枝建土以制水邪也。

【文献推选】

1. 吴崑岚，薛雅红，郑雪平.丁义江教授治疗脾肾阳虚型便秘的经验［J］.吉林中医药，2011，31（10）：950-951.

2. 齐菁，段永强，白敏，等.王道坤教授从脾肾阳虚论治慢性萎缩性胃炎经验［J］.中医研究，2021，34（4）：72-74.

第二节　脾肾亏衰合方

脾肾亏衰合方适用于脾肾两虚程度较重的情况，包括脾肾亏虚方、脾肾虚衰方。

一、脾肾亏虚方

脾肾亏虚证的治法以"虚则补之""损者益之"及"形不足者，温之以气"为核心思想。根据证候特征，脾虚当益气健脾，肾虚则补肾生气，肾虚较重又可稍佐温阳药，因"少火之气壮……少火生气"（《素问·阴阳应象大论》）；又根据"善补阳者，必于阴中求阳，则阳得阴助而生化无穷"，肾虚较重又可稍佐补阴药。其病位在脾肾，直补脾肾之气为常法。

【临床表现】腰膝酸软，脐腹隐痛，小腹坠痛，腹胀腹泻，纳呆，大便溏薄，或肢体浮肿，小便不利，头晕耳鸣，面色晦黄或暗；舌质淡胖或暗，脉细弱，尺部无力，指纹淡。

【辨证要点】

1. 主症　腹胀腹泻，纳呆，大便溏薄。

2. 次症　腰膝酸软，遗精，肢体浮肿，小便不利。

【治法】益气健脾，补肾生气。

【合方选择】

1. 经方与经方　滑石白鱼散合茯苓戎盐汤加减。

滑石白鱼散（《金匮要略》）：滑石二分，乱发二分（烧），白鱼二分。上三味，杵捣散，饮服半钱匕，日三服。

茯苓戎盐汤（《金匮要略》）：茯苓半斤，白术二两，戎盐（弹丸大）一枚。上三味，先将茯苓、白术煎成，入戎盐，再煎，分温三服。

方解　本合方体现主辅的合方原则。脾肾亏虚选用滑石白鱼散合茯苓戎盐汤加减。白鱼即衣鱼，又名蠹虫，有消瘀行血、通利小便的功效；乱发烧后称血余炭，能止血消瘀。茯苓戎盐汤由戎盐、茯苓、白术三味组成。戎盐即青盐，性味咸寒，能入肾泄热，助水脏，益精气；茯苓、白术健脾利湿。全方具有益肾清热、健脾利湿之功，用于中焦脾虚、下焦肾虚有热之小便不利。若热甚者加大黄、栀子，腹痛者加当归、芍药，茎中疼痛者加琥珀末、三七、甘草梢；偏气虚加党参、黄芪，肾虚加熟地黄、山药。

2. 经方与时方　金匮肾气丸合还少丹加减。

1. 金匮肾气丸（《金匮要略》）：干地黄八两，薯蓣四两，山茱萸四两，泽泻三两，茯苓三两，牡丹皮三两，桂枝一两，附子一两（炮）。上八味，末之，炼蜜和丸梧子大，酒下十五丸，加至二十五丸，日再服。（现代用法：蜜丸，每服6g，日2次，白酒或淡盐汤送下；亦可作汤剂，水煎服。）

2. 还少丹（《医方集解》）：熟地黄二两，山药、牛膝（酒浸）、枸杞（酒浸）各一两半，山萸肉、茯苓（乳拌）、杜仲（姜汁炒断丝）、远志（去心）、五味子（炒）、楮实（酒蒸）、小茴香（炒）、巴戟天（酒浸）、肉苁蓉（酒浸）各一两，石菖蒲五钱。加枣肉蜜丸，盐汤或酒下。

方解 本合方体现平等的合方原则。脾肾亏虚选用金匮肾气丸合还少丹加减。方中干地黄（今多用熟地黄）为君，滋补肾阴，益精填髓。臣以山茱萸，补肝肾，涩精气；薯蓣（山药）健脾气，固肾精；更臣以附子、桂枝，温肾助阳，生发少火，鼓舞肾气；佐以茯苓健脾益肾，泽泻、牡丹皮降相火而制虚阳浮动。而还少丹方用杜仲、巴戟天、肉苁蓉等补益肾精，合以远志、菖蒲、大枣补益心脾，体现脾肾同补。偏阴虚，加生地黄、玄参、天冬、麦冬；偏血虚，加当归、白芍、制首乌；脾胃不健，加人参、白术、谷芽、麦芽。

3. 时方与时方 大补元煎合归脾汤加减。

大补元煎（《景岳全书》）：人参（补气补阳，以此为主，少则用一、二钱，多则用一、二两），山药二钱（炒），熟地黄（补精补阴，以此为主，少则用二、三钱，多则用二、三两），杜仲二钱，当归（二、三钱，若泄泻者，去之），山茱萸一钱（如畏酸吞酸者，去之），枸杞（二、三钱），炙甘草（一、二钱）。水二盅，煎七分，食远温服。

归脾汤（《济生方》）：白术、茯神（去木）、黄芪（去芦）、龙眼肉、酸枣仁（炒，去壳）各一两，人参、木香（不见火）各半两，甘草（炙）二钱半，当归一钱，远志（蜜炙）一钱（当归、远志从《内科摘要》补入）。上㕮咀，每服四钱，水一盏半，加生姜五片，枣一枚，煎至七分，去滓温服，不拘时候。

方解 方中黄芪甘温，补脾益气；龙眼肉甘平，既补脾气，又养心血，与黄芪共为君药。人参、白术皆为补脾益气之要药，与黄芪相伍，补脾益气之功益著；当归补血养心，酸枣仁宁心安神，二药与龙眼肉相伍，补心血、安神志之力更强；四药均为臣药。佐以茯神养心安神，远志宁神益智；更佐理气醒脾之木香，与诸补气养血药相伍，可使其补而不滞。炙甘草补益心脾之气，并调和诸药，用为佐使。熟地黄、当归滋阴补血，人参与熟地黄相配，即是景岳之两仪膏，善治精气大耗之证，枸杞、山萸肉补肝肾，杜仲温肾阳，甘草助补益而和诸药。引用生姜、大枣，调和脾胃，以资化源。如元阳不足多寒者，加附子、肉桂、炮姜；如气分偏虚者，加黄芪、白术，如胃口多滞者，不必用；如血滞者，加川芎，去山茱萸；如滑泄者，加五味子、补骨脂之属。

【适用范围】痴呆、噎膈、水肿、淋证等，辨证属脾肾亏虚证。

【合方禁忌】脾虚湿盛等实证者忌用，或根据临床病证辨证运用；峻下逐水药应慎用。

【备选附方】

1. 经方与经方 理中丸合四逆加人参汤加减。

理中丸（《伤寒论》）：人参、干姜、甘草（炙）、白术各三两。上四味，捣筛，蜜和为丸，如鸡子黄许大。以沸汤数合，和一丸，研碎，温服之，日三四、夜二服。腹中未热，益至三四丸，然不及汤。汤法：以四物依两数切，用水八升，煮取三升，去滓，温服一升，日三服。服汤后如食顷，饮热粥一升许，微自温，勿发揭衣被。

四逆加人参汤（《伤寒论》）：甘草二两（炙），附子一枚（生，去皮，破八片），干姜一两半，人参一两。上四味，以水三升，煮取一升二合，去滓，分温再服。

2.经方与时方 四神丸合附子粳米汤加减。

附子粳米汤（《金匮要略》）：附子一枚（炮），半夏半升，甘草一两，大枣十枚，粳米半升。以水八升，煮米熟汤成，去滓温服一升，日三服。

四神丸（《证治准绳》）：肉豆蔻二两，补骨脂四两，五味子二两，吴茱萸一两（浸炒）。上为末，生姜八两，红枣一百枚，煮熟，取枣肉和末丸，如桐子大，每服五七十丸，空心或食前白汤送下。

3.时方与时方 升阳益胃汤合补肾地黄丸加减。

升阳益胃汤（《内外伤辨惑论》）：黄芪二两，半夏一两，人参一两，炙甘草一两，独活五钱，防风五钱，白芍五钱，羌活五钱，陈皮四钱，茯苓三钱，柴胡三钱，泽泻三钱，白术三钱，黄连一钱。上为末，每服三钱至五钱，加生姜五片，大枣二枚，用水三盏，煎至一盏，去滓，早饭后温服。（现代用法：水煎服，每日2次。）

补肾地黄丸（《丹溪心法附余》）：生地黄半斤（酒浸二日，蒸烂研膏，与柏拌，晒干），鼠苓一两（酒炒），白茯苓四两，黄柏一斤（锉，同地黄晒干），当归（酒洗）、枳壳（去瓤）、麦门冬（去心）各一两，熟地黄二两（酒浸），天门冬二两（去心），拣参二两，甘菊花二两，生芩一两。上为末，滴水丸如梧子大，每服七十丸，空心，盐酒下。

【古籍摘录】

1.《金匮要略·消渴小便利淋病脉证并治》 小便不利，蒲灰散主之；滑石白鱼散、茯苓戎盐汤并主之。

2.《医学读书记·归脾汤方论》 归脾汤兼补心脾，而意专治脾。观于甘温补养药中而加木香醒脾行气，可以见矣。龙眼、远志，虽曰补火，实以培土。盖欲使心火下通脾土，而脾益治，五脏受气以其所生也，故曰归脾。

3.《伤寒论条辨》 （理中汤）阳之动，始于温，温气得而谷精运，谷气升而中气赡，故名曰理中。实以燮理之功，予中焦之阳也。若胃阳虚，即中气失宰，膻中无发宣之用，六腑无洒陈之功，犹如釜薪失焰，故下至清谷，上失滋味，五脏凌夺，诸症所由来也。参、术、炙草，所以固中州；干姜辛以守中，必假之以焰釜薪而腾阳气。是以谷入于阴，长气于阳，上输华盖，下摄州都，五脏六腑皆以受气矣。此理中之旨也。

4.《伤寒绪论》 亡血本不宜用姜、附以损阴，阴虚又不当用归、芍以助阳。此以利后恶寒不止，阳气下脱已甚，故用四逆以复阳为急也。其所以用人参者，不特护持津液，兼阳药得之，愈加得力耳。设误用阴药，必腹满不食，或重加泄利呕逆，转成下脱矣。

【文献推选】

1.郑洪新，杨柱.中医基础理论［M］.5版.北京：中国中医药出版社，2021.

2.廉艳红，周斌.从脾肾亏虚、胃络瘀阻论治慢性萎缩性胃炎［J］.中华中医药杂志，2017，32（9）：4064-4066.

3.杨文柏.以培土制水法治疗男性癃闭（脾肾亏虚证）的临床观察［D］.成都：成都中医药大学，2021.

二、脾肾虚衰方

脾肾虚衰证的治法以"虚则补之""陷者升之""回阳救阴"为主要思想，如张介宾《景岳全书》所言："不知劳瘵之损，即损之深而虚之甚者耳。"此证候多因"久虚不复"，而伤及根本。又根据证候特征，脾虚衰当以升阳举陷，肾虚衰则以补肾回阳。若肾虚极欲脱，则急用大辛大热之品，通脉复阳；若脾气脱陷，直用大补脾气之法，升阳举陷。

【临床表现】神疲嗜睡，眩晕欲仆，动则喘促，汗出不止，惊惕肉瞤，纳呆不食，耳鸣，健忘，腰膝酸软，面色晦暗，皮肤干瘪，肌肉瘠薄，四肢欠温，或伴见全身肿胀，腹大如鼓，或下利如注，久泻不止，或啼哭无力，时作呕哕；舌质淡嫩或胖，脉细弱无力，指纹淡。

【辨证要点】

1.主症 眩晕欲仆，动则喘促，汗出不止，惊惕肉瞤。

2.次症 耳鸣，健忘，腰膝酸软，下利如注，久泻不止。

【治法】补益脾肾，养精填髓。

【合方选择】

1.经方与经方 天雄散合栝楼瞿麦丸加减。

天雄散（《金匮要略》）：天雄三两（炮），白术八两，桂枝六两，龙骨三两。上四味，杵为散，酒服半钱匕，日三服。不知，稍增之。

栝楼瞿麦丸（《金匮要略》）：栝楼根二两，茯苓、薯蓣各三两，附子一枚（炮），瞿麦一两。上五味，末之，炼蜜丸梧子大，饮服三丸，日三服；不知，增至七八丸，以小便利，腹中温焉知。

方解 本合方体现平等的合方原则。脾肾亏虚选用天雄散合栝楼瞿麦丸加减。《方药考》云："此为补阳摄阴之方，治男子失精，腰膝冷痛。"可见天雄散用于阳虚失精的证治。方中天雄能壮命门之阳以补先天之本，是为君药；白术健脾以培精气之源，桂枝助天雄壮阳补虚，皆为臣药；龙骨收敛浮阳，固摄阴精，是为佐药。更合以栝楼瞿麦丸润燥生津，温阳利水。全方共奏温阳摄精之功。

2.经方与时方 白通汤合补中益气汤加减。

白通汤（《伤寒论》）：葱白四茎，干姜一两，附子一枚（生用，去皮，破八片）。上三味，以水三升，煮取一升，去滓，分温再服。

补中益气汤（《内外伤辨惑论》）：黄芪五分（病甚、劳役、热甚者一钱），甘草五分（炙），人参三分（去芦），当归二分（酒焙干，或晒干），橘皮二分或三分（不去白），升麻二分或三分，柴胡二分或三分，白术三分。上㕮咀，都作一服，水二盏，煎至一盏，去滓，食远稍热服。

方解　白通汤即四逆汤去甘草，减干姜用量，加葱白而成。其中附子直入肾经，温补肾阳而散寒，壮先天之本；干姜入脾胃经，温中土之阳，壮后天之本；姜附合用，破阴回阳力量更强。葱白辛温走窜，宣通上下，使格拒之势得解，上浮之阳得回。又合以补中益气汤加减。其中，重用黄芪，其性甘温，入脾、肺经，而补中气，固表气，且升阳举陷；以人参大补元气；炙甘草补脾和中。如《医宗金鉴》所谓"黄芪补表气，人参补里气，炙草补中气"，可大补一身之气，李杲称此三味为"除湿热、烦热之圣药也"。以白术补气健脾，助脾运化，以资气血生化之源；陈皮理气和胃，使诸药补而不滞；更加少量升麻、柴胡，升阳举陷，助益气之品升提下陷之中气。二方相合，回阳固脱，补中益气，共补脾肾之虚衰，诸症随之而去。

3. 时方与时方　实脾散合龟鹿二仙胶加减。

实脾散（《严氏济生方》）：厚朴（去皮，姜制）、白术（炒）、木瓜（去瓤）、木香（不见火）、草果仁、大腹子、附子（炮，去皮脐）、白茯苓（去皮）、干姜（炮）各一两，甘草一两半（炙）。上㕮咀，每服四钱，水一盏半，生姜五片，枣一枚，煎至七分，去滓，温服，不拘时候。

龟鹿二仙胶（《医便》）：鹿角十斤（用新鲜麋鹿杀角，解的不用，马鹿角不用，去角脑梢，角二寸截断，劈开净用），龟板五斤（去弦，洗净，捶碎），人参十五两，枸杞子三十两。熬制成膏，放阴凉处风干。每服初起一钱五分，十日加五分，加至三钱止，空心酒化下。

方解　方中附子、干姜温养脾肾，扶阳抑阴；厚朴、木香、大腹皮、草果仁下气导滞，化湿利水；茯苓、白术、木瓜健脾和中，渗湿利水；甘草、生姜、大枣益脾温中。诸药合用，共奏温脾暖肾、利水消肿之功。更合以龟鹿二仙胶之鹿角胶温肾壮阳，益精养血；龟甲胶填精补髓，滋阴养血，与鹿角胶俱为血肉有情之品；人参补元气；枸杞子补肾益精。合方阴阳气血并补，先后天兼顾，峻补精髓，益气壮阳。

【**适用范围**】泄泻、痴呆、水肿、癃闭等，辨证属脾肾虚衰证者。

【**合方禁忌**】忌油腻生冷之食，或根据临床病证辨证运用。孕妇忌服。

【**备选附方**】

1. 经方与经方　大建中汤合干姜附子汤加减。

大建中汤（《金匮要略》）：蜀椒二合（去汗），干姜四两，人参二两。上三味，以水四升，煮取二升，去滓，内胶饴一升，微火煎取一升半，分温再服，如一炊顷，可饮粥二升，后更服，当一日食糜，温覆之。

干姜附子汤（《伤寒论》）：干姜一两，附子一枚（生用，去皮，切八片）。上二味，以水三升，煮取一升、去滓，顿服。

2. 经方与时方　茯苓四逆汤合拯阳理劳汤加减。

茯苓四逆汤（《伤寒论》）：茯苓四两，人参一两，附子一枚（生用，去皮，破八片），甘草二两（炙），干姜一两半。上五味，以水五升，煮取三升，去滓，温服七合，日二服。

拯阳理劳汤（《医宗必读》）：黄芪二钱（酒炒），人参二钱（去芦），肉桂七分（去皮），当归一钱半（酒炒），白术一钱（土炒），甘草五分（酒炒），陈皮一钱（去白），北五味四分（打碎）。水二盅，加生姜三片，枣肉二枚，煎一盅服。

3. 时方与时方 参附汤合升陷汤加减。

参附汤（《正体类要》）：人参四钱，附子三钱（炮，去皮脐）。用水煎服，阳气脱陷者，倍用之。

升陷汤（《医学衷中参西录》）：生箭芪六钱，知母三钱，柴胡一钱五分，桔梗一钱五分，升麻一钱。

【古籍摘录】

1.《内外伤辨惑论》（补中益气汤）夫脾胃虚者，因饮食劳倦，心火亢盛，而乘其土位，其次肺气受邪，须用黄芪最多，人参、甘草次之。脾胃一虚，肺气先绝，故用黄芪以益皮毛而闭腠理，不令自汗，损其元气；上喘气短，人参以补之；心火乘脾，须炙甘草之甘以泻火热，而补脾胃中元气……白术苦甘温，除胃中热，利腰脐间血。胃中清气在下，必加升麻、柴胡以引之，引黄芪、人参、甘草甘温之气味上升，能补卫气之散解，而实其表也，又缓带脉之缩急，二味苦平，味之薄者，阴中之阳，引清气上升也；气乱于胸中，为清浊相干，用去白陈皮以理之，又能助阳气上升，以散滞气，助诸甘辛为用。

2.《金匮要略释义》（大建中汤）《本草经》谓蜀椒主邪气，温中，逐痹痛，下气。夫大寒乃邪气也。心胸中大寒痛，呕而不能食，法当温中。寒气上冲皮起，出见有头足，又宜下气，故舍蜀椒莫与，从而可知中不受温，痛痹之不必下气者，则非蜀椒所宜矣。干姜亦温中之品，此证沉寒痼冷之在中者，性动而猖，其势向上，因用蜀椒复佐以干姜，镇以静而抑之使平。有谓附子驱寒止痛，何以舍而不用？曰：夫向上者，阴中有阳，实中有虚，何则？呕为实而有火之证，呕而不能饮食，中气大伤，自不得以附子攻也。爰用人参、饴糖补其虚乏。方名大建中汤者，宜矣。

3.《医学衷中参西录》 升陷汤以黄芪为主者，因黄芪既善补气，又善升气。且其质轻松，中含氧气，与胸中大气有同气相求之妙用。惟其性稍热，故以知母之凉润者济之。柴胡为少阳之药，能引大气之陷者自左上升；升麻为阳明之药，能引大气之陷者自右上升。桔梗为药中之舟楫，能载诸药之力上达胸中，故用之为向导也。至其气分虚极者，酌加人参，所以培气之本也。或更加萸肉，所以防气之涣也。至若少腹下坠或更作疼，其人之大气直陷至九渊，必需升麻之大力者以升提之，故又加升麻五分或倍作二钱也。方中之用意如此。至随时活泼加减，尤在临证者之善变通耳。

【文献推选】

1. 梁黎黎，宋丹，陈健，等. 史伟教授从脾肾论治慢性肾功能衰竭经验［J］. 辽宁中医药大学学报，2012，14（3）：164-166.

2. 王东，崔冰，李敬林. 从肾、脾虚衰论治糖尿病神经源性膀胱［J］. 辽宁中医杂志，2015，42（9）：1631-1632.

第十六章　肝肾兼证合方 ▷▷▷

　　肝肾兼证合方的运用，即治疗由肝病及肾，或同时出现肝、肾相关征象等证候时，根据合方原则进行合方。

　　依据中医基础理论，肝与肾同居下焦，肝为将军之官，肾为作强之官，肝主疏泄，肾主闭藏，肝藏血、肾藏精。肝肾兼证主要体现在精血的化生、气机的运行与阴阳互滋互制等方面。

　　肝肾兼证合方遵循《素问·阴阳应象大论》所言"精不足者，补之以味"，以及《素问·至真要大论》所曰"寒者热之，热者寒之，微者逆之，甚者从之……劳者温之……损者益之"，属于"八法"中的温法、补法、清法、消法。肝肾兼证方剂遵循合方证候病机的复杂性、扩展性、实用性，符合合方构成的主辅、平等等原则。

　　肝肾兼证合方治疗逐层深入，既要以治疗肝病、肾病的基本证型为前提，又要通过合方的运用恢复肝肾藏泻互用、肝阳肾阴互滋互制等功能。首先，针对肝肾兼证的证型病机，采取常法治疗，如肝肾不足证、肝肾阴虚证等需要用补益肝肾方，气逆证应当用理气方，虚实夹杂证需要用补虚泻实等进行合方治疗。其次，根据肝肾兼证的内在联系，用方注意主辅、平等等原则。如肝病引起的肾病所形成的肝肾兼证，合方需要注意以治疗肝病为主，肾病为辅；久病所形成的肝肾两虚证，合方应当注意肝肾并治，培补肝肾。再者，肝肾兼证病程日久，病机复杂，合方治疗时亦当注意兼顾其他脏腑虚损及整体阴阳状态，又当注意五脏之间的密切联系。如肝肾与心肺气血存在着有序的资生、助长和促进的作用，合方治疗肝肾兼证时，又要注重协调功能相关联脏腑的气机运行。

　　肝肾兼证合方主要以协同增效、扩展适用范围为主要目的，合方理论是以三焦之下焦辨证为主，上焦、中焦辨证为辅，涉及和解剂、温里剂、补益剂、固涩剂、理气剂等方剂学内容。肝肾兼证合方可分为肝肾气逆合方、肝郁肾虚合方及肝肾两虚合方等。

第一节　肝肾气逆合方

　　肝肾气逆合方是指治疗肝肾气机逆上的方剂。肝体阴而用阳，以气机疏达为顺；肾主封藏，以精髓潜藏为安。若肝寒气凝，肾寒气逆，则成肝肾气机逆上之变，故肝肾气逆证多为肝寒气滞、肾寒上逆所致，类似于《伤寒论》所述之奔豚病。其治宜温肾暖肝，平冲降逆。其合方的理论基础以下焦辨证为主，涉及温里剂、理气剂、补益剂等方剂学内容。

　　【临床表现】气从少腹上冲心胸，甚则上冲至咽喉，脐下悸动，脘腹疼痛，两胁连及少腹胀痛；舌淡，苔白，脉沉弦。

【辨证要点】

1. 主症 气从少腹上冲心胸、咽喉，脐下悸动，两胁胀痛。

2. 次症 脘腹疼痛，两胁连及少腹胀痛，心烦，嗳气。

【治法】温肾暖肝，平冲降逆。

【合方选择】

1. 经方与经方 吴茱萸汤合桂枝加桂汤加减。

吴茱萸汤（《伤寒论》）：吴茱萸一升，人参三两，大枣十二枚（擘），生姜六两。上四味，以水七升，煮取二升，去滓。温服七合，日三服。

桂枝加桂汤（《伤寒论》）：桂枝五两，芍药三两，生姜三两，炙甘草二两，大枣十二枚（擘）。上五味，以水七升，煮取三升，去滓，温服一升。

方解 本合方体现平等的合方原则。肝气上逆选用吴茱萸汤，肾气上逆选用桂枝加桂汤，两方协同形成肝肾气逆经方与经方合方，以行温肾暖肝、平冲降逆之功效。方中吴茱萸温胃暖肝，降逆止呕；生姜温胃散寒，和中降逆；人参益气健脾养胃，扶中气之虚；桂枝透营达卫，解肌散寒；芍药益阴敛营；大枣益气滋脾，甘缓和中，兼顾气津，既助人参补脾养胃，又制吴茱萸辛热燥烈，且与生姜相配，调和脾胃；炙甘草益气和中，合桂枝"辛甘化阳"以扶卫，合芍药"酸甘化阴"以助营，兼调和诸药。两方相合，共奏温中补虚、暖肝温胃、降逆止呕之功。若兼寒饮者，可合用茯苓桂枝甘草大枣汤；夹郁热者，可加奔豚汤以清解郁热。

2. 经方与时方 暖肝煎合四逆汤加减。

暖肝煎（《景岳全书》）：肉桂一钱，小茴香二钱，当归二钱，枸杞子三钱，乌药二钱，沉香一钱，茯苓二钱。水一盅半，加生姜三五片，煎七分，食远温服。如寒甚者，加吴茱萸、干姜；再甚者，加附子。

四逆汤（《伤寒论》）：附子一枚（生用，去皮，破八片），干姜一两半，甘草二两（炙）。以水三升，煮取一升三合，去滓，分温再服。强人可大附子一枚，干姜三两。

方解 本合方体现平等的合方原则。肝寒气逆选用暖肝煎，肾寒气逆选用四逆汤，二方协同形成肝肾气逆经方与时方合方，以温养肝肾，散寒降逆。方中肉桂暖肝温肾，散寒止痛；小茴香暖肝散寒，行气止痛；辅以当归补肝养血，枸杞子补养肝肾，乌药、沉香行气散寒止痛；佐以茯苓渗湿健脾，生姜温散寒凝；生附子回阳救逆，破阴逐寒；干姜温中散寒，助附子破阴回阳；炙甘草益气守中，既解生附子之毒，兼缓其峻烈之性而持续药力，又合姜、附具辛甘化阳之意。两方相合，效专力宏，主以大辛大热，逐寒回阳；佐以甘温益气，缓峻制毒。若气机郁滞较重者，可配伍木香、枳壳等，以理气行滞；若气滞血郁者，可合用丹参饮或失笑散以助血运。

3. 时方与时方 天台乌药散合术附子汤加减。

天台乌药散（《圣济总录》）：乌药、木香、茴香（微炒）、青橘皮（汤浸，去白，焙）、高良姜（炒）各半两，槟榔二个（锉），川楝子十个，巴豆七十粒（微炒，敲破，同楝实二味用麸一升炒，候麸黑色，拣去巴豆并麸不用）。上八味，去巴豆及麸皮不用，合余药共研为末，和匀，每服一钱匕，食前温酒送下；疼甚，炒生姜、热酒调下。

术附子汤（《近效方》）：附子一枚半（炮，去皮、脐，细切），白术二两，甘草一两（炙）。上三味，剉，每五钱匕，姜五片，枣一枚，水盏半，煎七分，去滓，温服。

方解　本合方体现平等的合方原则。肝气上逆选用天台乌药散，肾气上逆选用术附汤，二方协同形成肝肾气逆时方与时方合方，以行降气疏肝、散寒止痛之功效。方中乌药行气疏肝，散寒止痛；青皮疏肝破气，散结消滞；木香理气止痛；小茴香暖肝散寒，理气止痛；高良姜散寒止痛；槟榔质重下坠，行气导滞，直达下焦而破坚；炮附子温中散寒；生姜散寒降逆；川楝子疏肝行气止痛，与巴豆同炒后去巴豆而用，则苦寒之性受制而行气散结之力增强；白术、炙甘草、大枣健脾和中。诸药配伍，使气滞得疏，寒凝得散，肝脉调和，病证可愈。若兼气虚者，可合用四君子汤；若肝郁较重者，则合用四逆散或柴胡疏肝散，以疏肝行气。

【适用范围】奔豚、心悸、怔忡等，属于肝肾气逆证者。西医学的神经官能症、冠心病等，符合中医肝肾气逆证者可参考论治。

【合方禁忌】肝胃郁热、肝肾阴虚者忌用。附子生用有毒，须审慎用量，宜先煎、久煎。

【备选附方】

1. 经方与经方　旋覆花汤合茯苓桂枝甘草大枣汤加减。

旋覆花汤（《金匮要略》）：旋覆花汤三两，葱十四茎，新绛少许。上三味，以水三升，煮取一升，顿服之。

茯苓桂枝甘草大枣汤（《伤寒论》）：茯苓半斤，桂枝四两（去皮），甘草二两（炙），大枣十五枚（擘）。上四味，以甘澜水一斗，先煮茯苓，减二升，内诸药，煮取三升，去滓，温服一升，日三服。

2. 经方与时方　当归芍药散合回阳救急汤加减。

当归芍药散（《金匮要略》）：当归三两，芍药一斤，茯苓四两，白术四两，泽泻半斤，川芎半斤。上六味，杵为散，取方寸匕，酒和，日三服。

回阳救急汤（《伤寒六书》）：熟附子、干姜、人参、甘草（炙）、白术（炒）、肉桂、陈皮、五味子、茯苓、半夏（制）。水二盅，姜三片，煎之，临服入麝香三厘调服。中病以手足温和即止，不得多服。

3. 时方与时方　木香顺气散合参附汤加减。

木香顺气散（《景岳全书》）：炙甘草半钱，木香、香附、槟榔、青皮、陈皮、枳壳、砂仁、厚朴（制）、苍术各一钱。上述药物共研末，每次取二钱，加生姜三片，水煎服。

参附汤（《妇人大全良方》）：人参一两，附子半两。先将生姜、大枣用水煎汤，去渣留汁，以汤代水煎煮人参、附子，取汁徐徐饮服。

【古籍摘录】

1.《金镜内台方议》（吴茱萸汤）干呕，吐涎沫，头痛，厥阴之寒气上攻也；吐利，手足逆冷者，寒气内盛也；烦躁欲死者，阳气内争也；食谷欲呕者，胃寒不受食也。此以三者之症，共用此方者，以吴茱萸能下三阴之逆气为君；生姜能散气为臣；人参、大枣之甘缓，能和调诸气者也，故用之为佐使，以安其中也。

2.《伤寒论条辨》（桂枝加桂汤）与桂枝汤者，解其欲自解之肌也。加桂者，桂走阴而能伐肾邪，故用之以泄奔豚之气也，然则所加者桂也，非枝也。方出增补，故有成五两云耳。

3.《伤寒论·辨厥阴病脉证并治》 干呕，吐涎沫，头痛者，吴茱萸汤主之。

4.《伤寒六书》 治寒邪直中阴经真寒证，初病起，无身热，无头痛，只恶寒，四肢冷厥，战栗腰疼，吐泻不渴，引衣自盖，蜷卧沉重，或手指甲唇青，或口吐涎沫，或至无脉，或脉来沉迟而无力者，宜用回阳救急汤。

【文献推选】

1. 邓中甲. 邓中甲方剂学讲稿［M］. 北京：人民卫生出版社，2011.

2.（清）汪昂. 汤头歌诀［M］. 长春：北方妇女儿童出版社，2010.

3.（明）方有执. 伤寒论条辨［M］. 太原：山西科学技术出版社，2009.

4.（明）陶节庵. 伤寒六书［M］. 黄瑾明，傅锡钦点校. 北京：人民卫生出版社，1990.

第二节　肝郁肾虚合方

肝郁肾虚合方是治疗肝郁兼肾虚证的合方。肝主疏泄，为将军之官；肾主藏精，主蛰守位。在生理方面，肝肾藏泄互用，阴阳互滋；在病理方面，肝失疏泄则肝气易郁，肾失封藏而肾精易虚，合而形成肝郁肾虚证。

肝郁肾虚证的治法以疏肝解郁、补益肾元为指导原则。肝郁易化火，应注重清解少阳；肾虚当首辨阴阳，须分肾阴虚、肾阳虚及肾阴阳两虚。肝属木，疏肝用药多辛燥；肾属水，补肾用药多温润。因此，临证遣方用药须注意辛燥药与温润药之间的互制互用，以及相反相成的关系。

【临床表现】 胁肋胀痛，情绪抑郁，耳鸣，失眠健忘，腰膝酸软，遗精滑泄，妇女可见乳房胀痛、月经不调、痛经；舌淡红，苔薄，脉弦，尺弱。

【辨证要点】

1. 主症 胁肋胀痛，急躁易怒，腰膝酸软。

2. 次症 少腹胀满窜痛，善太息，或见咽部异物感，或颈部瘿瘤，或胁下肿块，耳鸣，失眠健忘。

【治法】 疏肝解郁，补肾填精。

【合方选择】

1. 经方与经方 四逆散合肾气丸加减。

四逆散（《伤寒论》）：甘草（炙）、枳实（破，水渍，炙干）、柴胡、芍药各十分。上四味，捣筛，白饮和，服方寸匕，日三服。

肾气丸（《金匮要略》）：干地黄八两，薯蓣四两，山茱萸四两，泽泻三两，茯苓三两，牡丹皮三两，桂枝一两，附子一两（炮）。上八味，末之，炼蜜和丸梧子大，酒下十五丸，加至二十五丸，日再服。

方解　本合方体现平等的合方原则。肝郁选用四逆散，肾虚选用肾气丸。合方由炙甘草、枳实、柴胡、芍药、干地黄、山药、山茱萸、泽泻、茯苓、牡丹皮、桂枝、炮附子组成。二方协同形成肝郁肾虚经方与经方合方，以行疏肝解郁、补肾填精之功效。方中柴胡既疏肝解郁，又透邪升阳；附子温阳补火，桂枝温通阳气，二药相合，补肾阳之虚，助气化之复；干地黄滋补肾精，山茱萸、山药补益肝脾之精；泽泻、茯苓利水渗湿，配桂枝又善温化痰饮；牡丹皮活血散瘀，伍桂枝则可调血分之滞，有助水湿祛除；芍药敛阴泄热，补血柔肝；枳实行气降逆，开郁散结而畅脾滞，合柴胡以并调肝脾，升降气机；甘草健脾和中，合白芍可缓急止痛，兼调和诸药。若畏寒肢冷较甚，可将桂枝改为肉桂，并加重桂、附之量，以增温补肾阳之力；兼痰饮咳喘，加干姜、细辛、五味子等以温肺化饮；夜尿多，可加巴戟天、益智仁、金樱子、芡实等以助温阳固摄之功。

2. 经方与时方　小柴胡汤合六味地黄丸加减。

小柴胡汤（《伤寒论》）：柴胡半斤，黄芩三两，人参三两，半夏半升（洗），甘草三两，生姜三两（切），大枣十二枚（擘）。上七味，以水一斗二升，煮取六升，去滓，再煎取三升，温服一升，日三服。

六味地黄丸（《小儿药证直诀》）：熟地黄八钱（炒），山萸肉、干山药各四钱，泽泻、牡丹皮、白茯苓（去皮）各三钱。上为末，炼蜜为丸，如梧桐子大。空心温水化下三丸。

方解　本合方体现平等的合方原则。肝郁选用小柴胡汤，肾虚选用六味地黄丸，二方协同形成肝郁肾虚经方与时方合方，以行疏肝解郁、滋阴补肾之功效。方中柴胡既可透散少阳之邪，又能疏畅经气之郁滞；黄芩清泄少阳之热，与柴胡相配，使邪热外透内清；熟地黄滋阴补肾，填精益髓；山茱萸滋补肝肾，秘涩精气；山药健脾补虚，涩精固肾；泽泻利湿泄浊，并防熟地黄之滋腻恋邪；牡丹皮清泻相火，并制山茱萸之温；茯苓淡渗脾湿，既助泽泻以泄肾浊，又助山药健脾以充养后天；半夏和胃降逆止呕；生姜助半夏和胃，兼制半夏之毒；人参、炙甘草、大枣益气健脾，扶正以助祛邪，并防邪内陷；大枣得生姜有调和脾胃之功。若胸中烦而不呕，为热聚于胸，去半夏、人参，加瓜蒌清热理气宽胸；若阴虚火盛，骨蒸潮热，加知母、黄柏以加强清热降火之功；阴虚阳亢，头晕目眩，加石决明、龟甲以平肝潜阳；肾虚不摄，遗精滑泄，加覆盆子、芡实、五味子以涩精止遗。

3. 时方与时方　逍遥散合杞菊地黄丸加减。

逍遥散（《太平惠民和剂局方》）：甘草半两（微炙赤），当归（去苗，锉，微炒）、茯苓（去皮白者）、白芍药、白术、柴胡（去苗）各一两。上为粗末，每服二钱，水一大盏，烧生姜一块切破，薄荷少许，同煎至七分，去滓热服，不拘时候。

杞菊地黄丸（《麻疹全书》）：熟地黄八钱，山萸肉四钱，干山药四钱，泽泻三钱，牡丹皮三钱，白茯苓三钱，枸杞子三钱，菊花三钱。上为细末，炼蜜为丸，如梧桐子大。每服三钱，空腹服。

方解　本合方体现平等的合方原则。肝郁选用逍遥散，肾虚选用杞菊地黄丸，二方协同形成肝郁肾虚时方与时方合方，以行疏肝解郁、滋肾养肝之功效。方中柴胡疏肝解郁，以使肝气条达；白芍滋阴柔肝，当归养血活血，二味相合，养肝体以助肝用，兼制柴胡疏泄太过；白术、茯苓、甘草健脾益气，使营血生化有源；烧生姜温胃和中；薄荷少许，助柴胡疏肝而散郁热；熟地黄滋阴补肾、填精益髓；山茱萸滋补肝肾，秘涩精气；枸杞子滋补肝肾精血；山药健脾补虚，涩精固肾；泽泻利湿泄浊，并防熟地黄之滋腻恋邪；牡丹皮清泻相火，并制山茱萸之温；茯苓淡渗脾湿，既助泽泻以泄肾浊，又助山药健脾以充养后天；菊花清肝明目；甘草调和药性。诸药相合，可使肝气得舒，脾运得健，肾阴得复，诸症悉除。若肝热上熏于目，伴双目涩痛者，加谷精草、青葙子以清热疏风明目；阴虚明显者，加麦冬、五味子以润燥养阴。

【适用范围】 郁证、腰痛、胁痛等，属于肝郁肾虚证者。西医学的抑郁症、腰椎间盘突出、胆囊炎等，符合中医肝郁肾虚证者可参考论治。

【合方禁忌】 湿热壅盛、痰浊中阻者忌用。

【备选附方】

1. 经方与经方 柴胡桂枝汤合肾着汤加减。

柴胡桂枝汤（《伤寒论》）：桂枝（去皮）、黄芩各一两半，芍药一两半，人参一两半甘草一两（炙），半夏二合半（洗），大枣六枚（擘），生姜一两半（切），柴胡四两。上九味，以水七升，煮取三升，去滓，温服一升。

肾着汤（《金匮要略》）：甘草二两，白术二两，干姜四两，茯苓四两。上四味，以水五升，煮取三升，分温三服。

2. 经方与时方 柴胡加龙骨牡蛎汤合金锁固精丸加减。

柴胡加龙骨牡蛎汤（《伤寒论》）：柴胡四两，龙骨一两半，黄芩一两半，生姜一两半（切），铅丹一两半，人参一两半，桂枝一两半（去皮），茯苓一两半，半夏二合半（洗），大黄二两，牡蛎一两半（熬），大枣六枚（擘）。上十二味，以水八升，煮取四升，内大黄，切如棋子，更煮一两沸，去滓，温服一升。

金锁固精丸（《医方集解》）：沙苑蒺藜（炒）、芡实（蒸）、莲须各二两，龙骨（酥炙）、牡蛎（盐水煮一日一夜，煅粉）各一两。莲子粉糊为丸，盐汤下。

3. 时方与时方 越鞠丸合济生肾气丸加减。

越鞠丸（《丹溪心法》）：香附、川芎、苍术、神曲、栀子各等分。为末，水泛为丸，如绿豆大。

济生肾气丸（《严氏济生方》）：附子（炮）二两，白茯苓（去皮）、泽泻、山茱萸（取肉）、山药（炒）、车前子（酒蒸）、牡丹皮（去木）各一两，官桂（不见火）、川牛膝（去芦，酒浸）、熟地黄各半两。上为细末，炼蜜为圆，如梧桐子大。每服七十圆，空心，米饮下。

【古籍摘录】

1.《医方考》（四逆散）少阴病四逆者，此方主之。此阳邪传至少阴，里有热结，则阳气不能交接于四末，故四逆而不温。用枳实所以破结气而除里热，用柴胡所以升发真阳而回四逆，甘草和其不调之气，芍药收其失位之阴。是证也，虽曰阳邪在里，甚不可下，盖伤寒以阳为主，四逆有阴进之象。若复用苦寒之药下之，则阳益亏矣，是在所忌。论曰：诸四逆者，不可下之。盖谓此也。

2.《医宗金鉴·删补名医方论》 以气为本，若饮食不节，寒温不适，喜怒无常，忧思无度，使冲和之气升降失常，以致胃郁不思饮食，脾郁不消水谷，气郁胸腹胀满，血郁胸膈刺痛，湿郁痰饮，火郁为热，及呕吐、恶心、吞酸、吐酸、嘈杂、嗳气，百病丛生。故用香附以开气郁，苍术以除湿郁，抚芎以行血郁，山栀以清火郁，神曲以消食郁。五药相须，共收疏解五郁之效。

【文献推选】

1.（汉）张仲景.金匮要略［M］.何任，何若苹整理.北京：人民卫生出版社，2005.

2.（明）吴昆.医方考［M］.张宽，齐贺彬，李秋贵整理.北京：人民卫生出版社，2007.

3.（宋）太平惠民和剂局.太平惠民和剂局方［M］.陈庆平，陈冰鸥校注.北京：中国中医药出版社，1996.

第三节　肝肾两虚合方

肝肾两虚证合方是治疗肝肾兼证虚证为主的合方。由于肝与肾同居下焦，其生理关系主要表现在"肝肾同源"，又称"乙癸同源"。肝藏血，肾藏精，精血同源，肾精肝血，一荣俱荣，一损俱损，肝血不足与肾精亏虚可相互影响，从而形成肝肾精血两亏之证。肝肾两虚方剂主要包括肝肾不足方和肝肾阴虚方。其合方的理论基础以"精血同源"为指导思想，涉及补益剂、固涩剂、安神剂等方剂学内容。

一、肝肾不足方

肝肾不足证的治法以培补肝肾为治疗原则，肝肾不足主要表现为肝肾精血不足或肝血肾阳亏虚，其治疗应以温肾助阳、填精养血为主。"善补阳者，当于阴中求阳"，在组方配伍方面，应注意阴阳的互滋互助关系，合理应用中药学之补阳药与滋阴药。

【临床表现】 头晕目眩，视物模糊，耳鸣耳聋，腰膝酸软，失眠健忘，遗精滑泄，女子月经不调，小儿囟门迟闭，足跟疼痛；舌淡红，苔薄白，脉沉弱等。

【辨证要点】

1. 主症 头晕目眩，视物模糊，耳鸣耳聋，腰膝酸软。

2. 次症 失眠健忘，遗精滑泄，女子月经不调，小儿囟门迟闭，足跟疼痛。

【治法】 补益肝肾，养血填精。

【合方选择】

1. 经方与经方 甘姜苓术汤合当归散加减。

甘姜苓术汤（《金匮要略》）：甘草二两，白术二两，干姜四两，茯苓四两。以水五升，煮取三升，分温三服。

当归散（《金匮要略》）：当归、黄芩、芍药、川芎各一斤，白术半斤。上五味，杵为散，酒饮服方寸匕，日再服。

方解 本合方体现平等的合方原则。肾阳虚用甘姜苓术汤，肝血虚用当归散，二方协同形成肝肾不足经方与经方合方，以行温肾助阳、养血和血之功效。方中干姜温中阳，散寒湿；茯苓利水渗湿；当归、芍药、川芎养血和血；白术、黄芩补脾除湿，清泄胃热；甘草益气和中，调和诸药。若腰酸较重，加桑寄生、杜仲、续断；血虚重者，加阿胶、熟地黄、白芍等。

2. 经方与时方 肾气丸合二至丸加减。

肾气丸（《金匮要略》）：干地黄八两，薯蓣四两，山茱萸四两，泽泻三两，茯苓三两，牡丹皮三两，桂枝一两，附子一两（炮）。上八味，末之，炼蜜和丸梧子大，酒下十五丸，加至二十五丸，日再服。

二至丸（《扶寿精方》）：冬青子（去梗叶，酒浸一昼夜，粗布袋擦去皮，晒干为末）、旱莲草（待出时，采数担捣汁熬浓）。二药为丸，如梧桐子大。每夜酒送下一百丸。

方解 本合方体现平等的合方原则。肾虚选用肾气丸，肝肾阴虚选用二至丸，二方协同形成肝肾不足经方与时方合方，以补肝益肾，滋阴养血。方中附子温阳补火，桂枝温通阳气，二药相合，补肾阳之虚，助气化之复；干地黄滋补肾精；山茱萸、山药补益肝脾之精；女贞子善能滋补肝肾之阴；旱莲草补养肝肾之阴，凉血止血；泽泻、茯苓利水渗湿，配桂枝又善温化痰饮；牡丹皮活血散瘀，伍桂枝则可调血分之滞，有助水湿祛除。诸药合用，补精之虚以生气，助阳之弱以化水，使肾阳振奋，气化复常，诸症自除。若畏寒肢冷较甚，可将桂枝改为肉桂，并加重桂、附之量，以增温补肾阳之力；兼痰饮咳喘，加干姜、细辛、五味子、半夏等以温肺化饮；夜尿多，可加巴戟天、益智仁、金樱子、芡实等以助温阳固摄之功；阳痿不举，可加巴戟天、锁阳、淫羊藿等以扶阳振痿。

3. 时方与时方 补肝汤合地黄饮子加减。

补肝汤（《医学六要》）：当归、生地黄、芍药、川芎、酸枣仁、木瓜各三钱，甘草一钱。水煎服。

地黄饮子（《圣济总录》）：熟干地黄（焙）、巴戟天（去心）、山茱萸（炒）、肉苁蓉（酒浸，切，培）、附子（炮裂，去皮脐）、石斛（去根）、五味子（炒）、官桂（去粗皮）、白茯苓（去黑皮）各一两，麦门冬（去心，焙）、远志（去心）、菖蒲各半两。上锉如麻豆，每服三钱匕，水一盏，生姜三片，枣二枚（擘破），同煎七分，去滓，食前温服。

方解 本合方体现平等的合方原则。肝血不足选用补肝汤，肾虚选用地黄饮子，二方协同形成肝肾不足时方与时方合方，以行滋肾阴、补肾阳、养血柔肝之功效。方中当归补血和血养肝；生地黄益肾养肝，滋水涵木；白芍养血敛阴，与生地黄、当归相配则滋阴养血之功益著，并可缓急止痛；川芎上行头目，下行血海，中开郁结，旁通络脉，与当归相伍则畅达血脉之力益彰；木瓜、酸枣仁、甘草柔肝舒筋，补血安神；熟地黄、山茱萸滋肾填精，肉苁蓉、巴戟天温壮肾阳，四药合用，以治下元虚衰之本；附子、肉桂助阳益火，协肉苁蓉、巴戟天温暖下元，补肾壮阳，并可摄纳浮阳，引火归原；石斛、麦冬滋阴益胃，补后天以充养先天；五味子酸涩收敛，合山茱萸可固肾涩精，伍肉桂能摄纳浮阳，纳气归肾；石菖蒲、远志、茯苓化痰开窍，以治痰浊阻窍之标，且与诸补肾药相伍，又可交通心肾。煎药时少加姜、枣以和胃补中，调和药性；薄荷数叶，以疏肝利咽，并增轻清宣窍之力。诸药配伍，乃治肝肾不足之方，使下元得以补养，肝血得以充养。

【适用范围】中医证型为肝肾不足证，病名为腰痛、胁痛、胎动不安等。西医学的坐骨神经痛、肝损伤、先兆流产等，符合中医肝肾不足证者可参考论治。

【合方禁忌】湿热内侵之身重腰痛者忌用。

【备选附方】

1. 经方与经方 干姜附子汤合芍药甘草汤加减。

干姜附子汤（《伤寒论》）：干姜一两，附子一枚（生用，去皮，切八片）。上二味，以水三升，煮取一升，去滓，顿服。

芍药甘草汤（《伤寒论》）：芍药四两，甘草四两（炙）。上二味，以水三升，煮取一升，去滓，分温再服。

2. 经方与时方 茯苓四逆汤合四物汤加减。

茯苓四逆汤（《伤寒论》）：茯苓四两，人参一两，附子一枚（生用），炙甘草二两，干姜一两半。上五味，以水五升，煮取三升，去滓，温服七合，日三服。

四物汤（《仙授理伤续断秘方》）：当归（去芦，酒浸，炒）、川芎、白芍、熟干地黄（酒蒸，熟地黄已有成品，干地黄即生地黄晒干）各等分。上为粗末。每服三钱，水一盏半，煎至八分，去渣，空心食前热服。

3. 时方与时方 龟鹿二仙胶合苁蓉丸加减。

龟鹿二仙胶（《医便》）：鹿角十斤（用新鲜麋鹿杀角，解的不用，马鹿角不用，去角脑梢，角二寸截断，劈开净用），龟板五斤（去弦，洗净，捶碎），人参十五两，枸杞子三十两。熬制成膏，放阴凉处风干。每服初起一钱五分，十日加五分，加至三钱止，空心酒化下。

苁蓉丸（《养老奉亲书》）：苁蓉四两，巴戟二两，菊花二两，枸杞子二两。上药为末，炼蜜为丸，如梧桐子大。

【古籍摘录】

1.《金匮要略·五脏风寒积聚病脉证并治》 肾着之病，其人身体重，腰中冷，如坐水中，形如水状，反不渴，小便自利，饮食如故，病属下焦，身劳汗出，衣（一作表）里冷湿，久久得之，腰以下冷痛，腹重如带五千钱，甘姜苓术汤主之。

2.《金匮要略方义》 本方用药，具安胎之常法。方中以当归、白芍养血益阴；配以川芎，又可调肝和血，使肝血充盈，肝气条达；复以黄芩清热，白术去湿，使湿去热清、血气调和，则胎元自安，母体无恙；且胎系于脾，白术更有健脾益胃之功，既实脾气以固胎，又助后天以培本，俾胎得其养。孕妇体壮，非但胎前安然，即产后亦少生诸疾。

3.《医方集解》（二至九）此足少阴药也，女贞甘平，少阴之精，隆冬不凋，其色青黑，益肝补肾，旱莲甘寒，汁黑入肾补精，故能益下而荣上，强阴而黑发也。

4.《成方便读》（地黄饮子）夫中风一证，有真中，有类中。真中者，真为风邪所中也。类中者，不离阴虚、阳虚两条。如肾中真阳虚者，多痰多湿；真阴虚者，多火多热。阳虚者，多暴脱之证；阴虚者，多火盛之证。其神昏不语，击仆偏枯等证，与真中风似是而实非，学者不得不详审而施治也。此方所云少阴气厥不至，气者，阳也，其为肾脏阳虚无疑矣。故方中熟地、巴戟、山萸、苁蓉之类，大补肾脏之不足，而以桂、附之辛热，协四味以温养真阳；但真阳下虚，必有浮阳上僭，故以石斛、麦冬清之；火载痰升，故以茯苓渗之；然痰火上浮，必多堵塞窍道，菖蒲、远志能交通上下而宣窍辟邪；五味以收其耗散之气，使正有所归；薄荷以搜其不尽之邪，使风无留着；用姜、枣者，和其营卫，匡正除邪耳。

【文献推选】

1.段富津，李飞，康广盛.金匮要略方义［M］.哈尔滨：黑龙江科学技术出版社，1984.

2.彭怀仁.中医方剂大辞典（第2册）［M］.北京：人民卫生出版社，1994.

3.（清）张秉成.成方便读［M］.杨威校注.北京：中国中医药出版社，2002.

4.（清）汪昂.医方集解［M］.周鸿飞，刘永辉点校.郑州：河南科学技术出版社，2017.

二、肝肾阴虚方

肝肾阴虚证的治法以滋补肝肾之阴为治疗原则。肝藏血，肾藏精，肝体阴而用阳，肾为一身阴阳之本，故肝肾阴虚，则五脏之真阴皆不足。"善补阴者，必于阳中求阴"（《景岳全书》），在滋阴养血、补益肝肾的同时，当酌情配伍补阳药，以助阴血之化生。此外，阴虚生内热，若阴虚火旺为主者，在滋阴的同时，应注意清热药的应用。

【临床表现】失眠多梦，头晕目眩，耳鸣眼花，腰膝酸软，遗精梦泄，潮热盗汗，五心烦热，筋脉拘急，女子崩漏；舌红，少苔，脉细数。

【辨证要点】

1.主症 失眠多梦，腰膝酸软，五心烦热。

2.次症 潮热盗汗，遗精梦泄，视物模糊，双目涩痛。

【治法】养阴降火，滋水涵木。

【合方选择】

1.经方与经方 酸枣仁汤合黄连阿胶汤加减。

酸枣仁汤（《金匮要略》）：酸枣仁二升，甘草一两，知母二两，茯苓二两，川芎二两。上五味，以水八升，煮酸枣仁，得六升，内诸药，煮取三升，分温三服。

黄连阿胶汤（《伤寒论》）：黄连四两，黄芩二两，芍药二两，鸡子黄二枚，阿胶三两（或云三挺）。上五味，以水六升，先煮三物，取二升，去滓，内胶烊尽，小冷，内鸡子黄，搅令相得。温服七合，日三服。

方解　本合方体现主辅的合方原则。肝阴血虚选用酸枣仁汤，肾阴虚、阴虚火旺选用黄连阿胶汤，二方协同形成肝肾阴虚经方与经方合方，以行补益肝肾、养血安神之功效。方中酸枣仁、茯苓养血补肝，宁心安神；知母、鸡子黄滋阴清热；黄芩协黄连泻壮火之有余；芍药协阿胶补营阴之不足；川芎疏达肝气，酸收辛散，相反相成，有养血调肝之妙；甘草和中缓急，调和药性。若阴虚热扰而兼见盗汗者，可加牡蛎、浮小麦、五味子；若心胆气虚而心悸易惊者，加龙齿、人参；虚火内扰较甚，烦躁不安者，加生地黄、栀子以清热凉血。

2. 经方与时方　百合地黄汤合杞菊地黄丸加减。

百合地黄汤（《金匮要略》）：百合七枚（擘），生地黄汁一升。上以水洗百合，渍一宿，当白沫出，出其水，更以泉水二升，煎取一升，去滓，内地黄汁，煎取一升五合，分温再服。中病，勿更服，大便当如漆。

杞菊地黄丸（《麻疹全书》）：熟地黄八钱，山萸肉四钱，干山药四钱，泽泻三钱，牡丹皮三钱，白茯苓三钱，枸杞子三钱，菊花三钱。上为细末，炼蜜为丸，如梧桐子大。每服三钱，空腹服。

方解　本合方体现平等的合方原则。阴虚内热选用百合地黄汤，肝肾阴虚选用杞菊地黄丸，二方协同形成肝肾阴虚经方与时方合方，以滋补肝肾之阴。方中熟地黄滋阴补肾，填精益髓；山茱萸滋补肝肾，秘涩精气；枸杞子滋补肝肾精血；山药健脾补虚，涩精固肾；泽泻利湿泄浊，并防熟地黄之滋腻恋邪；牡丹皮清泻相火，并制山茱萸之温；茯苓淡渗脾湿，既助泽泻以泄肾浊，又助山药健脾以充养后天；菊花清肝明目；生地黄甘寒，有补虚凉血、逐血痹、解烦热等作用，与百合为伍，尤治血虚血热者。若心烦、心神不宁者，加龙骨、牡蛎重镇安神；若肝火偏旺者，加牡丹皮、栀子、黄芩以清热泻火。

3. 时方与时方　一贯煎合知柏地黄丸加减。

一贯煎（《续名医类案》）：北沙参、麦冬、当归、生地黄、枸杞子、川楝子（原著本无用量）。水煎服。

知柏地黄丸（《医方考》）：熟地黄八钱，山萸肉四钱，干山药四钱，泽泻三钱，牡丹皮三钱，白茯苓三钱，知母二钱（盐炒），黄柏二钱（盐炒）。上为细末，炼蜜为丸，如梧桐子大。每服二钱，温开水送下。

方解　本合方体现平等的合方原则。肝阴虚选用一贯煎，肾阴虚选用知柏地黄丸，二方协同形成肝肾阴虚时方与时方合方，以行滋阴疏肝降火之功效。方中生地黄益肾养肝，滋水涵木；熟地黄滋阴补肾，填精益髓；山茱萸滋补肝肾，秘涩精气；山药健脾补虚，涩精固肾；泽泻利湿泄浊，并防熟地黄之滋腻恋邪；牡丹皮清泻相火，并制山茱萸之温；茯苓淡渗脾湿，既助泽泻以泄肾浊，又助山药健脾以充养后天；枸杞子补肝肾，益精血；当归养血补肝，且养血而能活血，补肝之中寓疏达之力；北沙参、麦冬滋养肺胃，养阴生津，润燥止渴，寓佐金平木、培土抑木之意；川楝子疏肝泄热，行气止痛，配入大队甘寒滋养之中，既无苦燥伤阴之弊，又可泻肝火而平横逆；知母、黄柏滋阴泻火。诸药合用，使肝体得养，肝气得疏，平补肾阴，则诸痛自除。

【适用范围】中医证型为肝肾阴虚证，病名为失眠、汗证、腰痛等。西医学的神经衰弱、围绝经期综合征等，符合中医肝肾阴虚证者可参考论治。

【合方禁忌】湿热壅盛、火热亢盛及阳虚阴盛者忌用。

【备选附方】

1. 经方与经方　防己地黄汤合百合知母汤加减。

防己地黄汤（《金匮要略》）：防己一分，桂枝三分，防风三分，甘草一分。上四味，以酒一杯，浸之一宿，绞取汁；生地黄二斤，㕮咀，蒸之如斗米饭久，以铜器盛其汁；更绞地黄汁，和，分再服。

百合知母汤（《金匮要略》）：百合七枚（擘），知母三两（切）。上以水洗百合，渍一宿，当白沫出，去其水，更以泉水二升，煎取一升，去滓，别以泉水二升，煎知母，取一升，去滓，后合和，煎取一升五合，分温再服。

2. 经方与时方　百合鸡子汤合二仙汤加减。

百合鸡子汤（《金匮要略》）：百合七枚（擘），鸡子黄一枚。上先以水洗百合，渍一宿，当白沫出，去其水，更以泉水二升，煮取一升，去滓，内鸡子黄，搅匀，煎五分，温服。

二仙汤（《中医方剂临床手册》）：仙茅、淫羊藿各 9～15g，当归、巴戟天各 9g，黄柏、知母各 4.5～9g。水煎服。

3. 时方与时方　大补阴丸合左归饮加减。

大补阴丸（《丹溪心法》）：黄柏（炒褐色）、知母（酒浸，炒）各四两，熟地黄（酒蒸）、龟甲（酥炙）各六两。上为末，猪脊髓蜜丸。服七十丸，空心盐白汤下。

左归饮（《景岳全书》）：熟地黄二三钱或加至一二两，山药二钱，枸杞二钱，炙甘草一钱，茯苓一钱半，山茱萸一二钱（畏酸者少用之）。以水二盅，煎至七分，空腹服。

【古籍摘录】

1.《金匮要略·血痹虚劳病脉证并治》　虚劳虚烦不得眠，酸枣汤主之。

2.《伤寒·论辨少阴病脉证并治》　少阴病，得之二三日以上，心中烦，不得卧，黄连阿胶汤主之。

3.《血证论》（左归饮）《难经》谓左肾属水，右肾属火，景岳此方，取其滋水，故名左归，方取枣皮酸以入肝，使子不盗母之气；枸杞赤以入心，使火不为水之仇；使熟地一味，滋肾之水阴；使茯苓一味，利肾之水质；有形之水质不去，无形之水阴亦不生也。然肾水实仰给于胃，故用甘草、山药，从中宫以输水于肾。景岳方多驳杂，此亦未可厚非。

4.《古方选录》　君以百合，甘凉清肺，佐以鸡子黄救厥阴之阴，安胃气，救厥阴即所以奠阳明，救肺之母气，亦阳病救阴之法也。

【文献推选】

1.（汉）张仲景.伤寒论［M］.钱超尘，郝万山整理.北京：人民卫生出版社，2005.

2.（汉）张仲景.金匮要略［M］.何任，何若苹整理.北京：人民卫生出版社，2005.

3.（清）唐宗海.血证论［M］.欧阳兵等点校.天津：天津科学技术出版社，2003.

4.彭怀仁.中华名医方剂大全［M］.北京：金盾出版社，1990.

5.邓中甲.邓中甲方剂学讲稿［M］.叶俏波，刘舟整理.北京：人民卫生出版社，2011.

第十七章　脾胃兼证合方　▷▷▷▷

脾胃兼证合方的运用，即治疗由脾病及胃，或同时出现脾、胃相关征象等证候时，根据合方原则进行合方。

依据中医基础理论，脾胃五行属土，同属中焦，共为气血生化之源，是为"后天之本"。《素问·灵兰秘典论》曰："脾胃者，仓廪之官，五味出焉。"脾为脏，属阴，喜燥恶湿，主运化，其气主升；胃为腑，属阳，喜润恶燥，主受纳，其气主降。生理状态下，脾与胃纳运相合，升降相因，燥湿相济，为全身气机升降之枢纽。若脾胃功能受损，运化失常，脾升胃降的相对平衡被破坏，则导致气机逆乱，诸病易生。因此，脾胃兼证主要体现在水谷纳运、气机升降、阴阳燥湿功能等方面。

脾胃兼证的治疗需明辨脏腑虚实，孰轻孰重。正如《素问·太阴阳明论》所说："阳道实，阴道虚。"脾病多虚，胃病多实，脾病常涉及胃，胃病亦多涉及脾，可见脾胃兼证者多为本虚标实、虚实夹杂之证，治疗时还需分清脾胃"升"与"降"之主次。应用升脾法时，升清药中少佐通降，以加强健脾升清之效；应用降胃法时，通降药中佐以升散，以增强补益虚损之效。如升中有降，降中有升，清升浊降，则脾胃纳运有序，升降协调。脾胃兼证病程日久，则病机复杂，合方治疗时当注意五脏之间的密切联系。如脾胃与肝肾气机升降相关，又要注重协调功能相关联脏腑的气机运行。

脾胃兼证合方主要以协同增效、扩展适用为主要目的，涉及和解剂、泻下剂、清热剂、补益剂、温里剂、消食剂、祛湿剂、祛痰剂、理气剂、表里双解剂、治燥剂、理血剂等方剂学内容。脾胃兼证合方可分为脾胃失调合方（脾胃不和方、脾胃寒湿方）、脾胃实热合方（脾胃积热方、胃热滞脾方、脾胃湿热方）、脾胃虚证合方（脾胃气虚方、脾胃气阴两虚方、脾胃阴虚方、脾胃阳虚方）等。

第一节　脾胃失调合方

脾胃失调合方是治疗脾胃兼证以脾胃失调为主的合方。由于脾与胃同属中焦，通过经脉相互络属而构成表里关系，其协同功能主要体现在纳运、升降、阴阳燥湿方面。一方面，脾病可累及胃，出现脾胃俱病；另一方面，脾胃可同时出现生理功能失常的情况，若脾胃失调日久不愈，则可能进一步导致气滞、气虚、阴虚、气阴两虚、阳虚、寒湿阻滞等。脾胃失调常病情错综复杂，多虚实夹杂，寒热并存，治疗需脾胃同治，辨明虚实，升降并调。

脾胃失调合方包括脾胃不和方、脾胃寒湿方等。其合方的理论基础以三焦之中焦辨证为主，涉及和解剂、补益剂、消食剂、祛湿剂、祛痰剂等方剂学内容。

一、脾胃不和方

脾胃不和证因邪阻中焦，或脾失升清，胃不降浊，气机郁滞所致，无明显的寒热之象，主要表现为脾胃纳与化、升与降、润与燥对立统一的失调。脾气以升为健，胃气以降为和，其治法应以益气健脾、理气和胃为主，属于"八法"中的和法。《医宗金鉴·删补名医方论》曰："夫人以气为本，气和则上下不失其度，运行不停其机，病从何生。若饮食不节，寒温不适，喜怒无常，忧思无度，使冲和之气升降失常，以致胃郁不思饮食，脾郁不消水谷。"治疗时又要根据疾病的复杂性，结合脏腑表里、五行生克制化的关系，亦当注意"未病先防，既病防变"的治未病等思想，如脾胃不和与肝气郁滞每多相兼，即"木郁乘土""土壅木郁"之意，故本法常与疏肝理气法同用。

【临床表现】脘腹痞闷，甚或胀痛，泛恶，嘈杂，不思饮食，或食后尤胀，呃逆不止，嗳气或矢气略舒，肠鸣作泻，或便溏不爽；舌苔薄白或偏厚，脉弦或滑。

【辨证要点】

1. 主症　脘腹痞闷，甚或胀痛，泛恶，嘈杂，不思饮食。

2. 次症　呃逆，嗳气，腹泻，便溏。

【治法】益气健脾，理气和胃。

【合方选择】

1. 经方与经方　半夏泻心汤合枳术汤加减。

半夏泻心汤（《伤寒论》）：半夏（洗，半升），黄芩、干姜、人参各三两，甘草（炙，三两），黄连一两，大枣（擘，十二枚）。上七味，以水一斗，煮取六升，去滓；再煎，取三升，温服一升，日三服。

枳术汤（《金匮要略》）：枳实七枚，白术二两。上二味，以水五升，煮取三升，分温三服。腹中软，即当散也。

方解　本合方体现主辅的合方原则。调和脾胃选用半夏泻心汤，行气消痞选用枳术汤，二方协同形成脾胃不和经方与经方合方，以达调和脾胃、行中导滞、消痞除满之功效。方中半夏切中痰湿蕴脾，以燥湿豁痰，行中降逆；姜厚朴燥湿行气，消积除满；黄连味苦性寒，清热燥湿，宁心除烦；党参补中益气，培土稼穑，助清半夏化痰而不伤正，发行中之力而不滋腻；麸炒白术、干姜益气宽中，温脾健胃；麸炒枳实、陈皮下气化痰，消积除痞；黄芩宁气安血，通经活络；红枣、炙甘草入补中焦，调和诸药。合方用药涵盖痰湿、气滞、郁热、中虚四个方面，全方祛痰药配伍调气药，痰湿从其所化，脾归统摄职能；祛痰药配伍补虚药，化痰不伤正气，补虚不使中满；清热药配伍调气药，消热行滞，舒畅气机。诸药相伍，阴阳相求，行中捭阖。若中气不虚，或中焦湿热蕴结者，去人参、甘草、大枣、干姜，加木香、生姜以下气消痞止呕。

2. 经方与时方　半夏泻心汤合香砂六君子汤加减。

半夏泻心汤（《伤寒论》）：半夏（洗，半升），黄芩、干姜、人参各三两，甘草（炙，三两），黄连一两，大枣（擘，十二枚）。上七味，以水一斗，煮取六升，去滓；

再煎，取三升，温服一升，日三服。

香砂六君子汤（《古今名医方论》）：人参一钱，白术二钱，茯苓二钱，甘草七分，陈皮八分，半夏一钱，砂仁八分，木香七分。上加生姜二钱，水煎服。

方解　本合方体现主辅的合方原则。平调寒热、升降气机选用半夏泻心汤，益气化痰、行气温中选用香砂六君子汤，二方协同形成脾胃不和经方与时方合方，以达调和脾胃、行气温中之功效。辛温之半夏散结除痞，降逆止呕；与木香合用能行三焦之气滞，合砂仁能通脾肾之元气，从而使贲郁可开；黄芩、黄连苦寒以泄热开痞；干姜温中散寒；人参、大枣、白术、茯苓补脾益气，以恢复脾胃运化受纳之功；陈皮理气开胃，燥湿醒脾，使补而不滞；炙甘草益气和中而调和诸药。全方健脾、理气、燥湿、清热，体现消补兼施、补而不滞、温中寓清的特点。若脾虚明显，气短倦怠，加黄芪补气；若湿盛者，加泽泻、车前子、苍术以利水渗湿，燥湿健脾。

3. 时方与时方　二陈汤合平胃散加减。

二陈汤（《太平惠民和剂局方》）：半夏（汤洗七次）、橘红各五两，白茯苓三两，甘草一两半（炙）。上药㕮咀，每服四钱，用水一盏，生姜七片，乌梅一个，同煎六分，去滓，热服，不拘时候。

平胃散（《简要济众方》）：苍术去黑皮，捣为粗末，炒黄色，四两，厚朴去粗皮，涂生姜汁，炙令香熟，三两，陈橘皮洗令净，焙干，二两，甘草炙黄，一两。上为散。每服二钱，水一中盏，加生姜二片，大枣二枚，同煎至六分，去滓，食前温服。

方解　本合方体现平等的合方原则。燥湿化痰、理气和中选用二陈汤，燥湿运脾、行气和胃选用平胃散，二方协同形成脾胃不和时方与时方合方，以达健脾祛湿、理气和中之功效。半夏燥湿化痰，降逆和胃，散结消痞；陈皮、苍术、厚朴、茯苓理气行滞，燥湿化痰，有"治痰先治气，气顺则痰消"之意；少许乌梅敛肺气，使祛痰不伤正，有"欲劫之先聚之"之意；炙甘草益气补中而实脾，调和诸药；煎煮时加少量生姜、大枣有补脾和胃之效。全方主运脾，又和胃，主燥湿，辅理气，使湿去脾健，气机调畅，胃气平和，升降有序。若呕吐较重，可加半夏、藿香，名"不换金正气散"（《太平惠民和剂局方》），其降逆止呕作用较优；若胀满较重，加木香、砂仁，名"香砂平胃散"（《医宗金鉴》），其理气消胀作用较优；若兼食积，加麦芽、神曲，名"加味平胃散"（《医宗金鉴》），其健脾消食作用为强；若兼有寒象，加干姜温中散寒。

【适用范围】　胃痛、痞满、腹痛、呕吐、嗳气、泄泻、口味异常、便秘等，辨证属脾胃不和证者。西医学的急慢性胃炎、胃及十二指肠溃疡、胃神经官能症、消化不良、神经性呕吐、急慢性菌痢、慢性肝炎等，符合中医脾胃不和证者可参考论治。

【合方禁忌】　慎用大热、大寒、有毒等易损伤脾胃的药物。饮食宜清淡，忌肥甘厚味、辛辣醇酒及生冷粗糙之品。

【备选附方】

1. 经方与经方　半夏泻心汤合旋覆代赭汤加减。

半夏泻心汤（《伤寒论》）：半夏（洗，半升），黄芩、干姜、人参各三两，甘草（炙，三两），黄连一两，大枣（擘，十二枚）。上七味，以水一斗，煮取六升，去滓；

再煎，取三升，温服一升，日三服。

旋覆代赭汤（《伤寒论》）：旋覆花三两，人参二两，生姜五两，代赭石一两，甘草三两（炙），半夏半升（洗），大枣十二枚（擘）。以水一斗，煮取六升，去滓再煎，取三升，温服一升，日三服。

2. 经方与时方　半夏泻心汤合参苓白术散加减。

半夏泻心汤（《伤寒论》）：略。

参苓白术散（《太平惠民和剂局方》）：莲子肉一斤（去皮），薏苡仁一斤，缩砂仁一斤，桔梗一斤（炒令深黄色），白扁豆一斤半（姜汁浸，去皮，微炒），白茯苓二斤，人参二斤（去芦），甘草二斤（炒），白术二斤，山药二斤。上为细末，每服二钱，枣汤调下，小儿量岁数加减。

3. 时方与时方　分气紫苏饮和健脾丸加减。

分气紫苏饮（《太平惠民和剂局方》）：五味子（去梗，洗）、桑白皮（炙）、陈皮（去白，净洗）、桔梗、草果仁、大腹皮、甘草（炙）、茯苓各三斤。上八味，㕮咀为粗末，称二十斤净，入拣嫩枝、叶、干紫苏十五斤，捣碎，同一处拌匀。每服四钱，水一大盏，姜钱三片，入盐少许，同煎至七分，去滓空心食前。

健脾丸（《证治准绳》）：白术（炒）二两半，木香（另研）、黄连（酒炒）、甘草各七钱半，白茯苓（去皮）二两，人参一两五钱，神曲（炒）、陈皮、砂仁、麦芽（炒）、山楂（取肉）、山药、肉豆蔻（面裹，纸包槌去油）各一两。上共为细末，蒸饼为丸如绿豆大，每服五十丸，空心服，一日二次，陈米汤下。

【古籍摘录】

1.《伤寒论·辨太阳病脉证并治下》　伤寒五六日，呕而发热者，柴胡汤证具，而以他药下之，柴胡证仍在者，复与柴胡汤。此虽已下之，不为逆，必蒸蒸而振，却发热汗出而解。若心下满而鞕痛者，此为结胸也，大陷胸汤主之。但满而不痛者，此为痞，柴胡不中与之，宜半夏泻心汤。

2.《医方集解·除痰之剂》（二陈汤）此足太阴、阳明药也。半夏辛温，体滑性燥，行水利痰，为君；痰因气滞，气顺则痰降，故以橘红利气；痰由湿生，湿去则痰消，故以茯苓渗湿；为臣。中不和则痰涎聚，又以甘草和中补土，为佐也。

3.《成方便读》卷三　（平胃散）夫土曰稼穑，不及为之卑监，太过则曰敦阜。平胃者，平胃中之敦阜也。然土无成位，湿无专主，皆从化而来，从化而去，随人之脏气使然，阴虚者化为湿热，阳虚者化为寒湿。故治此者，当因其未化而化之，乃无后患。故用苍术辛温燥湿，辟恶强脾，可散可宣者，为化湿之正药。厚朴苦温，除湿而散满；陈皮辛温，理气而行痰，以佐苍术之不及。但物不可太过，过刚则折，当如有制之师，能戡祸乱而致太平。故以甘草中州之药，能补能和者，赞辅之，使湿去而土不伤，致于平和也。

4.《明医指掌·脾胃证》　脾不和，则食不化；胃不和，则不思食。脾胃不和，则不思而且不化。或吐，或泻，或胀满，或吞酸，或嗳气，或恶心，用治中汤。脾不和，不喜食而食不消者，枳缩二陈汤、枳术丸；胃不和者，平胃散。

5.《诸病源候论·脾胃诸病候》 脾者，脏也，胃者，腑也，脾胃二气相为表里，胃受谷而脾磨之，二气平调，则谷化而能食。若虚实不等，水谷不消，故令腹内虚胀，或泄，不能饮食。所以谓之脾胃气不和不能饮食也。其汤熨针石，别有正方，补养宣导，今附于后。

6.《古今名医方论·香砂六君子汤》 柯韵伯曰:《经》曰:壮者气行则愈，怯者著而为病。盖人在气交之中，因气而生，而生气总以胃气为本。食入于阴，长气于阳，昼夜循环，周于内外。一息不运，便有积聚，或胀满不食，或生痰留饮，因而肌肉消瘦，喘咳呕哕，诸症蜂起，而神机化绝矣。四君子，气分之总方也。人参致冲和之气，白术培中宫，茯苓清治节，甘草调五脏，诸气既治，病安何来？然拨乱反正，又不能无为而治，必举夫行气之品以辅之，则补品不至泥而不行。故加陈皮以利肺金之逆气，半夏以疏脾土之湿气，而痰饮可除也；加木香以行三焦之滞气，缩砂以通脾肾之元气，臆郁可开也。四君得四辅，而补力倍宣；四辅有四君，而元气大振。相须而益彰者乎。

【文献推选】

1.郑洪新，杨柱.中医基础理论［M］.5版.北京：中国中医药出版社，2021.

2.全国科学技术名词审定委员会.中医药学名词［M］.北京：科学出版社，2005.

3.彭怀仁.中医方剂大辞典［M］.北京：人民卫生出版社，1996.

4.赵佶.圣济总录［M］.王振国，杨金萍点校.上海：上海科学技术出版社，2016.

二、脾胃寒湿方

脾胃寒湿证指寒湿内盛，困遏脾胃之阳，运化功能减低的病理变化。多因贪凉饮冷，或过食生冷，或脾阳素虚而致寒湿内盛，或因淋雨涉水，气候阴冷潮湿等外感寒湿，致中阳被困，脾阳失运所致。《素问·六元正纪大论》曰："太阳司天之政……寒湿之气，持于气交，民病寒湿。"本证属实证，但寒湿之邪极易伤阳，日久易致脾阳虚衰。治宜温中和胃，燥湿运脾。依据五行生克制化，也要注意"实则泻其子"。

【临床表现】脘腹闷胀，泛恶呕吐，纳呆不食，或腹胀绞痛，大便痛泻，面色萎黄，四肢不温，或浮肿，小便短少；舌质淡胖，舌苔白腻，脉沉缓或弦紧。

【辨证要点】

1.主症 脘腹闷胀，大便痛泻，面色萎黄，四肢不温。

2.次症 泛恶呕吐，纳呆不食，或腹胀绞痛，或浮肿，小便短少。

【治法】温中和胃，燥湿运脾。

【合方选择】

1.经方与经方 苓桂术甘汤合温脾汤加减。

苓桂术甘汤（《金匮要略》）：茯苓四两，桂枝三两，白术三两，甘草二两（炙）。上四味，以水六升，煮取三升，分温三服。

温脾汤（《备急千金要方》）：当归、干姜各三两，附子、人参、芒硝各二两，大黄五两，甘草二两。上七味，㕮咀，以水七升，煮取三升，分温，日三服。

方解 本合方体现主辅的合方原则。温中化饮、健脾利水选用苓桂术甘汤，温中健脾、祛寒攻下选用温脾汤，二方协同形成脾胃寒湿经方与经方合方，以行健脾和胃、温中祛寒之功效。方中茯苓健脾利水渗湿，消已聚之饮，杜生痰之源；桂枝温阳化气利水，温补中焦，既有利水解表之功，又有温阳平冲降逆之效；白术健脾燥湿，是为治病求本之意；附子、干姜温脾阳以散寒凝；大黄、芒硝荡涤泻下而除积滞；人参、炙甘草补中益气，调和诸药。若湿邪较重，可适当加大猪苓、泽泻、茯苓用量；若脾虚较甚，可加黄芪、山药、薏苡仁健脾利湿；若脘腹胀满、胸闷、呕恶显著者，可加半夏以健脾燥湿、行气和胃；若胁腹疼痛作胀，肝脾同病者，当酌加柴胡、香附、郁金、川楝子疏肝理气；若湿浊不清，气滞血结，胁下结痛，腹部胀满，肤色苍黄或熏黑，可加服硝石矾石散以化浊祛瘀软坚。

2. 经方与时方 吴茱萸汤合五皮散加减。

吴茱萸汤（《伤寒论》）：吴茱萸一升（洗），人参三两，生姜六两（切），大枣十二枚（擘）。上四味，以水七升，煮取二升，去滓。温服七合，日三服。

五皮散（《中藏经》）：生姜皮、桑白皮、陈橘皮、大腹皮、茯苓皮各等分。上为粗末，每服三钱，水一盏半，煎至八分，去滓，不拘时候温服。

方解 本合方体现主辅的合方原则。温中补虚、降逆止呕选用吴茱萸汤，理气健脾利水选用五皮散，二方协同形成脾胃寒湿经方与时方合方，以行温中健脾、行气利水之功效。方中吴茱萸上温中焦散寒扶阳，下暖肝肾降逆止呕；生姜助吴茱萸温中散寒，降逆止呕；二药合用，有相须为用、温降并行之意。茯苓皮行皮肤水湿，奏利水消肿之功；大腹皮行气利水消肿；桑白皮肃降肺气，通调水道，使"肺气清肃，则水自下趋"；陈皮理气和胃，醒脾化湿；人参、大枣补脾和中，调和诸药。若寒湿较甚，腹痛，水泻频剧，可再加藿香温脾燥湿祛寒；如浮肿尿少，加生薏仁等渗湿利水消肿。

3. 时方与时方 藿香正气散合胃苓汤加减。

藿香正气散（《太平惠民和剂局方》）：大腹皮、白芷、紫苏、茯苓（去皮）各一两，半夏曲、白术、陈皮（去白）、厚朴（去粗皮，姜汁炙）、苦桔梗各二两，藿香（去土）三两，甘草（炙）二两半。上为细末，每服二钱，水一盏，姜三片，枣一枚，同煎至七分，热服。如欲出汗，衣被盖，再煎并服。

胃苓汤（《世医得效方》）：五苓散、平胃散（甘草、茯苓、苍术、陈皮、白术、官桂、泽泻、猪苓、厚朴）（原著本方无用量）。上二钱合和，紫苏、乌梅煎汤下；未效，加木香、缩砂、白术、丁香煎服。

方解 本合方体现平等的合方原则。散寒化湿选用藿香正气散，健脾渗湿利水选用胃苓汤，二方协同形成脾胃寒湿时方与时方合方，以行温中理气、利水渗湿之功效。藿香、桂枝辛温散寒，辟秽和中；半夏、陈皮、苍术理气燥湿，和胃降逆止呕；白术、茯苓健脾祛湿；猪苓、泽泻健脾助运，除湿和中止泻；紫苏、白芷辛温散寒，醒脾化浊；大腹皮、厚朴行气化湿，畅中行滞，寓"气行则湿化"之义；桔梗宣肺利膈，解表化湿；生姜、大枣内调脾胃，外和营卫；炙甘草调药和中。若表邪较重，周身困重而骨节酸楚者，可加荆芥、防风以增疏风散寒之力。

【**适用范围**】肥胖、泄泻、痞满、水肿等，辨证属脾胃寒湿证者。西医学的单纯性

（体质性）肥胖、代谢性综合征、慢性胃炎、功能性消化不良、营养不良性水肿、内分泌失调水肿、急慢性肠炎、胃肠功能紊乱、腹泻型肠易激综合征等，符合中医脾胃寒湿证者可参考论治。

【合方禁忌】湿热内停之小便不利、水肿者慎用；痰饮兼有热者慎用。

【备选附方】

1. 经方与经方 麻黄细辛附子汤合五苓散加减。

麻黄细辛附子汤（《伤寒论》）：麻黄二两（去节），附子一枚（炮，去皮，破八片），细辛二两。上三味，以水一斗，先煮麻黄，减二升，去上沫，内诸药，煮取三升，去滓，温服一升，日三服。

五苓散（《伤寒论》）：猪苓十八铢（去皮），泽泻一两六铢，白术十八铢，茯苓十八铢，桂枝半两（去皮）。上五味，捣为散，以白饮和服方寸匕，日三服。多饮暖水，汗出愈。如法将息。

2. 经方与时方 温脾汤合平胃散加减。

温脾汤（《备急千金要方》）：当归、干姜各三两，附子、人参、芒硝各二两，大黄五两，甘草二两。上七味，㕮咀，以水七升，煮取三升，分温，日三服。

平胃散（《简要济众方》）：苍术（去黑皮，捣为粗末，炒黄色）四两，厚朴（去粗皮，涂生姜汁，炙令香熟）三两，陈橘皮（洗令净，焙干）二两，甘草（炙黄）一两。上为散。每服二钱，水一中盏，加生姜二片，大枣二枚，同煎至六分，去滓，食前温服。

3. 时方与时方 良附丸合二陈汤加减。

良附丸（《良方集腋》）：高良姜（酒洗七次，焙，研）、香附子（醋洗七次，焙，研）各等分。上味各焙，各研，各贮，用时以米饮加生姜汁一匙，盐一撮为丸，服之立止。

二陈汤（《太平惠民和剂局方》）：半夏（汤洗七次）、橘红各五两，白茯苓三两，甘草一两半（炙）。上药㕮咀，每服四钱，用水一盏，生姜七片，乌梅一个，同煎六分，去滓，热服，不拘时候。

【古籍摘录】

1.《素问·六元正纪大论》 寒湿之气，持于气交。民病寒湿，发肌肉萎，足痿不收，濡泻血溢。（又：）感于寒湿，则民病身重胕肿，胸腹满。

2.《素问·调经论》 寒湿之中人也，皮肤不收，肌肉坚紧，营血泣，卫气去。

3.《伤寒指掌》卷四 脉沉迟而濡，身无热，但吐泻，口不渴，小水清利，身痛重者，或手足肿痛者，为寒湿，宜分渗兼温中，胃苓汤加炮姜、木瓜，重者加附子。

4.《时病论·寒湿》 伤湿又兼寒，名曰寒湿。盖因先伤于湿，又伤生冷也。夫寒湿之证，头有汗而身无汗，遍身拘急而痛，不能转侧，近之则痛剧，脉缓近迟，小便清白，宜以辛热燥湿法治之。毋使其酝酿成温，而成湿温之病，温甚成热，而成湿热之病；又毋使其变为痰饮，伏而不发，交冬发为咳嗽之病。由是观之，可不速罄其湿乎！须知寒湿之病，患于阳虚寒体者为多，辛热燥湿之法未尝不为吻合。湿热之证，患于阴虚火体者为多，此法又宜酌用耳。贸贸者，不别病之寒湿、热湿，体之阴虚、阳虚，一遇湿病，概投通利之方，若此鲁莽，未有不误人者也。

5.《三因极一病证方论》 病者身体烦疼，无汗恶寒，发热，脉浮缓细，皆寒湿相并所致也。

6.《儿科萃精》 小儿因喜弄冷水，坐卧湿地而发为寒湿证，初起头痛身重，寒热往来。古法主胃苓汤（如漂白术、炒白术、川朴、陈皮、茯苓、猪苓、泽泻、炙甘草、上青桂，引用生姜）。〔真按〕小儿因受外面寒湿，二术过于呆滞，上桂过于刚猛，与童体初剂皆不相宜。但用冬桑叶一钱，赤茯苓二钱，广橘红钱半，炒白术钱半，炙甘草五分，引用生姜皮三分。

【文献推选】

1. 郑洪新，杨柱．中医基础理论［M］.5 版．北京：中国中医药出版社，2021.
2. 全国科学技术名词审定委员会．中医药学名词［M］．北京：科学出版社，2005.
3. 彭怀仁．中医方剂大辞典［M］．北京：人民卫生出版社，1996.

第二节　脾胃实热合方

脾胃实热合方是治疗脾胃兼证实热为主的合方。脾与胃同属中焦，两者纳运结合，升降相因，共同完成饮食物的消化、吸收、输布。一方面，脾病可累及胃病，导致脾胃俱病；另一方面，由于气血的紧密联系和阴阳的互根互用，若实热病程日久，可导致气虚、阴虚、血虚，进而形成脾胃兼证、气血同病、本虚标实；反之亦然。

脾胃湿热证合方包括脾胃积热方、胃热滞脾方及脾胃湿热方等。其合方的理论基础以三焦之中焦辨证为主，涉及清热剂、补益剂等方剂学内容。

一、脾胃积热方

脾胃积热主要属于里热，多因过食辛热、肥甘、温燥之品，化热生火。或五志过极，化火犯胃，或邪热内侵，中焦积热所致。其治法以"热者寒之""温者清之"为核心思想，主要属于"八法"中的清法。凡屡用清热泻火之剂而热仍不退者，即如王冰所云"寒之不寒，是无水也"，当用甘寒滋阴壮水之法，使阴复则其热自退。若邪热在表，治当解表；里热已成腑实，则宜攻下；表邪未解，热已入里，又宜表里双解。对于热邪炽盛，服寒凉剂入口即吐者，可用"治热以寒，温而行之"之反佐法。

【临床表现】口腔溃疡多发，或满口糜烂，周围红赤，疼痛拒食，烦躁多啼，口臭，涎多，小便短黄，大便干结，或发热，面赤；舌质红，舌苔黄，脉滑数。

【辨证要点】

1.主症 口腔溃疡多发，或满口糜烂，周围红赤，疼痛拒食。

2.次症 烦躁多啼，口臭，涎多，小便短黄，大便干结，或发热，面赤。

【治法】清中泄热，和胃除烦。

【合方选择】

1. 经方与经方　白虎汤合小承气汤加减。

白虎汤（《伤寒论》）：石膏一斤（碎），知母六两，甘草二两（炙），粳米六合。上四味，以水一斗，煮米熟汤成，去滓，温服一升，日三服。

小承气汤（《伤寒论》）：大黄四两（酒洗），厚朴二两（去皮，炙），枳实三枚（大者，炙）。以水四升，煮取一升二合，去滓，分温二服。初服汤，当更衣，不尔者，尽饮之。若更衣者，勿服之。

方解　本合方体现主辅的合方原则。清热生津选用白虎汤，轻下热结选用小承气汤，二方协同形成脾胃积热经方与经方合方，以行清热生津、轻下热结之功效。方中石膏、知母泄中焦郁热且能生津止渴，使热去而津液不耗，并能除烦止渴；大黄荡涤胃肠邪热积滞；枳实、厚朴行气消胀除满；粳米、炙甘草益胃生津，缓苦寒药重降之性，防伤中之弊。若热盛耗气，症见疲乏、少力，加太子参补气，甚者可用西洋参；消谷善饥，口苦，嘈杂，加黄连以助苦寒泻火；口干多饮，加天花粉、葛根清热生津。热势甚者，加山栀、牡丹皮、黄芩清热泻火；大便秘结者，加生大黄通腑泄热；阴伤较甚，口渴，舌红苔少，脉细数者，加天花粉、石斛、玉竹养胃生津。

2. 经方与时方　白虎加人参汤合玉女煎加减。

白虎加人参汤（《伤寒论》）：知母六两，石膏一斤（碎，绵裹），甘草二两（炙），粳米六合，人参三两。上五味，以水一斗，煮米熟汤成，去滓，温服一升，日三服。

玉女煎（《景岳全书》）：石膏三至五钱，熟地黄三至五钱或一两，麦冬二钱，知母、牛膝各一钱半。上药用水一盅半，煎七分，温服或冷服。

方解　本合方体现主辅的合方原则。清热益气生津选用白虎加人参汤，清中焦之热兼滋阴选用玉女煎，二方协同形成脾胃积热经方与时方合方，以行清中泄热、益气生津之功效。方中石膏、知母泄中焦郁热且能生津止渴；麦门冬、熟地黄益气养阴生津；二者既养肺，又滋肾阴，寓金水相生之意，助生津而润胃燥。牛膝引热下行，补肝肾；人参、炙甘草、粳米益气和中，使泻火而不伤脾胃。全方补虚泻实，清不伤阴，寒不伤中，引热下行。若热势甚者，加山栀、牡丹皮增其清热泻火之力；大便秘结者，加生地黄通腑泄热；阴伤较甚，口渴，舌红苔少，脉细数者，加天花粉、石斛、玉竹养胃生津。

3. 时方与时方　清胃散合益胃汤加减。

清胃散（《脾胃论》）：生地黄、当归身各三分，牡丹皮半钱，黄连六分（夏月倍之，大抵黄连临时增减无定），升麻一钱。上药为细末，都作一服，水一盏半，煎至七分，去滓，放冷服之。

益胃汤（《温病条辨》）：沙参三钱，麦冬五钱，冰糖一钱，细生地五钱，玉竹（炒香）一钱五分。水五杯，煮取二杯，分二次服，渣再煮一杯服。

方解　本合方体现平等的合方原则。清胃凉血选用清胃散，养阴益胃选用益胃汤，二方协同形成脾胃积热时方与时方合方，以行清中凉血、养阴除烦之功效。方中黄连直折中焦之热；升麻清热解毒，宣达郁遏伏火，取"火郁发之"之意，与黄连相合，升降相寓，泻火而无凉遏之弊，散火而无升焰之虞；牡丹皮凉血清热；生地黄、麦冬、沙参、玉竹养阴清热，生津润燥，使清而不寒，润而不腻；当归养血活血；冰糖濡养肺胃。热势甚者，加山栀、牡丹皮、黄芩清热泻火；大便秘结者，加生大黄通腑泄热；阴伤较甚，口渴，舌红苔少，脉细数者，加天花粉、石斛、玉竹养胃生津。

【适用范围】口疮、口臭、齿衄、唇疮、厌食、便秘等，辨证属脾胃积热证者。西医学的口腔溃疡、牙周炎、复发性口疮、白塞综合征、内分泌及代谢性疾病的便秘等，符合中医脾胃积热证者可参考论治。

【合方禁忌】表邪未解，阳气被郁而发热者慎用；体质素虚，脏腑虚寒者慎用；因气虚而引起虚热者慎用。

【备选附方】

1. 经方与经方　调胃承气汤合泻心汤加减。

调胃承气汤（《伤寒论》）：大黄四两（去皮，清酒洗），甘草二两（炙），芒硝半升。以水三升，煮大黄、甘草至一升，去滓，内芒硝，更上微火一两沸，温顿服之，以调胃气。

泻心汤（《金匮要略》）：大黄二两，黄连、黄芩各一两。上三味，以水三升，煮取一升，顿服之。

2. 经方与时方　泻心汤合十灰散加减。

泻心汤（《金匮要略》）：略。

十灰散（《十药神书》）：大蓟、小蓟、荷叶、侧柏叶、茅根、茜根、山栀、大黄、牡丹皮、棕榈皮各等分。上药各烧灰存性，研极细末，用纸包，碗盖于地上一宿，出火毒。用时先将白藕捣汁，或萝卜汁磨京墨半碗，调服五钱，食后服下。

3. 时方与时方　参苓白术散合清胃散加减。

参苓白术散（《太平惠民和剂局方》）：莲子肉一斤（去皮），薏苡仁一斤，缩砂仁一斤，桔梗一斤（炒令深黄色），白扁豆一斤半（姜汁浸，去皮，微炒），白茯苓二斤，人参二斤（去芦），甘草二斤（炒），白术二斤，山药二斤。上为细末，每服二钱，枣汤调下，小儿量岁数加减。

清胃散（《脾胃论》）：生地黄、当归身各三分，牡丹皮半钱，黄连六分（夏月倍之，大抵黄连临时增减无定），升麻一钱。上药为细末，都作一服，水一盏半，煎至七分，去滓，放冷服之。

【古籍摘录】

1.《赤水玄珠·手足汗》　有肠胃中有实热者，仲景承气症，谓手足濈濈然汗出，乃肠胃热甚而傍达四肢也。

2.《成方便读》卷三　（凉膈散）治火邪上盛，中焦燥实，烦躁口渴，目赤头眩，口疮唇裂，吐血衄血，大小便闭，以及斑黄狂乱等证。夫火邪至于上中二焦，与胃中宿食渣滓之物结而不散，则为以上种种诸证。若火之散漫者，或在里，或在表，皆可清之、散之而愈。如挟有形之物结而不散者，非去其结，则病终不痊。故以大黄、芒硝之荡涤下行者，去其结而逐其热。然恐结邪虽去，尚有浮游之火散漫上中，故以黄芩、薄荷、竹叶清彻上中之火，连翘解散经络中之余火，栀子自上而下，引火邪屈曲下行。如是则有形无形、上下表里诸邪，悉从解散。用甘草、生蜜者，病在膈，甘以缓之也。

【文献推选】
1. 李经纬. 中医大词典［M］.2 版. 北京：人民卫生出版社，2004.
2. 全国科学技术名词审定委员会. 中医药学名词［M］. 北京：科学出版社，2005.
3. 彭怀仁. 中医方剂大辞典［M］. 北京：人民卫生出版社，1996.

二、胃热滞脾方

胃热滞脾证多因过食辛辣温燥之品，化热生火，或情志不遂，气郁化火犯胃所致。《灵枢·师传》曰："胃中热则消谷，令人悬心善饥。"胃火过旺，使脾受约，精微不化，从而导致过多水谷瘀积体内，化为膏脂湿浊瘀积中焦，湿浊可进一步阻滞脾气，加重水谷运化功能失常，属于本虚标实之证，病久可变生消渴、眩晕、胸痹、中风等疾病。治法应以清胃泻火为主，佐以消导。本虚责之脾胃，可及肝肾和肠腑；标实多与痰湿热瘀相关。治疗在清胃泻火的基础上，可根据本虚标实的偏重，酌加益气健脾祛湿药物以治本，同时病及肝肾者可加用清肝泻火或固肾养阴之品。

【临床表现】多食，消谷善饥，形体肥胖，脘腹胀满，或胃痛、嘈杂，得食则缓，口干、口苦，心烦，头昏；舌质红，舌苔黄腻，脉弦滑。

【辨证要点】

1. 主症 多食，消谷善饥，形体肥胖，脘腹胀满，或胃痛、嘈杂，得食则缓。

2. 次症 口干、口苦，心烦，头昏。

【治法】清胃泻火，佐以消导。

【合方选择】

1. 经方与经方 白虎汤合小承气汤加减。

白虎汤（《伤寒论》）：石膏一斤（碎），知母六两，甘草二两（炙），粳米六合。上四味，以水一斗，煮米熟汤成，去滓，温服一升，日三服。

小承气汤（《伤寒论》）：大黄四两（酒洗），厚朴二两（去皮，炙），枳实三枚（大者，炙）。以水四升，煮取一升二合，去滓，分温二服。初服汤，当更衣，不尔者，尽饮之。若更衣者，勿服之。

方解 本合方体现主辅的合方原则。清热生津选用白虎汤，轻下热结选用小承气汤。由石膏、知母、炙甘草、粳米、大黄、厚朴、枳实组成。二方协同形成胃热滞脾经方与经方合方，以行清热生津、轻下热结之功效。方中石膏、知母泄中焦郁热且能生津止渴；大黄泄热通便，软坚润燥；厚朴行气散满；枳实破气消痞；炙甘草、粳米益气和中，使泻火而不伤脾胃。热邪伤津而无腑实证者，可用白虎加人参汤清热救津。抽搐甚者，加天麻、地龙、全蝎、菊花、钩藤等息风止痉之品；热甚烦躁者，加淡竹叶、栀子、黄芩清心泻火除烦；热甚动血，斑疹显现，舌质红绛，加水牛角、生地黄、牡丹皮、赤芍。

2. 经方与时方 小承气汤合保和丸加减。

小承气汤（《伤寒论》）：略。

保和丸（《丹溪心法》）：山楂六两，神曲二两，半夏、茯苓各三两，陈皮、连翘、莱菔子各一两。上为末，炊饼为丸，如梧桐子大，每服七八十丸，食远白汤下（现代用法：共为末，水泛为丸，每服 6～9g，温开水送下；亦可作汤剂，水煎服）。

方解 本合方体现主辅的合方原则。通腑泄热、行气散结选用小承气汤，消食导滞选用保和丸。由大黄、厚朴、枳实、山楂、神曲、半夏、茯苓、陈皮、连翘、莱菔子组成。二方协同形成胃热滞脾经方与时方合方，以行清中泻火，佐以消导之功效。方中大黄泄热通便，连翘、黄连清胃泻火，枳实、厚朴行气散结，山楂、神曲、莱菔子消食导滞，陈皮、半夏理气化痰和胃，茯苓健脾利湿。若兼见大便秘结者，加大黄以泄热通腑，导热下行；若胃热较甚，口渴饮冷者，可加玄参、天花粉以增强清热生津之力；若牙衄，加牛膝以导血热下行。

3. 时方与时方 防风通圣散合枳实导滞丸加减

防风通圣散（《黄帝素问宣明论方》）：防风、川芎、当归、芍药、大黄、薄荷叶、麻黄、连翘、芒硝各半两，石膏、黄芩、桔梗各一两，滑石三两，甘草二两，荆芥、白术、栀子各一分。上为末，每服二钱，水一大盏，生姜三片，煎至六分，温服（现代用法：作水丸，每服 6g，加生姜 3 片，煎汤送服，日 2 次；亦可作汤剂，水煎服）。

枳实导滞丸（《内外伤辨惑论》）：大黄一两，枳实（麸炒，去瓤）、神曲（炒）各五钱，茯苓（去皮）、黄芩（去腐）、黄连（拣净）、白术各三钱，泽泻二钱。上为细末，汤浸蒸饼为丸，如梧桐子大，每服五十丸至七十丸，温水送下，食远，量虚实加减服之（现代用法：共为细末，水泛小丸，每服 6～9g，食后温开水送下，每日 2 次；亦可作汤剂，水煎服）。

方解 本合方体现平等的合方原则。疏风解表、泄热通便选用防风通圣散，消食导滞、清热祛湿选用枳实导滞丸。由防风、川芎、当归、芍药、大黄、薄荷叶、麻黄、连翘、芒硝、石膏、黄芩、桔梗、滑石、甘草、荆芥、白术、栀子、生姜、枳实、神曲、茯苓、黄连、泽泻组成。二方协同形成胃热滞脾时方与时方合方，以行疏风清热、消导祛湿之功效。方中麻黄、防风、荆芥、薄荷发汗散热，疏风解表，使热邪从表而出；黄芩、黄连、石膏清泄肺胃；连翘、桔梗清宣上焦，除热解毒；栀子、滑石、茯苓、泽泻清热祛湿，引热自小便出；芒硝、大黄泄热通腑，使热结从大便而出；苦辛微寒之枳实行气化滞，既助芒硝、大黄攻积之力，又解气滞之腹满痞痛；神曲消食健脾，使食消而脾胃得和；当归、芍药、川芎养血和血；白术、健脾和中，使祛邪而不伤正，并监制苦寒之品以免伤及脾胃；煎加生姜和胃助运。若表证轻浅者，可酌减解表药；若正不虚，可减去当归、白芍、白术等药。

【适用范围】肥胖、粉刺、牙宣、口味异常等，辨证属胃热滞脾证者。西医学的单纯性（体质性）肥胖、代谢性综合征、痤疮、牙周炎、口臭等，符合中医胃热滞脾证者可参考论治。

【注意事项】肥胖多为本虚标实之候，虚实之间、各种病理产物之间常发生相互转化，病久还可变生消渴、头痛、眩晕、胸痹、中风、胆胀、痹症等疾病，须积极治疗。

【备选附方】

1. 经方与经方 白虎汤合泻心汤加减。

白虎汤（《伤寒论》）：石膏一斤（碎），知母六两，甘草二两（炙），粳米六合。上四味，以水一斗，煮米熟汤成，去滓，温服一升，日三服。

泻心汤（《金匮要略》）：大黄二两，黄连一两，黄芩一两。上三味，以水三升，煮取一升，顿服之。

2. 经方与时方 泻心汤合加味清胃散加减。

泻心汤（《金匮要略》）：略。

加味清胃散（《校注妇人良方》）：黄连4.5g（炒），生地黄、牡丹皮、当归各3g，升麻6g，犀角（水牛角代）、连翘、甘草（三味药原书未载用量）。上药锉散（现代用法：水煎服）。

3. 时方与时方 泻黄散合保和丸加减。

泻黄散（《小儿药证直诀》，又名泻脾散）：藿香叶七钱，山栀仁一钱，石膏五钱，甘草三两，防风四两（去芦，切，焙）。上药锉，同蜜、酒微炒香，为细末。每服一至二钱，水一盏，煎至五分，温服清汁，无时。

保和丸（《丹溪心法》）：略。

【古籍摘录】

1.《诸病源候论》 喉咙者，脾胃之候也。由脾胃热，其气上冲喉咽，所以生疮。其疮或白头，或赤根，皆由挟热所致。

2.《历代名医良方注释》 温病热结阴亏、燥屎不行者，下法宜慎。此乃津液不足，无水舟停，间服增液汤（生地、玄参、麦冬），即有增水行舟之效；再不下者，然后再与增液承气汤缓缓服之，增液通便，邪正兼顾。方中生地、玄参、麦冬，甘寒、咸寒，滋阴增液；配伍大黄、芒硝，苦寒、咸寒，泄热通便，合为滋阴增液，泄热通便之剂。

3.《伤寒来苏集·伤寒论注》（白虎汤）石膏大寒，寒能胜热，味甘归脾，质刚而主降，备中土生金之体，色白通肺，质重而含脂，具金能生水之用，故以为君。知母气寒主降，苦以泄肺火，辛以润肺燥，内肥白而外皮毛，肺金之象，生水之源也，故以为臣。甘草皮赤中黄，能土中泻火，为中宫舟楫，寒药得之缓其寒，用此为佐，沉降之性，亦得留连于脾胃之间矣。粳米稼穑作甘，气味温和，禀容平之德，为后天养命之资，得此为佐，阴寒之物，则无伤损脾胃之虑也。煮汤入胃，输脾归肺，水精四布，大烦大渴可除矣。白虎为西方金神，用以名汤者，秋金得令，而暑清阳解。

4.《成方便读》（保和丸）此为食积痰滞，内瘀脾胃，正气未虚者而设也。山楂酸温性紧，善消腥膻油腻之积，行瘀破滞，为克化之药，故以为君。神曲系蒸窨而成，其辛温之性，能消酒食陈腐之积。莱菔子辛甘下气，而化面积；麦芽咸温消谷，而行瘀积，二味以之为辅。然痞坚之处，必有伏阳，故以连翘之苦寒，散结而清热。积郁之凝，必多痰滞，故以二陈化痰而行气。此方虽纯用消导，毕竟是平和之剂，故特谓之保和耳。

5.《养生论》 虚而气不能舒，郁而气不得舒，日久气停血滞，水邪泛滥，火势内灼。

【文献推选】

1. 吴勉华，石岩. 中医内科学 [M].5 版. 北京：中国中医药出版社，2021.

2. 郑洪新，杨柱. 中医基础理论 [M].5 版. 北京：中国中医药出版社，2021.

3. 李冀，左铮云. 方剂学 [M].5 版. 北京：中国中医药出版社，2021.

4. 李经纬. 中医大词典 [M]. 2 版. 北京：人民卫生出版社，2004.

5. 全国科学技术名词审定委员会. 中医药学名词 [M]. 北京：科学出版社，2005.

6. 彭怀仁. 中医方剂大辞典 [M]. 北京：人民卫生出版社，1996.

三、脾胃湿热方

脾胃湿热多因外感湿热之邪，或嗜食肥甘厚腻，饮酒无度，酿成湿热，内蕴脾胃所致。治法以"八法"中的清法及和法为主，既要清利湿热，又要兼顾运脾和胃，以防清热太过而助湿，化湿太过而复生热。本证多虚实夹杂，且病程较长，病情易反复。治疗用药时多苦辛并用。《素问·至真要大论》云："湿淫所胜，平以苦热，佐以酸辛，以苦燥之，以淡泄之。"

【临床表现】脘腹痞胀或痛，呕恶不食，口腻或苦，渴不多饮，肢体困重，可伴见肢体肿胀，大便黏滞或溏泻，尿少色黄；舌质红，舌苔黄腻，脉濡数或滑。

【辨证要点】

1. 主症　脘腹痞胀或痛，呕恶不食，口腻或苦。

2. 次症　渴不多饮，肢体困重，肢体肿胀，大便黏滞或溏泻，尿少色黄。

【治法】清利热湿，运脾和胃。

【合方选择】

1. 经方与经方　葛根黄芩黄连汤合四逆散加减。

葛根黄芩黄连汤（《伤寒论》）：葛根半斤，甘草二两（炙），黄芩三两，黄连三两。上四味，以水八升，先煮葛根，减二升，内诸药，煮取二升，去滓，分温再服。

四逆散（《伤寒论》）：甘草（炙）、枳实（破，水渍，炙干）、芍药、柴胡。上四味，各十分，捣筛，白饮和服方寸匕，日三服。

方解　本合方体现主辅的合方原则。解表清里选用葛根芩连汤，透邪解郁、疏肝理脾选用四逆散，二方协同形成脾胃湿热经方与经方合方，以行清热燥湿、调和中焦之功效。方中黄芩、黄连清热燥湿解毒，厚肠止利；葛根外解肌表之邪，内清阳明之热，升脾胃清阳而止泻生津；柴胡升发阳气，疏肝解郁，透邪外出；芍药养血和营，缓解止痛，与柴胡合用可使升发阳气而无耗伤阴血之虞；枳实理气解郁散结，与柴胡相合，一升一降，加强舒畅气机之功，奏升清降浊之效，与芍药相配，能理气和血，使气血调和；当归养血活血，与芍药同用有"行血则便脓自愈"之意；炙甘草调药和中，缓解止痛。若痛引两胁，可加郁金理气化瘀止痛；如腹痛剧烈，寒热往来，恶心呕吐，大便秘结者，改用大柴胡汤表里双解。

2. 经方与时方　半夏泻心汤合连朴饮加减。

半夏泻心汤（《伤寒论》）：半夏（洗，半升），黄芩、干姜、人参各三两，甘草（炙，三两），黄连一两，大枣（擘，十二枚）。上七味，以水一斗，煮取六升，去滓；再煎，取三升，温服一升，日三服。

连朴饮（《霍乱论》）：制厚朴二钱，川连（姜汁炒）、石菖蒲、制半夏各一钱，香豉（炒）、焦栀各三钱，芦根二两。水煎服。

方解　本合方体现主辅的合方原则。调和寒热选用半夏泻心汤，清热化湿、理气和中选用连朴饮，二方协同形成脾胃湿热经方与时方合方，以行清热化湿、理气除痞之功效。方中芦根止呕除烦，兼有利小便、清湿热之效；黄连、黄芩泄热开痞；厚朴宣畅气机，化湿行滞；半夏降逆和胃止呕；栀子清心泄热，导湿热从小便而出；石菖蒲化湿醒脾；淡豆豉宣郁止烦；人参、大枣、干姜温热益气，补脾虚；炙甘草补脾和中，调和诸药。若湿盛，胃气上逆，呕恶频作者，酌加藿香、佩兰、陈皮、竹茹等，芳香化湿，和胃降逆。

3. 时方与时方　清中汤合平胃散加减。

清中汤（《证治准绳·类方》卷四引《医学统旨》）：黄连、山栀子（炒）各二钱，陈皮、茯苓各一钱半，半夏一钱，草豆蔻仁（捣碎）、甘草（炙）各七分。水二盅，姜三片，煎八分，食前服。

平胃散（《简要济众方》）：苍术（去黑皮，捣为粗末，炒黄色）四两，厚朴（去粗皮，涂生姜汁，炙令香熟）三两，陈橘皮（洗令净，焙干）二两，甘草（炙黄）一两。上为散。每服二钱，水一中盏，加生姜二片，大枣二枚，同煎至六分，去滓，食前温服。

方解　本合方体现平等的合方原则。清热利湿、理气和胃选用清中汤，燥湿运脾、行气和胃选用平胃散，二方协同形成脾胃湿热时方与时方合方，以行清热燥湿、运脾和胃之功效。方中黄连、栀子清热燥湿；半夏、茯苓、草豆蔻、苍术祛湿健脾；厚朴、陈皮、炙甘草理气和中。若湿偏重者，加藿香燥湿醒脾；热偏重者，加蒲公英、黄芩、连翘清胃泄热；伴恶心呕吐者，加竹茹、代赭石清胃降逆；大便秘结不通者，可加大黄（后下）通下导滞；气滞腹胀者，加枳实理气消胀；兼有食积停滞，纳呆少食者，加炒三仙、莱菔子消食导滞。

【适用范围】泄泻、痢疾、水肿、鼓胀等，辨证属脾胃湿热证者。西医学的急慢性肠炎、胃肠功能紊乱、腹泻型肠易激综合征、肠结核、细菌性痢疾、阿米巴痢疾、营养不良性水肿、功能性水肿等，符合中医脾胃湿热证者可参考论治。

【合方禁忌】脾胃虚寒，津伤阴亏者慎用。必要时，可与消食剂或补阴剂同用。

【备选附方】

1. 经方与经方　栀子柏皮汤合五苓散加减。

栀子柏皮汤（《伤寒论》）：肥栀子（十五个，擘），甘草（一两，炙），黄柏（二两）。上三味，以水四升，煮取一升半，去滓，分温再服。

五苓散（《伤寒论》）：猪苓十八铢（去皮），泽泻一两六铢，白术十八铢，茯苓十八铢，桂枝半两（去皮）。上五味，捣为散，以白饮和服方寸匕，日三服。多饮暖水，汗出愈。如法将息。

2. 经方与时方　泻心汤合乌贝散加减。

泻心汤（《金匮要略》）：大黄二两，黄连、黄芩各一两。上三味，以水三升，煮取一升，顿服之。

乌贝散（《中国药典》）：海螵蛸850g（去壳），浙贝母150g，陈皮油1.5g。以上三味，海螵蛸、浙贝母粉碎成细粉，加入陈皮油，混匀，过筛，即得。

3. 时方与时方　三仁汤合泻黄散加减。

三仁汤（《温病条辨》）：杏仁五钱，飞滑石六钱，白通草二钱，白蔻仁二钱，竹叶二钱，厚朴二钱，生薏苡仁六钱，半夏五钱。甘澜水八碗，煮取三碗，每服一碗，日三服。

泻黄散（《小儿药证直诀》，又名泻脾散）：藿香叶七钱，山栀仁一钱，石膏五钱，甘草三两，防风四两（去芦，切，焙）。上药锉，同蜜、酒微炒香，为细末。每服一至二钱，水一盏，煎至五分，温服清汁，无时。

【古籍摘录】

1.《玉机微义》　痢而能食，知胃未病也。若脾胃湿热之毒熏蒸清道而上，以致胃口闭塞而成禁口之症，理宜除胃口之邪热，而此云，毒气上冲心肺，其毒不知指何者之邪，然亦有脾胃虚而得者，有误服利剂、毒药犯胃者，又有服涩热之剂太早，而邪气闭过于胃口者，必当求责。

2.《景岳全书·小儿则下·溺白》　小儿便如米泔，或溺停少顷变作泔浊者，此脾胃湿热也。凡饮食不节者多有此证，然亦有气虚下陷而然者。若脉证兼火者，当清利，宜导赤散，或四味肥儿丸。若饮食过伤兼胀滞者，宜保和丸、大安丸。若形气不足，或黄瘦，或呕泄者，宜五味异功散，或四君子汤，或补中益气汤。若肝肾火盛，移热膀胱者，必兼痛涩烦热，宜七味龙胆泻肝汤。若脾胃本虚而复兼湿热者，宜四君子汤加炒黄连。若止见溺白而别无烦热脉证，则但节其生冷水果及甘甜等物，不久自愈。切不可因其溺白，而过用芩、连、栀子之类，多致伤脾而反生吐泻等证，渐至羸败者，是皆误治之害也，不可不察。

3.《玉机微义》　局方戊己丸：治脾胃湿热，泄痢不止（方见滞下门）。按：泄泻，《局方》多以为寒，至刘、张始言有属热、属火之证，故诸方中治热泻之方甚少。然仲景治伤寒挟热下利，用葛根黄芩黄连汤，但人未之思耳。

4.《成方便读》卷一　（芍药汤）夫痢之为病，固有寒热之分，然热者多而寒者少，总不离邪滞蕴结，以至肠胃之气不宣，酿为脓血稠黏之属。虽有赤、白之分，寒热之别，而初起治法皆可通因通用。故刘河间有云：行血则便脓自愈，调气则后重自除。二语足为治痢之大法。此方用大黄之荡涤邪滞，木香、槟榔之理气，当归、肉桂之行血。病多因湿热而起，故用芩、连之苦寒，以燥湿清热。用芍药、甘草者，缓其急而和其脾。

【文献推选】

1. 郑洪新，杨柱. 中医基础理论［M］.5版. 北京：中国中医药出版社，2021.

2.李冀，左铮云.方剂学［M］.5 版.北京：中国中医药出版社，2021.
3.李经纬.中医大词典［M］.2 版.北京：人民卫生出版社，2004.
4.全国科学技术名词审定委员会.中医药学名词［M］.北京：科学出版社，2005.

第三节　脾胃虚证合方

　　脾胃虚证合方是治疗脾胃兼证虚证为主的合方。胃主受纳，以清导降浊为功；脾主运化，以转输升清为用。故不纳不降，甚或上逆者，过在阳明；不运不升，甚至陷下者，咎在太阴。脾之不运不升，多因阳气之虚；胃之不纳不降，多由阴液之少。《诸病源候论·五脏六腑病诸候·脾病候》曰："脾气盛，为形有余，则病腹胀，溲不利，身重苦饥，足痿不收……是为脾气之实也，则宜泻之。脾气不足，则四肢不用，后泄，食不化，呕逆，腹胀，肠鸣，是为脾气之虚也，则宜补之。"因此其病因有三：一为饮食失调；二为劳累过度；三由于急慢性疾病。以上诸因，耗伤脾胃，导致脾胃不足，运化失健，形成脾胃虚证。

　　脾胃虚证合方包括脾胃气虚方、脾胃气阴两虚方、脾胃阴虚方、脾胃阳虚方等，涉及补益剂、温里剂、祛湿剂、祛痰剂、清热剂、治燥剂、消食剂、理气剂、理血剂等方剂学内容。

一、脾胃气虚方

　　脾胃气虚证的治法以"虚者补之""损者益之"及"形不足者，温之以气"为核心思想，属于"八法"中的补法，具体治疗当补益脾胃之气为主，脾胃健旺则诸症可除。治疗时又要根据疾病的复杂性综合考虑，脾胃气虚兼有食滞时常与消食剂同用，以消除消化功能减弱而停滞的宿食；兼有湿滞时，多配以化湿、燥湿或利水渗湿剂，以消除脾虚不运而滞留的水湿；兼有中气下陷时，配以升阳举陷剂，以升举下陷之清气；久泻时，常与涩肠止泻剂同用；脾气虚不统血时，多与止血剂合用。同时，血为气之母，补气时适当佐以补血药，有相辅相成、相互资生之意。《难经本义》说："气中有血，血中有气，气与血不可须臾相离，乃阴阳互根，自然之理也。"

　　【临床表现】食少纳呆，胃脘痞闷，气短乏力，倦怠懒言，头晕，肢体浮肿，大便溏泻，体倦无力，面色萎黄；舌质淡，苔薄白，脉细弱。脾气下陷，则出现脱肛、阴挺、胃下垂等症。脾不统血，还可出现便血、崩漏、皮下出血等。

　　【辨证要点】

　　1.主症　食少纳呆，气短乏力，倦怠懒言，大便溏泻，面色萎黄。

　　2.次症　头晕，食后腹胀，肢体浮肿，便血。

　　【治法】益气健脾，和胃助运。

　　【合方选择】

　　1.经方与经方　理中丸合黄芪建中汤加减。

　　理中丸（《伤寒论》）：人参、干姜、甘草（炙）、白术各三两。上四味，捣筛，蜜和为丸，如鸡子黄许大。以沸汤数合，和一丸，研碎，温服之，日三四、夜二服。腹中未热，益至三四丸，然不及汤。汤法：以四物依两数切，用水八升，煮取三升，去滓，温服一升，日三服。服汤后如食顷，饮热粥一升许，微自温，勿发揭衣被。

黄芪建中汤（《金匮要略》）：桂枝三两（去皮），甘草二两（炙），大枣十二枚（擘），芍药六两，生姜三两（切），胶饴一升，黄芪一两半。上七味，以水七升，煮取三升，去滓，内饴，更上微火消解。温服一升，日三服。

方解 本合方体现主辅的合方原则。补气健脾选用理中丸，温中补气、和里缓急选用黄芪建中汤，二方协同形成脾胃气虚经方与经方合方，以行补气健脾、温中缓急之功效。方中人参甘温，大补脾胃之气，补虚助阳，如《内经》所言"脾欲缓，急食甘以缓之"；白术健脾燥湿，助阳生化，增强人参益气健脾之力；桂枝温脾暖胃，助阳祛寒，阳虚则兼气弱，气旺则可助阳；饴糖温中补虚，缓急止痛，与桂枝相合可温中益气，使中气强健，不受肝木之侮；芍药一可滋养营阴，补营血亏虚，二可缓急止痛；生姜、大枣可调营卫，和阴阳；炙甘草益气补虚，缓急止痛，调和诸药。如身体困重明显，加佩兰、藿香芳香醒脾；脘腹痞闷，加半夏消痞，或合用平胃散宽中消痞；浮肿明显，加泽泻、猪苓以增强淡渗利湿之效。胃失和降而兼见胃脘胀满、嗳气，呕吐者，加陈皮、半夏和胃理气降逆；脘闷腹胀，食少，苔腻者，加神曲、麦芽、山楂、鸡内金消食健胃；气虚及阳，脾阳渐虚而兼见腹痛即泻，手足欠温者，加肉桂、炮姜温中散寒。若中气不足，气虚下陷，脘腹坠胀，气短，脱肛者，可改用补中益气汤补气升陷。

2. 经方与时方 防己黄芪汤合参苓白术散加减。

防己黄芪汤（《金匮要略》）：防己一两，甘草半两（炒），白术七钱半，黄芪一两一分（去芦）。上剉麻豆大，每抄五钱匕，生姜四片，大枣一枚，水盏半，煎八分，去滓，温服，良久再服。服后当如虫行皮中，从腰下如冰，后坐被上，又以一被绕腰以下，温令微汗，差。

参苓白术散（《太平惠民和剂局方》）：莲子肉一斤（去皮），薏苡仁一斤，缩砂仁一斤，桔梗一斤（炒令深黄色），白扁豆一斤半（姜汁浸，去皮，微炒），白茯苓二斤，人参二斤（去芦），甘草二斤（炒），白术二斤，山药二斤。上为细末，每服二钱，枣汤调下，小儿量岁数加减。

方解 本合方体现主辅的合方原则。健脾利水、益气祛风选用防己黄芪汤，益气健脾、渗湿止泻选用参苓白术散，二方协同形成脾胃气虚经方与时方合方，以行益气健脾、渗湿利水之功效。方中人参大补脾胃之气；白术、茯苓、薏苡仁、白扁豆健脾渗湿止泻；山药、莲子健脾涩肠止泻；砂仁芳香醒脾，行气和胃；桔梗宣补肺气，以成培土生金之功；防己、黄芪益气健脾利水，使祛湿而不伤正，益气固表不恋邪；炙甘草健脾和中，调和药性。脾胃虚者，易兼夹食积不运，当健脾助运，导其食滞，酌佐谷麦芽、山楂、神曲；气血虚甚者，加西洋参、黄精、阿胶；气血不足兼有血瘀，唇舌紫暗，脉兼涩象者，加丹参、川芎、川牛膝。肥人痰多或脾虚湿盛，可用六君子汤加减。

3. 时方与时方 香砂六君子汤合玉屏风散加减。

香砂六君子汤（《古今名医方论》）：人参一钱，白术二钱，茯苓二钱，甘草七分，陈皮八分，半夏一钱，砂仁八分，木香七分。上加生姜二钱，水煎服。

玉屏风散（《究原方》，录自《医方类聚》）：防风一两，黄芪（蜜炙）、白术各二两。上㕮咀，每服三钱，水一盏半，加大枣一枚，煎至七分，去滓，食后热服。

方解　本合方体现平等的合方原则。补中益气选用香砂六君子汤，益气固表选用玉屏风散，二方协同形成脾胃气虚时方与时方合方，以行补中益气、固表止汗之功效。方中黄芪补中气，固表气，升阳举陷；防风走表而祛风邪，且"黄芪得防风而功愈大"，相畏而相激也；人参补脾益气，如《医宗金鉴》所言"黄芪补表气，人参补里气，炙甘草补中气"，合而补一身大气；茯苓、白术健脾和胃化湿，以资气血生化之源；陈皮理气和胃，使诸药补而不滞；半夏疏脾土之湿气，而痰饮可除也；木香行三焦之滞气，砂仁通脾肾之元气，而赍郁可开；炙甘草既可助人参主补中益气之力，又调和诸药。当脾胃虚者，易兼夹食积不运，当健脾助运，导其食滞，酌佐谷麦芽、山楂、神曲；气血虚甚者，加西洋参、黄精、阿胶；气血不足兼有血瘀，唇舌紫暗，脉兼涩象者，加丹参、川芎、川牛膝。

【适用范围】胃痛、呃逆、痞满、厌食、泄泻、脱肛、崩漏、眩晕等，辨证属脾胃气虚证者。西医学的急慢性胃炎、胃及十二指肠溃疡、胃神经官能症、功能性消化不良、胃下垂、直肠脱垂、低血糖症、低血压症、贫血等，符合中医脾胃气虚证者可参考论治。

【合方禁忌】注意辨别病证虚实之真假。注意顾护脾胃功能，必要时宜酌加健脾和胃、消导化滞之品，以资运化。

【备选附方】

1. 经方与经方　甘草泻心汤合理中丸加减。

甘草泻心汤（《伤寒论》）：甘草四两（炙），黄芩三两，干姜三两，半夏半升（洗），大枣十二枚（擘），黄连一两。上六味，以水一斗，煮取六升，去滓，再煎取三升，温服一升，日三服。

理中丸（《伤寒论》）：人参、干姜、甘草（炙）、白术各三两。上四味，捣筛，蜜和为丸，如鸡子黄许大。以沸汤数合，和一丸，研碎，温服之，日三四、夜二服。腹中未热，益至三四丸，然不及汤。汤法：以四物依两数切，用水八升，煮取三升，去滓，温服一升，日三服。服汤后如食顷，饮热粥一升许，微自温，勿发揭衣被。

2. 经方与时方　黄芪建中汤合枳实消痞丸加减。

黄芪建中汤（《金匮要略》）：桂枝三两（去皮），甘草二两（炙），大枣十二枚（擘），芍药六两，生姜三两（切），胶饴一升，黄芪一两半。上七味，以水七升，煮取三升，去滓，内饴，更上微火消解。温服一升，日三服。

枳实消痞丸（《兰室秘藏》）：干生姜、炙甘草、麦蘖面、白茯苓、白术各二钱，半夏曲、人参各三钱，厚朴四钱（炙），枳实、黄连各五钱。上为细末，汤浸蒸饼为丸，如梧桐子大，每服五七十丸，白汤送下，食远服。

3. 时方与时方　补中益气汤合参苓白术散加减。

补中益气汤（《内外伤辨惑论》）：黄芪五分（病甚、劳役、热甚者一钱），甘草五分

（炙），人参三分（去芦），当归二分（酒焙干，或晒干），橘皮二分或三分（不去白），升麻二分或三分，柴胡二分或三分，白术三分。上㕮咀，都作一服，水二盏，煎至一盏，去滓，食远稍热服。

参苓白术散（《太平惠民和剂局方》）：莲子肉一斤（去皮），薏苡仁一斤，缩砂仁一斤，桔梗一斤（炒令深黄色），白扁豆一斤半（姜汁浸，去皮，微炒），白茯苓二斤，人参二斤（去芦），甘草二斤（炒），白术二斤，山药二斤。上为细末，每服二钱，枣汤调下，小儿量岁数加减。

【古籍摘录】

1.《圣济总录·脾脏门》 脾为仓廪之官，胃为水谷之海，二者气盛，则能运化谷食，荣养血气。若脾胃虚弱，则传化凝滞，膈脘痞满，气道上逆，故令发呕吐而不下食，治法宜调补之。

2.《医方集解·补养之剂》（四君子汤）此手足太阴、足阳明药也。人参甘温，大补元气，为君；白术苦温，燥脾补气，为臣；茯苓甘淡，渗湿泻热，为佐；甘草甘平，和中益土，为使也。气足脾运，饮食倍进，则余脏受荫，而色泽身强矣。再加陈皮以理气散逆，半夏以燥湿除痰，名曰"六君"，以其皆中和之品，故曰君子也。

3.《古今名医方论》 柯韵伯曰：仲景有建中、理中二法。风木内干中气，用甘草、饴、枣培土以御风，姜、桂、芍药驱风而泻木，故名曰建中。寒水内凌于中气，用参、术、甘草补土以制水，佐干姜而生土以御寒，故名曰理中。至若劳倦，形气衰少，阴虚而生内热者，表症颇同外感，惟东垣知其为劳倦伤脾，谷气不盛，阳气下陷阴中而发热，制补中益气之法。谓风寒外伤其形为有余，脾胃内伤其气为不足，遵《内经》劳者温之，损者益之之义，大忌苦寒之药，选用甘温之品，升其阳以行春生之令。凡脾胃一虚，肺气先绝，故用黄芪护皮毛而开腠理，不令自汗；元气不足，懒言，气喘，人参以补之；炙甘草之甘以泻心火而除烦，补脾胃而生气。此三味，除烦热之圣药也。佐白术以健脾；当归以和血；气乱于胸，清浊相干，用陈皮以理之，且以散诸甘药之滞；胃中清气下沉，用升麻、柴胡，气之轻而味之薄者，引胃气以上腾，复其本位，便能升浮以行生长之令矣。

【文献推选】

1. 李经纬.中医大词典［M］.2 版.北京：人民卫生出版社，2004.

2. 全国科学技术名词审定委员会.中医药学名词［M］.北京：科学出版社，2005.

3. 彭怀仁.中医方剂大辞典［M］.北京：人民卫生出版社，1996.

二、脾胃气阴两虚方

脾胃气虚，经久不愈，则最易伤阴，可致阴津生化不足，阴津亏虚又可导致气不得从阴津而化生，从而演变为脾胃气阴两虚。其治法以"虚者补之"为核心思想。治疗时补气和养阴兼施，补气以健脾益气为主，养阴以滋养胃阴为要。若阴虚较重，滋生虚火，宜配以清热和胃之品；气虚较重者，少佐温阳之药。

【临床表现】胃脘及腹部痞闷隐痛，饥不欲食，精神不振，四肢无力，恶心干呕，口微渴但饮水不多，腹胀嗳气，大便干结难下，伴见形体消瘦，呃逆；舌质淡红，少苔，脉细弱。

【辨证要点】

1. 主症 胃脘及腹部痞闷隐痛，饥不欲食，恶心干呕，口微渴但饮水不多。

2. 次症 腹胀嗳气，精神不振，大便干结难下，小便短赤，气短，头晕目眩，肌肤不荣，形体消瘦，呃逆。

【治法】健脾和胃，益气养阴。

【合方选择】

1. 经方与经方 竹叶石膏汤合白虎加人参汤加减。

竹叶石膏汤（《伤寒论》）：竹叶二把，石膏一斤，半夏半升（洗），麦门冬一升（去心），人参二两，甘草二两（炙），粳米半升。上七味，以水一斗，煮取六升，去滓，内粳米，煮米熟汤成，去米，温服一升，日三服。

白虎加人参汤（《伤寒论》）：知母六两，石膏一斤（碎，绵裹），甘草二两（炙），粳米六合，人参三两。上五味，以水一斗，煮米熟汤成，去滓，温服一升，日三服。

方解 本合方体现主辅的合方原则。益气和胃、清热生津选用竹叶石膏汤，益气生津清热选用白虎加人参汤，二方协同形成脾胃气阴两虚经方与经方合方，以行益气养阴、清热生津之功效。方中石膏清热生津，除烦止渴；知母苦寒滋润，助石膏清泄胃热，又滋阴润燥生津，救已伤之阴津；以人参、麦冬补气养阴生津，与石膏相合有清补并用之意；半夏和胃降逆，在清热生津药中，温燥之性减而降逆之用存，以其辛散之性，使补而不滞；竹叶清热除烦；粳米、炙甘草养胃和中，调和诸药。若胃中嘈杂，或有吞酸者，可加左金丸以制酸和胃；胃酸明显减少者，当酌加乌梅、诃子肉、鸡内金等，以增强酸甘化阴之力；胃脘胀痛较剧，兼有气滞者，宜加厚朴花、金铃子散等行气止痛；若便秘，可酌加麻仁、瓜蒌仁以润肠通便；倦怠乏力，不思饮食，属气阴两虚者，加山药以益气养阴。

2. 经方与时方 麦门冬汤合六君子汤加减。

麦门冬汤（《金匮要略》）：麦门冬七升，半夏一升，人参三两，甘草二两，粳米三合，大枣十二枚。上六味，以水一斗二升，煮取六升，温服一升，日三夜一服。

六君子汤（《医学正传》）：陈皮一钱，半夏一钱五分，茯苓一钱，甘草一钱，人参一钱，白术一钱五分。上切细，作一服。加大枣二枚，生姜三片，新汲水煎服。

方解 本合方体现主辅的合方原则。养阴益胃选用麦门冬汤，健脾益气、燥湿化痰选用六君子汤，二方协同形成脾胃气阴两虚经方与时方合方，以行健脾益气、养阴益胃之功效。方中麦门冬甘寒清润，养阴清热，生津润燥；人参益气健脾，俾脾胃气旺，自能于水谷之中生化津液；白术、茯苓健脾渗湿；陈皮芳香醒脾；半夏降逆下气，化痰和胃；炙甘草、粳米、大枣甘润性平，与人参一起有和中滋液、培土生金之效；炙甘草调和药性。若呕吐甚，加竹茹、陈皮、枇杷叶和降胃气；津伤较甚，大便燥结，舌红无苔者，酌加生地黄、天花粉、火麻仁、白蜜等生津养胃，润燥通腑；伴倦怠乏力、纳差、舌淡者，加白术、山药益气健脾。

3. 时方与时方　补中益气汤合生脉散加减。

补中益气汤（《内外伤辨惑论》）：黄芪五分（病甚、劳役、热甚者一钱），甘草五分（炙），人参三分（去芦），当归二分（酒焙干，或晒干），橘皮二分或三分（不去白），升麻二分或三分，柴胡二分或三分，白术三分。上咬咀，都作一服，水二盏，煎至一盏，去滓，食远稍热服。

生脉散（《医学启源》）：麦冬、五味子、人参（原著本方无用量）。水煎服。

方解　本合方体现主辅的合方原则。脾胃气虚选用补中益气汤，脾胃阴虚选用生脉散，二方协同形成脾胃气阴两虚时方与时方合方，以行健脾和胃、益气养阴之功效。方中黄芪补中焦脾胃之气，且能升阳举陷；人参、白术、炙甘草补脾和中生津液；麦冬养阴清热，生津养阴；五味子敛阴止汗；当归补养营血；陈皮理气和胃；升麻、柴胡升举清阳。若胃中嘈杂，或有吞酸者，可加左金丸以制酸和胃；胃酸明显减少者，当酌加乌梅、诃子肉、鸡内金等，以增强酸甘化阴之力；胃脘胀痛较剧，兼有气滞者，宜加厚朴花、金铃子散等行气止痛；若便秘，可酌加麻仁、瓜蒌仁以润肠通便；倦怠乏力，不思饮食，属气阴两虚者，加山药以益气养阴。

【适用范围】泄泻、腹痛、厌食、虚劳等，辨证属脾胃气阴两虚证者。西医学的急慢性胃炎、胃及十二指肠溃疡、胃神经官能症、功能性消化不良、胃下垂、低血糖症、低血压症、贫血等，符合中医脾胃气阴两虚证者可参考论治。

【合方禁忌】气阴两伤而兼有实邪者慎用。

【备选附方】

1. 经方与经方　竹叶石膏汤合芍药甘草汤加减。

竹叶石膏汤（《伤寒论》）：竹叶二把，石膏一斤，半夏半升（洗），麦门冬一升（去心），人参二两，甘草二两（炙），粳米半升。上七味，以水一斗，煮取六升，去滓，内粳米，煮米熟汤成，去米，温服一升，日三服。

芍药甘草汤（《伤寒论》）：芍药、炙甘草各四两。以水三升，煎取一升，去滓，分两次温服。

2. 经方与时方　黄芪建中汤合四君子汤加减。

黄芪建中汤（《金匮要略》）：桂枝三两（去皮），甘草二两（炙），大枣十二枚（擘），芍药六两，生姜三两（切），胶饴一升，黄芪一两半。上七味，以水七升，煮取三升，去滓，内饴，更上微火消解。温服一升，日三服。

四君子汤（《太平惠民和剂局方》）：人参（去芦）、白术、茯苓（去皮）、甘草（炙）。上为细末，每服二钱，水一盏，煎至七分，通口服，不拘时候；入盐少许，白汤点亦得。

3. 时方与时方　生脉散合归脾汤加减。

生脉散（《医学启源》）：麦冬、五味子、人参（原著本方无用量）。水煎服。

归脾汤（《济生方》）：白术、茯神（去木）、黄芪（去芦）、龙眼肉、酸枣仁（炒，去壳）各一两，人参、木香（不见火）各半两，甘草（炙）二钱半，当归一钱，远志（蜜炙）一钱（当归、远志从《内科摘要》补入）。上咬咀，每服四钱，水一盏半，加生姜五片，枣一枚，煎至七分，去滓温服，不拘时候。

【古籍摘录】

1.《医方考》（竹叶石膏汤）伤寒差后，虚羸少气，气逆欲吐者，此方主之。伤寒由汗、吐、下而瘥，必虚羸少气，虚则气热而浮，故逆而欲吐。竹叶、石膏、门冬之寒，所以清余热；人参、甘草之甘，所以补不足；半夏之辛，所以散逆气；用粳米者，恐石膏过寒损胃，用之以和中气也。

2.《医方集解·清暑之剂》（生脉散）此手太阴、少阴药也。肺主气，肺气旺则四脏之气皆旺，虚，故脉绝短气也。人参甘温，大补肺气为君；麦冬止汗、润肺滋水、清心泄热为臣；五味酸温，敛肺生津，收耗散之气为佐。盖心主脉，肺朝百脉，补肺清心，则气充而脉复，故曰生脉也。夏月炎暑，火旺克金，当以保肺为主，清晨服此，能益气而祛暑也。

【文献推选】

1. 李冀，左铮云. 方剂学［M］.5 版. 北京：中国中医药出版社，2021.
2. 李经纬. 中医大词典［M］.2 版. 北京：人民卫生出版社，2004.
3. 全国科学技术名词审定委员会. 中医药学名词［M］. 北京：科学出版社，2005.
4. 彭怀仁. 中医方剂大辞典［M］. 北京：人民卫生出版社，1996.

三、脾胃阴虚方

脾胃阴虚是指脾胃阴液不足，失其濡润，受纳运化功能减退，并虚热内扰的病理变化。多因脾胃病久不愈，或热病后期，或情志不遂，气郁化火，或过食辛温香燥，耗伤阴津所致。脾与胃相表里，同主后天水谷营养的生化，故胃阴虚常牵连脾阴亦虚，致脾胃阴虚。脾胃阴津不足常有两方面的表现：一是经脉不得阴津滋润濡养，易出现经脉拘急不利；二是阴不制阳而生虚热，虚热又暗耗阴津，加重脾胃阴虚。正如朱震亨所言："脾土之阴受伤，传输之官失职。"脾胃以阴虚为主时当重在滋阴生津，适当配以补阳药。如《景岳全书·新方八阵》所言："善补阴者，必于阳中求阴，则阴得阳升而泉源不竭。"脾胃若虚热较重时，既要主清中焦郁热，又要配以补阴剂，达治病求本之意。

【临床表现】口干唇燥，饥不欲食，形体消瘦，胃脘隐隐作痛，大便干结，甚则干呕，呃逆，五心烦热，面色潮红，烦渴喜饮；舌红少津，苔少，脉多细数。

【辨证要点】

1.主症　口干唇燥，饥不欲食，五心烦热，面色潮红。

2.次症　胃脘隐隐作痛，大便干结，甚则干呕，呃逆，口干咽燥，烦渴喜饮，形体消瘦。

【治法】健脾和胃，滋阴清热。

【合方选择】

1.经方与经方　麦门冬汤合芍药甘草汤加减。

麦门冬汤（《金匮要略》）：麦门冬七升，半夏一升，人参三两，甘草二两，粳米三合，大枣十二枚。上六味，以水一斗二升，煮取六升，温服一升，日三夜一服。

芍药甘草汤（《伤寒论》）：芍药、炙甘草各四两。以水三升，煎取一升，去滓，分二次温服。

方解　本合方体现主辅的合方原则。滋养胃阴、降逆下气选用麦门冬汤，养阴生津、缓急止痛选用芍药甘草汤，二方协同形成脾胃阴虚经方与经方合方，以行养阴生津、和中止痛之功效。方中麦门冬养阴生津，兼清虚热；人参健脾补气，俾脾胃气旺，自能于水谷之中生化津液，上润于肺，有"阳生阴长"之意；粳米、大枣甘润性平，合人参能和中滋液，培土生金；半夏一可降逆止呕，二可开胃行津以润肺，三可防滋腻壅滞；芍药缓急止痛，养血和营；炙甘草益气健脾，补中养胃，与芍药合用酸甘化阴，有缓急止痛之功。若口干唇燥，津亏较甚者，加沙参、玉竹、石斛、花粉滋养胃阴；若不思饮食甚者，加麦芽、扁豆、山药益胃健脾；呃逆，加刀豆、柿蒂、竹茹降逆止呕；大便干结，用蜂蜜润肠通便；若心中烦恼，彻夜不眠者，加石菖蒲、珍珠母镇静安神。

2. 经方与时方　橘皮竹茹汤合益胃汤加减。

橘皮竹茹汤（《金匮要略》）：橘皮二升，竹茹二升，大枣三十枚，生姜半斤，甘草五两，人参一两。上六味，以水一斗，煮取三升，温服一升，日三服。

益胃汤（《温病条辨》）：沙参三钱，麦冬五钱，冰糖一钱，细生地五钱，玉竹（炒香）一钱五分。水五杯，煮取二杯，分二次服，渣再煮一杯服。

方解　本合方体现主辅的合方原则。益气清热选用橘皮竹茹汤，养阴益胃选用益胃汤，二方协同形成脾胃阴虚经方与时方合方，以行养阴益气、清热化痰之功效。方中生地黄、麦冬、沙参、玉竹养阴清热，生津润燥，为甘凉益胃之佳品；陈皮理气安中；竹茹清热安胃，与陈皮合用，一温一寒，同归胃经，既降逆止呕，又清泄胃热；生姜和胃止呕；甘草、人参、大枣益气补中，冰糖濡养肺胃，共调和诸药。若胃阴亏虚较重，可再加石斛等养胃生津之品；若气阴两伤者，可加茯苓、枇杷叶等养胃和胃之药；若胃热呃逆，气不虚者，可去人参、大枣、甘草，加柿蒂降逆止呕。

3. 时方与时方　沙参麦冬汤合泻白散加减。

沙参麦冬汤（《温病条辨》）：沙参三钱，玉竹二钱，生甘草一钱，冬桑叶一钱五分，麦冬三钱，生扁豆一钱五分，花粉一钱五分。水五杯，煮取二杯，日再服。久热久咳者，加地骨皮三钱。

泻白散（《小儿要证直决》）：地骨皮、桑白皮（炒）各一两，甘草（炙）一钱。上药锉散，入粳米一撮，水二小盏，煎七分，食前服。

方解　本合方体现平等的合方原则。养胃生津润燥选用沙参麦冬汤，清泄郁热选用泻白散，二方协同形成脾胃阴虚时方与时方合方，以行清热养阴、生津润燥之功效。方中沙参、麦门冬滋养胃阴，生津润燥；玉竹、天花粉生津止渴；桑白皮、地骨皮清泄郁热；白术、茯苓健脾渗湿；人参、生扁豆、甘草益气培中，甘缓和胃；桑叶清宣燥热；粳米、甘草养胃和中。若汗多，气短，兼有气虚者，加党参、五味子（与生脉散合用）以益气敛汗；食后腹胀者，加陈皮、神曲以理气消食。

【**适用范围**】胃痛、虚劳、厌食等，辨证属脾胃阴虚证者。西医学的急慢性胃炎、胃及十二指肠溃疡、胃神经官能症、慢性萎缩性胃炎、低血压、贫血、功能性消化不良等，符合中医脾胃阴虚证者可参考论治。

【合方禁忌】脾胃火热属实证者慎用。

【备选附方】

1. 经方与经方　麦门冬汤合橘皮竹茹汤加减。

麦门冬汤（《金匮要略》）：麦门冬七升，半夏一升，人参三两，甘草二两，粳米三合，大枣十二枚。上六味，以水一斗二升，煮取六升，温服一升，日三夜一服。

橘皮竹茹汤（《金匮要略》）：橘皮二升，竹茹二升，大枣三十枚，生姜半斤，甘草五两，人参一两。上六味，以水一斗，煮取三升，温服一升，日三服。

2. 经方与时方　芍药甘草汤合一贯煎加减。

芍药甘草汤（《伤寒论》）：芍药、炙甘草各四两。以水三升，煎取一升，去滓，分两次温服。

一贯煎（《续名医类案》）：北沙参、麦冬、当归、生地黄、枸杞子、川楝子（原著本无用量）。水煎服。

3. 时方与时方　益胃汤合左金丸加减。

益胃汤（《温病条辨》）：沙参三钱，麦冬五钱，冰糖一钱，细生地五钱，玉竹（炒香）一钱五分。水五杯，煮取二杯，分二次服，渣再煮一杯服。

左金丸（《丹溪心法》）：黄连六两，吴茱萸一两。上药为末，水丸或蒸饼为丸，白汤下五十丸。

【古籍摘录】

1.《类证治裁·饮食》　脾胃阴虚，不饥不食，口淡无味者，宜清润以养之。如沙参、扁豆子、石斛、玉竹、当归、白芍、麻仁、粳米、大麦仁。

2.《临证指南医案》　胃虚少纳，土不生金，音低气馁，当与清补（胃阴虚不饥不纳）。

【文献推选】

1. 吴勉华，石岩. 中医内科学［M］.5 版. 北京：中国中医药出版社，2021.

2. 李经纬. 中医大词典［M］.2 版. 北京：人民卫生出版社，2004.

3. 全国科学技术名词审定委员会. 中医药学名词［M］. 北京：科学出版社，2005.

四、脾胃阳虚方

脾胃阳虚多因脾胃气虚加重而成，或因过食生冷、过用苦寒之药，寒气乘虚直侵中焦，或肾阳虚衰，致火不生土所致。其病机在于中焦失于温运，内寒症状明显，兼见气滞血瘀水停之本虚标实者。治疗时既要温中补虚以治本，兼以行气利水以治标。《黄帝内经·调经论》曰："血气者，喜温而恶寒，寒则泣不能流，温则消而去之。"明代赵献可提出："欲补太阴脾土，先补肾中少阳相火。"脾胃阳虚证在治疗时少佐以温补肾阳之药，取"益火补土"之意。

【临床表现】脘腹绵绵作痛，喜温喜按，遇寒加重，饮食难下，面色苍白，精神衰惫，形寒气短，面浮足肿，泛吐清涎，腹胀，便溏；舌质淡，苔白，脉濡弱或迟缓。

【辨证要点】

1. 主症 脘腹绵绵作痛，喜温喜按，遇寒加重，饮食难下，便溏，面色苍白，形寒气短。

2. 次症 精神衰惫，面浮足肿，泛吐清涎，腹胀，便血。

【治法】 温补脾胃，益气利水。

【合方选择】

1. 经方与经方 苓桂术甘汤合小半夏加茯苓汤加减。

苓桂术甘汤（《金匮要略》）：茯苓四两，桂枝三两，白术三两，甘草（炙）二两。上四味，以水六升，煮取三升，分温三服。

小半夏加茯苓汤（《金匮要略》）：半夏一升，生姜半斤，茯苓三两。上三味，以水七升，煮取一升五合，分温再服。

方解 本合方体现主辅的合方原则。温阳化饮、健脾利水选用苓桂术甘汤，和胃止呕选用小半夏加茯苓汤，二方协同形成脾胃阳虚经方与经方合方，以行温补脾胃、利水化饮之功效。方中茯苓、白术健脾利水渗湿；桂枝、生姜温补中焦；炙甘草补中益气；半夏化中焦痰饮。若咳嗽痰多者，加陈皮燥湿化痰；若脾气不足，倦怠乏力者，可加党参、黄芪益气健脾；若肢肿、尿少，可加猪苓、泽泻利水消肿。

2. 经方与时方 旋覆代赭汤合附子理中丸加减。

旋覆代赭汤（《伤寒论》）：旋覆花三两，人参二两，生姜五两，代赭石一两，甘草三两（炙），半夏半升（洗），大枣十二枚（擘）。以水一斗，煮取六升，去滓再煎，取三升，温服一升，日三服。

附子理中丸（《太平惠民和剂局方》）：附子（炮，去皮、脐）、人参（去芦）、干姜（炮）、甘草（炙）、白术各三两。上为细末，炼蜜为丸，每两作十丸。每服一丸，以水一盏，化开，煎至七分，稍热服之，空心食前。

方解 本合方体现主辅的合方原则。降逆化痰、益气和胃选用旋覆代赭汤，温中祛寒、补气健脾选用附子理中丸，二方协同形成脾胃阳虚经方与时方合方，以行温中祛寒、健脾和胃之功效。方中附子、干姜温脾暖胃，助阳祛寒；旋覆花、代赭石降逆下气消痰；人参、大枣、白术、炙甘草健脾养胃，补虚助阳。若虚寒较重，加肉桂以增强温阳祛寒之力；若腹泻清稀，则加茯苓、白扁豆健脾渗湿以止泻；若阳虚失血，则将干姜改为姜炭，加灶心土、艾叶温经止血；若胸痹，则加桂枝、薤白、枳实，白酒煎服以振奋胸阳，宣畅气机。

3. 时方与时方 实脾饮合补中益气汤加减。

实脾饮（《严氏济生方》）：厚朴（去皮，姜制）、白术（炒）、木瓜（去瓤）、木香（不见火）、草果仁、大腹子、附子（炮，去皮脐）、白茯苓（去皮）、干姜（炮）各一两，甘草（炙）半两。上㕮咀，每服四钱，水一盏半，生姜五片，大枣一枚，煎至七分，去滓，温服，不拘时服。

补中益气汤（《内外伤辨惑论》）：黄芪五分（病甚、劳役、热甚者一钱），甘草五分（炙），人参三分（去芦），当归二分（酒焙干，或晒干），橘皮二分或三分（不去白），升麻二分或三分，柴胡二分或三分，白术三分。上咬咀，都作一服，水二盏，煎至一盏，去滓，食远稍热服。

方解　本合方体现平等的合方原则。温阳健脾、行气利水选用实脾散，补中益气选用补中益气汤，二方协同形成脾胃阳虚时方与时方合方，以行温阳益气、健脾利水之功效。方中干姜、附子温暖脾阳；茯苓、白术健脾渗湿，利水消肿；厚朴、木香、槟榔、陈皮行气利水和胃；木瓜除湿和中；草果温中燥湿；黄芪、人参补气健脾；当归补养营血；升麻、柴胡升举清阳；炙甘草、大枣益脾和中。若小便不利，水肿甚者，可加猪苓、泽泻增强利水消肿之效；若神疲食少，大便溏泄者，去槟榔，加大黄芪、人参的用量；若大便秘结者，可加牵牛子通利二便。

【适用范围】呕吐、呃逆、胃痛、反胃、泄泻等，辨证属脾胃阳虚证者。西医学的急慢性胃炎、神经性呕吐、贲门痉挛、幽门痉挛、胃神经官能症、胃扩张、胃及十二指肠溃疡、胃源性腹泻、功能性腹泻、内分泌紊乱性腹泻等，符合中医脾胃阳虚证者可参考论治。

【合方禁忌】胃热呕吐、阴虚呕吐或肝阳上亢之头痛者慎用。

【备选附方】

1. 经方与经方　理中丸合小半夏加茯苓汤加减。

理中丸（《伤寒论》）：人参、干姜、甘草（炙）、白术各三两。上四味，捣筛，蜜和为丸，如鸡子黄许大。以沸汤数合，和一丸，研碎，温服之，日三四、夜二服。腹中未热，益至三四丸，然不及汤。汤法：以四物依两数切，用水八升，煮取三升，去滓，温服一升，日三服。服汤后如食顷，饮热粥一升许，微自温，勿发揭衣被。

小半夏加茯苓汤（《金匮要略》）：半夏一升，生姜半斤，茯苓三两。上三味，以水七升，煮取一升五合，分温再服。

2. 经方与时方　五苓散合附子理中丸加减。

五苓散（《伤寒论》）：猪苓十八铢（去皮），泽泻一两六铢，白术十八铢，茯苓十八铢，桂枝半两（去皮）。上五味，捣为散，以白饮和服方寸匕，日三服。多饮暖水，汗出愈。如法将息。

附子理中丸（《太平惠民和剂局方》）：附子（炮，去皮、脐）、人参（去芦）、干姜（炮）、甘草（炙）、白术各三两。上为细末，炼蜜为丸，每两作十丸。每服一丸，以水一盏，化开，煎至七分，稍热服之，空心食前。

3. 时方与时方　丁香吴茱萸汤合补中益气汤加减。

丁香吴茱萸汤（《证治准绳·类方》卷三引东垣方）：吴茱萸、草豆蔻、人参、苍术、黄芩各一钱，升麻七分，当归一钱半，柴胡、半夏、茯苓、干姜、丁香、甘草各五分。上为细末。每服半两，水二盏，煎至一盏，去滓，食前热服。

补中益气汤（《内外伤辨惑论》）：黄芪五分（病甚、劳役、热甚者一钱），甘草五分（炙），人参三分（去芦），当归二分（酒焙干，或晒干），橘皮二分或三分（不去白），升麻二分或三分，柴胡二分或三分，白术三分。上咬咀，都作一服，水二盏，煎至一盏，去滓，食远稍热服。

【古籍摘录】

1.《厘正按摩要术·食积》 胃强脾弱，则消谷而便溏，脾强胃弱，则知饥而纳少。食伤者，胃阳虚，饱食辄噫，宜温通。脾阳虚，多食不化者，宜香燥。饮食留滞，脘痞腹胀者，为腑气不宣，宜消导。小儿伤乳滞，则又宜香附、神曲、麦芽、砂仁、陈皮、甘草之属。可以佐按摩之法不逮也。

2.《伤寒明理论》 脾胃应土，处在中州，在五脏曰孤脏，属三焦曰中焦，自三焦独治在中，一有不调，此丸专治，故名曰理中丸。人参味甘温，《内经》曰：脾欲缓，急食甘以缓之。缓中益脾，必以甘为主，是以人参为君。白术味甘温，《内经》曰：脾恶湿，甘胜湿，温中胜湿，必以甘为助，是以白术为臣。甘草味甘平，《内经》曰：五味所入，甘先入脾。脾不足者，以甘补之，补中助脾，必先甘剂，是以甘草为佐。干姜味辛热，喜温而恶寒者，胃也，胃寒则中焦不治，《内经》曰：寒淫所胜，平以辛热。散寒温胃，必先辛剂，是以干姜为使。

3.《金镜内台方议》卷四 （小建中汤）建中者，建其脾也。脾欲缓，急食甘以缓之，建中之味甘也。阳脉涩，阴脉弦者，为中虚内寒也。心中悸者为气虚，烦者为血虚。故用胶饴为君；甘草、大枣为臣，以甘佐甘缓之也；白芍药之酸，能收敛脾气而益其中，故用之为佐；桂枝、生姜之辛，以散余邪而益其气也。

4.《辨证录·阴痿门五则》 人有精薄、精冷，虽亦能交接，然半途而废，或临门即泄，人以为命门之火衰，谁知是脾胃之阳气不旺乎？夫脾胃属土，土生于火，脾胃之阳气不旺，仍是命门之火衰。盖命门之火乃先天之火，脾胃之土乃后天之土也。后天之土，本生于先天之火，先天之火不旺，则后天之土不能生。然脾胃之土虽属后天，而其中未常无先天之气，命门之火寒，则脾胃先天之气，何能生哉！命门既不能生脾胃先天之气，而脾胃后天之气益加衰微，欲其气旺而能固，精浓而不薄，乌可得乎？治法必须补先天命门之火，更补后天脾胃之土，则土气既旺，火又不衰，庶几气温精厚乎？

【文献推选】

1.吴勉华，石岩.中医内科学［M］.5版.北京：中国中医药出版社，2021.
2.郑洪新，杨柱.中医基础理论［M］.5版.北京：中国中医药出版社，2021.
3.李冀，左铮云.方剂学［M］.5版.北京：中国中医药出版社，2021.

第十八章　肝胃兼证合方 ▷▷▷▷

　　肝胃兼证合方的运用，即治疗由肝病及胃，或同时出现肝、胃相关征象等证候时，根据合方原则进行合方。

　　依据中医基础理论，肝和胃同居中焦，肝为将军之官，胃为水谷之海。肝主疏泄而藏血，调和气血，刚柔并济；胃主受纳腐熟水谷，其气主降，以通为用。肝的疏泄功能正常可以促进胃气和降，肝主藏血，又可充养胃腑；胃气通降，水谷得以腐熟受纳，脏腑气血得以充养。两者相互依赖、密不可分，主要表现在气血的生化和运行方面。

　　若肝木气盛，失于疏泄，横逆犯胃，胃失和降。如《素问·五运行大论》言："气有余，则制己所胜而侮所不胜。"若胃气先虚，肝气乘之于胃；或胃气虚，水谷受纳腐熟失常，气血生化乏源，导致肝血不足，失于濡养，肝气疏泄功能失调；亦或胃气壅滞，土郁木壅等都会引起肝胃同病。由此可见，胃病常牵连于肝，肝病亦常祸及胃，二者互为因果。

　　肝胃兼证的治疗当"肝胃同治"，历代医家多次提出"凡醒胃必先制肝，欲安胃先平肝木""治肝可以安胃，治胃勿忘肝""通补阳明，开泄厥阴""制肝木，益胃土"等"肝胃同治"的观点。肝胃同治者也需辨明主次，若因外邪侵犯，导致脏腑功能失调者以祛邪为主，因脏腑功能不足招致邪气侵犯者以扶正为主。脏腑自病，未受其他脏腑之邪，则在本脏系统的脏腑经络间求之，只治本脏；若受其他脏腑之邪，或损及其他脏腑，则当补母泻子，或平抑乘侮，辨孰轻孰重，于生克制化规律中寻之。

　　具体治法方面，首先，针对肝胃兼证的证型病机，采取常法治疗。如肝胃气滞者疏肝理气，肝胃寒饮者温中散寒，肝胃郁热者清热解郁，肝胃血瘀者活血化瘀。其次，根据肝胃兼证的内在联系，用方注意主辅、平等原则。如肝失疏泄，气机逆乱，进而影响脾胃气机，导致肝胃不和，合方以治疗肝郁为主，胃滞为辅；久病形成的肝胃气虚、寒饮、阴虚等证，合方当肝胃并治，益气养阴。再者，肝胃兼证病程日久，病机复杂，合方治疗应当注意阴阳表里相传和五行生克乘侮关系，其中阴阳表里相传主要体现在脏腑间的传变及与体表官窍之间的传变；五行生克乘侮主要体现在一脏病变可波及其他四脏，或母病及子，或子病及母，或克我者可能反侮，或我克者可能克伐太过等。

　　肝胃兼证合方以平调阴阳、调和气血为主要目的，辨证理论以脏腑辨证为主，卫气营血辨证为辅，涉及和解剂、理气剂、理血剂、温里剂、补益剂、祛湿剂、泻下剂、清热剂等。

第一节　肝胃不和合方

肝胃不和合方是治疗肝胃不和实证为主的合方。肝胃毗邻，同居中焦，肝经受邪则易循经犯胃，从而出现肝胃同病的病理变化。如《灵枢·经脉》曰："肝足厥阴之脉……夹胃，属肝络胆……是主肝所生病者，胸满，呕逆，飧泄……"陈士铎则在《石室秘录》中确立了相应的治则、治法，曰："人病胃气痛，或脾气不好……此乃肝经来克土也……木平则脾胃之土安然。况有食则化食，有痰则祛痰，有火则散火，有寒则去寒，有不功效立奏者乎？"肝气主升，胃气主降，脾胃功能协调，必赖肝气条达。反之，若肝失疏泄，胃失和降，木抑则土滞，从而出现气滞、痰饮、瘀血等一系列病理产物。

肝胃不和合方包括肝胃气滞方、肝胃寒饮方、肝胃郁热方、肝胃瘀热方等，其合方的理论基础以八纲、脏腑辨证为主，涉及和解剂、理气剂、温里剂、祛湿剂、安神剂等方剂学的内容。

一、肝胃气滞方

肝胃气滞方是治疗肝胃气滞证的方剂。足厥阴肝经，挟胃而属肝，肝木条达则脾胃升降有序。肝胃气滞证病位在肝、胃，病因主要有情志内伤和饮食不慎两类。因情志内伤者，病起于肝，肝郁气滞，肝气太过，戕伐脾胃所致肝胃脏腑同病，即叶天士所谓"肝为起病之源，胃为传病之所"。因饮食内伤者，病起于胃，脾胃为饮食所伤，气机壅滞，升降失常，则有碍肝气疏泄，以致肝气郁结，即所谓"土壅木郁"。肝胃气滞的治法以疏肝理气及和胃降逆为核心思想，可视辨证选用肝胃同治，刚柔相济。如病及于胆，则疏利清泄；病及于脾，治于脾，治兼健脾；同时需配合心理疏导，则疗效更为显著。

【临床表现】胃脘胀痛或痛引两胁，每因情志因素而加重，嗳气频繁，胸闷喜太息，不思饮食，精神抑郁；舌质淡红，苔薄白，脉弦。

【辨证要点】

1. 主症　胃脘胀痛或痛引两胁，每因情志因素而加重。

2. 次症　嗳气频繁，胸闷喜太息，不思饮食，精神抑郁。

【治法】疏肝理气，健脾和胃。

【合方选择】

1. 经方与经方　半夏泻心汤合四逆散加减。

半夏泻心汤（《金匮要略》）：半夏半升，黄芩三两，人参三两，干姜三两，黄连一两，大枣十二枚（擘），甘草三两（炙）。上七味，以水一斗，煮取六升，去滓，再煎，取三升，温服一升，日三服。

四逆散（《伤寒论》）：甘草（炙）、枳实（破，水渍，炙干）、芍药、柴胡。上四味，各十分，捣筛，白饮和服方寸匕，日三服。

方解 本合方体现平等的合方原则。胃气壅塞选用半夏泻心汤，肝气郁滞选用四逆散，二方协同形成肝胃气滞经方与经方合方，以行疏达气机、调和肝胃之功效。方中柴胡透邪解郁，白芍养血柔肝，二者相伍一升一降；黄芩、黄连寒而泄热燥湿，味苦降泻；干姜温中暖脾化饮，味辛而散，干姜与芩、连相伍，辛开苦降，宣降结气，泻心消痞；人参、大枣、甘草补益脾胃而味甘，助其复脾升胃降之职。若胁痛甚者，加青皮、川楝子、木香；若胃失和降，恶心呕吐者，加旋覆花、陈皮；若气滞兼见瘀血者，加郁金、赤芍、川芎等。

2. 经方与时方 小柴胡汤合平胃散加减。

小柴胡汤（《伤寒论》）：柴胡半斤，黄芩三两，人参三两，半夏半升（洗），甘草三两，生姜三两（切），大枣十二枚（擘）。上七味，以水一斗二升，煮取六升，去滓，再煎取三升，温服一升，日三服。

平胃散（《简要济众方》）：苍术四两（去黑皮，捣为粗末，炒黄色），厚朴三两（去粗皮，涂生姜汁，炙令香熟），陈橘皮二两（洗令净，焙干），甘草一两（炙黄）。上为散，每服二钱，水一中盏，加生姜二片，大枣二枚，同煎至六分，去滓，食前温服。

方解 本合方体现平等的合方原则。肝气郁滞选用小柴胡汤，胃气壅塞选用平胃散，二方协同形成肝胃气滞经方与时方合方，以行疏肝理气、健脾和胃之功。方中柴胡、黄芩相伍，一散一清，恰入少阳，以解少阳之邪；半夏、生姜和胃降逆止呕；佐以人参、大枣益气补脾，既可扶正以祛邪，又可益气以防邪复入；苍术、厚朴、陈皮和炙甘草祛湿健脾。诸药合而用之，以和解少阳为主，兼合胃气，可使邪气得解，枢机得利。

3. 时方与时方 柴胡疏肝散合厚朴温中汤加减。

柴胡疏肝散（《证治准绳》）：陈皮（醋炒）、柴胡各二钱，川芎、枳壳（麸炒）、芍药各一钱半，甘草五分（炙），香附一钱半。水一盅半，煎八分，食前服。

厚朴温中汤（《内外伤辨惑论》）：厚朴（姜制）、橘皮（去白）各一两，甘草（炙）、草豆蔻仁、茯苓（去皮）、木香各五钱，干姜七分。上为粗散，每服五钱，水二盏，生姜三片，煎至一盏，去渣，温服，食前。忌一切冷物。

方解 本合方体现平等的合方原则。肝气郁滞选用柴胡疏肝散，胃气壅塞选用厚朴温中汤，二方协同形成肝胃气滞时方与时方合方，以奏行气除满、温中燥湿之功。方中柴胡入肝胆经，功善条达肝气而疏郁结，香附疏肝行气止痛；川芎行气活血，开郁止痛；香附、川芎助柴胡疏肝解郁，且行气止痛；陈皮理气行滞而和胃；枳壳行气止痛以疏理肝脾；芍药养血柔肝，缓急止痛；厚朴行气消胀，燥湿除满；草豆蔻行气燥湿，温中散寒；木香、陈皮行气宽中；甘草调和药性，与白芍相合则增缓急止痛之功。诸药合用，共奏疏肝理气、和胃止痛之功。

【适用范围】 胃痛、痞满、胁痛等，辨证属肝胃气滞证者。西医学的急性胃炎、慢性胃炎、胃溃疡、十二指肠溃疡、急慢性肝炎、肝硬化等，符合中医肝胃气滞证者可参考论治。

【合方禁忌】 肝胃虚寒者慎用，或根据临床病证辨证运用；凡气虚、阴虚火旺者及孕妇均应慎用。

【备选附方】

1. 经方与经方　半夏厚朴汤合甘麦大枣汤。

半夏厚朴汤（《金匮要略》）：半夏一升，厚朴三两，茯苓四两，生姜五两，苏叶二两。上五味，以水七升，煮取四升，分温四服，日三夜一服。

甘麦大枣汤（《伤寒论》）：甘草三两，小麦一升，大枣十枚。上三味，以水六升，煮取三升，温分三服。

2. 经方与时方　越鞠丸合枳术汤。

越鞠丸（《丹溪心法》）：香附、苍术、川芎、神曲、栀子各等分。上为末，水泛为丸如绿豆大。

枳术汤（《金匮要略》）：枳实七枚，白术二两。上二味，以水五升，煮取三升，分温三服。腹中软，即当散也。

3. 时方与时方　逍遥散合香苏散。

逍遥散（《太平惠民和剂局方》）：甘草半两（微炙赤），当归（去苗，锉，微炒）、茯苓（去皮白者）、白芍药、白术、柴胡（去苗）各一两。上为粗末，每服二钱，水一大盏，烧生姜一块切破，薄荷少许，同煎至七分，去滓热服，不拘时候。

香苏散（《太平惠民和剂局方》）：香附子四两（炒），紫苏叶四两，甘草一两（炙），陈皮二两。上为粗末，每服三钱，水一盏，煎七分，去滓，热服，日三服。

【古籍摘录】

1.《古今名医方论》（逍遥散）五脏苦欲补泻云：肝苦急，急食甘以缓之。盖肝性急，善怒，其气上行则顺，下行则郁，郁则火动，而诸病生矣。故发于上则头眩、耳鸣，而或为目赤；发于中则胸满、胁痛，而或作吞酸；发于下则少腹疼疝，而或溲溺不利；发于外则寒热往来，似疟非疟。凡此诸症何？莫非肝郁之象乎？眉批：治肝之法尽矣。而肝木之所以郁者，其说有二：一为土虚不能升木也，一为血少不能养肝也。盖肝为木气，全赖土以滋培，水以灌溉。若中气虚，则九地不升，而木因之郁；阴血少，则木无水润，而肝遂以枯。眉批：养葵曰：人知木克土，不知土升木。知言哉！方用白术、茯苓者，助土德以升木也；当归、芍药者，益荣血以养肝也；丹皮解热于中，草、栀清火于下。独柴胡一味，一以厥阴报使，一以升发诸阳。《经》云：木郁则达之。柴胡其要矣。

2.《沈氏尊生书·胃痛》　胃痛，邪干胃脘病也……唯肝气相乘为尤甚，以木性暴，且正克也。

3.《血证论·脏腑病机论》　云木之性主于疏泄，食气入胃，全赖肝木之气以疏泄之，而水谷乃化……且胆中相火如不亢烈，则为清阳之木气，上升于胃，胃土得其疏达，故水谷化；亢烈则清阳遏郁，脾胃不和。

【文献推选】

1. 陈向伟．柴胡疏肝散合半夏泻心汤治疗慢性萎缩性胃炎（肝胃气滞型）临床观察［J］．光明中医，2020，35（2）：213-215.

2. 安刚．柴胡疏肝散合平胃散治疗胃脘痛的临床疗效分析［J］．中国医药指南，2018，16（31）：172-173.

二、肝胃寒饮方

肝胃寒饮方是治疗肝胃寒饮证的方剂。肝胃寒饮证主要是由于中阳不足，运化失职，饮邪内生，肝失疏泄，饮留胁下所致。《金匮要略》中指出了肝胃寒饮证的证候表现，如"趺阳脉微弦，法当腹满，不满者必便难，两胠疼痛，此虚寒从下上也，以温药服之"（《腹满寒疝宿食病脉证治》篇），又如"呕而胸满者，茱萸汤主之"（《呕吐哕下利病脉证治》篇）。上述诸条皆言胁下水气癖积，肝胃不和之证。肝胃寒饮证病位在肝胃，可及肺肾。其治法以"寒者热之"为核心思想，以温肝散寒、和胃降逆为常法。其中气郁较重者可稍佐以理气之品，病及肺肾者可酌加宣肺益肾之品，治疗时又要根据疾病的复杂性，结合脏腑表里、五行生克制化的关系，亦当注意"因时治宜""寒热并用"等思想。

【临床表现】脘腹不舒，食则胀痛，背恶寒，胸中觉冷，胃中有振水声，泛吐清水、痰涎，并伴有泛酸、嗳气、胸中窒闷、倦怠少气、语声低微等，纳眠差，便溏；舌质淡，苔白腻，脉沉弦。

【辨证要点】

1. 主症 脘腹不舒，胸中寒，背觉冷，胃中有振水声，呕吐痰涎。

2. 次症 泛酸，嗳气，咳痰，心悸，倦怠少气，语声低微，气短，乏力。

【治法】温肝散寒，和胃降逆。

【合方选择】

1. 经方与经方 吴茱萸汤合小半夏汤加减。

吴茱萸汤（《伤寒论》）：吴茱萸一升（洗），人参三两，生姜六两（切），大枣十二枚（擘）。上四味，以水七升，煮取二升，去滓。温服七合，日三服。

小半夏汤（《金匮要略》）：半夏一升，生姜半斤。上二味，以水七升，煮取一升半，分温再服。

方解 本合方体现平等的合方原则。肝寒选用吴茱萸汤，胃寒选用小半夏汤，二方协同形成肝胃寒饮经方与经方合方，以行温化寒饮、降逆补虚之功。方中吴茱萸辛苦性热，上可温胃散寒，下可温暖肝肾，又能降逆止呕，一药而三经并治；生姜温胃散寒，降逆止呕，与半夏相伍增强降逆之功效，且吴茱萸和生姜相须为用，温降并行，颇宜阴寒气逆之机；人参补益中焦脾胃之虚；大枣益气补脾。两方合而用之，共奏温中补虚、降逆和胃之功。若脘腹胀满甚者，加枳实、厚朴；湿甚者，加泽泻、茯苓。

2. 经方与时方 桂枝生姜枳实汤合二陈汤加减。

桂枝生姜枳实汤（《金匮要略》）：桂枝三两，生姜三两，枳实五枚。上三味，以水六升，煮取三升，分温三服。

二陈汤（《太平惠民和剂局方》）：半夏（汤洗七次）、橘红各五两，白茯苓三两，甘草一两半（炙）。上药㕮咀，每服四钱，用水一盏，生姜七片，乌梅一个，同煎六分，去滓，热服，不拘时候。

方解　本合方体现平等的合方原则。肝寒选用桂枝生姜枳实汤，胃寒选用二陈汤，二方协同形成肝胃寒饮经方与时方合方，以行燥湿化痰、降逆和胃之功。方中桂枝和生姜温化饮邪，与半夏相伍，燥湿化痰，降逆和胃，且生姜可制半夏之毒；枳实消痞散满，下气开结；橘红辛苦温燥，理气行滞，燥湿化痰；茯苓甘淡，渗湿化痰；炙甘草调和诸药。两方合而用之，共奏燥湿化痰、降逆和胃之功。饮食少者，加神曲、莱菔子；胸脘痞闷甚者，加厚朴、槟榔。

3. 时方与时方　异功散合良附丸加减。

异功散（《小儿药证直诀》）：人参（切，去顶）、茯苓（去皮）、白术、陈皮（锉）、甘草（炒）各等分。上为细末，每服二钱，水一盏，加生姜五片，大枣两个，同煎至七分，食前温服，量多少与之。

良附丸（《良方集腋》）：高良姜、香附子各等分。上味各焙，各研，各贮，用时以米饮加生姜汁一匙，盐一撮为丸，服之立止。

方解　本合方体现平等的合方原则。胃寒选用异功散，肝寒选用良附丸，二方协同形成肝胃寒饮时方与时方合方，以行益气健脾、散寒化滞之功效。方中高良姜和香附子两味行气疏肝，驱寒止痛；人参补益和中；白术、茯苓健脾祛湿；炙甘草益气和中。两方合用，共奏益气和中、温化寒饮之功。

【适用范围】胃脘痛、心痛、呕吐等，辨证属肝胃寒饮证者。西医学的慢性胃炎、肥厚性胃炎、幽门不完全性梗阻等，符合中医肝胃寒饮证者可参考论治。

【合方禁忌】素体湿热壅盛者慎用。

【备选附方】

1. 经方与经方　当归四逆汤合茯苓甘草汤。

当归四逆汤（《伤寒论》）：当归三两，桂枝三两（去皮），芍药三两，细辛三两，甘草二两（炙），通草二两，大枣二十五枚（擘）。上七味，以水八升，煮取三升，去滓，温服一升，日三服。

茯苓甘草汤（《伤寒论》）：茯苓二两，桂枝二两（去皮），甘草一两（炙），生姜三两（切）。上四味，以水四升，煮取二升，去滓，分温三服。

2. 经方与时方　白术散合橘核丸。

白术散《金匮要略》：白术四分，川芎四分，蜀椒三分，牡蛎二分。上四味，杵为散，酒服一钱匕，日三服，夜一服。

橘核丸《济生方》：橘核（炒）、海藻（洗）、昆布（洗）、海带（洗）、川楝子（去肉，炒）、桃仁（麸炒）各一两，厚朴（去皮，姜汁炒）、木通、枳实（麸炒）、延胡索（炒）、桂心（不见火）、木香（不见火）各半两。上为细末，酒糊为丸，如梧子大。每服七十丸，空心，温酒，盐汤任下。

3. 时方与时方　天台乌药散合温脾汤。

天台乌药散《圣济总录》：乌药、木香、茴香子（微炒）、青橘皮（去白，焙）、高良姜（炒）各半两，槟榔二枚（锉），川楝子十枚，巴豆微炒，敲破，同川楝子二味，用麸一升炒，候麸黑色，拣去巴豆并麸不用。上八味，除炒巴豆不用外，捣罗为散。每服一钱匕，空心，食前温酒调下。疼甚，炒生姜、热酒调下。

温脾汤《备急千金要方》：当归三两，干姜三两，附子二两，人参二两，芒硝二两，大黄五两，甘草二两。上七味，㕮咀，以水七升，煮取三升，分服，日三服。

【古籍摘录】

1.《伤寒来苏集·伤寒附翼》（吴茱萸汤）吴茱萸辛苦大热，禀东方之气色，入通于肝，肝温则木得遂其生矣。苦以温肾，则水不寒；辛以散邪，则土不扰。佐人参固元气而安神明，助姜、枣调营卫以补四末。此拨乱反正之剂，与麻黄、附子之拔帜先登，附子、真武之固守社稷者，鼎足而立也。若命门火衰，不能腐熟水谷，故食谷欲呕。若干呕吐涎沫而头痛，是脾肾虚寒，阴寒上乘阳位也。用此方鼓动先天之少火，而后天之土自生；培植下焦之真阳，而上焦之寒自散。开少阴之关，而三阴得位者，此方是欤？

2.《金匮玉函经二注》（桂枝生姜枳实汤）枳实、生姜，原以治气塞，况于癖乎？故较前条稍减轻分两，使癖者下其气以开之。悬痛属饮者，得生姜以散之，既足建功矣。乃去橘皮而用桂枝者，以所逆非一，或肾气上冲，正未可知，桂伐肾邪，正其能事，不但调和营卫，为去癖臣也。

3.《医宗金鉴·删补名医方论》（当归四逆汤）凡厥阴病则脉微而厥，以厥阴为三阴之尽，阴尽阳生，若受其邪，则阴阳之气不相顺接，故脉微而厥也。然厥阴之脏，相火游行其间，经虽受寒，而脏不即寒，故先厥者后必发热。

4.《成方便读》（厚朴温中汤）夫寒邪之伤人也，为无形之邪，若无有形之痰、血、食、积互结，则亦不过为癖满、为呕吐，即疼痛亦不致拒按也。

【文献推选】

邓中甲.邓中甲方剂学讲稿［M］.叶俏波，刘舟整理.北京：人民卫生出版社，2011.

三、肝胃郁热方

肝胃郁热证的治法以疏肝理气、泄热和中为核心思想。忧思恼怒、情志不遂，肝失疏泄、肝气郁滞，横逆犯胃，导致胃气失和、胃气阻滞，发为胃痛。肝郁日久，又可化火生热，邪热犯胃，从而导致肝胃郁热而痛。轻者治疗宜以清肝胃郁热为主，疏肝、重镇安神为辅，佐以理气和中、清热化湿等，因"五脏五气，无不相涉，故五脏中皆有神气，皆有肺气，皆有胃气，皆有肝气，皆有肾气"（《景岳全书》）；热甚伤阴者，辅以滋养胃阴、疏郁调神。病位在肝胃，直接清肝胃郁热为常法，又根据脏腑、五行生克制化关系注重"实则泻其子""先安未受邪之地"等治法。

【临床表现】胃脘灼痛，痛势急迫，两胁胀闷或疼痛，心烦易怒，泛酸嘈杂，口干苦，大便干燥；舌质红、苔薄黄，脉弦或弦数。

【辨证要点】

1.主症 胃脘灼痛，痛势急迫，两胁胀闷或疼痛。

2.次症 心烦易怒，泛酸嘈杂，口干苦，大便干燥。

【治法】疏肝理气，泄热和中。

【合方选择】

1. 经方与经方　大柴胡汤合泻心汤加减。

大柴胡汤（《伤寒论》）：柴胡半斤，黄芩三两，芍药三两，半夏半升（洗），生姜五两（切），枳实四枚（炙），大枣十二枚（擘），大黄二两。上八味，以水一斗二升，煮取六升，去滓，再煮，温服一升，日三服。

泻心汤（《金匮要略》）：大黄二两，黄连一两，黄芩一两。上三味，以水三升，煮取一升，顿服之。

方解　本合方体现平等的合方原则。肝郁有热选用大柴胡汤，胃热壅滞选用泻心汤，二方协同形成肝胃郁热经方与经方合方，以行疏肝理气、泄热和中之效。方中重用柴胡疏解少阳之邪；黄芩清泄少阳郁热，与柴胡相伍，和解清热，以解少阳之邪；大黄、枳实泄热通腑，行气破结，与黄连相伍，清解中下焦热邪；芍药缓急止痛，与大黄相配可治腹中实痛，合枳实能调和气血；半夏和胃降逆，辛开苦降，与生姜相伍，既增止呕之功，又解半夏之毒；大枣和中益气，与生姜相配，调脾胃，和营卫，并调和诸药。诸药合用，功可和解少阳，内泄热结。两方相合，共奏疏肝理气、泄热和中、恢复中焦枢转之功，使郁热清、瘀血祛、气机畅。

2. 经方与时方　柴胡加芒硝汤合戊己丸加减。

柴胡加芒硝汤（《伤寒论》）：柴胡二两十六铢，黄芩一两，人参一两，甘草一两（炙），生姜一两（切），半夏二十铢（洗），大枣四枚（擘），芒硝二两。上八味，以水四升，煮取二升，去滓，内芒硝，更微煮沸，分温再服，不解更作。

戊己丸（《太平惠民和剂局方》）：黄连五两，吴茱萸五两，白芍药五两。上药为细末，面糊为丸，如梧桐子大。每服二十丸，浓煎米饮下，空心，日三服。

方解　本合方体现平等的合方原则。肝郁有热选用柴胡加芒硝汤，胃脘滞热选用戊己丸，二方协同形成肝胃郁热经方与时方合方，以行清肝泻火、和胃降逆之功效。柴胡加芒硝汤为小柴胡汤加芒硝，取其调胃承气、少阳阳明同治之理；合戊己丸，方中黄连和吴茱萸等量而用，清热与开郁并重，伍以白芍和里缓急。两方合而用之，清利肝胆，和胃降逆。若胁痛甚者，加川楝子、延胡索；若心中郁热，加郁金、淡豆豉；若兼胃脘反酸者，加瓦楞子、海螵蛸。

3. 时方与时方　清胃散合化肝煎加减。

清胃散（《脾胃论》）：生地黄、当归身各三分，牡丹皮半钱，黄连六分（夏月倍之，大抵黄连临时增减无定），升麻一钱。上药为细末，都作一服，水一盏半，煎至七分，去滓，放冷服之。

化肝煎（《景岳全书》）：青皮、陈皮、芍药各二钱，牡丹皮、栀子（炒）、泽泻各钱半，浙贝母三钱。水一盅半，煎七分，食后温服。

方解　本合方体现平等的合方原则。肝郁有热选用化肝煎，胃郁有热选用清胃散，二方协同形成肝胃郁热时方与时方合方，以行清解肝热、泻胃和中之功。方中黄连苦寒泻火，清胃腑之热；牡丹皮、栀子凉血清热；生地黄凉血滋阴；当归养血活血，合生地黄、白芍滋阴养血，敛护肝阴；青皮、陈皮疏肝理气，合而用之解肝气之郁，平气逆而散郁火；且因气火能使湿痰阻滞，故方中合以贝母、泽泻以化痰解郁。若痛势较甚者，加延胡索、三七粉；若郁热伤阴，口干渴者，加麦冬、芦根；热伤血络，加地榆、仙鹤草。

【适用范围】食管瘅、吐酸、痞满等，辨证属肝胃郁热证者。西医学的十二指肠炎、胆汁反流性胃炎、慢性胃炎等，符合中医肝胃郁热证者可参考论治。

【合方禁忌】脾胃虚弱者慎用，或根据临床病证辨证运用。

【备选附方】

1. 经方与经方　小柴胡汤合旋覆代赭汤。

小柴胡汤（《伤寒论》）：柴胡半斤，黄芩三两，人参三两，半夏半升（洗），甘草三两，生姜三两（切），大枣十二枚（擘）。上七味，以水一斗二升，煮取六升，去滓，再煎取三升，温服一升，日三服。

旋覆代赭汤（《伤寒论》）：旋覆花三两，人参二两，生姜五两，代赭石一两，甘草三两（炙），半夏半升（洗），大枣十二枚（擘）。以水一斗，煮取六升，去滓再煎，取三升，温服一升，日三服。

2. 经方与时方　半夏厚朴汤合左金丸。

半夏厚朴汤（《金匮要略》）：半夏一升，厚朴三两，茯苓四两，生姜五两，苏叶二两。上五味，以水七升，煮取四升，分温四服，日三夜一服。

左金丸（《丹溪心法》）：黄连六两，吴茱萸一两。上药为末，水丸或蒸饼为丸，白汤下五十丸。

3. 时方与时方　泻青丸合泻黄散。

泻青丸（《小儿药证直诀》）：当归（去芦头，切，焙，秤）、龙脑（焙，秤）、川芎、山栀子仁、川大黄（湿纸裹，煨）、羌活、防风（去芦头，切，焙，秤）各等分。上件为末，炼蜜为丸，鸡头大，每服半丸至一丸，煎竹叶汤同砂糖温水化下。

泻黄散（《小儿药证直诀》，又名泻脾散）：藿香叶七钱，山栀仁一钱，石膏五钱，甘草三两，防风四两（去芦，切，焙）。上药锉，同蜜、酒微炒香，为细末。每服一至二钱，水一盏，煎至五分，温服清汁，无时。

【古籍摘录】

1.《医宗金鉴·删补名医方论》（大柴胡汤）柴胡证在，又复有里，故立少阳两解法也。以小柴胡汤加枳实、芍药者，仍解其外以和其内也。去参、草者，以里不虚。少加大黄，以泻结热。倍生姜者，因呕不止也。斯方也，柴胡得生姜之倍，解半表之功捷，枳、芍得大黄之少，攻半里之效徐，虽云下之，亦下中之和剂也。

2.《医宗金鉴·删补名医方论》（左金丸）此泻肝火之正剂……左金丸独用黄连为君，从实则泻其子之法，以直折其上炎之势；吴茱萸从类相求，引热下行，并以辛燥开其肝郁，惩其扞格，故以为佐。然必本气实而上下虚者，庶可相宜。左金者，木从左而制从金也。

【文献推选】

1. 吴宜华，葛惠男 . 左金丸合半夏厚朴汤加减治疗胃食道反流病临床研究［J］. 中医学报，2016，31（11）：1782-1785.

2.（宋）钱乙著 . 小儿药证直诀［M］. 南宁：广西科学技术出版社，2015.

3. 张金瑞 . 旋覆代赭汤联合小柴胡汤治疗反流性食管炎肝胃郁热证临床观察［J］. 亚太传统医药，2014，10（13）：114-115.

四、肝胃血瘀方

肝胃血瘀证的治法以活血化瘀、理气止痛为核心思想，肝胃血瘀初由肝气郁滞，横逆犯胃，久则邪气由表入里，进一步耗伤正气，导致正气益虚、邪气愈盛，病久入深，营卫之行涩，则邪入血分，气虚无力推动则产生瘀血，血气不和，而成肝胃血瘀证。轻则肝胃失和，由肝胃气郁渐至肝胃郁结，甚则肝胃气逆，胃失和降；重则气血瘀阻，而成瘀滞之候。其病位在肝胃，肝之气郁阻滞胃络，胃气失其通降之常，胃络瘀阻不通。因而其治当以疏利肝胃气机、化瘀通络、和降肝胃为法，化热者兼以清降，兼寒者加以温中。

【临床表现】胁下、脘腹痛有定处，按之痛剧，或痛如针刺，食后痛甚，心烦意乱或傍晚自觉身热，嗳气、口酸，并可伴有皮肤粗糙不润、手足干裂、大便色黑；舌质紫暗、有瘀斑，苔薄黄，脉缓涩。

【辨证要点】

1. 主症　胁下、脘腹痛有定处，按之痛剧，或痛如针刺，食后痛甚。

2. 次症　夜间烦躁，皮肤粗糙不润、手足干裂，大便色黑。

【治法】活血化瘀，理气止痛。

【合方选择】

1. 经方与经方　大黄䗪虫丸合下瘀血汤加减。

大黄䗪虫丸（《金匮要略》）：大黄十分（蒸），䗪虫半升，桃仁一升，干漆一升，蛴螬一升，水蛭百枚，虻虫一升，杏仁一升，干地黄十两，芍药四两，黄芩二两，甘草三两。上十二味，末之，炼蜜和丸小豆大。酒饮服五丸，日三服。

下瘀血汤（《金匮要略》）：大黄二两，桃仁二十枚，䗪虫（熬，去足）二十枚。上三味末之，炼蜜和为四丸，以酒一升，煎一丸，取八合，顿服之，新血下如豚肝。

方解　本合方体现平等的合方原则。肝血瘀选用大黄䗪虫丸，胃血瘀选用下瘀血汤，二方协同形成肝胃血瘀经方与经方合方，以行活血化瘀、理气止痛之功。方中大黄苦寒，泻下攻积，活血祛瘀；䗪虫咸寒，破血祛瘀；桃仁、干漆、水蛭、虻虫助大黄和䗪虫破血通络，攻逐血瘀；杏仁润肠通便；干地黄、芍药滋阴养血，使破血而不伤血；黄芩清瘀久所化之热；甘草、白蜜益气缓中，调和诸药。诸药合用，攻中有补，使瘀血除，瘀热清，阴血得补。若兼气虚，加黄芪、党参；兼营血不足，加当归、阿胶。

2. 经方与时方　血府逐瘀汤合桂枝茯苓丸加减。

血府逐瘀汤（《医林改错》）：桃仁四钱，红花三钱，当归三钱，生地黄三钱，川芎一钱半，牛膝三钱，桔梗一钱半，柴胡一钱，枳壳二钱，甘草二钱（炙）。水煎服。

桂枝茯苓丸（《金匮要略》）：桂枝、茯苓、牡丹皮（去心）、芍药、桃仁（去皮尖，熬）各等分。上五味，末之，炼蜜和丸，如兔屎大，每日食前服一丸，不知，加至三丸。

方解　本合方体现平等的合方原则。肝血瘀选用血府逐瘀汤，胃血瘀选用桂枝茯苓丸，二方协同形成肝胃血瘀经方与时方合方，以行活血化瘀、行气止痛之功。方中桂枝温通血脉；桃仁破血行滞而润燥；红花活血祛瘀以止痛；赤芍、川芎助君药活血祛瘀；牛膝能祛瘀血，通血脉，并引血下行；生地黄、牡丹皮清热凉血；合当归、白芍养血敛阴，祛瘀不伤正；合赤芍清热凉血以清瘀热；茯苓利湿以健脾；桔梗、枳壳一升一降宽胸行气；柴胡疏肝解郁，与桔梗、枳壳同用，使气行则血行；甘草调和诸药。诸药合用，使血活、瘀化、气行。

3. 时方与时方　失笑散合丹参饮加减。

失笑散（《太平惠民和剂局方》）：蒲黄（炒香）、五灵脂（酒研，淘去沙土）各等分。上先用酽醋调二钱，熬成膏，入水一盏，煎七分，食前热服。

丹参饮（《时方歌括》）：丹参一两，檀香一钱半，砂仁一钱半。以水一杯半，煎七分服。

方解　本合方体现平等的合方原则。肝血瘀选用丹参饮，胃血瘀选用失笑散，二方协同形成肝胃血瘀时方与时方合方，以行活血化瘀、理气止痛之功。方中五灵脂苦咸甘温，入肝经血分，且用酒研，功善通利血脉，散瘀止痛；蒲黄甘平，可消瘀血，与五灵脂相须为用，化瘀散结止痛；且五灵脂、蒲黄及丹参活血化瘀止痛；檀香与砂仁行气和胃。二方共奏化瘀止痛之功效。若气滞较重者，加枳壳、木香及郁金，增加理气功效。

【适用范围】 胃脘痛、吐酸、反胃等，辨证属肝胃血瘀证者。西医学的肝硬化、十二指肠球部溃疡、慢性萎缩性胃炎等，符合中医肝胃血瘀证者可参考论治。

【合方禁忌】 痰湿郁热、邪气壅盛者忌用，或根据临床病证辨证运用。

【备选附方】

1. 经方与经方　鳖甲煎丸合枳实芍药散。

鳖甲煎丸（《金匮要略》）：鳖甲十二分（炙），乌扇三分（烧），黄芩三分，柴胡六分，鼠妇三分（熬），干姜三分，大黄三分，芍药五分，桂枝三分，葶苈一分（熬），石韦三分（去毛），厚朴三分，牡丹五分（去心），瞿麦二分，紫葳三分，半夏一分，人参一分，䗪虫五分（熬），阿胶三分（炙），蜂窠四分（熬），赤硝十二分，蜣螂六分（熬），桃仁二分。上二十三味，为末，取煅灶下灰一斗，清酒一斛五斗，浸灰，候酒尽一半，着鳖甲于中，煮令泛烂如胶漆，绞取汁，内诸药，煎为丸，如梧桐子大。空心服七丸，日三服。

枳实芍药散（《金匮要略》）：枳实、芍药。上二味，各等分，杵为散，服方寸匕，日三服，并主痈脓，以麦粥下之。

2. 经方与时方　桃核承气汤合生化汤。

桃核承气汤（《伤寒论》）：桃仁五十个（去皮尖），大黄四两，桂枝二两（去皮），甘草二两（炙），芒硝二两。上四味，以水七升，煮取二升半，去滓，内芒硝，更上火，微沸，下火。先食，温服五合，日三服，当微利。

生化汤（《傅青主女科》）：全当归八钱，川芎三钱，桃仁十四枚（去皮尖，研），干姜五分（炮黑），甘草五分（炙）。黄酒、童便各半煎服。

3. 时方与时方　复元活血汤合金铃子散。

复元活血汤（《医学发明》）：柴胡半两，栝楼根三钱，当归三钱，红花二钱，甘草二钱，穿山甲二钱（现用代用品），大黄一两（酒浸），桃仁五十个（酒浸，研如泥）。除桃仁外，锉如麻豆大，每服一两，水一盏半，酒半盏，同煎至七分，去滓，大温服之，食前，以利为度，得利痛减，不尽服。

金铃子散（《太平圣惠方》）：金铃子一两，延胡索一两。上为末，每服二、三钱，酒调下，温汤亦可。

【古籍摘录】

1.《金匮要略·血痹虚劳病脉证并治》　五劳虚极羸瘦，腹满不能饮食，食伤，忧伤，饮伤，房室伤，饥伤，劳伤，经络荣卫气伤，内有干血，肌肤甲错，两目暗黑。缓中补虚，大黄䗪虫丸主之。

2.《类证治裁·胃脘痛》　初痛宜温散以行气，久痛则血络亦痹，必辛通以和营，未可概以香燥例治也。其因胃阳衰而脘痛者，食入不运，当辛甘理阳。

3.《岭南卫生方·附录》　若服寒凉药，恐血得寒则凝。倘瘀血上冲，昏迷不省，良久复苏，此皆血证之候也，宜行气活血之药可也。

4.《金匮要略·妇人产后病脉证治》　产后腹痛，烦满不得卧，枳实芍药散主之。

5.《医宗金鉴·删补名医方论》（失笑散）凡兹者，由寒凝不消散，气滞不流行，恶露停留，小腹结痛，迷闷欲绝，非纯用甘温破血行血之剂，不能攻逐荡平也。是方用灵脂之甘温走肝，生用则行血；蒲黄辛平入肝，生用则破血；佐酒煎以行其力，庶可直抉厥阴之滞，而有推陈致新之功。甘不伤脾，辛能散瘀，不觉诸证悉除，直可以一笑而置之矣。

【文献推选】

1. 申阳，孔立.中医药治疗急性胃黏膜病变的研究进展［J］.世界最新医学信息文摘，2019，19（96）：141，149.

2.（宋）宋太医局.太平惠民和剂局方［M］.北京：中国中医药出版社，2020.

第二节　肝胃两虚合方

肝胃两虚合方是治疗肝胃不和兼证虚证为主的合方。肝胆与脾胃位于中焦，二者相互依存、相互影响。肝脏为将军之官，主少阳春生之气，为藏血之脏。肝脏虚损，则肝气郁滞，肝不主藏血，肝血亏虚，神魂不得内守而虚耗于外。胃为水谷之海，饮食入胃，经由脾胃运化，转为水谷精微，濡养脏腑、经脉及全身，维持人体正常的生命活动。若他邪犯胃，则易致胃失和降，气血生化乏源。肝病可以传脾胃，脾胃患病亦可及肝。肝木偏弱，肝气郁结，可致"肝木过弱不能疏通脾土，亦不能消食"；脾胃亏虚，气血生化乏源，可致肝失濡养，进而影响肝藏血的功能。肝胃两虚证的治疗应以补肝脏之虚以藏魂，益胃谷不足以复气机升降之功。

肝胃两虚合方包括肝胃气虚方、肝胃虚寒方、肝胃阴虚方等。其合方的理论基础以阴阳、脏腑辨证为主，涉及和解剂、温里剂、安神剂、理气剂、补益剂等方剂学的内容。

一、肝胃气虚方

肝胃气虚证的治法以"虚则补之""损者益之"为核心思想，中医学认为，"气者，人之根本也"；黄元御强调"人之生气不足者，十之八九"。气是人体生命活动的基本物质表现，气虚者补气；同时气为血之帅，气与血相互作用、相互依存，气得血则补有所归，所以在疾病的后期治疗时应注意补气摄血、补血行血的运用。其病位在肝胃，治疗以平补肝胃之气为主；同时又根据疾病的复杂性，结合脏腑表里、五行生克制化的关系，亦当注意补肝益气、柔肝和中。

【临床表现】胁肋、脘腹隐痛，神疲乏力，少腹坠胀，面色萎黄，气短懒言，喜太息，情绪焦躁、抑郁，大便溏软；舌质淡，体胖有齿痕，苔薄白或白腻，脉细弱。

【辨证要点】

1. 主症　胁肋、脘腹隐痛，神疲乏力，少腹坠胀。

2. 次证　面色萎黄，气短懒言，喜太息，情绪焦躁、抑郁，大便溏软。

【治法】补肝益气，柔肝和中。

【合方选择】

1. 经方与经方　桂枝加黄芪汤合四逆散加减。

桂枝加黄芪汤（《金匮要略》）：桂枝三两，芍药三两，甘草二两，生姜三两，大枣十二枚（擘），黄芪二两。上六味，以水八升，煮取三升，温服一升，须臾饮热稀粥一升余，以助药力，温服取微汗；若不汗，更取日三服。

四逆散（《伤寒论》）：甘草（炙）、枳实（破，水渍，炙干）、芍药、柴胡。上四味，各十分，捣筛，白饮和服方寸匕，日三服。

方解　本合方体现平等的合方原则。肝气虚选用四逆散，胃气虚选用桂枝加黄芪汤，二方协同形成肝胃气虚经方与经方合方，以行益气通阳之功。方中桂枝温阳化气。柴胡升发阳气，疏肝解郁；白芍敛阴，养血柔肝；二者相伍，补养肝血，条达肝气，恰适肝体阴而用阳之性。枳实理气解郁，泄热破结，与柴胡相伍，一升一降，增疏畅气机之功，并奏升清降浊之效。黄芪益气补中，甘草调和诸药。诸药合用，共奏透邪解郁、和胃益气之功。

2. 经方与时方　枳术汤合逍遥散加减。

枳术汤（《金匮要略》）：枳实七枚，白术二两。上二味，以水五升，煮取三升，分温三服。腹中软，即当散也。

逍遥散（《太平惠民和剂局方》）：甘草半两（微炙赤），当归（去苗，锉，微炒）、茯苓（去皮白者）、白芍药、白术、柴胡（去苗）各一两。上为粗末，每服二钱，水一大盏，烧生姜一块切破，薄荷少许，同煎至七分，去滓热服，不拘时候。

方解 本合方体现平等的合方原则。肝气虚选用逍遥散，胃气虚选用枳术汤，二方协同形成肝胃气虚经方与时方合方，以行条达肝气、和中补虚之功。方中枳实行气，白术益气健脾，两药相合，功可行气消痞；柴胡疏肝解郁，使肝郁得以条达；当归甘辛苦温，养血和血；白芍酸苦微寒，养血敛阴，柔肝缓急；当归、白芍与柴胡相伍，补肝体而助肝用，使血和则肝和，血充则肝柔；白术、茯苓、甘草健脾益气，使气血生化有源；用法中稍加薄荷，透达肝经瘀热；烧生姜降逆和中，且能辛散达郁；柴胡引药入肝，甘草调和诸药。诸药合用，使肝郁得疏、血虚得养、脾弱得复，气血兼顾，肝脾同调。

3. 时方与时方 补中益气汤合四君子汤加减。

补中益气汤（《内外伤辨惑论》）：黄芪五分（病甚、劳役、热甚者一钱），甘草五分（炙），人参三分（去芦），当归二分（酒焙干，或晒干），橘皮二分或三分（不去白），升麻二分或三分，柴胡二分或三分，白术三分。上咬咀，都作一服，水二盏，煎至一盏，去滓，食远稍热服。

四君子汤（《太平惠民和剂局方》）：人参（去芦）、白术、茯苓（去皮）、甘草（炙）。上为细末，每服二钱，水一盏，煎至七分，通口服，不拘时候；入盐少许，白汤点亦得。

方解 本合方体现平等的合方原则。肝气虚选用补中益气汤，胃气虚选用四君子汤。合方由黄芪、甘草、人参、当归、橘皮、升麻、柴胡、白术、茯苓组成。二方协同形成肝胃气虚时方与时方合方，以行补肝实脾益胃之功。方中黄芪补中气，固表气，且升阳举陷；人参大补元气；炙甘草补脾和中；佐以白术、当归补益气血；陈皮理气和胃；少量升麻、柴胡为引，升阳举陷；白术健脾燥湿；佐以茯苓健脾渗湿，合白术互增健脾祛湿之力。诸药合用，重在补肝胃之虚，兼司运化之职。

【适用范围】 胁痛、胃痛、泄泻等，辨证属肝胃气滞证者。西医学的慢性肝炎、慢性结肠炎、溃疡性结肠炎等，符合中医肝胃气滞证者可参考论治。

【合方禁忌】 痰湿郁热、邪气壅盛者忌用，或根据临床病证辨证运用。

【备选附方】

1. 经方与经方 黄芪建中汤合桂枝新加汤。

黄芪建中汤（《金匮要略》）：黄芪一两半，桂枝三两，芍药六两，甘草三两（炙），生姜二两，胶饴一升。上七味，以水七升，煮取三升，去滓，内胶饴，更上微火消解，温服一升，日三服。

桂枝新加汤（《伤寒论》）：桂枝三两（去皮），芍药四两，甘草二两（炙），人参三两，大枣十二枚（擘），生姜四两。上六味，以水一斗二升，煮取三升，去滓，温服一升。

2. 经方与时方 桂枝去桂加茯苓白术汤合柴胡疏肝散。

桂枝去桂加茯苓白术汤（《伤寒论》）：芍药三两，甘草二两（炙），生姜三两（切），白术、茯苓各三两,大枣十二枚(擘)。上六味,以水八升,煮取三升,去滓。温服一升。

柴胡疏肝散(《证治准绳》):陈皮(醋炒)、柴胡各二钱,川芎、枳壳(麸炒)、芍药各一钱半,甘草五分(炙),香附一钱半。水一盅半,煎八分,食前服。

3. 时方与时方 六君子汤合丁香茱萸汤。

六君子汤(《医学正传》):陈皮一钱,半夏一钱五分,茯苓一钱,甘草一钱,人参一钱,白术一钱五分。上切细,作一服。加大枣二枚,生姜三片,新汲水煎服。

丁香茱萸汤(《脾胃论》):干生姜二分,黄柏二分,丁香五分,炙甘草五分,柴胡五分,橘皮五分,半夏五分,升麻七分,吴茱萸一钱,草豆蔻一钱,黄芪一钱,人参一钱,当归一钱五分,苍术二钱。上件锉如麻豆大,每服半两,水二盏,煎至一盏,去渣,稍热服,食前。忌冷物。

【古籍摘录】

1.《伤寒论·辨少阴病脉证并》 少阴病,四逆,其人或咳,或悸,或小便不利,或腹中痛,或泄利下重者,四逆散主之。

2.《伤寒论·辨太阳病脉证并治中》 发发汗后,身疼痛,脉沉迟者,桂枝加芍药生姜各一两人参三两新加汤主之。

3.《时方歌括》卷上 (四君子汤)胃气为生人之本,参、术、苓、草从容和缓,补中宫土气,达于上下四旁,而五脏六腑皆以受气,故一切虚证皆以此方为主。

4.《金匮要略·水气病脉证并治》 黄汗之病,两胫自冷;假令发热,此属历节。食已汗出,又身常暮盗汗出者,此劳气也。若汗出已,反发热者,久久其身必甲错;发热不止者,必生恶疮,若身重汗出已,辄轻者,久久必身𥆧,𥆧即胸中痛,又从腰以上必汗出,下无汗,腰髋弛痛,如有物在皮中状,剧者不能食,身疼重,烦躁,小便不利,此为黄汗,桂枝加黄芪汤主之。

【文献推选】

1. 王付.王付内科杂病选方用药技巧[M].郑州:河南科学技术出版社,2016.

2. 牛林敬,易磊.养肝补血看这本就够了[M].石家庄:河北科学技术出版社,2017.

二、肝胃虚寒方

肝胃虚寒证的治法以"虚则补之""寒以热之"为核心思想。肝胃虚寒证,或由脾胃阳气素虚,不能温暖肝木,致肝阳气不振,肝寒内起,横犯于胃;或肝阳素虚,虚寒内盛,加于胃腑,而成肝胃虚寒之证。治疗应以暖肝驱寒兼以和胃为主。肝胃虚寒,其寒因虚而致,寒从内起,治疗以温补为主,且肝为藏血之脏,治疗当兼以温养肝血,以除虚寒,尚不至温肝而致燥,亦不失温补以除虚寒之则。其病位在肝胃,暖肝散寒、温胃建中为常法。治疗时又要根据疾病的复杂性,结合脏腑表里、五行生克制化的关系,亦当注意"虚者补其母""抑肝和脾"等思想。

【临床表现】 胃脘隐痛或伴腹中急痛,喜暖畏寒,干呕、吐涎沫,神疲乏力,手足厥冷、烦躁欲死，大便稀溏；舌质淡，苔白腻，脉细或沉。

【辨证要点】

1. 主症　胃脘隐痛或伴腹中急痛，干呕、吐涎沫，手足厥冷。

2. 次症　腹胀且食后更甚，烦躁欲死，喜暖畏寒，神疲乏力，泛吐清水，大便稀溏。

【治法】温肝暖胃，通阳泄浊。

【合方选择】

1. 经方与经方　小建中汤合理中丸加减。

小建中汤（《伤寒论》）：桂枝三两（去皮），甘草二两（炙），大枣十二枚（擘），芍药六两，生姜三两（切），胶饴一升。上六味，以水七升，煮取三升，去滓，内饴，更上微火消解，温服一升，日三服。

理中丸（《伤寒论》）：人参、干姜、甘草（炙）、白术各三两。上四味，用水八升，煮取三升，去滓，温服一升，日三服。

方解　本合方体现平等的合方原则。肝脏虚寒用小建中汤，脾胃虚寒用理中丸，二方协同形成肝胃虚寒经方与经方合方，以行温中补虚、柔肝理中之功。方中桂枝温阳化气；白芍燥湿健脾，和营益阴，柔肝缓急，调理肝脾；人参补中益气；饴糖温中补虚，和里缓急；干姜温中驱寒，和胃止呕；炙甘草和中益气；大枣调和营卫。若寒甚者，加肉桂、吴茱萸；头痛者，加细辛。

2. 经方与时方　吴茱萸汤合参赭培气汤加减。

吴茱萸汤（《伤寒论》）：吴茱萸一升（洗），人参三两，生姜六两（切），大枣十二枚（擘）。上四味，以水七升，煮取二升，去滓。温服七合，日三服。

参赭培气汤（《医学衷中参西录》）：代赭石八钱，清半夏三钱，淡苁蓉四钱，党参六钱，天门冬四钱，当归五钱，知母三钱。

方解　本合方体现平等的合方原则。肝脏虚寒选用吴茱萸汤，脾胃虚寒选用参赭培气汤，二方协同形成肝胃虚寒经方与时方合方，以行温中补虚、降逆止呕之功。吴茱萸汤方中吴茱萸味辛苦而性热，既能温胃暖肝祛寒，又能和胃降逆止呕；生姜温胃散寒，降逆止呕；人参益气健脾；大枣甘平，合人参益脾气。参赭培气汤与其相合，调理中焦。两方合用，更能起到降、温、补、清的作用，共奏驱寒降逆、疏肝温胃之功。

3. 时方与时方　暖肝煎合桂附理中丸加减。

暖肝煎（《景岳全书》）：肉桂一钱，小茴香二钱，当归二钱，枸杞子三钱，乌药二钱，沉香一钱，茯苓二钱。水一盅半，加生姜三五片，煎七分，食远温服。如寒甚者，加吴茱萸、干姜；再甚者，加附子。

桂附理中丸（《中华人民共和国药典临床用药须知》）：肉桂、附片、党参、白术（炒）、甘草（炙）各三两。上四味，用水八升，煮取三升，去滓，温服一升，日三服。

方解　本合方体现平等的合方原则。肝脏虚寒选用暖肝煎，脾胃虚寒选用桂附理中丸，二方协同形成肝胃虚寒时方与时方合方，以行驱寒降逆、暖肝温胃之功。方中以肉桂、附子、生姜、台乌、小茴香温经散寒，人参大补元气，沉香理气降逆，当归温阳补血，白术、茯苓健脾利湿为主。诸药合用，共奏暖肝散寒、益气健脾之功。

【适用范围】胃脘痛、腹痛、头痛、呕吐等，辨证属肝胃虚寒证者。西医学的胃和十二指肠溃疡、胃下垂、神经性呕吐、幽门梗阻等，符合中医肝胃虚寒证者可参考论治。

【合方禁忌】肝胃郁热所致胃脘痛者不宜使用。孕妇慎用。

【备选附方】

1. 经方与经方　真武汤合五苓散。

真武汤（《伤寒论》）：茯苓三两，芍药三两，白术二两，生姜三两（切），附子一枚（炮，去皮，破八片）。上五味，以水八升，煮取三升，去滓，温服七合，日三服。

五苓散（《伤寒论》）：猪苓十八铢（去皮），泽泻一两六铢，白术十八铢，茯苓十八铢，桂枝半两（去皮）。上五味，捣为散，以白饮和服方寸匕，日三服。多饮暖水，汗出愈。如法将息。

2. 经方与时方　当归四逆加吴茱萸汤合柴胡疏肝散。

当归四逆加吴茱萸汤（《伤寒论》）：当归三两，桂枝三两（去皮），芍药三两，细辛三两，甘草二两（炙），通草二两，吴茱萸二升（洗），生姜半斤（切），大枣二十五枚（擘）。上九味，以水六升，清酒六升和，煮取五升，去滓，温分五服。

柴胡疏肝散（《证治准绳》）：陈皮（醋炒）、柴胡各二钱，川芎、枳壳（麸炒）、芍药各一钱半，甘草五分（炙），香附一钱半。水一盅半，煎八分，食前服。

3. 时方与时方　延年半夏汤合砂半理中汤。

延年半夏汤（《外台秘要》）：半夏三两（洗），生姜四两，桔梗二两，吴茱萸二两，前胡三两，鳖甲三两（炙），枳实二两，人参一两，槟榔子十四枚。上九味切，以水九升，煮取二升七合，去滓，分温三服，如人行八九里久。

砂半理中汤（《首批国家级名老中医效验秘方精选》）：清半夏9g，制香附9g，高良姜9g，枳壳9g，砂仁9g（打碎）。用砂锅加水至浸没药材，砂仁打碎后下，每剂煎两次，分两次温服。

【古籍摘录】

1.《血证论·脏腑病机论》　木之性主于疏泄，食气入胃，全赖肝木之气以疏泄之，而水谷乃化。

2.《伤寒论·辨太阳病脉证并治中》　伤寒，阳脉涩，阴脉弦，法当腹中急痛，先与小建中汤；不差者，小柴胡汤主之。

3.《伤寒论·辨厥阴病脉证并治》　干呕，吐涎沫，头痛者，吴茱萸汤主之。

4.《伤寒指掌·呕吐》　胃气不降：夫脾主升，胃主降。若因怫怒动肝，肝木犯胃，胃阳受伤，不能传及小肠，变化失司，大便不解，纳谷不饥，吞噫酸水，甚至胃底酿积之物，上涌为吐，此胃气不主下行故也，法当温胃阳制肝逆为治，宜熟附、干姜、白芍、吴萸、枳实、炒白粳米主之。

《伤寒论·辨厥阴病脉证并治》　若其人内有久寒者，宜当归四逆加吴茱萸生姜汤。

【文献推选】

1. 谢相智，许国磊，吴欣芳，等．参赭培气合吴茱萸汤治疗肝胃虚寒型反流性食管炎的临床观察［J］．世界中医药，2017，12（6）：1291-1293.

2. 孙彩芬，赵琼．吴茱萸汤联合柴胡疏肝散治疗胃食管反流病临床观察［J］．山西中医药大学学报，2019，20（6）：447-448，451.

三、肝胃阴虚方

肝胃阴虚证的治法以"虚则补之""损者益之"为核心思想。肝胃阴虚病起于肝则为阴虚肝横，木火上逆；在胃为消竭阴液，逼迫血液；其总病机为内起燥火，耗伤肝阴胃液，缠绵日久，阴液枯竭，劳损虚耗。其治则总宜育阴以柔肝、滋液以和胃。叶天士云："胃津被劫，阴液大耗……急以救阴为务……酸甘化阴法……择其不腻滞者调之。"（《临证指南医案·痢伤阴液》）又根据证候特征，阴虚者滋阴，阴虚较重或可以稍佐以补血药。"故肝为风木之脏，因有相火内寄，体阴用阳，其性刚，主动主升，全赖肾水以涵之，血液以濡之。"（《临证指南医案·肝风》）其病位在肝胃，直接滋胃阴养肝血为常法。治疗时又要根据疾病的复杂性，结合脏腑表里、五行生克制化的关系，亦当注意"柔肝调气""清疏气火"等思想。

【临床表现】胁肋、脘腹隐隐灼痛，口燥咽干，五心烦热，胃脘嘈杂，胸脘满闷，泛酸，纳差，食后作胀，便干尿黄；舌红少津，脉弦细。

【辨证要点】

1.主症　胁肋、脘腹隐隐灼痛，口燥咽干，五心烦热。

2.次症　胃脘嘈杂，泛酸，纳差，食后作胀，便干尿黄。

【治法】滋阴疏肝，益气养胃。

【合方选择】

1.经方与经方　麦门冬汤合芍药甘草汤加减。

麦门冬汤（《金匮要略》）：麦门冬七升，半夏一升，人参三两，甘草二两，粳米三合，大枣十二枚。上六味，以水一斗二升，煮取六升，温服一升，日三夜一服。

芍药甘草汤（《伤寒论》）：芍药、炙甘草各四两。以水三升，煎取一升，去滓，分两次温服。

方解　本合方体现平等的合方原则。胃阴虚用麦门冬汤，肝阴虚用芍药甘草汤，二方协同形成肝胃阴虚经方与经方合方，以达柔肝缓急、滋养胃阴之功。方中重用麦门冬养阴生津，滋阴润燥；半夏降逆下气，化痰和胃，既可降逆以止咳，又可开胃行津以润肺，还可防大剂量麦冬滋腻壅滞；人参健脾补气；甘草、粳米、大枣甘润性平，合人参和中滋液；芍药缓急止痛，与甘草相合酸甘化阴。诸药合用，滋阴柔肝，缓急止痛。若胸膈满闷者，加贝母、郁金、射干；食欲不振者，加白扁豆、生谷芽；兼烦躁、口渴者，加天花粉、石斛。

2.经方与时方　滋水清肝饮合栀子豉汤加减。

滋水清肝饮（《医宗己任编》）：熟地黄、当归身、白芍、酸枣仁、山萸肉、茯苓、山药、柴胡、山栀子、牡丹皮、泽泻。（原著本方无用量。现代用法：水煎服。）

栀子豉汤（《伤寒论》）：栀子十四个（擘），香豉四合（绵裹）。上二味，以水四升，先煮栀子得二升半，内豉，煮取一升半，去滓。分为二服，温进一服。得吐者，止后服。

方解　本合方体现平等的合方原则。胃阴虚用栀子豉汤，肝阴虚用滋水清肝饮，二方协同形成肝胃阴虚经方与时方合方，以达滋肝养胃、清热除烦之功。方中栀子和淡豆豉两药相合，一辛一苦，一开一降，共奏清热除烦之功；配以白芍、柴胡、当归、栀子、酸枣仁疏肝养血，清热敛阴；熟地黄、山药、山茱萸滋补肝胃之阴；泽泻、茯苓祛湿健脾。诸药合用，滋补肝胃，清热除烦。若阴虚内热，灼伤血络者，加三七、地榆炭；胁痛筋急，加木瓜、伸筋草。

3. 时方与时方　一贯煎合益胃汤加减。

一贯煎（《续名医类案》）：北沙参、麦冬、当归、生地黄、枸杞子、川楝子（原著本无用量）。水煎服。

益胃汤（《温病条辨》）：沙参三钱，麦冬五钱，冰糖一钱，细生地五钱，玉竹一钱五分。水五杯，煮取二杯，分二次服，渣再煮一杯服。

方解　本合方体现平等的合方原则。胃阴虚用益胃汤，肝阴虚用一贯煎，二方协同形成肝胃阴虚时方与时方合方，以达滋阴疏肝、养阴益胃之功。方中重用生地黄，滋阴养血，补益肝胃之阴；北沙参、麦冬、枸杞子为臣，滋阴养血，益胃养阴，配合生地黄育阴而涵阳；当归活血养血；并佐以少量川楝子，疏肝泄热，理气止痛、芳香醒胃，川楝子药性苦寒，与大量甘寒滋阴养血药配伍，则无苦燥伤阴之弊；麦冬养阴清热，生津润燥；配伍北沙参、玉竹养阴生津；冰糖濡养肺胃，调和诸药。

【**适用范围**】胃痛、呕吐、噎膈、胁痛等，辨证属肝胃阴虚证者。西医学的急慢性胃炎、消化性溃疡、食道癌、胃癌、慢性肝炎等，符合中医肝胃阴虚证者可参考论治。

【**合方禁忌**】脾虚湿盛者忌用，或根据临床病证辨证运用。

【**备选附方**】

1. 经方与经方　炙甘草汤合酸枣仁汤。

炙甘草汤（《伤寒论》）：甘草四两（炙），生姜三两（切），人参二两，生地黄一斤，桂枝三两（去皮），阿胶二两，麦门冬半升（去心），麻仁半升，大枣三十枚（擘）。上九味，以清酒七升，水八升，先煮八味，取三升，去滓，内胶烊消尽，温服一升，日三服。

酸枣仁汤（《金匮要略》）：酸枣仁二升，甘草一两，知母二两，茯苓二两，川芎二两。上五味，以水八升，煮酸枣仁，得六升，内诸药，煮取三升，分温三服。

2. 经方与时方　芍药甘草汤合沙参麦冬汤。

芍药甘草汤（《伤寒论》）：芍药、炙甘草各四两。以水三升，煎取一升，去滓，分两次温服。

沙参麦冬汤（《温病条辨》）沙参三钱，玉竹二钱，生甘草一钱，冬桑叶一钱五分，麦冬三钱，生扁豆一钱五分，花粉一钱五分。水五杯，煮取二杯，日再服。

3. 时方与时方　补肝汤合甘露饮。

补肝汤（《医学六要》）：当归、生地黄、芍药、川芎、酸枣仁、木瓜各三钱，甘草一钱。水煎服。

甘露饮（《太平惠民和剂局方》）：枇杷叶（刷去毛）、干熟地黄（去土）、天门冬（去心，焙）、枳壳（去瓤，麸炒）、山茵陈（去梗）、生干地黄、麦门冬（去心，焙）、石斛（去芦）、甘草（炙）、黄芩。上等分，为末。每服二钱，水一盏，煎至七分，去滓温服，食后、临卧。

【古籍摘录】

1.《丹溪心法》　郁而生热，或素有热，虚热相搏，结郁于胃脘而痛。

2.《金匮要略·呕吐哕下利病脉证治》　下利后更烦，按之心下濡者，为虚烦也，栀子豉汤主之。

3.《名医指掌·脾胃证》　脾不和，则食不化，胃不和，则不思食。

4.《临证指南医案》　胃属阳土，宜凉宜润；肝为刚脏，宜柔宜和。酸甘两济其阴。

5.《临证指南医案》　胃津被劫，阴液大耗，急以救阴为主，酸甘化阴法，择其不腻滞者调之。

【文献推选】

1. 蔡慎初. 慢性萎缩性胃炎的中医证治［M］. 上海：上海科学普及出版社，2006.

2. 李洪成，李新平，李新晔. 中医证候学［M］. 北京：中国医药科技出版社，2013.

第十九章　其他兼证合方（一）▷▷▷

本章所学的其他兼证包括心与小肠、心与胆、肝与胆、胃与肠之间的兼证。

心与小肠相表里，经络相连，气化相应。心火下行于小肠则不寒，小肠化物则清阳上奉于心。若心火过亢，下注小肠则形成小肠火，治当以导为清，兼护心阴。

心为君主之官，神明出焉；胆为中正之官，决断出焉。心胆气虚临床常合并出现，治宜补心安神而镇潜。

胆附于肝，肝胆相表里。肝为刚脏，胆属少阳，性喜升发；其病变多涉及经络循行部位。肝胆兼证多以气滞、血瘀或郁而化热为主要证型。气滞的治疗以理气开郁、调畅气机、怡情易性为基本原则。如肝胆出现气滞，应首先考虑理气开郁。在调畅气机的同时，应根据是否兼有血瘀、火郁、痰结、湿滞、食积等而分别配合活血、降火、祛痰、化湿、消食等治法。

胃主受纳；小肠主受盛化物，泌别清浊；大肠主传导糟粕。三者同属于人体饮食消化、吸收、排泄器官的组成部分；在脾土的健运作用下，三者同时维持水谷运化的升清与降浊功能。三者同属于腑，故以通为用，病证发生时常相互影响，相互累及，导致升降运化失司，出现胃肠兼证，以胃肠气滞、积寒、寒湿、实热、湿热、寒热错杂等为主。

以上四类兼证合方的理论基础以脏腑辨证为主，涉及补益剂、温里剂、理气剂、清热剂、理血剂、祛湿剂、泻下剂等方剂学内容。

第一节　心脏兼证合方

心脏兼证合方是治疗因心病累及他脏，或同时出现心与其他脏腑相关功能障碍等为主的合方。由于心主神明，内藏君火，与小肠相表里，与胆之决断功能相互协调，共同维系机体的神志活动正常。一方面，如君火亢盛于心，循经下移，可累及小肠；另一方面，心气不足，不能主宰神明，进而累及胆的决断功能，导致胆气不宁，神魂不安。

心脏兼证合方包括心移热小肠方、心胆气虚方等。其合方的理论基础以脏腑辨证为主，涉及补益剂、清热剂、安神剂等方剂学内容。

一、心移热小肠方

心移热小肠证的治疗以清心为主，同时根据阴阳相互消长的机理，当配伍既可清心经之热，又可滋肾水以制心火的药物，清热与养阴兼顾，使清热而不伤阴，滋阴制火而不恋邪。另外，由于手少阴心经与手太阳小肠经相表里，心火下移可影响小肠泌别清浊的功能，出现水液代谢障碍，所以当配合利水养阴的药物，利水以导热下行，利水通淋而不伤阴，使蕴热从小便而泄。由于热移下焦，日久易损伤血络，治当配合凉血止血化瘀之品，使清利之中寓以养阴，利水而不伤正。

【临床表现】心胸烦热，口渴面赤，意欲饮冷，失眠，便秘，面红，口舌生疮，小便频急、赤涩刺痛；舌红，苔黄，脉滑数。

【辨证要点】

1. 主症　心胸烦热，口渴面赤，口舌生疮，小便赤涩，舌红脉数。

2. 次症　失眠，便秘，面红。

【治法】清心泻火，利水养阴。

【合方选择】

1. 经方与经方　泻心汤合当归贝母苦参丸加减。

泻心汤（《金匮要略》）：大黄二两，黄连、黄芩各一两。上以水三升，煮取一升，顿服之。

当归贝母苦参丸（《金匮要略》）：当归四两，贝母四两，苦参四两。上三味，末之，炼蜜丸如小豆大，饮服三丸，加至十丸。

方解　本合方体现主辅的合方原则。心火炽盛选用泻心汤，解郁清热、养血润燥选用当归贝母苦参丸，二方协同形成心移热小肠的经方与经方合方，以行清热解郁、止血养血之功效。方中以黄连、黄芩苦寒泻心火，清邪热，除邪以安正；以大黄之苦寒通降止其血，使血止而不留瘀；贝母能疗郁结，清宣肺热而通调水道，兼清水液之源也；当归和血润燥；苦参长于治热利窍逐水，佐贝母入行膀胱以除热结也。若出血明显者，加棕榈、生地黄、玄参以清热凉血，收敛止血。

2. 经方与时方　牡蛎泽泻散合清心莲子饮加减。

牡蛎泽泻散（《伤寒论》）：牡蛎（熬）、泽泻、蜀漆（暖水洗去腥）、葶苈子（熬）、商陆根（熬）、海藻（洗去咸）、栝楼根各等分。上为散。每服方寸匕，白饮和服，一日三次。小便利，止后服。

清心莲子饮（《太平惠民和剂局方》）：黄芩、麦门冬（去心）、地骨皮、车前子、甘草（炙）各半两，石莲肉（去心）、白茯苓、黄芪（蜜炙）、人参各七钱半。上药锉散。每三钱，麦门冬十粒，水一盏半，煎取八分，去滓，水中沉冷，空心，食前服。

方解　牡蛎泽泻散方中牡蛎软坚行水；泽泻渗湿利水；蜀漆祛痰逐水；葶苈子宣肺泄水；商陆、海藻润下行水，以使水邪从小便排出；栝楼根生津止渴，为本方之反佐，可使水去而津不伤。清心莲子饮方中石莲肉清心火，安神养心；茯苓、车前子渗利水湿，使心热从小便而解；黄芩、麦冬清热泻火养阴；地骨皮入肾与三焦经，清三焦之火，而退虚热；人参、黄芪、炙甘草补益肺气，益气生津，收敛浮阳。二方协同，诸药合用，共奏益气清热，逐水而不伤正之功效。

3. 时方与时方　导赤散合知柏地黄汤加减。

导赤散（《小儿药证直诀》）：生干地黄、木通、生甘草梢各等分。上㕮咀，每服三钱，水一盏，竹叶少许，同煎至六分，去滓，温服，不拘时服。

知柏地黄汤（《医宗金鉴》）：山药四两，牡丹皮三两，白茯苓三两，山萸肉四两，泽泻三两，黄柏（盐水炒）三两，熟地黄（蒸捣）八两，知母（盐水炒）三两。

方解　方中生地黄甘寒而润，入心肾经，既清心经之热，又可滋肾水以制心火，清热而不伤阴，滋补而不留邪；木通苦寒，入心、小肠经，上清心经之火，下导小肠之热；竹叶清心除烦，淡渗利尿，导心火下行；生甘草梢清热解毒，尚可直达茎中而止痛，并能调和诸药；肾阴不足，当滋其不足之阴，山药、山萸萸固精敛气；知母、黄柏泻其相火，牡丹皮凉其血热，滋阴清热，双管齐下；茯苓、泽泻之用，是欲借其降泻利小便作用引导虚热下行。若尿道涩痛，加木通 12g，车前子 20g；若尿血者，加藕节 30g，大蓟、小蓟各 20g。

【适用范围】口疮、口疳、淋证等，辨证属心移热小肠证者。口腔炎、鹅口疮、小儿夜啼、急性泌尿系感染等，符合中医心移热小肠证者可参考论治。

【合方禁忌】脾胃虚弱者慎用，或根据临床病证辨证运用。

【备选附方】

1. 经方与经方　泻心汤合牡蛎泽泻散。

泻心汤（《金匮要略》）：大黄二两，黄连、黄芩各一两。上以水三升，煮取一升，顿服之。

牡蛎泽泻散（《伤寒论》）：牡蛎（熬）、泽泻、蜀漆（暖水洗去腥）、葶苈子（熬）、商陆根（熬）、海藻（洗去咸）、栝楼根各等分。上为散。每服方寸匕，白饮和服，一日三次。小便利，止后服。

2. 经方与时方　泻心汤合导赤散。

泻心汤（《金匮要略》）：略。

导赤散（《小儿药证直诀》）：生干地黄、木通、生甘草梢各等分。上㕮咀，每服三钱，水一盏，竹叶少许，同煎至六分，去滓，温服，不拘时服。

3. 时方与时方　导赤清心汤合清心莲子饮。

导赤清心汤（《重订通俗伤寒论》）：鲜生地黄六钱，辰茯神二钱，细木通五分，原麦冬一钱（辰砂染），粉丹皮二钱，益元散三钱（包煎），淡竹叶一钱半，莲子心三十支（冲），灯心草（辰砂染）一钱，莹白童便一杯（冲）。

清心莲子饮（《太平惠民和剂局方》）：黄芩、麦门冬（去心）、地骨皮、车前子、甘草（炙）各半两，石莲肉（去心）、白茯苓、黄芪（蜜炙）、人参各七钱半。上药锉散。每三钱，麦门冬十粒，水一盏半，煎取八分，去滓，水中沉冷，空心，食前服。

【古籍摘录】

1.《金匮玉函经二注》　小便难者，膀胱热郁，气结成燥，病在下焦，不在中焦，所以饮食如故。用当归和血润燥。《本草》：贝母治热淋，乃治肺金燥郁之剂。肺是肾水之母，水之燥郁，由母气不化也。贝母非治热，郁解则热散，非淡渗利水也，其结通则水行。苦参长于治热，利窍逐水，佐贝母入行膀胱以除热结也。

2.《伤寒论直解》　大病差后，从腰以下有水气者，牡蛎泽泻散主之。牡蛎泽泻散方：牡蛎、泽泻、蜀漆（洗去腥）、海藻（洗去咸）、栝楼根、商陆根（熬）、葶苈子，以上各等分。上七味，异捣，下筛为散，更入白中治之，白饮和方寸匕，小便利，止后服。

3.《冯氏锦囊秘录》（清心莲子饮）心脏主火，火者，元气之贼，势不两立者也。小肠与心为表里，心火妄动，小便必涩。故以门冬，石莲宁其天君，毋使有自焚之忧；黄芩、茯苓清其至高，毋使有销铄之患；参、芪之用，助气化以达州都；车前之功，开决渎以供受盛；甘草一味，可上可下，调和诸药，共抵成功。若小便既通，则心清而诸火自息，竟宜治本，不必兼标矣。

【文献推选】

1.（汉）张仲景. 伤寒论［M］. 北京：人民卫生出版社，2005.

2.（汉）张仲景. 金匮要略［M］. 北京：人民卫生出版社，2005.

3. 李冀，左铮云. 方剂学［M］. 5 版. 北京：中国中医药出版社，2021.

二、心胆气虚方

心胆气虚证的治疗以补虚泻实，调整阴阳气血为原则。安神定志是本证的基本治法。由于禀赋不足，或暴受惊吓，导致心虚胆怯，心神失养，神魂不安，心虚则神不内守，胆虚则少阳之气失于升发，决断无权，脏腑阴阳失调，气血不和。用药上应注重调整阴阳，补虚泻实。其中补虚以补益心阳、滋养肝阴为主，同时配伍健脾气、资中焦的药物，使气血生化有源；泻实以重镇潜敛、安神定悸为主，同时配伍清热缓急的药物，令神志安、烦躁解。通过使阴阳达到平衡，阴平阳秘，气血调和，则脏腑功能可恢复正常。

【临床表现】触事易惊，虚烦不寐，头晕，胸闷，气短，多梦易醒，甚则终日惶恐，心悸不安；舌质淡，脉弦细或缓促不定。

【辨证要点】

1.主症　触事易惊，虚烦不寐，多梦易醒，心悸不安，舌质淡，脉弦细或缓促不定。

2.次症　头晕，胸闷，气短，自汗，倦怠乏力，小便清长。

【治法】镇惊定志，养心安神。

【合方选择】

1.经方与经方　桂甘龙牡汤合甘麦大枣汤加减。

桂甘龙牡汤（《伤寒论》）：桂枝一两，甘草（炙）二两，牡蛎二两，龙骨二两。上四味，以水五升，煮取二升半，去滓，温服八合，日三服。

甘麦大枣汤（《金匮要略》）：甘草三两，小麦一斤，大枣十枚。上三味，以水六升，煮取三升，温分三服。

方解　方中桂枝辛甘而温，既温振心阳，为温心通阳之要药，又温通血脉以畅血行。甘草一则补心气，合桂枝辛甘化阳，温补并行，是温补心阳的基本结构；二则健脾气，资中焦，使气血生化有源。龙骨、牡蛎重镇潜敛，安神定悸，令神志安静而烦躁庶几可解。小麦和肝阴之热，养心液，且能消烦利溲止汗。甘草泻心火而和胃。大枣调胃，而利其上壅之燥。盖病本于血，心为血主，肝之子也，心火泻而土气和，则胃气下达。肺脏润，肝气调，躁止而病自除也。补脾气者，火为土之母，心得所养，则火能生土也。

2. 经方与时方　酸枣仁汤合珍珠母丸加减。

酸枣仁汤（《金匮要略》）：酸枣仁二升，甘草一两，知母二两，茯苓二两，川芎二两。上五味，以水八升，煮酸枣仁，得六升，内诸药，煮取三升，分温三服。

珍珠母丸（《普济本事方》）：珍珠母三分（研细粉），当归一两半，熟地黄一两半，人参一两，龙齿半两，枣仁一两，柏子仁、茯神各半两。蜜丸朱砂为衣，如梧桐般大，金银花、薄荷煎汤下。

方解　方中重用酸枣仁，以其甘酸质润，入心、肝之经，养血补肝，宁心安神；茯苓宁心安神；知母苦寒质润，滋阴润燥，清热除烦，与酸枣仁相伍，以助安神除烦之功；川芎辛温走散，调肝血而疏肝气，与大量酸枣仁相伍，辛散与酸收并用，补血与行血结合，具有养血调肝之妙；甘草和中缓急，调和诸药为使；人参、当归补气血；地黄滋心阴；龙齿、珍珠母镇浮阳；茯神治健忘多怒；柏子仁益智宁神；木香和脾利气。诸药合用，共奏清热养血、宁心安神之功效。

3. 时方与时方　定志小丸合安神定志丸加减。

定志小丸（《备急千金要方》）：石菖蒲、远志、人参、茯苓各三两。上四味末之，蜜丸饮服，如梧子大，七丸日三，加茯神为茯神丸，散服亦佳。

安神定志丸（《医学心悟》）：茯苓、茯神、人参、远志各一两，石菖蒲、龙齿各五钱。炼蜜为丸，如桐子大，辰砂为衣。每服二钱，开水下。

方解　方中以人参大补元气，养血、生津以调和诸药之偏性；茯苓宁心，兼可安神，健脾渗湿；菖蒲醒神健脑，开窍除痰；辅以远志、茯苓以增强安神定志之功效；龙骨、朱砂镇惊安神。诸药合用，共奏益气健脾、安神定志之功效。

【适用范围】不寐、心悸等，辨证属心胆气虚证者。神经衰弱、冠心病、精神分裂症、甲状腺功能减退等，符合中医心胆气虚证者可参考论治。

【合方禁忌】脾胃虚弱、纳食欠佳、大便不实者，不宜长期服用。

【备选附方】

1. 经方与经方　炙甘草汤合酸枣仁汤。

炙甘草汤（《伤寒论》）：甘草四两（炙），生姜三两（切），人参二两，生地黄一斤，桂枝三两（去皮），阿胶二两，麦门冬半升（去心），麻仁半升，大枣三十枚（擘）。上九味，以清酒七升，水八升，先煮八味，取三升，去滓，内胶烊消尽，温服一升，日三服。

酸枣仁汤（《金匮要略》）：酸枣仁二升，甘草一两，知母二两，茯苓二两，川芎二两。上五味，以水八升，煮酸枣仁，得六升，内诸药，煮取三升，分温三服。

2. 经方与时方　甘麦大枣汤合定志小丸。

甘麦大枣汤（《金匮要略》）：甘草三两，小麦一斤，大枣十枚。上三味，以水六升，煮取三升，温分三服。

定志小丸（《备急千金要方》）：略。

3. 时方与时方 珍珠母丸合养心汤。

珍珠母丸（《普济本事方》）：略。

养心汤（《证治准绳》）：黄芪（炙）、茯神（去木）、白茯苓（去皮）、半夏曲、当归、川芎各一钱半，远志（去心，姜汁淹，焙）、酸枣仁（去皮，隔纸炒香）、辣桂、柏子仁、五味子、人参各一钱，甘草半钱（炙）。上水二盏，生姜五片，红枣二枚，煎一盏，食前服。

【古籍摘录】

1.《伤寒悬解》卷四 火劫发汗，是为火逆。火逆之证，下之亡其里阳，又复烧针发汗，亡其表阳，神气离根，因而烦躁不安。桂枝甘草龙骨牡蛎汤，桂枝、甘草，疏乙木而培中土，龙骨、牡蛎，敛神气而除烦躁也。

2.《绛雪园古方选注》 小麦，苦谷也。经言心病宜食麦者，以苦补之也。心系急则悲，甘草、大枣甘以缓其急也，缓急则云泻心。然立方之义，苦生甘是生法，而非制法，故仍属补心。

3.《古今名医方论》卷一 （酸枣仁汤）枣仁酸平，应少阳木化，而治肝极者，宜收宜补，用枣仁至二升，以生心血、养肝血，所谓以酸收之，以酸补之是也。顾肝郁欲散，散以川芎之辛散，使辅枣仁通肝调营，所谓以辛补之。肝急欲缓，缓以甘草之甘缓，防川芎之疏肝泄气，所谓以土葆之。然终恐劳极，则火发于肾，上行至肺，则卫不合而仍不得眠，故以知母崇水，茯苓通阴，将水壮金清而魂自宁，斯神凝魂藏而魄且静矣。此治虚劳肝极之神方也。

4.《医略六书·杂病证治》 （珍珠母丸）肝虚热炽，热盛生风，心气不降，不能藏魂，而梦寐不安，故惊悸不寐焉。珠母益阴潜热，龙骨安魂定魄，人参扶元气以生津，熟地补肝阴以济火，柏仁养心气，枣仁养心神，当归养血荣肝，茯神安神定志，犀角清血分之风，沉香降九天①之气，朱砂镇心安神以宁梦也。蜜丸薄荷汤下，使肝虚顿复，则魂魄自安，而梦寐亦宁，何惊悸之不痊哉？此清补宁神剂，为肝虚热炽惊悸之方。

【文献推选】

1.（汉）张仲景.金匮要略［M］.北京：人民卫生出版社，2005.

2. 郑洪新，杨柱.中医基础理论［M］.5版.北京：中国中医药出版社，2021.

3. 李冀，左铮云.方剂学［M］.5版.北京：中国中医药出版社，2021.

4. 吴勉华，石岩.中医内科学［M］.5版.北京：中国中医药出版社，2021.

第二节 肝胆兼证合方

肝胆兼证合方是治疗肝胆相关功能障碍为主的合方。由于肝位于右胁下，与胆相表里，二者具有生发条达的特性，胆贮藏胆汁，而胆汁的排泄需要肝的疏泄功能予以配合，同时肝主谋虑，胆主决断，二者共同调畅机体情志活动。一方面，如肝胆疏泄不畅，气机郁滞，日久可由气滞转为血瘀，形成气滞、血瘀并见，或郁久化热，循经内扰；另一方面，肝气不足、胆气亏虚，肝胆失养，不能调畅情志，可致遇事不决、胆怯易惊、夜寐不安。

肝胆兼证合方包括肝胆气滞方、肝胆瘀滞方、肝胆实热方、肝胆气虚方等。其合方的理论基础以脏腑辨证为主，涉及理气剂、理血剂、清热剂、补益剂、安神剂等方剂学内容。

一、肝胆气滞方

肝胆气滞证的治疗以理气开郁、调畅气机、怡情易性为基本原则。《素问·六元正纪大论》曰："木郁达之。"肝为刚脏，性喜升发，而胆属少阳，位于表里之间，既不宜发汗，又不宜吐下，唯有和解一法最为适当。如肝胆出现气滞，应首先考虑理气开郁。另外，朱震亨《丹溪心法·六郁》提出了气、血、火、食、湿、痰的"六郁"论，因此肝胆气滞在调畅气机的同时，应根据是否兼有血瘀、火郁、痰结、湿滞、食积等而分别配合活血、降火、祛痰、化湿、消食等治法。

【临床表现】胁肋疼痛，胸闷喜太息，精神抑郁，易怒，或嗳气，脘腹胀满，不思饮食，大便不调，女子月事不行；舌质淡红，苔薄腻，脉弦。

【辨证要点】

1. 主症 胁肋疼痛，胸闷喜太息，精神抑郁，情绪不宁，易怒，或嗳气，脘腹胀满，脉弦。

2. 次症 不思饮食，大便不调，女子月事不行。

【治法】疏肝利胆，调畅气机。

【合方选择】

1. 经方与经方 四逆散合半夏厚朴汤加减。

四逆散（《伤寒论》）：甘草（炙）、枳实（破，水渍，炙干）、芍药、柴胡。上四味，各十分，捣筛，白饮和服方寸匕，日三服。

半夏厚朴汤（《金匮要略》）：半夏一升，厚朴三两，茯苓四两，生姜五两，苏叶二两。上五味，以水七升，煮取四升，分温四服，日三夜一服。

方解 方中柴胡辛散透达，生发阳气，疏肝解郁，透邪外出；白芍敛阴养血柔肝，与柴胡合用，以补养肝血，条达肝气，可使柴胡升散而无耗伤阴血之弊；枳实理气解郁，泄热破结，助柴胡舒畅气机，与白芍相配，又能理气和血，使气血调和；佐以甘草，调和诸药，益脾和中；半夏辛温入肺胃，化痰散结，降逆和胃；厚朴苦辛性温，下气除满，助半夏散结降逆；茯苓甘淡渗湿健脾，以助半夏化痰；生姜辛温散结，和胃止呕，且制半夏之毒；苏叶芳香行气，理肺舒肝，助厚朴行气宽胸，宣通郁结之气。若气郁较甚，胸腹胀闷不舒者，可酌加香附、郁金助行气解郁之功；若见胁肋疼痛者，酌加川楝子、延胡索以疏肝理气止痛；若咽痛者，酌加玄参、桔梗、青果以解毒散结，宣肺利咽。

2. 经方与时方 小柴胡汤合柴胡疏肝散加减。

小柴胡汤（《伤寒论》）：柴胡半斤，黄芩三两，人参三两，半夏半升（洗），甘草三两，生姜三两（切），大枣十二枚（擘）。上七味，以水一斗二升，煮取六升，去滓，再煎取三升，温服一升，日三服。

柴胡疏肝散（《证治准绳》引《医学统旨》方）：陈皮（醋炒）、柴胡各二钱，川芎、枳壳（麸炒）、芍药各一钱半，甘草五分（炙），香附一钱半。水一盏半，煎八分，食前服。

方解　方中柴胡苦平，入肝胆经，透泄少阳之邪，善于条达肝气而疏肝解郁；黄芩苦寒，清泄少阳半里之热，柴胡之升散，得黄芩之降泄，伍用达和解少阳之效；胆气犯胃，胃失和降，佐以半夏、生姜和胃降逆止呕；邪从太阳传入少阳，缘于正气本虚，故又佐以人参、大枣益气健脾，扶正达邪；炙甘草助参、枣扶正，且能调和诸药；香附长于疏肝理气，行气止痛，川芎活血行气止痛，两药合用共助柴胡疏肝解郁、行气止痛之效；陈皮理气和胃，醋炒以助入肝行气；枳壳行气止痛；芍药、甘草缓急止痛。若胀甚者，加大陈皮用量，再加厚朴、木香，以行气除胀；若痛甚，加大白芍用量，再加延胡索，以活血缓急止痛；若癥块甚者，加三棱、莪术，以消癥散结；若不思饮食，加生山楂、麦芽，以消食和胃。

3. 时方与时方　化肝煎合木香顺气散加减。

化肝煎（《景岳全书》）：青皮、陈皮、芍药各二钱，牡丹皮、栀子（炒）、泽泻各钱半，浙贝母三钱。水一盏半，煎七分，食后温服。

木香顺气散（《医学统旨》）：木香、香附、槟榔、青皮（醋炒）、陈皮、厚朴（姜汁炒）、苍术（米泔浸一宿，炒）、枳壳（麸炒）、砂仁各一钱，炙甘草五分。水两盏，加生姜三片，煎八分，食前服。

方解　方中青皮善解郁怒，舒肝破滞气，以宽胸胁三焦之郁；陈皮行气醒脾，理气化痰；气郁动火，则以栀子清火宣郁；火动而伤血，故用芍药入血分，补血热之虚，以泻肝之实；更兼牡丹皮善行血滞，滞去则郁热自解；泽泻长于渗水利湿，利小便以泻伏火；贝母清热散结；厚朴行气下气，砂仁行气和胃，木香行气导滞，枳壳行气降泄，香附行气解郁；苍术醒脾燥湿；甘草益气和中。若大便下血，加地榆；小便尿血，加木通；火盛，加黄芩；胁腹胀满，加白芥子。

【适用范围】胁痛、胃痞、腹痛、郁证等，辨证属肝胆气滞证者。慢性肝炎、胆囊炎、胆石症、胆道蛔虫症、肋间神经痛、胃溃疡、胃炎、胃肠神经官能症、附件炎、输卵管阻塞等，符合中医肝胆气滞证者可参考论治。

【合方禁忌】因方中理气药偏于温散且性燥，故气虚及阴虚血少者禁用。

【备选附方】

1. 经方与经方　四逆散合小柴胡汤。

四逆散（《伤寒论》）：甘草（炙）、枳实（破，水渍，炙干）、芍药、柴胡。上四味，各十分，捣筛，白饮和服方寸匕，日三服。

小柴胡汤（《伤寒论》）：柴胡半斤，黄芩三两，人参三两，半夏半升（洗），甘草三两，生姜三两（切），大枣十二枚（擘）。上七味，以水一斗二升，煮取六升，去滓，再

煎取三升，温服一升，日三服。

2. 经方与时方 四逆散合越鞠丸。

四逆散（《伤寒论》）：略。

越鞠丸（《丹溪心法》）：香附、川芎、苍术、栀子、神曲各等分。上为末，水丸如绿豆大。

3. 时方与时方 柴胡疏肝散合越鞠丸。

柴胡疏肝散（《证治准绳》引《医学统旨》方）：陈皮（醋炒）、柴胡各二钱，川芎、枳壳（麸炒）、芍药各一钱半，甘草五分（炙），香附一钱半。水一盏半，煎八分，食前服。

越鞠丸（《丹溪心法》）：略。

【古籍摘录】

1.《注解伤寒论·辨少阴病脉证并治法》 四逆者，四肢不温也。伤寒邪在三阳，则手足必热；传到太阴，手足自温；至少阴则邪热渐深，故四肢逆而不温也；及至厥阴，则手足厥冷，是又甚于逆。四逆散以散传阴之热也……《内经》曰：热淫于内，佐以甘苦，以酸收之，以苦发之。枳实、甘草之甘苦，以泄里热；芍药之酸，以收阴气；柴胡之苦，以发表热。

2.《医方集解·理气之剂》 此手足太阴、手少阳药也。吴鹤皋曰：越鞠者，发越鞠郁之谓也。香附开气郁，苍术燥湿郁，抚芎调血郁，栀子解火郁，神曲消食郁。陈来章曰：皆理气也，气畅则郁舒矣。

3.《医宗金鉴·删补名医方论》 以气为本，若饮食不节，寒温不适，喜怒无常，忧思无度，使冲和之气升降失常，以致胃郁不思饮食，脾郁不消水谷，气郁胸腹胀满，血郁胸膈刺痛，湿郁痰饮，火郁为热，及呕吐、恶心、吞酸、吐酸、嘈杂、嗳气，百病丛生。故用香附以开气郁，苍术以除湿郁，抚芎以行血郁，山栀以清火郁，神曲以消食郁。五药相须，共收疏解五郁之效。

【文献推选】

1. 郑洪新，杨柱.中医基础理论［M］.5版.北京：中国中医药出版社，2021.
2. 李冀，左铮云.方剂学［M］.5版.北京：中国中医药出版社，2021.
3. 吴勉华，石岩.中医内科学［M］.5版.北京：中国中医药出版社，2021.

二、肝胆瘀滞方

肝胆瘀滞证的治疗以疏肝利胆、行气通络、活血化瘀为基本原则。本证初病在气，肝胆气滞日久，又可致血行不畅，由气滞转为血瘀，瘀血渐生，阻于肝胆脉络，形成气滞血瘀并见的情况。《临证指南医案·胁痛》云："久病在络，气血皆窒。"本证治疗当通中寓补，即以祛邪疏通为主，行气散结，舒利肝胆，辅以滋阴、养血、柔肝之法以扶正养肝。对于病程较长，正气渐虚之虚实夹杂者，活血化瘀等祛邪类药物用量亦不宜过大，以免损伤正气；同时可配伍健脾益气药物，促进气血化生。

【临床表现】胁肋胀痛或刺痛、固定不移，或胁下肿块触痛、拒按，失眠多梦，急躁易怒，大便不调，女子血瘀经闭、痛经，产后腹痛、恶露不尽；舌质紫暗，或有瘀点，脉弦涩。

【辨证要点】

1. 主症　胁肋胀痛、固定不移，急躁易怒，舌质紫暗，脉弦涩。

2. 次症　失眠多梦，大便不调，女子血瘀经闭、痛经，产后腹痛、恶露不尽。

【治法】行气活血，通阳散结。

【合方选择】

1. 经方与经方　枳实芍药散合旋覆花汤加减。

枳实芍药散（《金匮要略》）：枳实（烧令黑，勿太过），芍药（等分）。上二味，杵为散，服方寸匕，日三服，以麦粥下之。

旋覆花汤（《金匮要略》）：旋覆花汤三两，葱十四茎，新绛少许。上三味，以水三升，煮取一升，顿服之。

方解　方中枳实泻肝之逆气，散肝之气郁，清肝之郁热，理肝之血滞；芍药敛阴破血，养血柔肝缓急；麦粥益脾气，和胃气；旋覆花苦降辛开，下气散结，又能温通肝络；葱辛温，通阳散寒，行气散结；新绛活血化瘀通络。

2. 经方与时方　四逆散合失笑散加减。

四逆散（《伤寒论》）：甘草（炙）、枳实（破，水渍，炙干）、柴胡、芍药各十分。上四味，捣筛，白饮和服方寸匕，日三服。

失笑散（《太平惠民和剂局方》）：蒲黄（炒香）、五灵脂（酒研，淘去沙土）各等分。上先用酽醋调二钱，熬成膏，入水一盏，煎七分，食前热服。

方解　方中柴胡辛散透达，生发阳气，疏肝解郁，透邪外出；白芍敛阴养血柔肝，与柴胡合用，以补养肝血，条达肝气，可使柴胡升散而无耗伤阴血之弊；枳实理气解郁，泄热破结，助柴胡舒畅气机，与白芍相配，又能理气和血，使气血调和；佐以甘草，调和诸药，益脾和中；五灵脂性味甘温，主入血分，通利血脉，散瘀止痛；蒲黄甘平，亦入血分，以清香之气兼行气分，故能导瘀结而治气血凝滞之痛。佐以醋及黄酒活血通络，行散药力，加强止痛效果。

3. 时方与时方　逍遥散合丹参饮加减。

逍遥散（《太平惠民和剂局方》）：甘草半两（微炙赤），当归（去苗，锉，微炒）、茯苓（去皮白者）、白芍药、白术、柴胡（去苗）各一两。上为粗末，每服二钱，水一大盏，烧生姜一块切破，薄荷少许，同煎至七分，去滓热服，不拘时候。

丹参饮（《时方歌括》）：丹参一两，檀香、砂仁各一钱。水一杯半，煎至七分服。

方解　逍遥散方中柴胡疏肝解郁，使肝气得以调达；当归甘辛苦温，养血和血；白芍酸苦微寒，养血敛阴，柔肝缓急；白术、茯苓健脾去湿，使运化有权，气血有源；炙甘草益气补中，缓肝之急；加入薄荷少许，疏散郁遏之气，透达肝经郁热；烧生姜温胃和中。丹参饮方中重用丹参以活血调经，祛瘀止痛；然血之运行，有赖气之推动，若气有一息不运，则血有一息不行，况血瘀气亦滞，故伍入檀香、砂仁以温中行气止痛。以上三药合用，使气行血畅，诸疼痛自除。诸药合用，共奏疏肝健脾、理气活血之功效。

【适用范围】胁痛、胸痹、腹痛等，辨证属肝胆瘀滞证者。西医学的慢性肝炎、胆囊炎、肋间神经痛、胃溃疡、胃炎、冠心病、急性盆腔炎、胎盘滞留等，符合中医肝胆瘀滞证者可参考论治。

【合方禁忌】妇女经期、月经过多及妊娠期慎用或忌用。

【备选附方】

1. 经方与经方　四逆散合鳖甲煎丸。

四逆散（《伤寒论》）：甘草（炙）、枳实（破，水渍，炙干）、柴胡、芍药各十分。上四味，捣筛，白饮和服方寸匕，日三服。

鳖甲煎丸（《金匮要略》）：鳖甲十二分（炙），乌扇三分（烧），黄芩三分，柴胡六分，鼠妇三分（熬），干姜三分，大黄三分，芍药五分，桂枝三分，葶苈一分（熬），石韦三分（去毛），厚朴三分，牡丹五分（去心），瞿麦二分，紫葳三分，半夏一分，人参一分，䗪虫五分（熬），阿胶三分（炙），蜂窠四分（熬），赤硝十二分，蜣螂六分（熬），桃仁二分。上二十三味，为末，取煅灶下灰一斗，清酒一斛五斗，浸灰，候酒尽一半，着鳖甲于中，煮令泛烂如胶漆，绞取汁，内诸药，煎为丸，如梧桐子大。空心服七丸，日三服。

2. 经方与时方　旋覆花汤合丹参饮。

旋覆花汤（《金匮要略》）：旋覆花三两，葱十四茎，新绛少许。上三味，以水三升，煮取一升，顿服之。

丹参饮（《时方歌括》）：略。

3. 时方与时方　金铃子散合桃红四物汤。

金铃子散（《太平圣惠方》）：金铃子、延胡索各一两。

桃红四物汤（《医宗金鉴》）：熟地黄二钱（或用干地黄），川芎一钱，白芍二钱（炒），当归二钱，桃仁二钱，红花二钱。

【古籍摘录】

1.《医宗金鉴·订正金匮要略注》　产妇腹痛，属气结血凝者，枳实芍药散以调之，假令服后不愈，此为热灼血干，著于脐下而痛，非枳实芍药之所能治也，宜下瘀血主之。下瘀血汤，攻热下瘀血也，并主经水不通，亦因热灼血干故也。

2.《金匮要略心典·妇人杂病脉证并治》（旋覆花汤）详《本草》旋覆花治结气，去五脏间寒热，通血脉。葱主寒热，除肝邪。绛帛入肝理血，殊与虚寒之旨不合。然而肝以阴脏而舍少阳之气，以生化为事，以流行为用，是以虚不可补，解其郁聚，即所以补。寒不可温，行其血气，即所以温。

3.《医学衷中参西录·屡试屡效方》　刘河间有金铃子散……与玄胡索等分，为末服之，以治心腹胁下作疼。其病因由于热者甚效。诚以金铃子能引心包之火及肝胆所寄之相火下行，又佐以玄胡索以开通气血，故其疼自止也。

【文献推选】

1.（汉）张仲景.伤寒论［M］.北京：人民卫生出版社，2005.

2.（汉）张仲景.金匮要略［M］.北京：人民卫生出版社，2005.

3.郑洪新，杨柱.中医基础理论［M］.5版.北京：中国中医药出版社，2021.

三、肝胆实热方

肝胆实热证的治疗以清泻肝胆实火、清利肝经湿热为基本原则。肝体阴用阳，性喜条达而恶抑郁，火邪内郁，气机不畅，日久形成热毒内壅，挟湿热瘀结、风火内攻之势，治疗不可骤用大剂量苦寒清泻之品，治当泻中有补、利中有滋、降中寓升，祛邪而不伤正，泻火而不伐胃，使火降热清、湿利浊化、气机畅行，则循经所发诸症皆可相应而愈。治疗本证时还要根据疾病的复杂性，结合脏腑表里、五行生克制化的关系，亦当注意"实则泻其子"及"未病先防，既病防变"的治未病等思想。

【临床表现】头痛目赤，胁肋疼痛，口苦吞酸，耳聋、耳肿，阴肿、阴痒、阴汗，小便黄而少、淋浊，或妇女带下黄臭等；舌红苔黄，脉弦数有力。

【辨证要点】

1.主症　胁肋疼痛，耳聋、耳肿，小便黄而少、淋浊，舌红苔黄，脉弦数有力。

2.次症　头晕目眩，口苦吞酸，阴肿、阴痒、阴汗，烦躁易怒，大便秘结等。

【治法】清泻肝胆，利湿化浊。

【合方选择】

1.经方与经方　大柴胡汤合白头翁汤。

大柴胡汤（《伤寒论》）：柴胡半斤，黄芩三两，芍药三两，半夏半升（洗），生姜五两（切），枳实四枚（炙），大枣十二枚（擘），大黄二两。上八味，以水一斗二升，煮取六升，去滓，再煮，温服一升，日三服。

白头翁汤（《伤寒论》）：白头翁二两，黄连三两，黄柏三两，秦皮三两。上药四味，以水七升，煮取二升，去渣，温服一升，不愈再服一升。

方解　方中重用柴胡，配黄芩和解清热，以除少阳之邪；轻用大黄配枳实以内泻阳明热结，行气消痞；芍药柔肝缓急止痛，与大黄相配可治腹中实痛，与枳实相伍可理气和血，以除心下满痛；半夏和胃降逆，配伍大量生姜，以治呕逆不止；大枣与生姜相配，能和营卫而行津液，并调和脾胃；用白头翁以清热解毒，凉血止痢；以黄连之苦寒，清热解毒，燥湿厚肠；黄柏泄下焦湿热，燥湿止痢；秦皮苦寒性涩，清热解毒，兼收涩止痢。

2.经方与时方　茵陈蒿汤合泻青丸。

茵陈蒿汤（《伤寒论》）：茵陈六两，栀子十四枚，大黄二两（去皮）。上三味，以水一斗二升，先煮茵陈，减六升，内二味，煮取三升，去滓，分三服。

泻青丸（《小儿药证直诀》）：当归（去芦头，切，焙，秤）、龙脑（焙，秤）、川芎、山栀子仁、川大黄（湿纸裹煨）、羌活、防风（去芦头，切，焙，秤）各等分。上为末。炼蜜为丸，如鸡子头大。

方解　方中重用茵陈，本品苦泄下降，善能清热利湿，为治肝胆湿热要药；栀子清热降火，通利三焦，助茵陈引湿热从小便而去；佐以大黄泄热逐瘀，通利大便，导瘀热从大便而下。肝者，将军之官，风淫火炽，不易平也。龙胆、大黄苦寒味厚，沉阴下行，直入厥阴，而散泻之，所以抑其怒而折之使下也；羌活气雄，防风善散，并能搜肝风而散肝火，所以从其性而升之于上也；少阳火实，多头痛目赤，川芎能上行头目而逐风邪，且川芎、当归皆血分之药，能养肝血而润肝燥。诸药合用，共奏清热利湿、祛风润燥之功效。

3. 时方与时方　龙胆泻肝汤合当归龙荟丸加减。

龙胆泻肝汤（《医方集解》）：龙胆草（酒炒）、木通、柴胡、生甘草各二钱，黄芩（酒炒）、山栀子（酒炒）、泽泻、车前子、生地黄（酒炒）各三钱，当归（酒炒）一钱。水煎服。

当归龙荟丸（《丹溪心法》）：当归（焙）、龙胆草、大栀子、黄连、黄柏、黄芩各一两，大黄、芦荟、青黛各半两，木香一分，麝香半钱。上为末，炼蜜为丸，如小豆大，小儿如麻子大。每服二十丸，生姜汤送下，兼服防风通圣散。

方解　方中龙胆草大苦大寒，既能清利肝胆实火，又能清利肝经湿热；黄芩、栀子苦寒泻火，燥湿清热；泽泻、木通、车前子渗湿泄热，导热下行；实火所伤，损伤阴血，当归、生地黄养血滋阴，邪去而不伤阴血；柴胡舒畅肝经之气，引诸药归肝经；甘草调和诸药；肝木为生火之本，肝火盛，则诸经之火，相因而起，为病不止一端矣，故以龙胆、青黛直入本经而折之，而以大黄、芩、连、栀、柏通平上下三焦之火也；芦荟大苦大寒，能引诸药同入厥阴，和血而补阴；少加木香、麝香者，取其行气通窍也。

【适用范围】头痛、胁痛、眩晕、淋证、目眦病、耳疖、阴痒、阴肿等，辨证属肝胆实热证者。西医学的偏头痛、高血压、急性结膜炎、虹膜睫状体炎、外耳道疖肿、急性肝炎、胆囊炎，以及泌尿生殖系炎症、急性肾盂肾炎、急性膀胱炎、尿道炎、外阴炎、睾丸炎、腹股沟淋巴腺炎、急性盆腔炎、带状疱疹等，符合中医肝胆实热证者可参考论治。

【合方禁忌】脾胃虚寒和阴虚阳亢之证慎用或忌用。

【备选附方】

1. 经方与经方　大柴胡汤合陈蒿汤。

大柴胡汤（《伤寒论》）：略。

茵陈蒿汤（《伤寒论》）：略。

2. 经方与时方　大柴胡汤合左金丸。

大柴胡汤（《伤寒论》）：略。

左金丸（《丹溪心法》）：黄连（一本作芩）六两，吴茱萸一两或半两。上为末，水为丸，或蒸饼为丸。每服五十丸，白汤送下。

3. 时方与时方　左金丸合泻青丸。

左金丸（《丹溪心法》）：略。

泻青丸（《小儿药证直诀》）：略。

【古籍摘录】

1.《伤寒缵论·正方》（大柴胡汤）此汤治少阳经邪，渐入阳明之腑，或误下引邪内犯，而过经不解之证，故于小柴胡方中，除去人参、甘草，助阳恋胃之味，而加芍药、枳实、大黄之沉降，以涤除热滞也，与桂枝大黄汤同义。彼以桂枝、甘草兼大黄，两解太阳误下之邪，此以柴胡、芩、半兼大黄，两解少阳误下之邪，两不移易之定法也。

2.《伤寒来苏集·伤寒附翼》（茵陈蒿汤）太阳、阳明俱有发黄症，但头汗而身无汗，则热不外越，小便不利，则热不下泄，故瘀热在里而渴饮水浆。然黄有不同，证在太阳之表，当汗而发之，故用麻黄连翘赤豆汤，为凉散法；证在太阳阳明之间，当以寒胜之，用栀子柏皮汤，乃清火法；证在阳明之里，当泻之于内，故立本方，是逐秽法。茵陈秉北方之色，经冬不凋，傲霜凌雪，历遍冬寒之气，故能除热邪留结。佐栀子以通水源，大黄以除胃热，令瘀热从小便而泄，腹满自减，肠胃无伤。仍合"引而竭之"之义，亦阳明利水之奇法也。

3.《医宗金鉴·删补名医方论》（泻青丸）龙胆草直入肝经，以泻其火，佐栀子、大黄，使其所泻之火，从大、小二便而出，是治火之标也。肝主风，风能生火，治肝不治风，非其治也。故用羌活、防风散肝之风，即所以散肝之火，是治火之本也。肝之情欲散，故用川芎之辛以散之。肝之质喜滋，故用当归之濡以润之，是于泻肝之中寓有养肝之意。泻肝者，泻肝之病也；养肝者，悦肝之神也。盖肝木主春，乃阳升发动之始，万物生化之源，不可伤也。

4.《医方考》卷之二（当归龙荟丸）咳嗽而两肋痛，多怒，脉弦者，病原于肝也。肝者将军之官，气常有余，气有余便是火，故宜泻之。是方也，芩、连、栀、柏、草龙、青黛、大黄，皆能泻火，而未必入肝；肝气燥，诸药得芦荟、麝香之燥，同气相求，可以入肝而平肝矣。然肝木为生火之本，而诸脏之火不无相扇，诸药虽因芦荟、麝香之引而入肝，然其性各有所属，则能兼五火而治之矣。用当归为君者，以其能和五脏之阴；以木香为佐者，以其能行诸药之滞也。

【文献推选】

1.郑洪新，杨柱.中医基础理论［M］.5版.北京：中国中医药出版社，2021.

2.李冀，左铮云.方剂学［M］.5版.北京：中国中医药出版社，2021.

3.吴勉华，石岩.中医内科学［M］.5版.北京：中国中医药出版社，2021.

四、肝胆气虚方

肝胆气虚的治疗以补肝益气、温阳散寒、行气散结为基本原则。肝体阴而用阳，气血相互为用，互相依存，因此在补益肝气的同时，应注意养血柔肝；胆主贮藏胆汁，而胆汁的排泄需要肝的疏泄功能予以配合，共同促进中焦运化。肝胆气虚易影响脾胃运化，因此在补益的同时，应注意理气散结、疏肝利胆。另外，由于肝胆气虚日久可以影响心、脾功能，出现惊悸、夜寐不安、气短乏力等症，因此还应适当配伍养心安神、健脾益气的药物，促进气血化生，进而利于肝胆之气的恢复。

【临床表现】精神萎靡，两肋不舒，时欲太息，善悲易惊，遇事不决，夜寐不安，头晕眼花，面色苍白，食而腹胀、呕吐，易疲劳，不耐劳烦而思睡；舌质淡，脉弱。

【辨证要点】

1. 主症　精神萎靡，两胁不舒，善悲易惊，头晕眼花，面色苍白。

2. 次症　夜寐不安，食而腹胀、呕吐，不耐劳烦。

【治法】补益肝气，温阳散结。

【合方选择】

1. 经方与经方　吴茱萸汤合蜘蛛散加减。

吴茱萸汤（《伤寒论》）：吴茱萸一升（洗），人参三两，生姜六两（切），大枣十二枚（擘）。上四味，以水七升，煮取二升，去滓。温服七合，日三服。

蜘蛛散（《金匮要略》）：蜘蛛十四枚（熬焦），桂枝半两。上二味为散，取八分一匕，饮和服，日再服，蜜丸亦可。

方解　方中吴茱萸既温脾胃、暖肝肾、祛寒邪，又善于和胃降逆止呕；重用生姜，温胃散寒，降逆止呕，与吴茱萸相配，温降之力甚强；人参益气健脾；大枣合人参以益脾气，合生姜以调脾胃，并能调和诸药。蜘蛛性阴而厉，隐见莫测，可定幽暗之风，其功在壳，能泄下焦结气。肉桂芳香入肝，专散沉阴结疝。阴狐疝偏有大小。

2. 经方与时方　当归生姜羊肉汤合柏子仁汤加减。

当归生姜羊肉汤（《金匮要略》）：当归三两，生姜五两，羊肉一斤。上三味，以水八升，煮取三升，温服七合，日三服。若寒多者，加生姜成一斤；痛多而呕者，加橘皮二两，白术一两。加生姜者，亦加水五升，煮取三升二合，服之。

柏子仁汤（《济生方》）：当归（去芦，酒炒）、芎䓖、茯神（去木）、小草、阿胶（锉，蛤粉炒成珠子）、鹿茸（燎去毛，酒蒸，焙）、柏子仁（炒）各一两，香附子（炒去毛）二两，川续断（酒浸）一两半，甘草（炙）半两。用法：上㕮咀。每服四钱，水一盏半，生姜五片，煎至七分，去滓，空心、食前温服。

方解　方中当归养血和血，生姜温中散寒，羊肉补虚生血，芎䓖活血祛瘀，茯神、柏子仁安神定志，小草、阿胶补益气血，鹿茸、川续断温补心脾，香附子理气散结，甘草调和诸药。诸药合用，共奏温阳散寒、益气养血、行气散结之功效。

全方有温中补血、败寒止痛之效。

3. 时方与时方　补肝细辛散合补肝防风散加减。

补肝细辛散（《太平圣惠方》）：细辛一分，桃仁（汤浸，去皮尖双仁，麸炒微黄）三分，前胡（去芦头）三分，当归（锉，微炒）三分，附子（炮裂，去皮脐）三分，陈橘皮（汤浸去白瓤，焙）三分，人参（去芦头）三分，柏子仁半分，川芎三分，木香三分，白茯苓三分，吴茱萸（汤浸七遍，焙干微焙）半两，桂心三分。用法：上为散。每服三钱，以水一中盏，加生姜半分，大枣三枚，同煎至六分，去滓温服，不拘时候。

补肝防风散（《太平圣惠方》）：防风（去芦头）一两，芎䓖三分，黄耆（锉）三分，五味子三分，人参（去芦头）三分，茯神三分，独活三分，羚羊角屑三分，前胡（去芦头）三分，细辛半两，酸枣仁（微炒）半两，甘草（炙微赤，锉）半两。

方解　方中细辛、附子、生姜温阳散寒，桃仁、芎䓖活血祛瘀，前胡、羚羊角清热，白茯苓祛湿，当归养血，黄耆、人参、大枣益气，陈橘皮、木香理气解郁，酸枣仁、柏子仁、茯神安神定志，吴茱萸、桂心补益肝气，防风、独活祛风，五味子收敛，甘草调和诸药。诸药合用，共奏补肝益气、散寒解郁之功效。

【适用范围】肝着、肝痞、不寐、眩晕等，辨证属肝胆气虚证者。西医学的肋间神经炎、神经衰弱、甲状腺功能减退、慢性肝炎、胆囊炎等，符合中医肝胆气虚证者可参考论治。

【合方禁忌】脾胃虚弱，纳食欠佳者慎用；肝阳上亢，头痛眩晕者禁用。

【备选附方】

经方与时方　当归四逆汤合暖肝煎。

当归四逆汤（《伤寒论》）：当归三两，桂枝三两（去皮），芍药三两，细辛三两，甘草二两（炙），通草二两，大枣二十五枚（擘）。上七味，以水八升，煮取三升，去滓，温服一升，日三服。

暖肝煎（《景岳全书》）：肉桂一钱，小茴香二钱，当归二钱，枸杞子三钱，乌药二钱，沉香一钱，茯苓二钱。水一盅半，加生姜三五片，煎七分，食远温服。如寒甚者，加吴茱萸、干姜；再甚者，加附子。

【古籍摘录】

1.《医林纂要探源·方剂》（羊肉汤）羊肉一斤，甘、辛，大补命门之火，以生肝木；又血气之类，以补血气也。生姜五两，辛、温，补肝以益生生之气；且合当归用之，则气为血倡，有以萃肝血也。当归三两，甘、辛，温，滋润生血，而归之肝，以布之脏腑百脉。此三味《金匮》本方，暖补气血，而虚寒之气自除，内寒既除，则外之虚热亦可自止。

2.《伤寒论条辨》（当归四逆汤）当归、芍药，养血而收阴；通草、细辛，行脉而通闭；桂枝辛甘，助阳而固表；甘草、大枣，健脾以补胃。夫心主血，当归补其心，而芍药以收之；肝纳血，甘草缓其肝，而细辛以润之；脾统血，大枣益其脾，而甘草以和之。然血随气行，桂枝卫阳，气固而血和也。

3.《金镜内台方议》（吴茱萸汤）干呕，吐涎沫，头痛，厥阴之寒气上攻也；吐利，手足逆冷者，寒气内盛也；烦躁欲死者，阳气内争也；食谷欲呕者，胃寒不受食也。此以三者之症，共用此方者，以吴茱萸能下三阴之逆气为君；生姜能散气为臣；人参、大枣之甘缓，能和调诸气者也，故用之为佐使，以安其中也。

【文献推选】

1.（汉）张仲景.伤寒论［M］.北京：人民卫生出版社，2005.

2.（汉）张仲景.金匮要略［M］.北京：人民卫生出版社，2005.

3.郑洪新，杨柱.中医基础理论［M］.5版.北京：中国中医药出版社，2021.

第三节　胃肠兼证合方

胃肠兼证合方是治疗胃病及肠，或同时出现胃肠相关功能障碍等为主的合方。胃主受纳，小肠主受盛化物、泌别清浊，大肠主传导糟粕，三者同属于人体饮食消化、吸收、排泄器官的组成部分。由于胃、小肠、大肠是水谷运化过程中相连续的通道，病证发生时常相互影响，相互累及，导致中焦升降运化失司，出现胃肠兼证。

胃肠兼证合方包括胃肠气滞方、胃肠积寒方、肠胃寒湿方、胃寒肠热方、胃热肠寒方、胃肠实热方、胃肠积热方、肠胃湿热方、胃肠瘀滞方等。其合方的理论基础以脏腑辨证为主，涉及补益剂、温里剂、理气剂、清热剂、理血剂、祛湿剂、泻下剂等方剂学内容。

一、胃肠气滞方

胃肠气滞的治疗以行气除满为主，由于气机阻滞，升降失常，胃主受纳及小肠主受盛化物、泌别清浊的功能受到制约，日久影响中焦运化功能，出现中焦湿浊内生、饮食积滞等证候，所以当根据证候特征进行加减配伍，如伴湿浊内停者当燥湿化浊，伴饮食积滞者当消食化滞等。另外，由于中焦为气血生化之源，胃肠气滞可影响气血化生，所以本证虚实夹杂，治当攻补兼施，在理气、祛湿、消食的同时，注重补益中气，诸药配伍，以达到祛邪不伤正、扶正不留邪的效果。

【临床表现】脘腹胀满疼痛，食入则剧，食消则减，饮食无味，恶心呕吐，嗳气吞酸，肢体沉困，怠惰乏力，大便不畅；舌淡苔白腻，脉弦。

【辨证要点】

1. 主症 脘腹胀满，恶心呕吐，嗳气吞酸，大便不畅，舌淡苔白腻，脉弦。

2. 次症 脘腹疼痛，饮食无味，肢体沉困，怠惰乏力。

【治法】行气和胃，宽中消胀。

【合方选择】

1. 经方与经方 厚朴生姜半夏甘草人参汤合枳术汤加减。

厚朴生姜半夏甘草人参汤（《伤寒论》）：厚朴半斤（炙，去皮），生姜半斤（切），半夏半升（洗），甘草二两，人参一两。上五味，以水一斗，煮取三升，去滓，温服一升，日三服。

枳术汤（《金匮要略》）：枳实七枚，白术二两。上二味，以水五升，煮取三升，分温三服。腹中软，即当散也。

方解 本合方体现主辅的合方原则。胃肠气滞选用厚朴生姜半夏甘草人参汤，脾虚选用枳术汤，二方协同形成胃肠气滞经方与经方合方，以行气破滞、健脾燥湿之功。方中厚朴苦温，善消腹胀；生姜辛开理气；半夏散结燥湿；人参、甘草健脾培土，以助运化；枳实下气散结消痞；白术健脾燥湿利水。诸药配合，补而不壅，消而不损，为消补兼施之剂。心下痞硬，并有吐水、食欲不振者，加茯苓，橘皮；面色暗红，下肢浮肿，唇舌紫暗者，合桂枝茯苓丸。

2. 经方与时方 厚朴生姜半夏甘草人参汤合平胃散加减。

厚朴生姜半夏甘草人参汤（《伤寒论》）：略。

平胃散（《简要济众方》）：苍术四两（去黑皮，捣为粗末，炒黄色），厚朴三两（去粗皮，涂生姜汁，炙令香熟），陈橘皮二两（洗令净，焙干），甘草一两（炙黄）。上为散，每服二钱，水一中盏，加生姜二片，大枣二枚，同煎至六分，去滓，食前温服。

方解 本合方体现主辅的合方原则。胃肠气滞选用厚朴生姜半夏甘草人参汤，燥湿运脾选用平胃散，二方协同形成胃肠气滞经方与时方合方，以达行气和胃、燥湿运脾之功。方中苍术辛香苦温，为燥湿运脾要药，使湿去则脾运有权，脾健则湿邪得化，为君药；厚朴辛温而散，长于行气除满，俾气行则湿化，且其味苦性燥而能燥湿，与苍术有相须之妙，为臣药；陈皮辛行温通，理气和胃，燥湿醒脾，协苍术、厚朴燥湿行气之力益彰；甘草甘平入脾，合人参之效，益气补中而实脾，令"脾强则有制湿之能"，合诸药泄中有补，使祛邪而不伤正，且又能调和诸药。生姜辛开理气，半夏散结燥湿，煎煮时少加生姜、大枣以增补脾和胃之效。俾湿去脾健，气机调畅，胃气平和，升降有序，则胀满吐泻诸症可除。

3. 时方与时方 厚朴温中汤合异功散加减。

厚朴温中汤（《内外伤辨惑论》）：厚朴（姜制）、橘皮（去白）各一两，甘草（炙）、草豆蔻仁、茯苓（去皮）、木香各五钱，干姜七分。上为粗散，每服五钱，水二盏，生姜三片，煎至一盏，去渣，温服，食前。忌一切冷物。

异功散（《小儿药证直诀》）：人参（切，去顶）、茯苓（去皮）、白术、陈皮（锉）、甘草（炒）各等分。上为细末，每服二钱，水一盏，加生姜五片，大枣两个，同煎至七分，食前温服，量多少与之。

方解 本合方体现主辅的合方原则。胃肠气滞选用厚朴温中汤，燥湿运脾选用异功散。合方由厚朴、陈皮、草豆蔻仁、茯苓、木香、人参、茯苓、白术、甘草组成。二方协同形成胃肠气滞时方与时方合方，以达行气除满、温中燥湿之功。方中厚朴辛苦温燥，行气消胀，燥湿除满；草豆蔻仁辛温芳香，行气燥湿，温中散寒；陈皮、木香行气宽中，助厚朴消胀除满；干姜、生姜温脾暖胃，助草蔻散寒止痛；茯苓渗湿健脾，白术健脾燥湿利水，人参补中益气，三药合炙甘草为补气健脾渗湿的基本方。

【适用范围】 胃痞、腹胀、腹满等，辨证属胃肠气滞证者。西医学的慢性胃炎、消化道功能紊乱、胃及十二指肠溃疡等，符合中医胃肠气滞证者可参考论治。

【合方禁忌】 素体阴虚津亏，或病后体弱及孕妇等慎用。

【备选附方】

1. 经方与经方 厚朴生姜半夏甘草人参汤合厚朴三物汤。

厚朴生姜半夏甘草人参汤（《伤寒论》）：厚朴半斤（炙，去皮），生姜半斤（切），半夏半升（洗），甘草二两，人参一两。上五味，以水一斗，煮取三升，去滓，温服一升，日三服。

厚朴三物汤（《金匮要略》）：厚朴八两，大黄四两，枳实五枚。上三味，以水一斗二升，先煮二味，取五升，内大黄，煮取三升，温服一升，以利为度。

2. 经方与时方 枳术汤合异功散。

枳术汤（《金匮要略》）：枳实七枚，白术二两。上二味，以水五升，煮取三升，分温三服。腹中软，即当散也。

异功散（《小儿药证直诀》）：人参（切，去顶）、茯苓（去皮）、白术、陈皮（锉）、甘草（炒）各等分。上为细末，每服二钱，水一盏，加生姜五片，大枣两个，同煎至七分，食前温服，量多少与之。

3. 时方与时方 平胃散合香砂六君子汤。

平胃散（《简要济众方》）：略。

香砂六君子汤（《古今名医方论》）：人参一钱，白术二钱，茯苓二钱，甘草七分，陈皮八分，半夏一钱，砂仁八分，木香七分。上加生姜二钱，水煎服。

【古籍摘录】

1.《医略六书·杂病证治》（枳术丸）脾虚气滞，不能磨食，而饮食易伤，故中脘痞结，谷少肌消焉。枳实破滞气，力有冲墙倒壁之功；白术补脾元，俾复坤健运之职；荷叶煨饭为丸，使滞化气行，则脾土健运有常，而痞结自开，安有饮食易伤，谷少肌消之患哉？此健中消滞之剂，为脾虚食滞痞结之方。

2.《中国医药汇海·方剂部》（枳术丸）此乃脾虚食积生痰之方，凡中气虚而有痰者，宜服之。有消补兼行，去痰不伤气之效力也。

【文献推选】

1. 胡方林，廖菁. 历代名医方论验案选［M］. 北京：中国医药科技出版社，2019.

2. 吕志杰. 张仲景方剂学［M］.3 版. 北京：中国医药科技出版，2018.

3. 阎钧天.《金匮要略》经纬［M］. 药红霞整理. 北京：科学普及出版社，2019.

二、胃肠积寒方

胃肠积寒证的治疗以"寒者温之"为基本原则，同时由于食生冷或遇寒凉等原因，使寒凉蕴积，伤损胃肠，影响中焦运化功能，形成中焦虚寒，日久肠胃不和，可导致寒凝气滞、湿浊内蕴、饮食积滞等虚实夹杂的情况出现。其治疗当根据证候特征进行配伍运用，如中焦气虚者当补益中气，湿浊阻滞者当芳香化湿或健脾燥湿，过食寒凉、饮食停滞者当驱寒消积，寒凝腹痛、喜温喜按者当散寒止痛等。由于本虚标实，治当攻补兼施，但以温阳散寒治本为主。

【临床表现】脘腹痞胀，或食后吐泻，食生冷或遇寒凉加重，甚则脘腹冷痛，便溏或大便数日不行，畏寒肢冷，可伴见面色青白，口淡不渴，便血；舌质淡，苔白润，脉沉弦或沉迟无力。

【辨证要点】

1. 主症 脘腹痞胀冷痛，恶心呕吐，食生冷或遇寒凉加重，畏寒肢冷，舌质淡，苔白润，脉沉弦或沉迟无力。

2. 次症 便溏或大便数日不行，便血，面色青白，口淡不渴。

【治法】温中散寒，和胃消积。

【合方选择】

1. 经方与经方 理中丸合桃花汤加减。

理中丸（《伤寒论》）：人参、干姜、甘草（炙）、白术各三两。上四味，捣筛，蜜和为丸，如鸡子黄许大。以沸汤数合，和一丸，研碎，温服之，日三四、夜二服。腹中未热，益至三四丸，然不及汤。汤法：以四物依两数切，用水八升，煮取三升，去滓，温服一升，日三服。服汤后如食顷，饮热粥一升许，微自温，勿发揭衣被。

桃花汤（《伤寒论》）：赤石脂一斤（一半全用，一半筛末），干姜一两，粳米一升。上三味，以水七升，煮米令熟，去滓，温服七合，内赤石脂末方寸匕，日三服。若一服愈，余勿服。

方解 本合方体现主辅的合方原则。脘腹冷痛选用理中丸，便溏下痢选用桃花汤，二方协同形成胃肠积寒经方与经方合方，以达温中散寒、涩肠止痢之功。方中干姜大辛大热，温脾暖胃，助阳祛寒；阳虚则兼气弱，气旺亦可助阳，故以甘温之人参益气健脾，补虚助阳。《内经》云："脾欲缓，急食甘以缓之。"干姜与人参配伍，温中健脾。脾为中土，喜燥恶湿，虚则湿浊易生，反困脾胃，故以甘温苦燥之白术，既健脾补虚以助阳，又燥湿运脾以助生化。甘草与诸药等量，一助参、术益气健脾，补虚助阳；二可缓急止痛；三为调和诸药。重用酸涩之赤石脂，固涩下焦，涩肠止痢；干姜辛温，温中散寒，与赤石脂相配，标本兼治。粳米甘缓性平，养胃和中为佐。赤石脂、干姜、粳米三药相合，共奏涩肠止痢、温中散寒之功。

2. 经方与时方 理中丸合良附丸加减。

理中丸（《伤寒论》）：略。

良附丸（《良方集腋》）：高良姜（酒洗七次，焙，研）、香附子（醋洗七次，焙，研）各等分。上味各焙，各研，各贮，用时以米饮加生姜汁一匙，盐一撮为丸，服之立止。

方解 本合方体现平等的合方原则。脘腹冷痛选用理中丸，气滞寒凝选用良附丸，二方协同形成胃肠积寒经方与时方合方，以达温中祛寒、理气疏肝之功。方中干姜、高良姜大辛大热，温中暖脾，散寒止痛；阳虚则兼气弱，气旺亦可助阳，故以甘温之人参益气健脾，补虚助阳；香附辛香走窜，行气止痛，疏肝解郁；脾为中土，喜燥恶湿，虚则湿浊易生，反困脾胃，故以甘温苦燥之白术，既健脾补虚以助阳，又燥湿运脾以助生化。甘草与诸药等量，一助参、术益气健脾，补虚助阳；二可缓急止痛；三为调和诸药。

3. 时方与时方 附子理中丸合香苏散加减。

附子理中丸（《太平惠民和剂局方》）：附子（炮，去皮、脐）、人参（去芦）、干姜（炮）、甘草（炙）、白术各三两。上为细末，炼蜜为丸，每两作十丸。每服一丸，以水一盏，化开，煎至七分，稍热服之，空心食前。

香苏散（《太平惠民和剂局方》）：香附子四两（炒香，去毛），紫苏叶四两，甘草一两（炙），陈皮二两（不去白）。上为粗末。每服三钱，水一盏，煎七分，去滓，热服，不拘时候，日三服。若作细末，只服二钱，入盐点服。

方解 本方体现主辅的合方原则。脾胃虚寒选用附子理中丸，气郁不舒选用香苏散，二方协同形成胃肠积寒时方与时方合方。方中制附子补火助阳，温肾暖脾，为君药；干姜辛热，温运脾阳，功专温脾暖中、祛寒止泻；人参甘温，大补元气，补脾胃，疗中虚；白术苦温，健脾燥湿，合人参复运化而正升降；紫苏叶辛温，理气宽中散寒；

香附辛苦甘平，行气开郁，苏叶得香附之助，调畅气机之效益著；陈皮理气燥湿，可协助香附、陈皮行气滞以畅气机，化湿浊以行津液；甘草健脾和中，与香附、陈皮配伍，使行气而不致耗气，并调和药性。

【适用范围】腹胀、腹满、腹痛、泄泻等，辨证属胃肠积寒证者。西医学的急慢性胃肠炎、消化性溃疡、胃痉挛、慢性结肠炎等，符合中医胃肠积寒证者可参考论治。

【合方禁忌】湿热内蕴中焦或脾胃阴虚者禁用。

【备选附方】

1. 经方与经方 大建中汤合桃花汤。

大建中汤（《金匮要略》）：蜀椒二合（去汗），干姜四两，人参二两。上三味，以水四升，煮取二升，去滓，内胶饴一升，微火煎取一升半，分温再服，如一炊顷，可饮粥二升，后更服，当一日食糜，温覆之。

桃花汤（《伤寒论》）：略。

2. 经方与时方 桃花汤合当归建中汤。

桃花汤（《伤寒论》）：略。

当归建中汤（《千金翼方》）：当归四两，桂枝三两，芍药六两，生姜三两，甘草二两，大枣十二枚。上六味，以水一斗，煮取三升，分温三服，一日令尽。若大虚，加饴糖六两。汤成内之于火上暖，令饴消。

3. 时方与时方 当归建中汤合良附丸。

当归建中汤（《千金翼方》）：略。

良附丸（《良方集腋》）：略。

【古籍摘录】

1.《成方切用》卷二 盖下利至于不止，热势已大衰，而虚寒滋起矣。故非固脱如石脂不可。且石性最沉，味涩易滞，故稍用干姜之辛散佐之。用粳米独多者，取其和中而养胃也。

2.《医方集解·祛寒之剂》 阳受气于胸中，阳虚则阴邪得以中之，阴寒之气逆而上冲，横格于中焦，故见高起痛呕，不可触近之证；心为阳，寒为阴，寒乘于心，冷热相激，故痛；寒乘于脾，脾冷弱不消水谷，心脾为子母之脏，为邪所乘，故痛而呕，复不能饮食也。此足太阴、阳明药也。蜀椒辛热，入肺散寒，入脾暖胃，入肾命补火；干姜辛热，通心助阳，逐冷散逆；人参甘温，大补脾肺之气；饴糖甘能补土，缓可和中。盖人之一身，以中气为主，用辛辣甘热之药温健其中脏，以大祛下焦之阴而复其上焦之阳也。

【文献推选】

1. 周蓓. 中医药学基础［M］. 北京：中国医药科技出版社，2019.

2. 郑洪新，杨柱. 中医基础理论［M］. 5版. 北京：中国中医药出版社，2021.

三、胃肠寒湿方

胃肠寒湿证的治疗以温中除湿为基本原则。同时由于寒湿中阻，伤损胃肠，中焦升降运化失司，日久可导致中焦气虚、湿浊内阻、寒凝气滞等情况。所以当根据证候特征进行配伍应用，伴中焦气滞、肠胃不和者当理气和胃，伴湿浊偏重者可采用健脾燥湿、芳香化湿、利水渗湿之法，伴寒凝腹痛者当散寒止痛等。同时中焦不足、土虚不能制水，可引起少阴火衰，所以还可配伍温补少阴、通阳利水的药物。由于本证虚实夹杂，治当攻补兼施，在理气、祛湿的同时，注重温补中气。

【临床表现】脘痞腹胀，甚或脘腹冷痛，恶心呕吐，不思饮食，大便秘结或便溏，四肢倦怠，口舌黏腻，女子带下量多；舌质胖，苔白腻，脉迟弦或濡缓。

【辨证要点】

1. 主症　脘痞腹胀，甚或脘腹冷痛，不思饮食，四肢沉困，舌质胖，苔白腻，脉迟弦或濡缓。

2. 次症　恶心呕吐，大便秘结或便溏，口舌黏腻，女子带下量多。

【治法】温中燥湿，行气和胃。

【合方选择】

1. 经方与经方　理中丸合五苓散加减。

理中丸（《伤寒论》）：人参、干姜、甘草（炙）、白术各三两。上四味，捣筛，蜜和为丸，如鸡子黄许大。以沸汤数合，和一丸，研碎，温服之，日三四、夜二服。腹中未热，益至三四丸，然不及汤。汤法：以四物依两数切，用水八升，煮取三升，去滓，温服一升，日三服。服汤后如食顷，饮热粥一升许，微自温，勿发揭衣被。

五苓散（《伤寒论》）：猪苓十八铢（去皮），泽泻一两六铢，白术十八铢，茯苓十八铢，桂枝半两（去皮）。上五味，捣为散，以白饮和服方寸匕，日三服。多饮暖水，汗出愈。如法将息。

方解　本方体现平等的合方原则。中焦虚寒选用理中丸，水湿内停选用五苓散，二方协同形成胃肠寒湿经方与经方合方，以达温中健脾、祛湿散寒之功。方中干姜大辛大热，温脾暖胃，助阳祛寒；以甘温之人参益气健脾，补虚助阳；人参与干姜相配，温中健脾。甘草与诸药等量，一助参、术益气健脾，补虚助阳；二可缓急止痛；三为调和诸药。泽泻利水渗湿；茯苓、猪苓助泽泻利水渗湿；白术补气健脾以运化水湿，合茯苓既可彰健脾制水之效，又可奏输津四布之功。《素问·灵兰秘典论》谓："膀胱者，州都之官，津液藏焉，气化则能出矣。"膀胱之气化有赖于阳气之蒸腾，故又佐以桂枝温阳化气以助利水。

2. 经方与时方　桂枝人参汤合平胃散加减。

桂枝人参汤（《伤寒论》）：桂枝四两（别切），甘草四两（炙），白术三两，人参三两，干姜三两。上五味，以水九升，先煮四味，取五升，内桂，更煮取三升，去滓。温服一升，日再夜一服。

平胃散（《简要济众方》）：苍术四两（去黑皮，捣为粗末，炒黄色），厚朴三两（去粗皮，涂生姜汁，炙令香熟），陈橘皮二两（洗令净，焙干），甘草一两（炙黄）。上为散，每服二钱，水一中盏，加生姜二片，大枣二枚，同煎至六分，去滓，食前温服。

方解　本合方体现平等的合方原则。胃中寒凝选用桂枝加人参汤，健脾祛湿选用平胃散，二方协同形成胃肠寒湿经方与时方合方。方中人参大补元气，助运化、受纳而正脾胃之升降；桂枝辛温，散寒止痛；辛热之干姜温中焦脾胃，祛里寒疼痛；脾阳不足，脾气不运，水湿易生，以白术补气健脾，燥湿止利；炙甘草味甘平，脾不足者，以甘补之，重用甘草，益气健脾，和中调药；苍术辛香苦温，为燥湿运脾要药，使湿去则脾运有权，脾健则湿邪得化；厚朴辛温而散，长于行气除满，俾气行则湿化，且其味苦性燥而能燥湿；陈皮辛行温通，理气和胃，燥湿醒脾，协苍术、厚朴燥湿行气之力益彰。煎煮时少加生姜、大枣，以增补脾和胃之效。俾湿去脾健，气机调畅，胃气平和，升降有序，则胀满吐泻诸症可除。

3. 时方与时方　附子理中丸合春泽汤加减。

附子理中丸（《太平惠民和剂局方》）：附子（炮，去皮、脐）、人参（去芦）、干姜（炮）、甘草（炙）、白术各三两。上为细末，炼蜜为丸，每两作十丸。每服一丸，以水一盏，化开，煎至七分，稍热服之，空心食前。

春泽汤（《世医得效方》）：人参一钱半，桂枝二钱，猪苓二钱，茯苓二钱，白术二钱，泽泻三钱。

方解　本合方体现平等的合方原则。胃肠虚寒选用附子理中丸，寒湿内阻选用春泽汤，二方协同形成胃肠寒湿时方与时方合方。合方中制附子补火助阳，温肾暖脾，为君药；干姜辛热，温运脾阳，功专温脾暖中、祛寒止泻；人参甘温，大补元气，补脾胃，疗中虚；白术苦温，健脾燥湿，合人参复运化而正升降；泽泻重用以利水渗湿；茯苓、猪苓助泽泻利水渗湿；人参、白术补气健脾以运化水湿；桂枝可助膀胱气化。

【适用范围】腹胀、腹满、腹痛、泄泻、带下等，辨证属胃肠寒湿证者。西医学的慢性肠炎、慢性胃炎、胃溃疡、妇女白带等，符合中医胃肠寒湿证者可参考论治。

【合方禁忌】湿热内蕴中焦、阴虚火旺、孕妇或女子经期等慎用。

【备选附方】

1. 经方与经方　桂枝人参汤合白术散。

桂枝人参汤（《伤寒论》）：略。

白术散（《金匮要略》）：白术三分，芎䓖三分，蜀椒三分，牡蛎三分。上四味，杵为散，调服一钱匕，日三服，夜一服。但苦痛加芍药；心下毒痛倍芎䓖；心烦吐痛，不能饮食，加细辛一两，半夏大者二十枚。服之后，更以醋浆水服之。复不解者，小麦汁服之；已后渴者，大麦粥服之，病虽愈，服之勿置。

2. 经方与时方　理中丸合二陈汤。

理中丸（《伤寒论》）：略。

二陈汤（《太平惠民和剂局方》）：半夏（汤洗七次）、橘红各五两，白茯苓三两，甘草一两半（炙）。上药㕮咀，每服四钱，用水一盏，生姜七片，乌梅一个，同煎六分，去滓，热服，不拘时候。

3. 时方与时方　良附丸合厚朴温中汤。

良附丸（《良方集腋》）：高良姜（酒洗七次，焙，研）、香附子（醋洗七次，焙，研）各等分。上味各焙，各研，各贮，用时以米饮加生姜汁一匙，盐一撮为丸，服之立止。

厚朴温中汤（《内外伤辨惑论》）：厚朴（姜制）、橘皮（去白）各一两，甘草（炙）、草豆蔻仁、茯苓（去皮）、木香各五钱，干姜七分。上为粗散，每服五钱，水二盏，生姜三片，煎至一盏，去渣，温服，食前。忌一切冷物。

【古籍摘录】

1.《医方集解·除痰之剂》（二陈汤）此足太阴、阳明药也。半夏辛温，体滑性燥，行水利痰，为君。痰因气滞，气顺而痰降，故以橘红利气；痰由湿生，湿去则痰消，故以茯苓渗湿，为臣。中不和则痰涎聚，又以甘草和中补土，为佐也。

2.《成方便读》卷二 （厚朴温中汤）夫寒邪之伤人也，为无形之邪，若无有形之痰、血、食、积互结，则亦不过为痞满、为呕吐，即疼痛亦不致拒按也。故以厚朴温中散满者为君。凡人之气，得寒则凝而行迟，故以木香、草蔻之芳香辛烈，入脾脏以行诸气。脾恶湿，故用干姜、陈皮以燥之，茯苓以渗之。脾欲缓，故以甘草缓之。加生姜者，取其温中散逆，除呕也。以上诸药，皆入脾胃，不特可以温中，且能散表，用之贵得其宜耳。

3.《医宗金鉴·删补名医方论》 是此方（五苓散）不止治停水小便不利之里，而犹解停水发热之表也。加人参名春泽汤，其意专在助气化以生津。

4.《重订通俗伤寒论·夹痛伤寒》（良附丸）专治胃寒气滞，胸膛软处一点痛，经年不愈，或母子相传，最宜服此。

5.《医方集解·消导之剂》（平胃散）除苍术，加木香、草蔻、干姜、茯苓，名厚朴温中汤，治脾胃虚寒，心腹胀满，及秋冬客寒犯胃，时作疼痛（散以辛热，佐以苦甘，渗以甘淡，气温胃和，痛自止矣）。

【文献推选】

1. 胡方林，廖菁.历代名医方论验案选［M］.北京：中国医药科技出版社，2019.
2. 吕志杰.张仲景方剂学［M］.3版.北京：中国医药科技出版，2018.

四、胃寒肠热方

胃寒肠热证的治疗以寒热平调为基本原则，"寒者热之""热者寒之"为核心思想。由于"胃受寒，则气收不行而为胀满；肠间客热，则水谷不聚而为泄注。病本浊寒之气在上，清热之气在下"（《圣济总录》），寒热互结于中焦，导致升降失常，运化失司，日久出现中焦不足、胃肠气滞、湿浊内生等情况。因此，当根据证候特征，伴中焦不足者当益气补中，伴中焦气滞者当理气和胃，湿热偏重者当清热利湿等。同时，由于本证寒热错杂，选方用药应注意温里而不助热，清热而不伤中。

【临床表现】脘腹痞胀，厌食生冷，或食后吐泻，口干作渴，腹痛里急，下利赤白，或肛门灼痛；舌苔黄白而腻，脉弦细或紧。

【辨证要点】

1.主症 脘腹痞胀，厌食生冷，腹痛里急，下利赤白，舌苔黄白而腻，脉弦细或紧。

2. 次症 胸脘烦热，口干口渴，喘而汗出，肛门灼痛。

【治法】温胃散寒，清肠止痢。

【合方选择】

1. 经方与经方 理中丸合葛根芩连汤加减。

理中丸（《伤寒论》）：人参、干姜、甘草（炙）、白术各三两。上四味，捣筛，蜜和为丸，如鸡子黄许大。以沸汤数合，和一丸，研碎，温服之，日三四、夜二服。腹中未热，益至三四丸，然不及汤。汤法：以四物依两数切，用水八升，煮取三升，去滓，温服一升，日三服。服汤后如食顷，饮热粥一升许，微自温，勿发揭衣被。

葛根芩连汤（《伤寒论》）：葛根半斤，甘草二两（炙），黄芩三两，黄连三两。上四味，以水八升，先煮葛根，减二升，纳诸药，煮取二升，去滓，分温再服。

方解 本合方体现平等的合方原则。胃寒选用理中丸，肠热选用葛根芩连汤，二方协同形成胃寒肠热经方与经方合方。方中干姜大辛大热，温脾暖胃，助阳祛寒；以甘温之人参益气健脾，补虚助阳；人参与干姜相配，温中健脾。甘草与诸药等量，一助参、术益气健脾，补虚助阳；二可缓急止痛；三为调和诸药。葛根，甘辛而凉，主入阳明经，可清阳明大肠之热，又升发脾胃清阳而止泻生津。臣以黄芩、黄连，苦寒清热，厚肠止利。

2. 经方与时方 桂枝人参汤合驻车丸加减。

桂枝人参汤（《伤寒论》）：桂枝四两（别切），甘草四两（炙），白术三两，人参三两，干姜三两。上五味，以水九升，先煮四味，取五升，内桂，更煮取三升，去滓。温服一升，日再夜一服。

驻车丸（《外台秘要》）：黄连六两，干姜二两，当归三两，阿胶三两（炙）。捣筛，三年酢八合，消胶令熔和，并手丸如大豆大。每服三十丸，以引送下，一日两次。

方解 本合方体现平等的合方原则。胃寒选用桂枝人参汤，肠热选用驻车丸，二方协同形成胃寒肠热经方与时方合方。方中辛热之干姜，温中焦脾胃，祛里寒疼痛，与黄连相配，辛开苦降，同时防黄连损伤中阳；人参大补元气，助运化、受纳而正脾胃之升降；桂枝辛温，散寒止痛；脾阳不足，脾气不运，水湿易生，以白术补气健脾，燥湿止利；炙甘草味甘平，脾不足者，以甘补之，重用甘草，益气健脾，和中调药；黄连苦寒，清热燥湿，为治痢要药；阿胶滋阴养血，当归养血和血，两药相配，养阴扶正，二者与黄连相配，可制其苦寒之性，使清热燥湿无伤阴之虞，黄连也可防止阿胶滋腻之弊。以老醋为丸，取其酸收敛阴之性。

3. 时方与时方 附子理中丸合清肠饮加减。

附子理中丸（《太平惠民和剂局方》）：附子（炮，去皮、脐）、人参（去芦）、干姜（炮）、甘草（炙）、白术各三两。上为细末，炼蜜为丸，每两作十丸。每服一丸，以水一盏，化开，煎至七分，稍热服之，空心食前。

清肠饮（《辨证录》）：当归二两，玄参一两，金银花五两，地榆一两，薏苡仁五钱，麦冬一两，黄芩一钱，甘草二钱。水煎服。

方解 本合方体现平等的合方原则。胃寒选用附子理中丸，肠热选用清肠饮，二方协同形成胃寒肠热时方与时方合方。方中制附子补火助阳，温肾暖脾，为君药；干姜辛热，温运脾阳，功专温脾暖中、祛寒止泻；人参甘温，大补元气，补脾胃，疗中虚；白术甘苦而温，健脾燥湿，合人参复运化而正升降；金银花、玄参、黄芩、生甘草清热败毒；地榆、当归活血止痛散瘀；麦冬生津除烦；薏苡仁清热排脓。

【适用范围】腹胀、腹满、腹痛、泄泻、下痢等，辨证属胃寒肠热证者。西医学的急性肠炎、胃炎、胃溃疡、细菌性痢疾等，符合中医胃寒肠热证者可参考论治。

【合方禁忌】阴虚火旺或虚寒下利者忌用。

【备选附方】

1. 经方与经方　桂枝人参汤合白头翁汤。

桂枝人参汤（《伤寒论》）：略。

白头翁汤（《伤寒论》）：白头翁二两，黄连三两，黄柏三两，秦皮三两。上药四味，以水七升，煮取二升，去渣，温服一升，不愈再服一升。

2. 经方与时方　葛根芩连汤合良附丸。

葛根芩连汤（《伤寒论》）：略。

良附丸（《良方集腋》）：高良姜（酒洗七次，焙，研）、香附子（醋洗七次，焙，研）各等分。上味各焙，各研，各贮，用时以米饮加生姜汁一匙，盐一撮为丸，服之立止。

3. 时方与时方　良附丸合驻车丸。

良附丸（《良方集腋》）：略。

驻车丸（《外台秘要》）：略。

【古籍摘录】

1.《医方集解·表里之剂》（葛根黄芩黄连汤）此足太阳、阳明药也。表证尚在，医反误下，邪入阳明之腑，其汗外越，气上奔则喘，下陷则利。故舍桂枝而用葛根，专治阳明之表，加芩、连以清里热，甘草以调胃气，不治利而利自止，不治喘而喘自止矣。又太阳表里两解之变法也。

2.《长沙方歌括·太阳方》（葛根黄芩黄连汤）方主葛根，从里以达于表，从下以腾于上。辅以芩、连之苦，苦以坚之，坚毛窍而止汗，坚肠胃以止泻。又辅以甘草之甘，妙得甘苦相合，与人参同味而同功，所以辅中土而调脉道。真神方也。

3.《太平惠民和剂局方》（驻车丸）治一切下痢，无问新久，及冷热脓血，肠滑里急，日夜无度，脐腹绞痛不可忍者。

【文献推选】

1. 陈向荣，陈寿恺. 新编汤头歌诀 500 首［M］. 北京：中国中医药出版社，2013.

2. （汉）张仲景. 金匮要略［M］. 北京：人民卫生出版社，2005.

3. 郑洪新，杨柱. 中医基础理论［M］. 5 版. 北京：中国中医药出版社，2021.

五、胃热肠寒方

胃热肠寒证的治疗以寒温并用、清上温下为基本原则，"热者寒之""寒者热之"为核心思想。由于中焦寒温失宜，肠胃受邪，导致升降运化失司，形成热积于胃、寒凝于肠，日久气机阻滞，清浊不分，可导致泄泻或便秘。其治疗当根据证候特征，伴中焦气滞、痞满腹胀者当理气和中、消痞除满，伴泻利不止者当温中涩肠止泻，伴寒积便秘者当温阳散寒通便等。同时，由于本证虚实夹杂，选方用药应注意寒热平调，达到清热而不伤中、补虚而不留邪的目的。

【临床表现】脘腹胀满，小腹疼痛、喜温喜按，消谷善饥，胃中嘈杂，呕吐，大便秘结或溏泄，伴完谷不化；舌苔白腻或黄，脉弦数或细。

【辨证要点】

1.主症 脘腹胀满，消谷善饥，小腹疼痛、喜温喜按，大便秘结或溏泄，伴完谷不化。

2.次症 胃中嘈杂，呕吐，肠鸣，便血。

【治法】清胃泻火，散寒温肠。

【合方选择】

1.经方与经方 大黄黄连泻心汤合桃花汤加减。

大黄黄连泻心汤（《伤寒论》）：大黄二两，黄连一两。上二味，以麻沸汤二升渍之，须臾绞去滓，分温再服。

桃花汤（《伤寒论》）：赤石脂一斤（一半全用，一半筛末），干姜一两，粳米一升。上三味，以水七升，煮米令熟，去滓，温服七合，内赤石脂末方寸匕，日三服。若一服愈，余勿服。

方解 本合方体现平等的合方原则。胃热选用大黄黄连泻心汤，肠寒选用桃花汤，二方协同形成胃热肠寒的经方与经方合方，以达消痞清热、温肠止泻之功。方中大黄、黄连均是清胃热之药，其性味苦寒，降泄通下，似乎与此证胃虚病机有所矛盾，但是本方煎服法有别于其他方剂的"水煎服"，而是以"麻沸汤渍之"的类似"泡茶"之法。一般理解此法目的在于"取其性而不取其味"，由于本证属于胃虚而虚热上炎、营卫不通之证，而非阳明胃中实热，因此选用此种"麻沸汤渍之"之法，目的在于治疗此一虚热上炎的"客气"。由于大黄与黄连均在治胃，因此理解两药所清之热，并未取其苦寒降泄，并不伤胃气，而只取其性寒而清胃中所生之客热，其客热尚未上升至上焦，即在胃中清之，以治心下痞之本。重用酸涩之赤石脂，固涩下焦，涩肠止痢；干姜辛温，温中散寒，与赤石脂相配，标本兼治；粳米甘缓性平，养胃和中为佐。赤石脂、干姜、粳米三药相合，共奏涩肠止痢、温中散寒之功。

2.经方与时方 大黄附子汤合泻黄散加减。

大黄附子汤（《金匮要略》）：大黄三两，附子三枚（炮），细辛二两。上三味，以水五升，煮取二升，分温三服；若强人煮二升半，分温三服。服后如人行四五里，进一服。

泻黄散（《小儿药证直诀》）：藿香叶七钱，山栀仁一钱，石膏五钱，甘草三两，防风四两（去芦，切，焙）。上药锉，同蜜、酒微炒香，为细末。每服一至二钱，水一盏，煎至五分，温服清汁，无时。

方解 本合方体现平等的组方原则。胃热选用泻黄散，肠寒选用大黄附子汤，二方协同形成胃热肠寒经方与时方合方，以达散寒止痛、泻脾胃伏火之功。大黄附子汤方中附子温里助阳，散寒止痛；大黄通导大便，荡涤肠道积滞；大黄性虽寒凉，与大辛大热之附子相伍，其寒性去而走泄之性存，为"去性存用"之制。附子、大黄并用，前者散寒助阳，后者通积导滞，是温下法的常用配伍。细辛辛温宣通，既散寒结以止痛，又助附子温里祛寒。泻黄散方中石膏、山栀泄脾胃积热，为君；防风疏散脾经伏火，为臣；藿香叶芳香醒脾，为佐；甘草泻火和中，为使。

3. 时方与时方 清胃散合香苏散加减。

清胃散（《脾胃论》）：生地黄、当归身各三分，牡丹皮半钱，黄连六分（夏月倍之，大抵黄连临时增减无定），升麻一钱。上药为细末，都作一服，水一盏半，煎至七分，去滓，放冷服之。

香苏散（《太平惠民和剂局方》）：香附子四两（炒香，去毛），紫苏叶四两，甘草（炙，一两），陈皮二两（不去白）。上为粗末。每服三钱，水一盏，煎七分，去滓，热服，不拘时候，日三服。若作细末，只服二钱，入盐点服。

方解 本合方体现平等的组方原则。胃热选用清胃散，肠寒选用香苏散，二方协同形成胃热肠寒时方与时方合方，以达清胃热、行气温中之功。方用苦寒泻火之黄连直折胃腑之热。甘辛微寒之升麻，一取其清热解毒，以治胃火牙痛；一取其轻清升散透发，可宣达郁遏之伏火，取"火郁发之"之意。黄连得升麻，降中寓升，则泻火而无凉遏之弊；升麻得黄连，则散火而无升焰之虞。牡丹皮凉血清热，生地凉血滋阴，当归养血活血，合生地滋阴养血，合牡丹皮消肿止痛。紫苏叶辛温，理气宽中散寒；香附辛苦甘平，行气开郁，苏叶得香附之助，调畅气机之效益著；陈皮理气燥湿，可协助香附、苏叶行气滞以畅气机，化湿浊以行津液；甘草健脾和中，与香附、陈皮配伍，使行气而不致耗气，并调和药性。

【适用范围】腹胀、腹满、腹痛、泄泻等，辨证属胃热肠寒证者。西医学的胃炎、慢性肠炎、肠梗阻、急性阑尾炎等，符合中医胃热肠寒证者可参考论治。

【合方禁忌】阴虚火旺或湿热积滞者忌用。

【备选附方】

1. 经方与经方 大黄甘草汤合大黄附子汤。

大黄甘草汤（《金匮要略》）：大黄四两，甘草一两。以水三升，煮取一升，分温再服。

大黄附子汤（《金匮要略》）：略。

2. 经方与时方 桃花汤合清胃散。

桃花汤（《伤寒论》）：略。

清胃散（《脾胃论》）：略。

3. 时方与时方 泻黄散合良附丸。

泻黄散（《小儿药证直诀》）：略。

良附丸（《良方集腋》）：高良姜（酒洗七次，焙，研）、香附子（醋洗七次，焙，研）各等分。上味各焙，各研，各贮，用时以米饮加生姜汁一匙，盐一撮为丸，服之立止。

【古籍摘录】

1.《绛雪园古方选注·寒剂》（大黄黄连泻心汤）痞有不因下而成者，君火亢盛，不得下交于阴而为痞，按之虚者，非有形之痞，独用苦寒，便可泄却。如大黄泻营分之热，黄连泄气分之热，且大黄有攻坚破结之能，其泄痞之功即寓于泻热之内，故以大黄名其汤。以麻沸汤渍其须臾，去滓，取其气不取其味，治虚痞不伤正气也。

2.《金匮要略心典》（大黄附子汤）胁下偏痛而脉紧弦，阴寒成聚，偏着一处，虽有发热，亦是阳气被郁所致。是以非温不能已其寒，非下不能去其结，故曰宜以温药下之。程氏曰：大黄苦寒，走而不守，得附子、细辛之大热，则寒性散而走泄之性存是也。

【文献推选】

1. 胡方林，廖菁.历代名医方论验案选［M］.北京：中国医药科技出版社，2019.
2. 吕志杰.张仲景方剂学［M］.3版.北京：中国医药科技出版，2018.
3. 阎钧天.《金匮要略》经纬［M］.药红霞整理.北京：科学普及出版社，2019.

六、胃肠实热方

胃肠实热证的治疗以通里攻下为基本原则，"热者寒之""实者泻之"为核心思想。由于中焦邪热与燥屎互结，壅滞胃肠，灼伤津液，导致胃肠运化失常，日久可形成气机阻滞、肠道燥结，甚至邪热炽盛，上扰心神的情况。其治疗当根据证候特征，伴中焦气滞、痞满腹胀者当理气和中、消痞除满，伴热盛伤津、燥屎不行者当滋阴清热、润燥通便，伴高热谵语者当峻下热结等。同时，由于本证实热内结易伤津血，选方用药应注意清热而不伤阴，泻下而不留邪。

【临床表现】胃脘灼痛，渴喜饮冷，脐腹部硬满疼痛拒按，大便秘结，或下利清水、色纯青、其气臭秽，小便短黄，日晡潮热，口舌生疮，牙龈肿痛；舌质红，苔黄，脉数实有力。

【辨证要点】

1.主症 胃脘灼痛，渴喜饮冷，脐腹部硬满疼痛拒按，大便秘结，或下利稀水、恶臭不堪，小便短赤，日晡潮热。

2.次症 汗出口渴，神昏谵语，口舌生疮，牙龈肿痛。

【治法】清泄胃热，苦寒攻下。

【合方选择】

1.经方与经方 大黄黄连泻心汤合大承气汤加减。

大黄黄连泻心汤（《伤寒论》）：大黄二两，黄连一两。上二味，以麻沸汤二升渍之，须臾绞去滓，分温再服。

大承气汤（《伤寒论》）：大黄四两（酒洗），厚朴半斤（去皮，炙），枳实五枚（炙），芒硝三合。上四味，以水一斗，先煮二物，取五升，去滓，内大黄，更煮取二升，去滓，内芒硝，更上微火一两沸，分温再服，得下，余勿服。

方解 本合方体现平等的组方原则。二方均可泄胃肠实热，大承气汤兼可荡涤肠腑，二方协同形成胃肠实热经方与经方合方，以祛除肠胃邪热积滞。方中大黄苦寒泄热，攻积通便，荡涤肠胃邪热积滞；芒硝咸苦而寒，泄热通便，润燥软坚，协大黄则峻下热结之力尤增；黄连苦寒，清热解毒；芒硝、大黄、黄连合用，既可苦寒泻下，又能软坚润燥，泄热推荡之力颇峻。积滞内阻，致使腑气不通，则内结之实热积滞恐难速下，故本方重用厚朴，行气消胀除满；枳实下气开痞散结，助厚朴行气而除痞满；二者与大黄、芒硝相伍，泄热破气，推荡积滞，以成速泄热结之功。

2. 经方与时方 调胃承气汤合清胃散加减。

调胃承气汤（《伤寒论》）：大黄四两（去皮，清酒洗），甘草二两（炙），芒硝半升。以水三升，煮大黄、甘草至一升，去滓，内芒硝，更上微火一两沸，温顿服之，以调胃气。

清胃散（《脾胃论》）：生地黄、当归身各三分，牡丹皮半钱，黄连六分（夏月倍之，大抵黄连临时增减无定），升麻一钱。上药为细末，都作一服，水一盏半，煎至七分，去滓，放冷服之。

方解 本合方体现平等的组方原则。二方均可泄胃肠实热，二方协同形成胃肠实热经方与时方合方，以达泄热凉血、调和肠胃之功。方中大黄苦寒，直泻胃府之火以泄热通便，荡涤肠胃；芒硝咸寒以泻下除热，软坚润燥；以炙甘草调和大黄、芒硝攻下泄热之方，使之和缓。升麻清热解毒，升而能散，可宣达郁遏之伏火，有"火郁发之"之意；与黄连配伍，则泻火而无凉遏之弊；升麻得黄连，则散火而无升焰之虞。胃热则阴血亦必受损，故以生地黄凉血滋阴。牡丹皮凉血清热，当归养血和血。

3. 时方与时方 泻黄散合复方大承气汤加减。

泻黄散（《小儿药证直诀》）：藿香叶七钱，山栀仁一钱，石膏五钱，甘草三两，防风四两（去芦，切，焙）。上药锉，同蜜、酒微炒香，为细末。每服一至二钱，水一盏，煎至五分，温服清汁，无时。

复方大承气汤（《中西医结合治疗常见外科急腹症》）：川朴15～30g，炒莱菔子15～30g，枳壳15g，桃仁9g，赤芍15g，大黄15g（后下），芒硝9～15g（冲服）。水煎服，或胃管注入，每日1～2次。

方解 本合方体现平等的组方原则。二方均可泄胃肠实热，二方协同形成胃肠实热时方与时方合方，以达泻胃肠伏火、行气活血之功。方用芒硝、大黄攻下通肠；枳实、厚朴、莱菔子泄痞宽胀，降气行津；桃仁、赤芍、大黄活血行瘀，攻下通肠，使腑气得通，气血流畅，则痛、呕、胀、闭等可解；石膏、山栀泄脾胃积热；防风疏散脾经伏火；藿香叶芳香醒脾；甘草泻火和中。

【适用范围】 腹胀、腹痛、便秘等，辨证属胃肠实热证者。西医学的胃炎、幽门梗阻、肠梗阻、急性阑尾炎、习惯性便秘等，符合中医胃肠实热证者可参考论治。

【合方禁忌】 气虚阴亏，年老、体弱者慎用。孕妇禁用。

【备选附方】

1. 经方与经方 大黄甘草汤合小承气汤。

大黄甘草汤（《金匮要略》）：大黄四两，甘草一两。以水三升，煮取一升，分温再服。

小承气汤（《伤寒论》）：大黄四两（酒洗），厚朴二两（去皮，炙），枳实三枚（大者，炙）。以水四升，煮取一升二合，去滓，分温二服。初服汤，当更衣，不尔者，尽饮之。若更衣者，勿服之。

2. 经方与时方 大黄黄连泻心汤合复方大承气汤。

大黄黄连泻心汤（《伤寒论》）：略。

复方大承气汤（《中西医结合治疗常见外科急腹症》）：略。

3. 时方与时方 清胃散合清肠饮。

清胃散（《脾胃论》）：略。

清肠饮（《辨证录》）：当归二两，玄参一两，金银花五两，地榆一两，薏苡仁五钱，麦冬一两，黄芩一钱，甘草二钱。水煎服。

【古籍摘录】

1.《医方考》卷一 （大承气汤）伤寒阳邪入里，痞、满、燥、实、坚全俱者，急以此方主之。调胃承气汤不用枳、朴者，以其不作燥、满，用之恐伤上焦虚无氤氲之元气也。小承气汤不用芒硝者，以其实而未坚，用之恐伤下焦血分之真阴，谓不伐其根也。此则上、中、下三焦皆病，痞、满、燥、实、坚皆全，故主此方以治之。厚朴苦温以去痞，枳实苦寒以泄满，芒硝咸寒以润燥软坚，大黄苦寒以泄实去热。

2.《温病条辨》卷二 （大承气汤）此苦辛通降咸以入阴法。承气者，承胃气也。盖胃之为腑，体阳而用阴，若在无病时，本系自然下降，今为邪气蟠踞于中，阻其下降之气，胃虽自欲下降而不能，非药力助之不可，故承气汤通胃结，救胃阴，仍系承胃腑本来下降之气，非有一毫私智穿凿于其间也，故汤名承气。学者若真能透彻此义，则施用承气，自无弊窦。大黄荡涤热结，芒硝入阴软坚，枳实开幽门之不通，厚朴泻中宫之实满。曰大承气者，合四药而观之，可谓无坚不破，无微不入，故曰大也。非真正实热蔽痼、气血俱结者，不可用也。

3.《辨证录·大肠痈门三则》 人有腹中痛甚，手不可按，而右足屈而不伸，人以为腹中火盛而存食也，谁知是大肠生痈耳。大凡腹痛而足不能伸者，俱是肠内生痈耳。惟大肠生痈，亦实有其故，无不成于火，火盛而不散，则郁结而成痈矣。然而火之有余，实本于水之不足，水衰则火旺，火旺而无制，乃养成其毒而不可解。然则治之法又何必治火哉？壮水以治火，则毒气自消。方用清肠饮。

【文献推选】

1. 陈向荣，陈寿恺. 新编汤头歌诀 500 首［M］. 北京：中国中医药出版社，2013.

2. （汉）张仲景. 伤寒论［M］. 北京：人民卫生出版社，2005.

3. 郑洪新，杨柱. 中医基础理论［M］. 5 版. 北京：中国中医药出版社，2021.

七、胃肠积热方

胃肠积热证的治疗以消积通腑为基本原则，"其下者，引而竭之；中满者，泻之于内"（《素问·阴阳应象大论》）为核心思想。由于中焦邪热与积滞互结，灼伤脉络，导致胃肠传导失常，日久可形成气机阻滞、饮食积滞、肠道燥结，甚至胃肠积热，灼伤络脉的情况。因此，当根据证候特征，伴气滞腹痛者当行气止痛，伴食积腹满者当消导化积，伴肠道燥结者当峻下热结，伴大便下血者当清热凉血等。同时，由于本证热邪内结日久易耗伤津液，选方用药应注意清热泻下不伤阴。

【临床表现】脘腹痞满，或胀痛拒按，胃脘灼热，能食易饥，大便干硬秘结或大便夹血、色鲜紫或暗红，面红身热，口干口苦，心烦，小便少而黄；舌质红，舌苔黄燥，脉滑数或沉实有力。

【辨证要点】

1. 主症　脘腹痞满，或胀痛拒按，胃脘灼热，能食易饥，大便干硬秘结或大便夹血、色鲜紫或暗红，手足心热，烦渴，小便少而黄。

2. 次症　胃脘嘈杂，面红口干、口苦，烦躁不安，阳明潮热。

【治法】行气消积，泻火通腑。

【合方选择】

1. 经方与经方　大承气汤合厚朴三物汤加减。

大承气汤（《伤寒论》）：大黄四两（酒洗），厚朴半斤（去皮，炙），枳实五枚（炙），芒硝三合。上四味，以水一斗，先煮二物，取五升，去滓，内大黄，更煮取二升，去滓，内芒硝，更上微火一两沸，分温再服，得下，余勿服。

厚朴三物汤（《金匮要略》）：厚朴八两，大黄四两，枳实五枚。上三味，以水一斗二升，先煮二味，取五升，内大黄，煮取三升，温服一升，以利为度。

方解　本合方体现主辅的组方原则。中焦邪热与积滞互结用大承气汤，气滞腹痛用厚朴三物汤，二方协同形成胃肠积热经方与经方合方，以达泄下热结、行气消满之功。方中大黄泄热通便，荡涤肠胃；芒硝助大黄泄热通便，并能软坚润燥；二药合用，峻下热结之力甚强。积滞内阻，则腑气不通，故以厚朴、枳实行气散结，消痞除满，并助硝、黄推荡积滞以加速热结之排泄。

2. 经方与时方　调胃承气汤合枳实导滞丸加减。

调胃承气汤（《伤寒论》）：大黄四两（去皮，清酒洗），甘草二两（炙），芒硝半升。以水三升，煮大黄、甘草至一升，去滓，内芒硝，更上微火一两沸，温顿服之，以调胃气。

枳实导滞丸（《内外伤辨惑论》）：大黄一两，枳实（麸炒，去瓤）、神曲（炒）各五钱，茯苓（去皮）、黄芩（去腐）、黄连（拣净）、白术各三钱，泽泻二钱。上为细末，汤浸蒸饼为丸，如梧桐子大，每服五十丸至七十丸，温水送下，食远，量虚实加减服之。

方解　本合方体现主辅的组方原则。中焦湿热食积用枳实导滞丸，气滞腹满用调胃承气汤，二方协同形成胃肠积热经方与时方合方，以达泄热导滞、行气消满之功。大黄攻积泄热，使积热从大便而下；枳实行气消积，而除脘腹之胀满；黄连、黄芩清热燥湿，厚肠止痢；茯苓、泽泻利水渗湿，且可止泻；白术健脾燥湿，以攻积而不伤正；神曲消食化滞，使食消而脾胃和；芒硝咸寒以泻下除热，软坚润燥；以炙甘草调和大黄、芒硝攻下泄热之方，使之和缓。

3. 时方与时方　泻黄散合木香槟榔丸加减。

泻黄散（《小儿药证直诀》）：藿香叶七钱，山栀仁一钱，石膏五钱，甘草三两，防风四两（去芦，切，焙）。上药锉，同蜜、酒微炒香，为细末。每服一至二钱，水一盏，煎至五分，温服清汁，无时。

木香槟榔丸（《儒门事亲》）：木香、槟榔、青皮、陈皮、广术（烧）、黄连（麸炒）各一两，黄柏、大黄各三两，香附子（炒）、牵牛各四两。上为细末，水丸如小豆大。每服三十丸，食后，生姜汤送下。

方解　本合方体现主辅的组方原则。方中石膏、山栀泄脾胃积热；防风疏散脾经伏火；藿香叶芳香醒脾；甘草泻火和中；木香、槟榔行气导滞，调中止痛，消脘腹胀满，除里急后重；大黄、牵牛攻积导滞，泄热通便；青皮、香附疏肝理气，消积止痛，助木香、槟榔行气导滞；莪术祛瘀行气，散结止痛；陈皮理气和胃，健脾燥湿；黄连、黄柏清热燥湿而止痢。

【适用范围】　腹胀、腹痛、便秘、便血等，辨证属胃肠积热证者。西医学的胃炎、幽门梗阻、肠梗阻、急性阑尾炎、上消化道出血、习惯性便秘等，符合中医胃肠积热证者可参考论治。

【合方禁忌】　老人、孕妇、产后或体质过于虚弱者均应慎用或忌用。

【备选附方】

1. 经方与经方　调胃承气汤合厚朴七物汤。

调胃承气汤（《伤寒论》）：略。

厚朴七物汤（《金匮要略》）：厚朴半斤，甘草、大黄各三两，大枣十枚，枳实五枚，桂枝二两，生姜五两。上七味，以水一斗，煮取四升，温服八合，日三服。

2. 经方与时方　大承气汤合木香槟榔丸。

大承气汤（《伤寒论》）：略。

木香槟榔丸（《儒门事亲》）：略。

3. 时方与时方　清胃散合枳实导滞丸。

清胃散（《脾胃论》）：生地黄、当归身各三分，牡丹皮半钱，黄连六分（夏月倍之，大抵黄连临时增减无定），升麻一钱。上药为细末，都作一服，水一盏半，煎至七分，去滓，放冷服之。

枳实导滞丸（《内外伤辨惑论》）：略。

【古籍摘录】

1.《医略六书》（清胃散）热郁阳明，胃火炽甚，故邪龈肿痛或腐烂生疮焉。生地滋阴壮水以清火之源，丹皮凉血泄热以宣水之用，黄连清心火，当归养血脉，升麻升清泄热，甘草缓中泻火。胃热过盛加石膏，泻阳明之腑热也。使热从经散，则胃火得泄而牙龈清润，无肿痛腐烂之虞，何生疳之足虑哉？此升阳清火之剂，为胃火炽盛而专方。

2.《医方集解·攻里之剂》（木香槟榔丸）湿热在三焦气分，木香、香附行气之药，能通三焦、解六郁；陈皮理上焦肺气，青皮平下焦肝气泻痢多由肝木克脾土，枳壳宽肠而利气，而黑丑、槟榔又下气之最速者也，气行则无痞满后重之患矣。疟痢由于湿热郁积，气血不和，黄柏、黄连燥湿清热之药，三棱能破血中气滞，莪术能破气中血滞，大黄、芒硝血分之药，能除血中伏热，通行积滞，并为摧坚化癥之峻品。湿热积滞去，则二便调而三焦通泰矣。盖宿垢不净，清阳终不得升，故必假此以推荡之，亦通因通用之意。然非实积，不可轻投。

3.《儒门事亲·沉积水气》　夫一切沉积水气，两胁刺痛，中满不能食，头目眩者，可用茶调散，轻涌讫冷涎一二升，次服七宣丸则愈矣。木香槟榔丸、导饮丸亦妙。不可用巴豆银粉等药。

4.《王旭高医书六种·退思集类方歌注》（枳实导滞丸）大黄、枳实荡涤实热，芩、连燥湿清热，苓、泻利湿泄热，神曲消食和中，白术补脾，湿热积滞自化。

【文献推选】

1. 陈向荣，陈寿恺. 新编汤头歌诀500首［M］. 北京：中国中医药出版社，2013.
2.（汉）张仲景. 金匮要略［M］. 北京：人民卫生出版社，2005.
3. 郑洪新，杨柱. 中医基础理论［M］. 5版. 北京：中国中医药出版社，2021.

八、肠胃湿热方

肠胃湿热证的治疗以清热燥湿为基本原则，"通因通用""气血同调"为核心思想。由于中焦湿热互结，气血壅滞，导致升降失常，日久可形成气机阻滞、湿热蕴结，甚至胃肠积热，灼伤络脉，化为脓血的情况。因此，配伍当根据证候特征，伴中焦气滞、痞满腹胀者当理气和中、消痞除满，伴湿热蕴结、便溏不爽者当清热燥湿，伴便血便脓者当和血行血等。同时，由于本证湿热内结日久易耗伤气血，影响中焦运化功能，选方用药应注意滋养阴血、益气和胃。

【临床表现】脘腹痞胀，便溏不爽，或腹痛，下痢脓血，里急后重，或腹泻如注，伴见发热，口渴；舌质红，苔黄腻，脉滑数。

【辨证要点】

1. 主症　脘腹痞满胀痛，便溏不爽，或痢下赤白，里急后重，或腹泻如注。

2. 次症　发热，口渴，恶心，纳呆，大便臭秽。

【治法】清热燥湿，调气和血。

【合方选择】

1. 经方与经方　大黄黄连泻心汤合白头翁汤加减。

大黄黄连泻心汤（《伤寒论》）：大黄二两，黄连一两。上二味，以麻沸汤二升渍之，须臾绞去滓，分温再服。

白头翁汤（《伤寒论》）：白头翁二两，黄连三两，黄柏三两，秦皮三两。上药四味，以水七升，煮取二升，去渣，温服一升，不愈再服一升。

方解 本合方体现主辅的组方原则。胃肠湿热、下痢脓血选用白头翁汤，腹满实热选用大黄黄连泻心汤，二方协同形成肠胃湿热经方与经方合方，以达清热除满、燥湿止痢之功。方中白头翁苦寒入血分，清热解毒，凉血止痢；黄连苦寒，清热解毒，燥湿厚肠，为治痢要药；黄柏清下焦湿热，黄连、黄柏两药合用清热解毒，尤能燥湿止痢；秦皮苦寒性涩，清热解毒而兼以收涩止痢；大黄泄热和胃，通畅气机。

2. 经方与时方 大黄黄连泻心汤合连朴饮加减。

大黄黄连泻心汤（《伤寒论》）：略。

连朴饮（《霍乱论》）：制厚朴二钱，川连（姜汁炒）、石菖蒲、制半夏各一钱，香豉（炒）、焦栀各三钱，芦根二两。水煎服。

方解 本合方体现主辅的组方原则。二方协同形成肠胃湿热经方与时方合方，以清热化湿行滞。方中芦根用量独重，取其清热止呕除烦，兼具利小便而导湿热之功；黄连苦寒，清热燥湿，姜制又增和胃止呕之功；厚朴辛苦性温，宣畅气机，化湿行滞；半夏辛燥性温，降逆和胃止呕；栀子苦寒，清心泄热，导湿热从小溲而出；石菖蒲芳香化湿醒脾；淡豆豉宣郁止烦，合栀子以清宣郁热而除心烦；大黄泄热和胃，通畅气机；黄连苦寒，清热解毒，燥湿厚肠，为治痢要药。

3. 时方与时方 芍药汤合香连丸加减。

芍药汤（《素问病机气宜保命集》）：芍药一两，当归半两，黄连半两，槟榔二钱，木香二钱，甘草二钱（炙），大黄三钱，黄芩半两，官桂二钱半。上㕮咀，每服半两，水二盏，煎至一盏，食后温服。

香连丸（《太平惠民和剂局方》）：黄连二十两（去芦、须，用茱萸十两同炒令赤，去茱萸不用），木香四两八钱八分（不见火）。上为细末，醋糊为丸，如梧桐子大。每服二十丸，饭饮吞下。

方解 本合方体现平等的组方原则。芍药汤合香连丸同治肠胃湿热，里急后重，二方协同形成肠胃湿热时方与时方合方，以清热化湿行滞。方中黄芩、黄连性味苦寒，入大肠经，功善清热燥湿解毒，以除致病之因；重用芍药养血和营，缓急止痛，配以当归养血活血，体现"行血则便脓自愈"之义，且可兼顾湿热邪毒熏灼肠络、耗伤气血之虑；木香、槟榔行气导滞，"调气则后重自除"；大黄苦寒沉降，合芩、连则清热燥湿之功著，合归、芍则活血行气之力彰，其泻下通腑可导湿热积滞从大便而去，乃"通因通用"之法；入少量温热之肉桂，既可助归、芍行血和营，又能制芩、连苦寒之性；炙甘草和中调药，与芍药相配，缓急止痛；茱黄连清热燥湿，泻火解毒；木香辛行苦降，善行大肠之滞气，与黄连相伍加强行气止痛之功。

【**适用范围**】腹胀、腹痛、湿热痢、便血等，辨证属肠胃湿热证者。西医学的急性胃肠炎、细菌性痢疾、阿米巴痢疾、过敏性结肠炎、急性肠炎等，符合中医肠胃湿热证者可参考论治。

【**合方禁忌**】年老体弱、孕妇、产后或脾胃素虚者均应慎用或忌用。

【备选附方】

1. 经方与经方　黄芩汤合葛根芩连汤。

黄芩汤（《伤寒论》）：黄芩三两，芍药二两，甘草二两（炙），大枣十二枚（擘）。上四味，以水一斗，煮取三升，去滓。温服一升，日再，夜一服。

葛根芩连汤（《伤寒论》）：葛根半斤，甘草二两（炙），黄芩三两，黄连三两。上四味，以水八升，先煮葛根，减二升，纳诸药，煮取二升，去滓，分温再服。

2. 经方与时方　白头翁汤合蚕矢汤。

白头翁汤（《伤寒论》）：略。

蚕矢汤（《霍乱论》）：晚蚕砂五钱，生苡仁四钱，大豆黄卷四钱，陈木瓜三钱，川连三钱（姜汁炒），制半夏一钱，黄芩一钱（酒炒），通草一钱，焦栀一钱五分，陈吴萸三分（泡淡）。地浆或阴阳水煎，稍凉徐服。

3. 时方与时方　槐花散合香连丸。

槐花散（《普济本事方》）：槐花（炒）、柏叶（烂杵，焙）、荆芥穗、枳壳（麸炒）。上为细末，用清米饮调下二钱，空心食前服。

香连丸（《太平惠民和剂局方》）：略。

【古籍摘录】

1.《金匮要略论注·妇人产后病脉证治》　仲景治热利下重，取白头翁汤。盖白头翁纯苦能坚肾，故为驱下焦风热结气君药。臣以黄连，清心火也；秦皮清肝热也；柏皮清肾热也。四味皆苦寒，故热痢下重者宜之。若产后下痢，其湿热应与人同，而白头翁汤在所宜矣。假令虚极，不可无补，但非他味参术所宜，恶其壅而燥也，亦非苓泽淡渗可治，恐伤液也。唯甘草之甘凉清中，即所以补中，阿胶之滋润去风，即所以和血。以此治病，即以此为大补。方知凡治痢者，湿热非苦寒不除，故类聚四味之苦寒不为过。若和血安中，只一味甘草及阿胶而有余，治痢好用参术者，政由未悉此理耳。

2.《成方便读》卷一　（芍药汤）夫痢之为病，固有寒热之分，然热者多而寒者少，总不离邪滞蕴结，以至肠胃之气不宣，酿为脓血稠黏之属。虽有赤、白之分，寒热之别，而初起治法皆可通因通用。故刘河间有云：行血则便脓自愈，调气则后重自除。二语足为治痢之大法。此方用大黄之荡涤邪滞，木香、槟榔之理气，当归、肉桂之行血。病多因湿热而起，故用芩、连之苦寒，以燥湿清热。用芍药、甘草者，缓其急而和其脾，仿小建中之意，小小建其中气耳。

3.《伤寒来苏集·伤寒附翼》　（黄芩汤）太阳少阳合病，是热邪陷入少阳之里，胆火肆逆，移热于脾，故自下利，此阳盛阴虚，与黄芩汤苦甘相济以存阴也。凡太、少合病，邪在半表者，法当从柴胡桂枝加减。此则热淫于内，不须更顾表邪，故用黄芩以泄大肠之热，配芍药以补太阴之虚，用甘、枣以调中州之气。虽非胃实，亦非胃虚，故不必人参以补中也。若呕是上焦之邪未散，故仍加姜、夏。此柴胡桂枝汤去柴桂人参方也。

4.《王氏医案绎注·附录》　蚕矢汤因暑湿内伏，气机宣降无权，故于辛苦清凉中重用豆卷以宣之、木瓜以降之。若暑湿未全内伏，执方重用豆卷，即犯热证温散之例。

豆卷、木瓜均酌减可也。热霍乱热极似寒，故转筋。烧酒大热，善行皮肤，擦一时许，导引其热势外行四散，故旋以大咸寒之盐卤浸之，以杜热邪复炽。晡时与前药半剂尤妙，日晡为阳明司令之时，阳证多旺于申酉，晡时不与药则恐余热复炎，与全方则虞过剂伤正。孟英理精心苦，允堪宗法。蚕矢汤方详此卷末。

【文献推选】

1. 陈向荣，陈寿恺 . 新编汤头歌诀 500 首［M］. 北京：中国中医药出版社，2013.

2.（汉）张仲景 . 伤寒论［M］. 北京：人民卫生出版社，2005.

3. 郑洪新，杨柱 . 中医基础理论［M］.5 版 . 北京：中国中医药出版社，2021.

九、胃肠瘀滞方

胃肠瘀滞证的治疗以消瘀化滞为基本原则。由于瘀血阻滞胃肠，导致中焦气机不畅，运化失常，日久可形成气机阻滞的情况。因此，配伍当根据证候特征，伴中焦气滞、痞满腹胀者当理气和中、消痞除满。同时因气为血帅、气行则血行，并结合"通因通用""气血同调"的治疗思想，故常适当配伍理气药，以加强活血祛瘀的作用。另外，当根据证候特征，如血瘀偏寒者当温经散寒，以血得温则行，瘀血化热者当泄热逐瘀等。此外，由于久用逐瘀，易耗血伤正，所以选方用药应注意逐瘀不留邪，祛邪不伤正。

【临床表现】胃脘、腹部疼痛，以刺痛为主，间歇性反复发作，痛处固定、拒按，或触及包块，恶心呕吐，便血，血色暗或有血块；舌质暗，上有瘀斑、瘀点，脉弦细或涩。

【辨证要点】

1. 主症　脘腹刺痛，痛处固定、拒按，上腹隆起，可扪及移动性包块，便血色暗，舌质暗，舌有瘀斑、瘀点，脉弦细或涩。

2. 次症　呕血，纳差，恶心呕吐，大便秘结。

【治法】破血逐瘀，行气化滞。

【合方选择】

1. 经方与经方　厚朴生姜半夏甘草人参汤合桃核承气汤加减。

厚朴生姜半夏甘草人参汤（《伤寒论》）：厚朴半斤（炙，去皮），生姜半斤（切），半夏半升（洗），甘草二两，人参一两。上五味，以水一斗，煮取三升，去滓，温服一升，日三服。

桃核承气汤（《伤寒论》）：桃仁五十个（去皮尖），大黄四两，桂枝二两（去皮），甘草二两（炙），芒硝二两。上四味，以水七升，煮取二升半，去滓，内芒硝，更上火，微沸，下火。先食，温服五合，日三服，当微利。

方解　本合方体现主辅的组方原则。下焦蓄血选用桃核承气汤，脘腹胀满选用厚朴生姜半夏甘草人参汤，二方协同形成胃肠瘀滞经方与经方合方，以达逐瘀泄热、温中行气之功。方中桃仁苦甘平，活血破瘀；大黄苦寒，下瘀泄热；芒硝咸苦寒，泄热软坚，助大黄下瘀泄热；桂枝辛甘温，通行血脉，既助桃仁活血祛瘀，又防硝黄寒凉凝血之弊；桂枝与硝、黄同用，相反相成，桂枝得硝、黄则温通而不助热，硝、黄得桂枝则寒下而不凉遏；炙甘草护胃安中，并缓诸药之峻烈；厚朴苦温，行气燥湿，宽中消满；生姜、半夏辛温，行气散结，化痰导滞；人参、甘草甘温，补益脾气而助运化。

2. 经方与时方　枳术汤合膈下逐瘀汤加减。

枳术汤（《金匮要略》）：枳实七枚，白术二两。上二味，以水五升，煮取三升，分温三服。腹中软，即当散也。

膈下逐瘀汤（《医林改错》）：五灵脂二钱（炒），当归三钱，川芎三钱，桃仁三钱（研泥），牡丹皮、赤芍、乌药各二钱，元胡一钱，甘草三钱，香附一钱半，红花三钱，枳壳一钱半。水煎服。

方解　本合方体现主辅的组方原则。肝郁血瘀选用膈下逐瘀汤，气滞水停选用枳术汤，二方协同形成胃肠瘀滞经方与时方合方，以达活血逐瘀、行气消痞之功。方中红花、桃仁、五灵脂、赤芍、牡丹皮、延胡索、川芎、当归活血通经，行瘀止痛；香附、乌药、枳壳调气疏肝；枳实下气散结消痞；白术健脾燥湿利水。诸药配合，补而不壅，消而不损，为消补兼施之剂。

3. 时方与时方　平胃散合失笑散加减。

平胃散（《简要济众方》）：苍术四两（去黑皮，捣为粗末，炒黄色），厚朴三两（去粗皮，涂生姜汁，炙令香熟），陈橘皮二两（洗令净，焙干），甘草一两（炙黄）。上为散，每服二钱，水一中盏，加生姜二片，大枣二枚，同煎至六分，去滓，食前温服。

失笑散（《太平惠民和剂局方》）：蒲黄（炒香）、五灵脂（酒研，淘去沙土）各等分。上先用釅醋调二钱，熬成膏，入水一盏，煎七分，食前热服。

方解　本合方体现主辅的组方原则。瘀滞脘腹选用失笑散，湿滞脾胃选用平胃散，二方协同形成胃肠瘀滞时方与时方合方，以达活血祛瘀、燥湿运脾之功。方中五灵脂苦咸甘温，入肝经血分，且用酒研，功善通利血脉、散瘀止痛；蒲黄甘平，《神农本草经》谓其"消瘀血"，炒用并能止血；二者相须为用，化瘀散结止痛。调以米醋，或用黄酒冲服，乃取其活血脉，行药力，化瘀血，以增活血止痛之功，且制五灵脂气味之腥臊。苍术辛香苦温，为燥湿运脾要药，使湿去则脾运有权；厚朴辛温而散，长于行气除满，俾气行则湿化，且其味苦性燥而能燥湿；陈皮辛行温通，理气和胃，燥湿醒脾；甘草甘平入脾，益气补中而实脾。煎煮时少加生姜、大枣，以增补脾和胃之效。

【适用范围】腹胀、腹痛、便秘、便血等，辨证属胃肠瘀滞证者。西医学的肠胃炎、幽门梗阻、肠梗阻、上消化道出血、习惯性便秘等，符合中医胃肠瘀滞证者可参考论治。

【合方禁忌】孕妇禁用，脾胃虚弱及妇女月经期慎用。

【备选附方】

1. 经方与经方　枳术汤合桃核承气汤。

枳术汤（《金匮要略》）：略。

桃核承气汤（《伤寒论》）：略。

2. 经方与时方　厚朴生姜半夏甘草人参汤合失笑散。

厚朴生姜半夏甘草人参汤（《伤寒论》）：略。

失笑散（《太平惠民和剂局方》）：略。

3. 时方与时方　厚朴温中汤合丹参饮。

厚朴温中汤（《内外伤辨惑论》）：厚朴（姜制）、橘皮（去白）各一两，甘草（炙）、草豆蔻仁、茯苓（去皮）、木香各五钱，干姜七分。上为粗散，每服五钱，水二盏，生姜三片，煎至一盏，去渣，温服，食前。忌一切冷物。

丹参饮（《时方歌括》）：丹参一两，檀香一钱半，砂仁一钱半。以水一杯半，煎七分服。

【古籍摘录】

1. 《医门棒喝·伤寒论本旨》（桃核承气汤）此即调胃承气汤加桂枝、桃仁，引入血脉以破瘀结也。硝、黄、桃仁咸苦下降，佐桂枝、甘草辛温甘缓载之，使徐行入于血脉，导瘀血邪热由肠腑而去，故桂枝非为解太阳之余邪也。所以《论》言，其外不解者，未可攻；外解已，乃可攻之，宜桃核承气。而不以桂枝名汤，见得太阳表邪已解，直从阳明主治，藉桂枝引入膀胱血脉以破瘀结也。良以大黄倍于桂枝，则桂枝不得不从大黄下行，而不能升散走表；大黄得桂枝之辛甘而不直下，庶使随入血脉以攻邪也。盖胃为脏腑之海，故各脏腑之邪皆能归胃，则各脏腑之病皆可从胃主治，但佐导引之药，如此方之用桂枝者，自可取效也。诸家多谓桂枝以解太阳作邪，恐非其义。若使桂枝走表，则调胃承气焉能入膀胱破瘀结，而仲景亦不言外已解乃可攻之也。

2. 《伤寒来苏集·伤寒附翼》（桃核承气汤）若太阳病不解，热结膀胱，乃太阳随经之阳热瘀于里，致气留不行，是气先病也。气者血之用，气行则血濡，气结则血蓄，气壅不濡，是血亦病矣。小腹者，膀胱所居也，外邻冲脉，内邻于肝。阳气结而不化，则阴血蓄而不行，故少腹急结；气血交并，则魂魄不藏，故其人如狂。治病必求其本，气留不行，故君大黄之走而不守者以行其逆气，甘草之甘平者以调和其正气；血结而不行，故用芒硝之咸以软之，桂枝之辛以散之，桃仁之苦以泄之。气行血濡，则小腹自舒，神气自安矣。此又承气之变剂也。此方治女子月事不调，先期作痛，与经闭不行者最佳。

3. 《绛雪园古方选注》　金铃子散，一泄气分之热，一行血分之滞。《雷公炮炙论》云：心痛欲死，速觅延胡。洁古复以金铃治热厥心痛。经言诸痛皆属于心。而热厥属于肝逆，金铃子非但泄肝，功专导去小肠、膀胱之热，引心包相火下行，延胡索和一身上下诸痛。时珍曰：用之中的，妙不可言。方虽小制，配合存神，却有应手取愈之功，勿以淡而忽之。

【文献推选】

1. 陈向荣，陈寿恺. 新编汤头歌诀 500 首 [M]. 北京：中国中医药出版社，2013.

2. 李冀，连建伟. 方剂学 [M]. 4 版. 北京：中国中医药出版社，2016.

3. （汉）张仲景. 伤寒论 [M]. 北京：人民卫生出版社，2005.

第二十章 其他兼证合方（二） ▷▷▷▷

　　本章所学的其他兼证包括肺与大肠、肺与胃之间的兼证。本章合方的运用，即治疗肺、胃相关征象，由肺及胃，或肺与大肠证候时，根据合方原则进行合方。

　　根据中医基础理论，肺居上焦，为相傅之官，胃居中焦，为水谷之海。肺主治节，通调水道，调畅气机；胃主受纳腐熟水谷，其气主降，以通为用。肺主治节和调节气机的功能正常，可以促进胃气和降；肺主一身之气，又可充养胃气。胃气通降，水谷得以腐熟受纳，脏腑气血得以充养。两者相互依赖、密不可分。若肺金肃降不利，郁而化火，火金刑木，木气衰而土旺，胃火上炎，则胃失和降，易出现肺胃蕴热。又如《素问·五运行大论》曰："气有余，则制己所胜而侮所不胜。"若胃气先虚，水谷受纳腐熟功能失调，津液传导失常，导致肺津不足，失于濡养，肺主治节功能失调，则易出现肺胃阴虚；抑或胃气壅滞，气机不利，郁而化火，湿气留恋，土不生金，则易出现肺胃湿热。

　　肺、胃、大肠联系紧密，治疗时应相互兼顾，以求治法全面。既要同治也需辨明主次，若因外邪侵犯，导致脏腑功能失调者以祛邪为主，因脏腑功能不足招致邪气侵犯者以扶正为主。脏腑自病，未受其他脏腑之邪，则在本脏系统的脏腑经络间求之，只治本脏；若受其他脏腑之邪，或损及其他脏腑，则或补母泻子，或平抑乘侮，当分别孰轻孰重，于生克制化规律中寻之。

　　肺与大肠、肺与胃之间的兼证合方以平调阴阳、调和气血为主要目的，辨证理论以脏腑辨证为主，卫气营血辨证为辅，包括肺大肠兼证合方和肺胃兼证合方，涉及和解剂、理气剂、理血剂、温里剂、补益剂、祛湿剂、泻下剂、清热剂等方剂学内容。

第一节　肺大肠兼证合方

　　肺大肠兼证合方是治疗肺大肠兼证实证为主的合方。肺居膈上，其气肃降；大肠居膈下，其气应肺。肺与大肠相表里，其协同功能体现在人体气机的肃降上。肺主气机宣发肃降，助大肠运转，腑以通为顺。病理上，肺病可累及大肠病，导致肺大肠俱病；亦可由于气机运行不畅，病程日久导致痰湿、血瘀等病理产物的产生，使病机更为复杂。

　　肺大肠兼证合方包括肺热移肠方、肺燥肠热方、肺燥肠闭方、肺虚肠脱方等。其合方的理论基础以脏腑辨证、卫气营血辨证为主，涉及清热剂、和解剂、表里双解剂、理气剂等方剂学内容。

一、肺热移肠方

肺热移肠方是治疗肺热移肠证的方剂。肺热之所以移肠，多由于肺与大肠相表里，热气循经下行，而致大肠热。肺热移肠的治法以"实则泻之""客者除之"及"肺苦气上逆，急食苦以泄之"（《素问·脏气法时论》）为核心思想，又根据证候特征，热邪程度之轻重，可酌情配伍苦寒下夺药，以泻代清。病位在肺与大肠，直接疏理肺、大肠之气为常法，又根据"土能生金"等脏腑五行生克制化关系和疾病的复杂性，注意脾、胃、肾等脏腑的治疗。

【临床表现】肠燥便秘多因感受外来邪气之后，咳嗽、上气，甚则呼吸急促，胸憋闷、咽如窒，咽干无痰，口干口渴，腹胀，大便不爽；舌质淡红，苔薄白或黄，脉沉或沉数。

【辨证要点】

1. 主症　常因外来邪气而发，烦渴，便秘，呼吸急促，胸憋闷，伴热证。

2. 次症　上气，咽如窒，心烦，腹胀，不思饮食。

【治法】清热泻腑，肃肺降气。

【合方选择】

1. 经方与经方　白虎汤合大承气汤加减。

白虎汤（《伤寒论》）：石膏一斤（碎），知母六两，甘草二两（炙），粳米六合。上四味，以水一斗，煮米熟汤成，去滓，温服一升，日三服。

大承气汤（《伤寒论》）：大黄四两（酒洗），厚朴半斤（去皮，炙），枳实五枚（炙），芒硝三合。上四味，以水一斗，先煮二物，取五升，去滓，内大黄，更煮取二升，去滓，内芒硝，更上微火一两沸，分温再服，得下，余勿服。

方解　本合方体现平等的合方原则。肺热主方白虎汤，大肠气受侮，不行肃降，选用大承气汤，共成清热泻腑、肃肺降气之方剂。方中石膏、知母诸药清肺热；更以甘草、粳米存津液，以防热盛伤津，先安未受邪之地。大黄、芒硝诸药泄热通便，涤肠软坚；厚朴、枳实行气散结，消痞除满，以助排泄。肺热既清，腑气肃降，运行无所愆滞郁结，便结、咳逆上气等症迎刃而解。若肺热盛，可加黄芩、桑白皮泄热；大肠燥实，可加玄参、生地黄等润燥；气机不畅日久，痰浊、郁结、瘀血渐生，可对应加入化痰、祛瘀药物，以利于气机升降之恢复。

2. 经方与时方　麻黄杏仁甘草石膏汤合凉膈散加减。

麻黄杏仁甘草石膏汤（《伤寒论》）：麻黄四两（去节），杏仁五十个（去皮尖），甘草二两（炙），石膏半斤（碎，绵裹）。上四味，以水七升，煮麻黄，减二升，去上沫，内诸药，煮取二升，去滓，温服一升。

凉膈散（《太平惠民和剂局方》）：川大黄、朴硝、甘草各二十两，山栀子仁、薄荷叶（去梗），黄芩各十两，连翘二斤半。上药为粗末，每服二钱，水一盏，入竹叶七片，蜜少许，煎至七分，去滓，食后温服。小儿可服半钱，更随岁数加减服之。得利下，住服。

方解　本合方体现主辅的合方原则。表寒肺热选用麻黄杏仁甘草石膏汤，腑气不通选用《局方》凉膈散。麻黄杏仁甘草石膏汤系《伤寒论》治疗表寒肺热咳喘的主方，具有清肺平喘之功效。方中麻黄配石膏是主要药物。合入凉膈散，全方清肺热、通肠腑之功得以加强。若痰浊壅盛者，可加入胆星、枳实、莱菔子等涤痰之品以利气道。

3. 时方与时方　泻白散合宣白承气汤加减。

泻白散（《小儿药证直诀》）：地骨皮、桑白皮（炒）各一两，甘草（炙）一钱。上药锉散，入粳米一撮，水二小盏，煎七分，食前服。

宣白承气汤（《温病条辨》）：生石膏五钱，生大黄三钱，杏仁粉二钱，瓜蒌皮一钱五分。用水五杯，煮取二杯。先服一杯，不知再服。

方解　本合方体现主辅的合方原则。泻白散中地骨皮、桑白皮清肺热。宣白承气汤主治阳明温病，热结肠腑，痰热壅肺者，症见潮热便秘，喘急胸痛，痰涎壅盛，舌苔黄厚而腻，脉沉滑数，右寸实大。两方合用，通腑、肃肺降气之功较单独使用更强，体现了方剂合方使用的协同增效作用。

【适用范围】咳嗽、喘证、便秘等，辨证属肺热移肠证者。西医学的急性气管/支气管炎、咳嗽变异型哮喘、不完全肠梗阻、功能性便秘等，符合中医肺热移肠证者可参考论治。

【合方禁忌】肺气虚散，欲喘脱者禁用。痰浊、郁结、瘀血已经形成者当随证化裁用药。

【备选附方】

1. 经方与经方　葶苈大枣泻肺汤合调胃承气汤。

葶苈大枣泻肺汤（《金匮要略》）：葶苈子二十枚（熬令黄色，捣丸如弹子大），大枣十二枚。上先以水三升，煮枣取二升，去枣，内葶苈，煮取一升，顿服。

调胃承气汤（《伤寒论》）：大黄四两（去皮，清酒洗），甘草二两（炙），芒硝半升。以水三升，煮大黄、甘草至一升，去滓，内芒硝，更上微火一两沸，温顿服之，以调胃气。

2. 经方与时方　小承气汤合清肺枇杷饮。

小承气汤（《伤寒论》）：大黄四两（酒洗），厚朴二两（去皮，炙），枳实三枚（大者，炙）。以水四升，煮取一升二合，去滓，分温二服。初服汤，当更衣，不尔者，尽饮之。若更衣者，勿服之。

清肺枇杷饮（《外科大成》）：枇杷叶、桑白皮（鲜者更佳）各二钱，黄连、黄柏各一钱，人参、甘草各三分。用水一盏半，煎七分，食远服。

3. 时方与时方　增液承气汤合清燥救肺汤。

增液承气汤（《温病条辨》）：生地黄、麦门冬各八钱，大黄三钱，芒硝一钱五分，玄参一两。水八杯，煮取二杯，先服一杯，不知，再服。

清燥救肺汤（《医门法律》）：桑叶三钱，石膏二钱五分，甘草一钱，人参七分，胡麻仁一钱，真阿胶八分，麦门冬一钱二分，杏仁七分，枇杷叶一片。水一碗，煎六分，频频二三次，滚热服。

【古籍摘录】

1.《金匮要略·痰饮咳嗽病脉证并治》 支饮不得息，葶苈大枣泻肺汤主之。葶苈（熬令黄色，捣丸）如弹丸大，大枣十二枚。上先以水三升，煮枣取二升，去枣，内葶苈，煮取一升，顿服。

2.《伤寒论·辨阳明病脉证并治》 阳明病，潮热，大便微硬者，可与大承气汤；不硬者，不可与之。若不大便六七日，恐有燥屎，欲知之法，少与小承气汤，汤入腹中，转失气者，此有燥屎也，乃可攻之；若不转失气者，此但初头硬，后必溏，不可攻之，攻之必胀满不能食也。欲饮水者，与水则哕。其后发热者，必大便复硬而少也，以小承气汤和之。不转失气者，慎不可攻也。

【文献推选】

1. 李冀，左铮云. 方剂学［M］. 5 版. 北京：中国中医药出版社，2021.
2. 李沙. 张智龙教授运用滋水清肝饮经验［J］. 中医学报，2014，29（6）：815-816.

二、肺燥肠热方

肺燥肠热较肺热移肠为重。肺燥化火，下移大肠，造成肠道津液不足，大便秘结，甚则便血。其治法在"实则泻之""客者除之"的基础上，当加以"热者寒之"，以针对肺燥之病机，遵"热淫于内，治以咸寒，佐以甘苦，以酸收之，以苦发之"（《素问·至真要大论》）。其病位在肺与大肠，主要责之于肺火。肺火灼伤津液，进而炼血为瘀，当根据病情，酌用清润化痰、凉血化瘀之品以兼顾标证。

【临床表现】大便秘结，呛咳或挛咳不已，胸胁灼痛，急躁，咽干作痒，甚则咳血；舌质红，苔薄黄，脉弦数。

【辨证要点】

1. 主症 咳嗽阵作或挛咳，胸满，咳黄稠痰或无痰，大便秘结。

2. 次症 急躁，心烦口干，头晕目赤，咽干作痒。

【治法】清肺泻火，泻腑通便。

【合方选择】

1. 经方与经方 厚朴三物汤合麦门冬汤加减。

厚朴三物汤（《金匮要略》）：厚朴八两，大黄四两，枳实五枚。上三味，以水一斗二升，先煮二味，取五升，内大黄，煮取三升，温服一升，以利为度。

麦门冬汤（《金匮要略》）：麦门冬七升，半夏一升，人参三两，甘草二两，粳米三合，大枣十二枚。上六味，以水一斗二升，煮取六升，温服一升，日三夜一服。

方解 本合方体现平等的合方原则。厚朴三物汤原为仲景内泄热结之方剂，与麦门冬汤合方之后，兼具清热化痰、调和肺与大肠气机之功用。方中麦冬滋阴润肺，半夏、厚朴、枳实降气化痰，大黄清热通腑。若肺气上逆甚者，可加杏仁、枇杷叶、紫菀等味，增强肃肺降气之功；若肝火灼津炼痰，可加浙贝母、牡蛎、沙参等润燥化痰。

2. 经方与时方 葛根芩连汤合宣白承气汤。

　　葛根芩连汤（《伤寒论》）：葛根半斤，甘草二两（炙），黄芩三两，黄连三两。上四味，以水八升，先煮葛根，减二升，纳诸药，煮取二升，去滓，分温再服。

　　宣白承气汤（《温病条辨》）：生石膏五钱，生大黄三钱，杏仁粉二钱，栝楼皮一钱。用水五杯，煮取二杯。先服一杯，不知再服。

　　方解　本合方体现平等的合方原则。葛根芩连汤清解大肠热，宣白承气汤泻肺经痰热兼通达大肠。两方合用，共奏清热滋阴之功。若肝火灼伤肺津，可酌加知母、芦根等品，以清肺生津。

　　3. 时方与时方　黄芩泻白散合通幽汤。

　　黄芩泻白散（《症因脉治》）：黄芩、桑白皮、地骨皮、甘草。水煎服。

　　通幽汤（《脾胃论》）：桃仁泥、红花各一分，生地黄、熟地黄各五分，当归身、炙甘草、升麻各一钱。上㕮咀，都作一服。水二大盏，煎至一盏，去滓，食前稍热服之。

　　方解　本合方体现平等的合方原则。泻白散主治伏火郁于肺中导致的气逆不降，黄芩泻白散较泻白散少粳米之培土、留恋上焦，而清肺火之功更盛。通幽汤中生地黄清热滋阴，桃仁、当归、熟地黄滋阴血以防热盛伤津，升麻升提诸药，与泻白散之降气相呼应。两方合用，可收清肺滋阴、肃肺降气、通肠腑之功效。若痰浊壅盛者，可加浙贝母、杏仁等肃肺化痰；若肝肺气机上逆，大便秘结不通，可加青礞石、瓜蒌、大黄等，通大肠而降肺气。

　　【适用范围】咳嗽、咳血、吐血等，辨证属肺燥肠热证者。西医学的咳嗽变异型哮喘、支气管哮喘、喘息性支气管炎、嗜酸粒细胞增多症等，符合中医肺燥肠热证者可参考论治。

　　【合方禁忌】表证未解者慎用。

　　【备选附方】

　　1. 经方与经方　麦门冬汤合泻心汤。

　　麦门冬汤（《金匮要略》）：略。

　　泻心汤（《金匮要略》）：大黄二两，黄连一两，黄芩一两。上三味，以水三升，煮取一升，顿服之。

　　2. 经方与时方　百合地黄汤合二母宁嗽汤。

　　百合地黄汤（《金匮要略》）：百合七枚（擘），生地黄汁一升。上以水洗百合，渍一宿，当白沫出，出其水，更以泉水二升，煎取一升，去滓，内地黄汁，煎取一升五合，分温再服。中病，勿更服，大便当如漆。

　　二母宁嗽汤（《古今医鉴》）：知母一钱半（去毛），贝母一钱半，黄芩一钱二分，山栀仁一钱二分，石膏二钱，桑白皮一钱，茯苓一钱，瓜蒌仁一钱，陈皮一钱，枳实七分，五味子十粒，生甘草三分。上锉一剂，加生姜三片，水煎，临卧时细细逐口服。

　　3. 时方与时方　清金化痰丸合润燥汤。

　　清金化痰丸（《活人方》）：紫菀五钱，茯苓五钱，杏仁四两，陈皮四两，苏子四两，黄芩三两，天花粉三两，桑白皮三两，黄连二两，瓜蒌仁二两，半夏二两，桔梗二两，甘草一两。水叠为丸，每服二钱，午后、临睡白滚汤送下。

润燥汤（《万氏妇人科》）：人参五分，甘草五分，当归一钱，生地黄一钱，枳壳一钱，大麻子二钱（去壳），桃仁二钱，槟榔五分。将上六味水煎后，入桃仁末，又加槟榔汁服之。

【古籍摘录】

1.《金匮要略·惊悸吐衄下血胸满瘀血病脉证治》 心气不足，吐血，衄血，泻心汤主之。

【文献推选】

1. 彭庆云. 大柴胡汤治疗内科急症举隅［J］. 四川中医，1997（10）：57.

2. 李春红，李衍滨. 咳嗽从肝论治［J］. 黑龙江中医药，1997（1）：9.

3. 吴仪洛. 成方切用［M］. 上海：上海科学技术出版社，1958.

三、肺燥肠闭方

肺燥肠闭方是治疗肺燥肠闭证的方剂。肺主司一身气化之升降，风热邪气外来袭肺，肺气不利，郁热闭阻气机，肠道失司，可继发引起肠道闭阻。治疗当兼顾肺与大肠两脏腑，根据病机遣方用药。又因腑以通为顺，燥热伤津，往往牵涉阴液亏损的病变，用药当注意对血分的治疗。

【临床表现】发热时作，汗出恶风，咽紧干痛，口渴，咳嗽，痰少色黄，目赤肿痛，泪多，大便秘结；舌边尖红，苔薄黄，脉浮弦或数。

【辨证要点】

1. 主症 发热口渴，咳嗽，目赤肿痛，大便秘结。

2. 次症 汗出恶风，咽紧干痛，痰少色黄。

【治法】疏风散邪，清肺润肠。

【合方选择】

1. 经方与经方 麻黄杏仁甘草石膏汤合百合地黄汤加减。

麻黄杏仁甘草石膏汤（《伤寒论》）：麻黄（去节）四两，杏仁（去皮尖）五十个，甘草（炙）二两，石膏（碎，绵裹）半斤。上四味，以水七升，煮麻黄，减二升，去上沫，内诸药，煮取二升，去滓。温服一升。

百合地黄汤（《金匮要略》）：百合七枚（擘），生地黄汁一升。上以水洗百合，渍一宿，当白沫出，出其水，更以泉水二升，煎取一升，去滓，内地黄汁，煎取一升五合，分温再服。中病，勿更服，大便当如漆。

方解 外来风热犯肺选用麻黄杏仁甘草石膏汤，肺燥肠闭选用百合地黄汤，两方合用，共成疏风散邪、清肺润燥之方剂。方中麻黄、杏仁宣降肺气，彻外来风热之邪；石膏、生地黄、百合清肺与大肠之风热，又有凉血之功，兼顾风热邪气引起的血热病变；甘草补益中焦脾胃，调和诸药。外来风热得解，内生风热得清，诸症自解。若风热炼津液为痰，加枇杷叶、浙贝母、瓜蒌等清热化痰；若血分热盛，加牡丹皮、栀子、青黛等凉血清肝。

2. 经方与时方 百合知母汤合宣白承气汤加减。

百合知母汤（《伤寒论》）：百合七枚（擘），知母三两（切）。上先以水洗百合，渍一宿，当白沫出，去其水，更以泉水二升，煎取一升，去滓，别以泉水二升煎知母，取一升，去滓，后合和，煎取一升五合，分温再服。

宣白承气汤（《温病条辨》）：生石膏五钱，生大黄三钱，杏仁粉二钱，瓜蒌皮一钱五分。水五杯，煮取二杯，先服一杯，不知再服。

方解 肺燥肠闭，选方用百合知母汤、宣白承气汤，共成清热滋阴、清肺润燥之方剂。风热病邪外来入肺，肺失肃降之机，燥邪易伤津液，肺与大肠津液亏损，气机不利，故见咽紧干痛、口渴、咳嗽、便秘诸症，治疗当滋阴与通腑共施。

3. 时方与时方 桑菊饮合三一承气汤加减。

桑菊饮（《温病条辨》）：桑叶二钱五分，菊花一钱，杏仁二钱，连翘一钱五分，薄荷八分，苦桔梗二钱，生甘草八分，苇根二钱。水二杯，煮取一杯，日二服。

三一承气汤（《宣明论方》）：大黄半两（去皮），芒硝半两，厚朴半两（去皮），枳实半两，甘草一两（《准绳》方中甘草只五钱），水一盏半，加生姜三片，煎至七分，内硝，煎一二沸，去滓，温服。

方解 肺经风热选方桑菊饮，大肠闭结选方三一承气汤。两方均有疏风清热之力，合方后清腑通便、疏风宣肺之功用更强。方中桑叶、菊花甘凉轻清，疏散上焦风热，且桑叶善走肺络、清泻肺热为主药。辅以薄荷助桑、菊疏散上焦之风热；杏仁、桔梗以宣肺止咳；连翘苦寒清热解毒；芦根甘寒清热生津止渴；大黄、芒硝、厚朴、枳实等理气通腑；甘草调和诸药。则风燥病邪自然得解，津液得复，肠道乃通。

【适用范围】 咳嗽、腹胀、便秘等，辨证属肺燥肠闭证者。西医学的大叶性肺炎、支气管哮喘、过敏性鼻炎、急性荨麻疹、不完全肠梗阻等，符合中医肺燥肠闭证者可参考论治。

【合方禁忌】 肝阳上亢者慎用。

【备选附方】

1. 经方与经方 百合知母汤合葛根黄芩黄连汤。

百合知母汤（《金匮要略》）：百合七枚（擘），知母三两（切）。上以水洗百合，渍一宿，当白沫出，去其水，更以泉水二升，煎取一升，去滓，别以泉水二升，煎知母，取一升，去滓，后合和，煎取一升五合，分温再服。

葛根黄芩黄连汤（《伤寒论》）：葛根半斤，甘草二两（炙），黄芩三两，黄连三两。上四味，以水八升，先煮葛根，减二升，内诸药，煮取二升，去滓，分温再服。

2. 经方与时方 桔梗汤合升降散。

桔梗汤（《伤寒论》）：桔梗一两，甘草二两。上二味，以水三升，煮取一升，去滓，温分再服。

升降散（《万病回春》）：白僵蚕二钱，蝉蜕一钱，姜黄三钱，大黄四钱。共研细末，和匀。病轻者分四次服，每服重一钱八分二厘五毫，用黄酒一盅，蜂蜜五钱，调匀冷服，中病即止。病重者，分三次服，每服重二钱四分三厘三毫，黄酒一盅半，蜜七钱五分，调匀冷服。最重者，分二次服，每服重三钱六分五厘，黄酒二盅，蜜一两，调匀冷服。一时无黄酒，稀熬酒亦可，断不可用蒸酒，胎产亦不忌。炼蜜丸，名太极丸，服法同前，轻重分服，用蜜、酒调匀送下。

3. 时方与时方　槐角丸合栀连清肺饮。

槐角丸（《太平惠民和剂局方》）：槐角一斤（去枝梗，炒），地榆、当归（酒浸一宿，焙）、防风（去芦）、黄芩、枳壳（去瓤，麸炒）各半斤。上为末，酒糊丸，如梧桐子大，每服三十丸，米饮下，不拘时候。

栀连清肺饮（《症因脉治》）：山栀、川连、桔梗、甘草、杏仁、天花粉、黄芩、薄荷。水煎服。

【文献推选】

1. 罗菁. 从桑菊饮论治肝火犯肺的咳嗽［J］. 成都中医药大学学报，2015，38（3）：100-101.

2. 孟动玲. 小柴胡汤合升降散治疗急性咽炎60例［J］. 山西中医，2009，25（S1）：21.

3. 秦昌遇. 症因脉治.［M］.2版. 中国中医药出版社，2008.

四、肺虚肠脱方

肺虚肠脱方是治疗肺虚肠脱证的方剂。《灵枢·本输》曰："肺合大肠，大肠者，传道之腑。"《灵枢·经脉》亦曰："肺手太阴之脉……下络大肠，还循胃口，上膈属肺。""大肠手阳明之脉……下入缺盆，络肺，下膈，属大肠。"肺与大肠藏泻互用，气机升降上相互协调，表现为肺脏化精、行气于大肠，助大肠完成生理功能。肺气虚，导致大肠传导失司，出现久咳失禁、久泻不止等问题。选用补肺气、固涩肠道的药物，肺气充，虚弱除，大肠功能可以恢复，则诸症自然痊愈。

【临床表现】 咳嗽，喘息气短，大便失禁或久泻不止，或粪随咳出，或脱肛等。

【辨证要点】

1. 主症　咳嗽，喘息气短，大便失禁或久泻不止，或粪随咳出，或脱肛。

2. 次症　汗出，乏力，动则加剧。

【治法】 补益肺气，固涩大肠。

【合方选择】

1. 经方与经方　黄芪建中汤合理中汤加减。

黄芪建中汤（《伤寒论》）：桂枝三两（去皮），甘草二两（炙），芍药六两，生姜三两（切），大枣十二枚（擘），胶饴一升，黄芪一两半。上七味，以水七升，煮取三升，去滓，内饴，更上微火消解，温服一升，日三服。

理中汤（《伤寒论》）：人参、甘草（炙）、白术、干姜各三两。汤法：以四物依两数切，用水八升，煮取三升，去滓，温服一升，日三服。

方解　该合方体现了平等的合方原则。黄芪建中汤为气血阴阳之补剂，大补肺气。其中黄芪、桂枝补中益气，温阳以固摄；芍药酸甘收敛；生姜、大枣、甘草培土生金，斡旋中焦。理中汤为治疗中焦虚寒之方剂，其中白术健脾止泻，人参益气以固摄，同上药共奏益气温阳之功。肺气充足，升降有序，二便通调有方，共奏佳效。

2. 经方与时方　桃花汤合参苓白术散加减。

桃花汤（《伤寒论》）：赤石脂一斤（一半全用，一半筛末），干姜一两，粳米一升。上三味，以水七升，煮米令熟，去滓，温服七合，内赤石脂末方寸匕，日三服。若一服愈，余勿服。

参苓白术散（《太平惠民和剂局方》）：莲子肉一斤（去皮），薏苡仁一斤，缩砂仁一斤，桔梗一斤（炒令深黄色），白扁豆一斤半（姜汁浸，去皮，微炒），白茯苓二斤，人参二斤（去芦），甘草二斤（炒），白术二斤，山药二斤。上为细末，每服二钱，枣汤调下，小儿量岁数加减。

方解　该合方体现了主辅的合方原则。参苓白术散为益气止泻方剂。脾肺气虚，气不能升，肺与大肠相表里，大肠传导失司，最后肺虚肠脱。其中人参、莲子肉、薏苡仁、白扁豆、白术、山药益气健脾止泻，兼补肺气；茯苓、白术健脾祛湿，使中焦气机通顺，升降相和；桔梗引气机上行以固肠脱。桃花汤中赤石脂收涩固肠；干姜守而不走，温阳固气；粳米调养肠胃，调和汤药。全方共奏补气固脱之功。

3. 时方与时方　补中益气汤合附子茴香散加减。

补中益气汤（《脾胃论》）：黄芪（病甚劳役，热甚者一钱）、甘草（炙）各五分，人参三分（去芦，有嗽去之）。以上三味，除湿热烦热之圣药也。当归身二分（酒焙干，或日干，以和血脉），橘皮二分或三分（不去白，以导气，又能益元气，得诸甘药乃可，若独用泻脾胃），升麻二分或三分（引胃气上腾而复其本位，便是行春升之令），柴胡二分或三分（引清气，行少阳之气上升），白术三分（除胃中热，利腰脊间血）。上件药，㕮咀，都作一服。水二盏，煎至一盏，量气弱、气盛，临病斟酌水盏大小，去柤，食远，稍热服。如伤之重者，不过二服而愈；若病日久者，以权立加减法治之。

附子茴香散（《医方大成》）：肉豆蔻（煨）一两，茴香（炒）一两，白术（炒）一两，木香一两，人参一两，白茯苓一两，干姜（炮）一两，附子一枚（大者，炮，去皮脐），丁香半两，甘草（炙）半两。上㕮咀，每服三钱，水一盏，加盐少许，煎七分，空心服。

方解　肺虚肠脱，选方用补中益气汤合附子茴香散，体现了方剂的协同增效作用。黄芪、人参、附子大补肺气，使无形之气速生；升麻、柴胡升提气机；白术、茯苓健脾祛湿，斡旋中焦，以利气机。两方合用，则肺气可复，肠脱可止。

【适用范围】腹泻、慢性咳嗽等，辨证属肺虚肠脱证者。西医学的单纯性腹泻、哮喘、慢性支气管炎、功能性腹泻等，符合中医肺虚肠脱证者可参考论治。

【合方禁忌】脘腹胀满、痰湿阻滞者禁用。

【备选附方】

1. 经方与经方　黄连补汤合黄土汤。

黄连补汤（《备急千金要方》）：黄连四两，茯苓、川芎各三两，酸石榴皮五片，地榆五两，伏龙肝（鸡子大）一枚。上㕮咀，以水七升，煮取二升半，去滓，下伏龙肝末，分三服。

黄土汤（《伤寒论》）：甘草、干地黄、白术、附子（炮）、阿胶、黄芩各三两，灶中黄土半斤。上七味，以水八升，煮取三升，分温二服。

2. 经方与时方　四神丸合七星散。

四神丸（《证治准绳》）：肉豆蔻二两，补骨脂四两，五味子二两，吴茱萸一两（浸炒）。上为末，生姜八两，红枣一百枚，煮熟，取枣肉和末丸，如桐子大，每服五七十丸，空心或食前白汤送下。

七星散（《备急千金要方》）：款冬花、紫菀、桑白皮、代赭石、细辛、伏龙肝各一两。上六味治，下筛，作七星聚如扁豆者，以竹筒口当药上，一一吸咽之，令药入腹中，先食日三丸，凡服四日，日复作七星聚，以一脔肉炙令熟，以展转药聚上，令药悉遍肉上，仰卧咀嚼肉，细细咽汁，令药力歆歆割割然，毒气入咽中，药力尽，总咽即取瘥止。

3. 时方与时方　参附汤合真人养脏丸。

参附汤（《妇人良方大全》）：人参一两，附子半两。先将生姜、大枣用水煎汤，去渣留汁，以汤代水煎煮人参、附子，取汁徐徐饮服。

真人养脏汤（《太平惠民和剂局方》）：人参、当归、白术各六钱，肉豆蔻半两，肉桂、甘草（炙）各八钱，白芍药一两六钱，木香一两四钱，诃子一两二钱，罂粟壳三两六钱。共为粗末，每服二钱，水煎去滓，饭前温服；亦作汤剂，水煎，饭前温服，用量按原方比例酌减。

【古籍摘录】

《金匮要略·血痹虚劳病脉证并治》　虚劳里急，诸不足，黄芪建中汤主之。

【文献推选】

1. 聂印 . 凉膈散临床运用［J］. 内蒙古中医药，1986（2）：38.
2. 吴仪洛 . 成方切用［M］. 上海：上海科学技术出版社，1958.

第二节　肺胃兼证合方

肺胃兼证合方是治疗肺胃蕴热、肺胃湿热和肺胃阴虚为主的合方。肺居膈上，其气肃降；胃为五脏六腑之海，五脏六腑皆禀气于胃。二者的生理关系主要体现在宗气的生成和津液的代谢上，特别是津液的代谢方面。"饮入于胃，游溢精气，上输于脾；脾气散精，上归于肺；通调水道，下输膀胱。水精四布，五经并行。"（《素问·经脉别论》）因此，肺胃兼证以由津液代谢异常导致的湿、热和阴虚等相关病证，在临床上最为常见。

病理上，《素问·咳论》曰："其寒饮食入胃，从肺脉上至于肺则肺寒，肺寒则外内合邪因而客之，则为肺咳。"亦可由于肺胃阴虚，虚火上炎，灼伤咽部，炼液为痰，使得病机更为复杂。

肺胃兼证合方包括肺胃蕴热方、肺胃湿热方、肺胃阴虚方等。其合方的理论基础以脏腑辨证、气血津液辨证为主，涉及清热剂、治燥剂、祛湿剂、补益剂等方剂学内容。

一、肺胃蕴热方

肺胃蕴热方是治疗肺胃蕴热证的方剂。肺胃蕴热一般见于感受时邪、热邪等情况，少数可能由于内伤疾病所致。多因外感火热之邪，或寒邪化热入里，或因七情过激，郁而化热，或饮食不节，积蓄为热所致。儿童日生夜长，生机蓬勃，阴常不足，阳常有余，则气盛，气盛则易化火，容易出现肺胃蕴热的情况。肺胃蕴热的治法以"热者寒之""温者清之"为核心思想。病位在肺胃，肺胃蕴热，多上蒸颜面，发为粉刺。

【临床表现】颜面潮红，皮肤刺痒、丘疹样或脓包样损害，胃脘部烧灼感，伴有咳嗽，气喘，痰稠色黄、咳吐腥臭浓痰，口渴喜饮，牙龈肿痛，口疮，胃痛，恶心呕吐，大便秘结，小便短赤；舌质红，苔薄黄，脉数。

【辨证要点】

1. 主症 颜面潮红，皮肤刺痒、丘疹样或脓包样损害，胃脘部烧灼感等。

2. 次症 咳嗽，气喘，痰稠色黄、咳吐腥臭浓痰，口渴喜饮，牙龈肿痛，口疮，胃痛，恶心呕吐，大便秘结，小便短赤。

【治法】清热润肺，清中和胃。

【合方选择】

1. 经方与经方 麻黄杏仁甘草石膏汤合泻心汤加减。

麻黄杏仁甘草石膏汤（《伤寒论》）：麻黄（去节）四两，杏仁（去皮尖）五十个，甘草（炙）二两，石膏（碎，绵裹）半斤。上四味，以水七升，煮麻黄，减二升，去上沫，内诸药，煮取二升，去滓。温服一升。

泻心汤（《金匮要略》）：大黄二两，黄连一两，黄芩一两。上三味，以水三升，煮取一升，顿服之。

方解 本合方体现平等的合方原则。肺热证选用麻黄杏仁甘草石膏汤，胃热证选用泻心汤，二方协同形成肺胃蕴热经方与经方合方，以行清心肺热、解毒养阴之功效。方中麻黄宣肺散邪，使肺中邪热从外而解。石膏用量倍于麻黄，一则制约麻黄性温，宣肺而不助热；二可清泄肺中邪热从外而散，相互为用。杏仁肃降肺气，与麻黄相合，一宣一降，调理肺气，职司升降；与石膏相用，降泄肺气以止逆。甘草益肺气，使宣降药不伤肺气；与石膏相用，生津和肺，并能调和诸药。大黄、黄连、黄芩清泻三焦火毒。诸药合用，共奏清心肺热、解毒养阴之功效。若血热盛者，加生地黄、牡丹皮；大便秘结者，加芒硝。

2. 经方与时方 泻心汤合枇杷清肺饮加减。

泻心汤（《金匮要略》）：大黄二两，黄连一两，黄芩一两。上三味，以水三升，煮取一升，顿服之。

枇杷清肺饮（《外科大成》）：枇杷叶、桑白皮（鲜者更佳）、黄连、黄柏、人参、甘草。用水一盅半，煎七分，食远服。

方解 本合方体现主辅的合方原则。方中用黄连苦寒泻火，枇杷叶清热和胃降气，共为君，以清肺胃积热；以桑白皮泻肺降气，黄柏清热泻火，共为臣；并佐人参养气补气；大黄、黄连、黄芩清泻三焦火毒；甘草调和诸药。全方配伍，具清肺胃蕴热之功，以使上攻火热从泻火而降，血热从甘凉滋润清除，于是循经外发诸症，各可因毒热内彻而解。如血亏阴虚，可酌加当归养血和血，生地黄、牡丹皮清热凉血滋阴。

3. 时方与时方 泻白散合增液承气汤加减。

泻白散（《小儿药证直诀》）：地骨皮、桑白皮（炒）各一两，甘草（炙）一钱。上药锉散，入粳米一撮，水二小盏，煎七分，食前服。

增液承气汤（《温病条辨》）：玄参一两，麦冬（连心）八钱，细生地八钱，大黄三钱，芒硝一钱五分。水八杯，煮取三杯，先服一杯，不知，再服。现代用法：水煎服，芒硝溶服。

方解 本合方体现主辅的合方原则。清泄肺热选用泻白散，泄热通便选用增液承气汤。二方协同形成肺胃蕴热时方与时方合方，以行清热润肺、清中和胃之功效。方中桑白皮、地骨皮清泄肺热；玄参、麦冬、生地黄泄热降火，滋阴增液；大黄、芒硝泄热通便，软坚润燥；炙甘草、粳米益气和中，使泄热而不伤脾胃。热甚烦躁者，加淡竹叶、栀子、黄芩清心泻火除烦；热甚动血，斑疹显现，舌质红绛，加水牛角、生地黄、牡丹皮、赤芍。

【适用范围】 痤疮、咳嗽、月经疹等，辨证属肺胃蕴热证者。西医学的寻常性痤疮、急性化脓性扁桃体炎、经前皮疹等，符合中医肺胃蕴热证者可参考论治。

【合方禁忌】 肺胃寒证、虚证慎用。痰浊、郁结、瘀血已经形成者，当随证化裁用药。

【备选附方】

1. 经方与经方 葶苈大枣泻肺汤合小承气汤加减。

葶苈大枣泻肺汤（《金匮要略》）：葶苈子二十枚（熬令黄色，捣丸如弹子大），大枣十二枚。上先以水三升，煮枣取二升，去枣，内葶苈，煮取一升，顿服。

小承气汤（《伤寒论》）：大黄四两（酒洗），厚朴二两（去皮，炙），枳实三枚（大者，炙）。以水四升，煮取一升二合，去滓，分温二服。初服汤，当更衣，不尔者，尽饮之。若更衣者，勿服之。

2. 经方与时方 白虎汤合升降散加减。

白虎汤（《伤寒论》）：石膏一斤（碎），知母六两，甘草二两（炙），粳米六合。上四味，以水一斗，煮米熟汤成，去滓，温服一升，日三服。

升降散（《万病回春》）：白僵蚕二钱，蝉蜕一钱，姜黄三钱，大黄四钱。共研细末，和匀。病轻者分四次服，每服重一钱八分二厘五毫，用黄酒一盅，蜂蜜五钱，调匀冷服，中病即止。

3. 时方与时方 清胃汤合五味消毒饮加减。

清胃汤（《医方考》）：升麻二钱，当归一钱二分，黄连、牡丹皮、生地黄各一钱。水煎服。

五味消毒饮（《医宗金鉴》）：金银花三钱，野菊花、蒲公英、紫花地丁、紫背天葵子各一钱二分。水二盅，煎八分，加无灰酒半盅，再滚二三沸时热服。渣，如法再煎服，被盖出汗为度。现代用法：水煎服，加酒一二匙和服，取汗。

【古籍摘录】

1.《医宗金鉴·外科心法要诀》（枇杷清肺饮）肺风粉刺肺经热，面鼻疙瘩赤肿疼，破出粉汁或结屑，枇杷颠倒自收功。（注）此证由肺经血热而成。每发于面鼻，起碎疙瘩，形如黍屑，色赤肿痛，破出白粉汁，日久皆成白屑，形如黍米白屑。宜内服枇杷清肺饮，外敷颠倒散，缓缓自收功也。

2.《证治准绳·杂病》 唾痰或作喘……右寸脉洪滑者，肺经有热也，用泻白散。

3.《伤寒瘟疫条辨·温病大头六证辨》 如瓜瓤温胸高呕血，疙瘩温红肿发块，正《经》论所云阴中于邪是也。古方用白僵蚕二两酒炒，全蝉蜕一两，广姜黄去皮三钱，川大黄生，四两，为末，以冷黄酒一盅，蜜五钱，调服三钱，六证并主之。能吐能下，或下后汗出，有升清降浊之义，因名升降散，较普济消毒饮为尤胜。

【文献推选】

1. 吴勉华，石岩．中医内科学［M］.5版．北京：中国中医药出版社，2021.
2. 郑洪新，杨柱．中医基础理论［M］.5版．北京：中国中医药出版社，2021.
3. 李冀，左铮云．方剂学［M］.5版．北京：中国中医药出版社，2021.

二、肺胃湿热方

肺胃湿热证较肺胃蕴热证的病机更为复杂。长期喜食辛辣刺激或肥甘厚腻，易生湿热，亦有湿郁化热、汗出见湿的情况，或因素体胃中有热，又遇暑气犯胃，均可导致肺胃湿热的病证出现。其治法紧扣"祛湿""清热"两大原则，湿热相合，湿包热外，热处湿中，湿不去则热不清，徒清热则湿不退，单祛湿又热愈炽。病位在肺胃，治疗时可以巧用"分消走泄"法，宣畅气机，清利湿热。

【临床表现】胁胀脘闷，不思纳食，或有发热，口苦，口渴，腹痛泄泻，恶心呕吐，身体困重，尿赤便溏，甚则面目俱黄，皮肤发痒；舌红苔黄，脉濡数。

【辨证要点】

1.主症 胁胀脘闷，不思纳食，发热，身体困重。

2.次症 口苦，口渴，腹痛泄泻，恶心呕吐，尿赤便溏，甚则面目俱黄，皮肤发痒。

【治法】清热利湿，肃肺和胃。

【合方选择】

1.经方与经方 白虎汤合五苓散加减。

白虎汤（《伤寒论》）：石膏一斤（碎），知母六两，甘草二两（炙），粳米六合。上四味，以水一斗，煮米熟汤成，去滓，温服一升，日三服。

五苓散（《伤寒论》）：猪苓十八铢（去皮），泽泻一两六铢，白术十八铢，茯苓十八铢，桂枝半两（去皮）。上五味，捣为散，以白饮和服方寸匕，日三服。多饮暖水，汗出愈。如法将息。

方解 本合方体现平等的合方原则。白虎汤原为仲景清解阳明气分热盛之方剂，与五苓散合方之后，兼具清肺胃湿热之功用。白虎汤重用石膏为君，石膏辛甘大寒，入肺胃二经，功善清解，透热出表，以除阳明气分之热；知母助石膏清解气分热，滋阴润燥；粳米、甘草补益中焦。五苓散方用白术以培土，土旺而阴水有制也；茯苓以益金，金清而通调水道也；桂枝味辛热，且达下焦，味辛则能化气，性热专主流通，州都温暖，寒水自行；再以泽泻、猪苓之淡渗者佐之，禹功可奏矣。若肺气上逆甚者，可加厚朴、杏仁、枇杷叶、紫菀等味，增强肃肺降气之功；若火热灼津炼痰，可加浙贝母、牡蛎、沙参等润燥化痰。

2. 经方与时方 葶苈大枣泻肺汤合苏叶黄连汤加减。

葶苈大枣泻肺汤（《金匮要略》）：葶苈子二十枚（熬令黄色，捣丸如弹子大），大枣十二枚。上先以水三升，煮枣取二升，去枣，内葶苈，煮取一升，顿服。

苏叶黄连汤（《温热经纬》）：川连三四分，苏叶二三分。两味煎汤，呷下即止。

方解 本合方体现平等的合方原则。葶苈大枣泻肺汤原为清热泻肺、下气平喘之方剂，主治肺痈初期的肺热痰水证。苏叶黄连汤本为清热燥湿、理气开郁、降逆止呕之方剂，主治湿热蕴阻，胃热上攻，肺胃不和，胃气上逆之呕吐。两方相合，针对肺胃湿热之证，可谓方证相合，切中病机。方中葶苈子开泄肺气，下气平喘而排秽浊；大枣缓中补脾，安中以缓和药性，防葶苈之峻猛，泻不伤正。二药共奏泻肺利水、下气平喘之功效。黄连苦寒，入心、肝、胃、大肠经，功能泻火、燥湿、解毒。本证呕吐之关键，在于湿热蕴阻于胃，胃气上逆而呕吐。黄连清热燥湿，故为君药。苏叶辛温，入肺、脾经，功能发表散寒，行气宽中，为臣。苏叶黄连汤所治之呕吐，固因湿热蕴阻，胃热上冲为主要症结，但湿热或火热阻滞气机，不得透达，必待苏叶之味辛而芳香，入肺、脾经，开胸膈之结气，行气宽中，使气机畅达，郁遏之湿热或火热得以透达，故为臣。苏叶之辛散与黄连之苦降，共同组成辛开苦降之方。兼热结者，加大黄；兼胃阴亏者，加花粉；兼血瘀者，加泽兰；兼湿热者，加菖蒲。

3. 时方与时方 橘红丸合平胃散加减。

橘红丸（《北京市中药成方选集》）：化橘红30g，贝母20g，茯苓20g，麦冬20g，杏仁20g（去皮，炒），生石膏20g，瓜蒌皮20g，橘皮20g，生地黄20g，桔梗15g，紫菀15g，法半夏15g，苏子15g（炒），甘草10g，款冬花10g。上为细末，炼蜜为丸，重2钱，蜡皮封固。每服2丸，温开水送下，日2次。

平胃散（《简要济众方》）：苍术四两（去黑皮，捣为粗末，炒黄色），厚朴三两（去粗皮，涂生姜汁，炙令香熟），陈橘皮二两（洗令净，焙干），甘草一两（炙黄）。上为散，每服二钱，水一中盏，加生姜二片，大枣二枚，同煎至六分，去滓，食前温服。

方解 本合方体现平等的合方原则。清热利湿、清肺化痰选用橘红丸，燥湿运脾、行气和胃选用平胃散，二方协同形成肺胃湿热时方与时方合方，以行清热燥湿、润肺和胃之功效。方中化橘红、陈皮、半夏、茯苓、厚朴、炙甘草燥湿化痰，理气和胃；苍术祛湿；杏仁、苏子、紫菀、款冬花温润止咳平喘；浙贝母、瓜蒌皮、生石膏清肺化痰止咳喘；桔梗宣肺祛痰，利咽消肿；生地黄、麦门冬养阴生津；茯苓、炙甘草健脾利湿。诸药共奏其效。若湿偏重者，加藿香燥湿醒脾；热偏重者，加蒲公英、黄芩、连翘清胃泄热；伴恶心呕吐者，加竹茹、代赭石清胃降逆；大便秘结不通者，可加大黄（后下）通下导滞；气滞腹胀者，加枳实理气消胀；兼有食积停滞，纳呆少食者，加炒三仙、莱菔子消食导滞。

【适用范围】肺痈、咳嗽、呕吐、泻痢等，辨证属肺胃湿热证者。西医学的支气管哮喘、急/慢性支气管炎、妊娠恶阻及顽固性呃逆等，符合中医肺胃湿热证者可参考论治。

【合方禁忌】脾胃虚寒，津伤阴亏者慎用。清热燥湿剂多苦寒之药，燥湿力强，过服易伐胃伤阴，故用量不宜过大。

【备选附方】

1. 经方与经方 五苓散合葛根黄芩黄连汤。

五苓散（《伤寒论》）：略。

葛根黄芩黄连汤（《伤寒论》）：葛根半斤，甘草二两（炙），黄芩三两，黄连三两。上四味，以水八升，先煮葛根，减二升，内诸药，煮取二升，去滓，分温再服。

2. 经方与时方 百合地黄汤合二母宁嗽汤。

百合地黄汤（《金匮要略》）：百合七枚（擘），生地黄汁一升。上以水洗百合，渍一宿，当白沫出，出其水，更以泉水二升，煎取一升，去滓，内地黄汁，煎取一升五合，分温再服。中病，勿更服，大便当如漆。

二母宁嗽汤（《古今医鉴》）：知母一钱半（去毛），贝母一钱半，黄芩一钱二分，山栀仁一钱二分，石膏二钱，桑白皮一钱，茯苓一钱，瓜蒌仁一钱，陈皮一钱，枳实七分，五味子十粒，生甘草三分。上锉一剂，加生姜三片，水煎，临卧时细细逐口服。

3. 时方与时方 豁痰定喘汤合引胃汤。

豁痰定喘汤（《北京市中药成方选集》）：胆星30g，苏子30g（炒），法半夏30g，天竺黄15g，大黄15g，槟榔15g，贝母15g，花粉15g，桔梗15g，白芥子15g（炒），海浮石9g（煅），甘草9g，葶苈子9g。上为细粉，炼蜜为丸，重1钱。每服2丸，温开水送下，日2次。小儿每服1丸，3岁以下酌减。

引胃汤（《辨证录》）：人参一钱，黄连三钱，吴茱萸三分，菖蒲三分。各为细末，滚水调入于茯苓末中，大约茯苓须用五钱，一匙一匙调如稀糊者咽之，初时咽下必吐，吐后仍咽，药一受则不吐矣。即将上药服完，上下俱开门矣。

【古籍摘录】

1.《本草纲目·草部》 知母入足阳明、手太阴……仲景用此入白虎汤治不得眠者，烦躁也。烦出于肺，躁出于肾，君以石膏，佐以知母之苦寒，以清肾之源；缓以甘草、粳米，使不速下也。又凡病小便闭塞而渴者，热在上焦气分，肺中伏热不能生水，膀胱绝其化源，宜用气薄味薄淡渗之药，以泻肺火清肺金而滋水之化源。

2.《古今名医方论》 五苓散一方，为行膀胱之水而设，亦为逐内外水饮之首剂也……方方用白术以培土，土旺而阴水有制也；茯苓以益金，金清而通调水道也；桂味辛热，且达下焦，味辛则能化气，性热专主流通，州都温暖，寒水自行；再以泽泻、猪苓之淡渗者佐之，禹功可奏矣。

3.《医宗金鉴·删补名医方论》 肺痈喘不得卧及水饮攻肺喘急者，方中独用葶苈之苦，先泻肺中之水气，佐大枣恐苦甚伤胃也。

【文献推选】

1. 吴勉华，石岩. 中医内科学［M］. 5 版. 北京：中国中医药出版社，2021.
2. 郑洪新，杨柱. 中医基础理论［M］. 5 版. 北京：中国中医药出版社，2021.
3. 李冀，左铮云. 方剂学［M］. 5 版. 北京：中国中医药出版社，2021.

三、肺胃阴虚方

肺胃阴虚方是治疗肺胃阴虚证的方剂。肺胃与一身津液的代谢密切相关，且生理特性均喜润恶燥。患燥热之证，或误治伤津，或病后伤及肺胃之阴等，引起胃津日耗，上不供肺，进而肺胃阴虚，内热中生。叶天士提出"甘凉养胃，上以供肺"的治疗原则，即所谓"滋救胃液以供肺，惟甘寒为宜""先以甘凉，令其胃喜。仿经义虚则补其母"。甘药培土胃喜，不但可以养胃生津，还可退燥热。两者用于临床，则需要权衡以甘凉之药为主，抑或以清养之剂为重。

【临床表现】喉核红肿，咽干咽痒，日久不愈，干咳少痰，咳嗽气喘，或咳唾涎沫，口干咽燥，手足心热，呕吐，纳少，呃逆，大便干燥，小便黄少；舌红，少苔，脉细数或指纹青紫。

【辨证要点】

1. 主症 喉核红肿，咽干咽痒，日久不愈，干咳少痰。

2. 次症 咳嗽气喘，或咳唾涎沫，口干咽燥，手足心热，呕吐，纳少，呃逆，大便干燥，小便黄少。

【治法】清养肺胃，降逆下气。

【合方选择】

1. 经方与经方 麦门冬汤合百合鸡子汤加减。

麦门冬汤（《金匮要略》）：麦门冬七升，半夏一升，人参三两，甘草二两，粳米三合，大枣十二枚。上六味，以水一斗二升，煮取六升，温服一升，日三夜一服。

百合鸡子汤（《金匮要略》）：百合七枚（擘），鸡子黄一枚。上先以水洗百合，渍一宿，当白沫出，去其水，更以泉水二升，煎取一升，去滓，内鸡子黄，搅匀，煎五分，温服。

方解 本合方体现主辅的合方原则。麦门冬汤是治疗肺胃阴津不足之主方，百合鸡子汤是治疗肺胃阴虚火旺之辅方，两方均有滋阴生津之力，合方后润肺养胃、滋阴生津之功用更强。方中麦门冬甘寒清润，滋养肺胃阴津，兼清虚热；生地黄滋阴清热；两药共治肺胃阴虚。百合色白入肺，养肺阴而清气热。百合甘凉清肺，鸡子黄可安胃气。人参补气，能于水谷之中生化津液，上润于肺；甘草、粳米、大枣甘润性平，合人参和中滋液，培土生金。半夏降逆下气化痰，一则降逆以止咳，二则开胃行津以润肺，三则防大剂量麦冬之滋腻壅滞。甘草调和药性。诸药相合，可使肺胃阴亏得补、虚热得清，对肺胃阴虚所致诸症颇为相宜。若低热不退，可配银柴胡、地骨皮、功劳叶、胡黄连等；

若久咳不已，声音嘶哑者，加诃子皮、木蝴蝶、凤凰衣等。

2. 经方与时方 炙甘草汤合益胃汤加减。

炙甘草汤（《金匮要略》）：甘草四两（炙），生姜三两（切），人参二两，生地黄一斤，桂枝三两（去皮），阿胶二两，麦门冬半升（去心），麻仁半升，大枣三十枚（擘）。上九味，以清酒七升，水八升，先煮八味，取三升，去滓，内胶烊消尽，温服一升，日三服。

益胃汤（《续名医类案》）：沙参三钱，麦冬五钱，冰糖一钱，细生地五钱，玉竹一钱五分（炒香）。水五杯，煮取二杯，分二次服，渣再煮一杯服。

方解 本合方体现主辅的合方原则。胃阴虚选用益胃汤，为主方；肺阴虚选用炙甘草汤，为辅方。两方均有滋阴生津之力，合方后滋润肺胃阴津之功用更强。方中生地黄、麦冬、沙参、玉竹养阴清热，生津润燥，使清而不寒，润而不腻；冰糖濡养肺胃；阿胶、麻仁甘润滋阴，润肺生津；炙甘草、人参、大枣益气以补心脾，与滋阴药相配，可收益气复脉滋阴之功效，又防止滋阴药太过出现腻阻气机。大便秘结者，加生大黄通腑泄热；阴伤较甚，口渴，舌红苔少，脉细数者，加天花粉、石斛、玉竹养胃生津。

3. 时方与时方 沙参麦冬汤合增液汤加减。

沙参麦冬汤（《温病条辨》）：沙参三钱，玉竹二钱，生甘草一钱，冬桑叶一钱五分，麦冬三钱，生扁豆一钱五分，花粉一钱五分。水五杯，煮取二杯，日再服。久热久咳者，加地骨皮三钱。

增液汤（《温病条辨》）：玄参一两，麦冬八钱（连心），细生地八钱。原方以水八杯，煮取三杯，口干则与饮令尽。不便，再作服。

方解 本合方体现主辅的合方原则。肺胃阴虚选用沙参麦冬汤，为治疗的主方；胃阴虚选用增液汤，为辅方。两方均有滋阴生津之力，合方后滋润肺胃阴津之功用更强。沙参麦冬汤方中沙参、麦门冬清养肺胃；玉竹、天花粉生津解热；生扁豆、生甘草益气培中，甘缓和胃；甘草能生津止渴，配以桑叶，轻宣燥热。以上合而成方，有清养肺胃、生津润燥之功。增液汤中玄参咸寒润下，麦冬甘寒滋润，生地黄滋阴壮水。三者均属质润多汁之品，合用共奏滋阴清热润燥之功。盗汗较著，酌加五味子、瘪桃干、糯稻根、浮小麦、煅龙骨、煅牡蛎等。

【适用范围】 肺痿、咳嗽、呃逆、呕吐等，辨证属肺胃阴虚证者。西医学的慢性支气管炎、支气管扩张、慢性咽喉炎、矽肺、肺结核、胃及十二指肠溃疡、慢性萎缩性胃炎、妊娠呕吐等，符合中医肺胃阴虚证者可参考论治。

【合方禁忌】 阳虚者慎用。

【备选附方】

1. 经方与经方 竹叶石膏汤合芍药甘草汤。

竹叶石膏汤方（《伤寒论》）：竹叶二把，石膏一斤，半夏半升（洗），人参二两，甘草二两（炙），粳米半升，麦冬一升（去心）。上七味，以水一斗，煮取六升，去滓，内粳米，煮米熟汤成。去米，温服一升，日三服。

芍药甘草汤（《伤寒论》）：芍药、炙甘草各四两。以水三升，煎取一升，去滓，分两次温服。

2. 经方与时方 百合知母汤合增液汤。

百合知母汤（《金匮要略》）：百合七枚（擘），知母三两（切）。上以水洗百合，渍一宿，当白沫出，去其水，更以泉水二升，煎取一升，去滓，别以泉水二升，煎知母，取一升，去滓，后合和，煎取一升五合，分温再服。

增液汤（《温病条辨》）：略。

3. 时方与时方 甘露饮合百合固金汤。

甘露饮（《太平惠民和剂局方》）：枇杷叶（刷去毛）、干熟地黄（去土）、天门冬（去心，焙）、枳壳（去穰，麸炒）、山茵陈（去梗）、生干地黄、麦门冬（去心，焙）、石斛（去芦）、甘草（炙）、黄芩。上等分，为末。每服二钱，水一盏，煎至七分，去滓温服，食后、临卧。

百合固金汤（《慎斋遗书》）：百合一钱半，熟地黄、生地黄、当归身各三钱，白芍、甘草各一钱，桔梗、玄参各八分，贝母、麦冬各一钱半。水煎服。

【古籍摘录】

1.《金匮要略方论本义》卷七 （麦门冬汤）火逆上气，夹热上气也；咽喉不利，肺燥津干也，主之以麦冬生津润燥，佐以半夏，开其结聚，人参、甘草、粳米、大枣概施补益于胃土，以资肺金之助，是为肺虚有热津短者立法也。亦所以预救乎肺虚而有热之痿也。

2.《医门法律·风湿论》 清癯无湿之人，津液为时令所耗，当用生脉散充其津液。

3.《温热论》 舌若淡红无色，或干而色不荣者，乃是胃津伤而气无化液也。当用炙甘草汤，不可用寒凉药。

4.《温病条辨·中焦篇》 阳明温病，下后汗出，当复其阴，益胃汤主之。温热本伤阴之病，下后邪解汗出，汗亦津液之化，阴液受伤，不待言矣，故云当复其阴。此阴指胃阴而言，眉批：恐误认肾阴也。盖十二经皆禀气于胃，胃阴复而气降得食，则十二经之阴皆可复矣。欲复其阴，非甘凉不可。汤名益胃者，胃体阳而用阴，取益胃用之义也。下后急议复阴者，恐将来液亏燥起，而成干咳、身热之怯证也。

【文献推选】

1. 吴勉华，石岩 . 中医内科学 ［M］.5 版 . 北京：中国中医药出版社，2021.

2. 郑洪新，杨柱 . 中医基础理论 ［M］.5 版 . 北京：中国中医药出版社，2021.

3. 李冀，左铮云 . 方剂学 ［M］.5 版 . 北京：中国中医药出版社，2021.